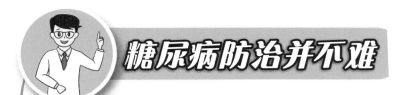
糖尿病防治并不难

如何远离
糖尿病

主编　秦贵军　田晨光　赵艳艳

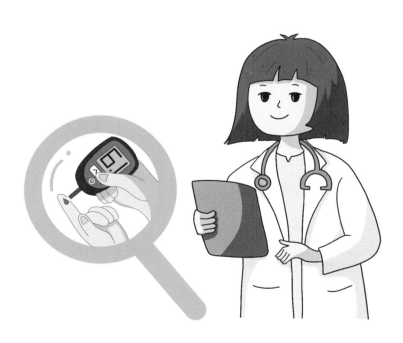

郑州大学出版社

图书在版编目(CIP)数据

如何远离糖尿病 / 秦贵军，田晨光，赵艳艳主编
. -- 郑州：郑州大学出版社，2024.7
（糖尿病防治并不难）
ISBN 978-7-5773-0313-0

Ⅰ．①如… Ⅱ．①秦… ②田… ③赵… Ⅲ．①糖尿病
-防治 Ⅳ．①R587.1

中国国家版本馆 CIP 数据核字(2024)第 079210 号

如何远离糖尿病
RUHE YUANLI TANGNIAOBING

策划编辑	陈文静	封面设计	苏永生
责任编辑	陈 思　苏靖雯	版式设计	苏永生
责任校对	呼玲玲	责任监制	李瑞卿

出版发行	郑州大学出版社	地　　址	郑州市大学路 40 号(450052)
出版人	孙保营	网　　址	http://www.zzup.cn
经　销	全国新华书店	发行电话	0371-66966070
印　刷	河南瑞之光印刷股份有限公司		
开　本	710 mm×1 010 mm　1 / 16		
本册印张	7.75	本册字数	121 千字
版　次	2024 年 7 月第 1 版	印　次	2024 年 7 月第 1 次印刷

书　号	ISBN 978-7-5773-0313-0	总定价	268.00 元(全四册)

本书如有印装质量问题,请与本社联系调换。

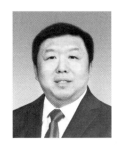

秦贵军，主任医师、二级教授、医学博士，博士研究生导师。郑州大学第一附属医院内分泌与代谢病医学部主任。中华医学会内分泌学分会常委兼性腺病学组组长、中国医师协会内分泌代谢科医师分会常委、中华医学会糖尿病学分会委员、河南省医学会糖尿病学分会主任委员。中原学者、河南省优秀专家、国之名医·卓越建树等。主持国家自然科学基金项目7项，获河南省科技成果进步一等奖1项。担任本科生教科书《内科学》第8、9、10版编委，主编内分泌专业图书10余部。发表SCI论文100余篇、中文论文200余篇，担任 *Diabetes Care*(中文版)、《中华糖尿病杂志》副总编辑。

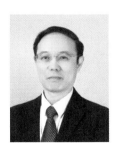

田晨光，主任医师、二级教授，硕士研究生导师。郑州大学第二附属医院内分泌科主任、上街院区副院长。英国Leeds大学访问学者。河南省高血压研究会内分泌专业委员会主任委员、河南省医学会糖尿病专科分会副主任委员、河南省医师协会内分泌分会副会长、中国医疗保健国际交流促进会临床营养健康学分会常委。国家健康科普专家库成员，河南省卫生科技领军人才、首席科普专家、医德标兵、优秀医师。获得河南省科学技术进步奖二等奖、医学科技一等奖等，发表SCI等40余篇。

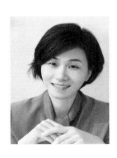

赵艳艳，主任医师、三级教授、医学博士，博士研究生导师。郑州大学第一附属医院内分泌及代谢病医学部副主任、河南省糖尿病防治中心办公室主任、河南省糖尿病慢性并发症早期筛查及精准诊疗工程研究中心主任。美国埃默里大学访问学者。河南省医学会糖尿病学分会副主任委员、中华医学会内分泌学分会青年委员、河南省糖尿病肾病学会副主任委员。河南省中原医疗卫生领军人才、河南省教育厅学术技术带头人。《中华糖尿病杂志》通讯编委。

作者名单

主　编　秦贵军　田晨光　赵艳艳

副主编　任高飞　李　冲　李　俊

　　　　王崇贤　冯志海

编　委　(以姓氏笔画为序)

　　　　马晓君(郑州大学第一附属医院)

　　　　王　路(郑州大学第二附属医院)

　　　　王少阳(郑州大学第二附属医院)

　　　　乐　昊(郑州大学第二附属医院)

　　　　刘双双(郑州大学第一附属医院)

　　　　刘彦玲(郑州大学第一附属医院)

　　　　安淑敏(郑州大学第一附属医院)

　　　　吴丽娜(郑州大学第一附属医院)

　　　　张　利(郑州大学第二附属医院)

　　　　张亚伟(郑州大学第一附属医院)

　　　　张园园(郑州大学第二附属医院)

　　　　张鹏宇(郑州大学第一附属医院)

　　　　周海姗(河南中医药大学第一附属医院)

　　　　郑　鑫(郑州大学第一附属医院)

　　　　赵　霖(郑州大学第一附属医院)

　　　　赵琳琳(郑州大学第一附属医院)

　　　　黄凤姣(郑州大学第一附属医院)

　　　　崔利娜(郑州大学第二附属医院)

　　　　楚晓婧(郑州大学第二附属医院)

绘　图　窦晓宇

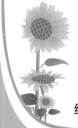

前言

　　随着科学技术的发展,我们的生活方式和生活节奏发生了极大的改变。汽车、电动车出行取代了骑单车和步行,快餐、外卖应运而生,熬夜、加班、应酬,压力大、吸烟和酗酒等多种因素最终导致了脂肪肝、肥胖、胰岛素抵抗和糖尿病。作为一种日益普遍的慢性疾病,糖尿病正悄悄地侵袭着全球各个年龄段的人群。它不仅降低了患者的生活质量,也给家庭和社会带来了沉重的负担。然而,值得庆幸的是,糖尿病是可以通过改变生活方式和采取预防措施来避免或延缓其发生的。

　　2011—2021 年我国糖尿病患者人数由 9 000 万增加至 1 亿 4 000 万,增幅达 56%。然而 2018 年调查显示仅有 1/3 的人群知道自己患糖尿病,大部分人因糖尿病的并发症就诊时才发现,这时候已经错过了早期治疗的时机。我国著名的"大庆研究"显示,积极的生活方式干预可以逆转早期糖尿病,同时向我们传达了一个理念:"防"胜于"治",预防糖尿病的首要措施就是生活方式干预。那么,哪些人群需要生活方式干预? 又如何进行生活方式干预,才可以远离糖尿病呢?

　　《如何远离糖尿病》这本书正是基于这样的认识而编写的。我们的目标是为读者提供一本全面、实用的指南,帮助大家理解糖尿病的病因、症状、血糖监测以及如何通过日常生活中的简单改变来降低患病风险。在这本书中,我们首先介绍了糖尿病的基本知识,包括它的类型、风险因素。紧接着,我们深入探讨了预防糖尿病的重要性,并从饮食、运动、生活习惯等多个维度,提供了科学、实用的建议。此外,本书还包含了一些妊娠糖尿病和特殊类型糖尿病的相关知识。我们相信,通过阅读本书,读者将能够获得相关知识和足够的动力,去采取行动,远离糖尿病的困扰。无论您是糖尿病患者的高危人群,还是仅希望为自己的身体负责,本书都将是您健康之路上的得力助手。

在编写本书的过程中，除了我们内分泌代谢病领域的医学专家团队以外，还得到了营养师和健康管理专业人士的宝贵意见和支持。在此，我们对他们的贡献表示衷心的感谢。同时，我们也希望读者能够将本书视为一个起点，进一步与医疗专业人员合作，制订个性化的预防和健康计划。让我们一起开启这段健康之旅，用知识武装自己，用行动守护未来。预防总是胜于治疗，而您的每一个小步骤，都可能是通往健康生活的一大步。

编者
2024 年 2 月

目录

一　糖尿病基础知识一二三

1. 了解糖尿病 …………………………………………………………… 001
2. 血糖的概念 …………………………………………………………… 002
3. 血糖升高的原因 ……………………………………………………… 002
4. 胰岛素的来源和作用 ………………………………………………… 003
5. 血糖与胰岛素的关系 ………………………………………………… 004
6. 糖尿病的诊断标准 …………………………………………………… 005
7. 糖尿病的四大类型 …………………………………………………… 006
8. 糖尿病早期的蛛丝马迹 ……………………………………………… 008
9. 葡萄糖耐量的概念 …………………………………………………… 009
10. 口服葡萄糖耐量试验的意义 ………………………………………… 009
11. 控制高血糖的"五驾马车" …………………………………………… 010

二　血糖检查必须知道的事

1. 糖化血红蛋白和糖化白蛋白：全面了解血糖情况的好帮手 …… 012
2. 不同时间点血糖的意义 ……………………………………………… 013
3. 测量血糖的七个黄金时刻 …………………………………………… 014
4. 糖尿病患者一定要监测血糖 ………………………………………… 015
5. 糖尿病患者血糖的自我管理方法 …………………………………… 015
6. 指尖血糖不等于静脉血糖 …………………………………………… 016

7. 糖尿病患者血糖控制的目标 ………………………… 017

8. 血糖波动的危害 …………………………………………… 017

9. 糖尿病患者减少和避免血糖波动的方法 …………… 018

10. 不可忽视的低血糖 ……………………………………… 019

11. 血糖不是越低越好 ……………………………………… 019

12. 糖尿病患者低血糖的预防和处理 …………………… 020

三　做好这些,才能正确进行血糖监测

1. 测量血糖小技巧 ………………………………………… 021

2. 血糖仪需要定期校准 …………………………………… 022

3. 血糖仪存放和保养小知识 ……………………………… 023

4. 常用的血糖监测方案 …………………………………… 024

5. 居家血糖监测方法 ……………………………………… 024

6. 手把手教您制作血糖监测记录表 …………………… 025

7. 血糖监测误区 …………………………………………… 026

8. 血糖监测小知识 ………………………………………… 028

四　尿液检查

1. 认识尿糖 ………………………………………………… 032

2. 不可忽视的尿酮体 ……………………………………… 032

3. 尿蛋白——肾的一面镜子 …………………………… 033

五　糖尿病患者生活护理小技巧

1. 口腔护理 ………………………………………………… 034

2. 皮肤护理 ………………………………………………… 036

3. 骨骼护理 ………………………………………………… 038

4. 足部护理 ………………………………………………… 040

5. 眼部护理 ………………………………………………… 042

6. 家属护理 ∙∙∙ 043

六 易患糖尿病人群及自我管理

1. "难兄难弟"——肥胖与糖尿病 ∙∙∙∙∙∙∙∙∙∙∙∙∙∙∙∙∙∙∙∙∙∙∙∙∙∙∙∙∙∙∙∙ 046

2. 驶向糖尿病的"直通车"——脂肪肝 ∙∙∙∙∙∙∙∙∙∙∙∙∙∙∙∙∙∙∙ 050

3. 高血脂和糖尿病相互影响 ∙∙∙∙∙∙∙∙∙∙∙∙∙∙∙∙∙∙∙∙∙∙∙∙∙∙∙∙∙∙∙∙∙∙∙∙∙ 052

4. 高尿酸血症与糖尿病之间不得不说的关系 ∙∙∙∙∙ 055

5. 高血压和糖尿病互相影响 ∙∙∙∙∙∙∙∙∙∙∙∙∙∙∙∙∙∙∙∙∙∙∙∙∙∙∙∙∙∙∙∙∙∙∙∙∙ 057

6. 糖尿病悄悄"盯上"年轻人 ∙∙∙∙∙∙∙∙∙∙∙∙∙∙∙∙∙∙∙∙∙∙∙∙∙∙∙∙∙∙∙∙∙∙∙∙ 062

7. 多囊卵巢综合征和糖尿病之间的关系 ∙∙∙∙∙∙∙∙∙∙∙∙∙∙∙ 063

8. 黑乎乎的脖子不是脏,可能是糖尿病的先兆 ∙∙∙∙∙∙∙ 064

9. 胰腺炎增加糖尿病的患病率 ∙∙∙∙∙∙∙∙∙∙∙∙∙∙∙∙∙∙∙∙∙∙∙∙∙∙∙∙∙∙ 065

10. 阻塞型睡眠呼吸暂停综合征与糖尿病的"千丝万缕" ∙∙∙ 066

11. 吸烟也是糖尿病的元凶之一 ∙∙∙∙∙∙∙∙∙∙∙∙∙∙∙∙∙∙∙∙∙∙∙∙∙∙∙∙∙∙ 067

七 糖尿病前期,离糖尿病不远了

1. "糖尿病前期"的定义 ∙∙ 068

2. 有这些症状,可能是"糖尿病前期" ∙∙∙∙∙∙∙∙∙∙∙∙∙∙∙∙∙∙∙∙ 069

3. 糖尿病前期的危害 ∙∙ 069

4. 糖尿病前期具有可逆性 ∙∙∙∙∙∙∙∙∙∙∙∙∙∙∙∙∙∙∙∙∙∙∙∙∙∙∙∙∙∙∙∙∙∙∙∙∙∙ 070

5. 糖尿病前期自我管理 ∙∙ 070

八 糖尿病和遗传的关系

1. 1 型糖尿病的遗传概率和病因 ∙∙∙∙∙∙∙∙∙∙∙∙∙∙∙∙∙∙∙∙∙∙∙∙∙∙ 075

2. 2 型糖尿病的遗传概率和病因 ∙∙∙∙∙∙∙∙∙∙∙∙∙∙∙∙∙∙∙∙∙∙∙∙∙∙ 076

3. 特殊类型糖尿病的遗传概率 ∙∙∙∙∙∙∙∙∙∙∙∙∙∙∙∙∙∙∙∙∙∙∙∙∙∙∙∙∙∙ 076

4. 父母是 2 型糖尿病,这样做孩子才能不遗传 ∙∙∙∙∙∙∙ 078

5. 需要进行基因检测的糖尿病患者 ∙∙∙∙∙∙∙∙∙∙∙∙∙∙∙∙∙∙∙∙∙∙ 079

6. 糖尿病合并耳聋,警惕特殊类型糖尿病 ………………………… 080

7. 借助基因检测,实现糖尿病精准诊疗 ……………………… 081

8. 遗传型糖尿病,产前干预可阻断 ……………………… 081

九　孕期轻松控糖,妈妈孩子都健康

1. 一起来认识妊娠糖尿病 ……………………… 083

2. 糖尿病合并妊娠和妊娠糖尿病的区别 ……………… 084

3. 这些蛛丝马迹,是妊娠糖尿病的信号 ……………… 084

4. 口服葡萄糖耐量试验可早期诊断妊娠糖尿病 ……… 085

5. 这些女性须警惕,一旦怀孕易患妊娠糖尿病 ……… 086

6. 做对这些,能够预防妊娠糖尿病 ……………… 086

7. 妊娠糖尿病对孕妇和孩子的危害 ……………… 088

8. 体重管理搞明白,孕期增重早规划 ……………… 089

9. 妊娠糖尿病的治疗 ……………………… 090

10. 妊娠糖尿病产后血糖管理 ……………… 092

11. 妊娠糖尿病血糖控制的目标和血糖监测的频次 … 093

12. 食补维生素,糖妈妈这样吃就对了 ……………… 094

13. 妊娠糖尿病患者孕期贫血食补药补有讲究 ………… 095

十　导致血糖升高的常见疾病和药物

1. 其他内分泌疾病导致的继发性糖尿病 ……………… 097

2. 有些药物也可导致血糖升高 ……………… 099

3. 胰源性糖尿病 ……………………… 102

4. 肝源性糖尿病 ……………………… 102

十一　常见误区

1. 血糖高一定是糖尿病 ……………………… 104

2. 尿糖阳性一定是糖尿病 ……………… 104

3. 夫妻先后患上糖尿病,糖尿病可不是传染病 …………………… 105

4. 瘦人就不会得糖尿病 ………………………………………………… 106

5. 只要不多吃甜食,就不会得糖尿病 ……………………………… 106

6. 儿童糖尿病都是 1 型糖尿病 ……………………………………… 107

7. 糖尿病是中老年人的专利 ………………………………………… 107

8. 糖尿病一定会遗传 ………………………………………………… 107

9. 得了糖尿病就活不长 ……………………………………………… 108

10. 早期糖尿病没有症状,不必治疗 ……………………………… 108

十二 中国传统文化助降糖

1. 八段锦 ………………………………………………………………… 109

2. 太极拳 ………………………………………………………………… 110

3. 回春操 ………………………………………………………………… 110

一 糖尿病基础知识一二三

1. 了解糖尿病

糖尿病的发生源于遗传因素和环境因素的长期共同作用,目前对于病因和发病机制还没有完全弄明白。长期碳水化合物以及脂肪、蛋白质代谢的紊乱可以引起眼睛、肾、心血管等组织器官发生病变,在无声无息中带来各种急性和慢性并发症;丰富的碳水化合物的摄入,使细菌有了一个很好的繁殖条件,所以高血糖的患者容易出现皮肤、泌尿系统、呼吸系统等部位的感染。

然而,糖尿病早期症状不典型,一旦出现并发症,致残、致死率很高,对于糖尿病,不能只把目光放在血糖和眼前的各种症状上,应该更加充分、全面地了解糖尿病的发生、发展过程和最终结局。加强健康教育,提高整体人群的健康意识,通过生活方式的改变尽可能地避免糖尿病的发生。

我国社会经济的飞跃式发展使得人们的物质生活水平有了极大的提高,也使人们的生活方式发生了巨大的变化,再加上人口结构日趋老龄化,我国糖尿病的患者人数正在迅速增加。1980 年我国部分省市 30 万人的流行病学资料显示,糖尿病的患病率是 0.67%,而 2015 年至 2017 年我国 31 个省、自治区、直辖市(港、澳、台除外)开展的流行病学调查显示,18 岁及以上人群,糖尿病患病率为 11.2%,相当于每 100 个人中约有 11 个人患糖尿病。更为可怕的是,剩余人群中近一半可能是糖尿病的"后备军"。

2. 血糖的概念

血液中的葡萄糖简称血糖,糖尿病最主要的特征就是长期的慢性高血糖。糖是人体必需的营养元素之一。每天摄取的食物经过消化之后转变成单糖,通过血液流动输送到身体的各个部位,葡萄糖就是最具代表性的一种单糖。平时检测的静脉血糖或者指尖血糖其实都指的是葡萄糖。血糖保持在一定的范围内可以满足身体各个组织器官的需要,如果血糖异常升高,就可能导致糖尿病的发生。

正常情况下,人的空腹血浆葡萄糖水平为 3.9～6.1 毫摩尔/升,进食后肠道吸收经过消化后的葡萄糖,血糖逐渐升高,从而刺激胰腺 β 细胞分泌并释放胰岛素,餐后 2 小时的血糖不会超过 7.8 毫摩尔/升,从而将血糖控制在一个合理的范围内。血糖是在正常范围内动态变化的,所以每一个时间点测的血糖都不会完全相同。

3. 血糖升高的原因

有些糖尿病患者可能有这样的经历,由于某些原因(比如需要空腹抽血做检查)而没有吃早餐,测个随机血糖发现并没有想象中那么低,有时甚至会比前一天睡前的血糖更高一些。不吃饭血糖怎么还会高呢? 血糖到底是怎么来的呢?

第一,血糖最主要的来源是饮食中摄取的碳水化合物,人体所需能量的 70% 就是来自通过胃肠道消化吸收的葡萄糖,蛋白质和脂肪也可以作为血糖的来源。第二,糖原的分解是血糖的重要补充。糖原是人体内储存糖的形式,主要存在于肝和肌肉中,当人体处于禁食、饥饿或者能量严重不足等情况时,机体为了维持功能,大量的糖原会被分解成葡萄糖,从而维持血糖在一个安全水平。第三,人体内一些非糖类的物质,比如氨基酸、甘油、乳酸等,可以通过糖异生转化为葡萄糖,这也是机体在不进食状态下维持血糖稳定的一种方式。

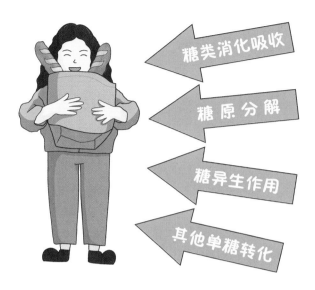

由此可见,饮食只是血糖的来源之一,即使没有进食,人体仍然可以通过糖原分解和糖异生的方法产生葡萄糖,从而保证人的生命安全,这也就是一些糖尿病患者不吃饭也会出现血糖高于正常水平的原因。

4. 胰岛素的来源和作用

说起糖尿病,就一定会提到和它关系最密切的胰岛素了。那么什么是胰岛素呢?它由人体胰腺分泌,也是体内唯一的降低血糖的激素。

在人体的胃部后方存在一个长条状的组织——胰腺,在胰腺内有许多细胞聚集成团所构成的"胰岛",其中最重要的两种细胞分别是 α 细胞和 β 细胞。α 细胞分泌的胰高血糖素可以升高血糖,而 β 细胞负责分泌主要降糖激素也就是胰岛素。胰岛素就像是一把"钥匙",开启葡萄糖进入细胞的"大门"。

胰岛素之所以非常重要,是因为它控制了人体内糖类、脂肪和蛋白质这三大营养物质的代谢和储存。胰岛素起作用的组织器官包括肌肉、肝和脂肪,它能打开细胞膜上的大门,促进葡萄糖进入细胞内,一方面加速葡萄糖的利用,另一方面抑制糖原的分解和糖异生,减少葡萄糖的生成,最终的净效应是血糖的下降。另外,胰岛素还可以促进脂肪和蛋白质的合成和储存,抑制其分解。

5. 血糖与胰岛素的关系

人的胰岛细胞拥有敏锐的感知能力,能够迅速地对血糖的变化做出相应的反应。当血糖升高时,胰岛就会接受命令,多制造胰岛素,降低血糖,而血糖过低时,胰岛也会减少或者暂停制造胰岛素,血糖也就不再继续下降了。因此,健康的人不论是否进食,血糖都能维持在一个相对稳定的范围内,从而保证主要脏器的能量供应。任何原因使人体不能生产出足够的胰岛素,或者生产出来的胰岛素质量有缺陷不能正常发挥作用,都会无法将血液中过多的葡萄糖运输到细胞中去利用,从而导致血糖越来越高,糖尿病也就因此发生。

胰岛细胞并不是"永动机",长期的暴饮暴食、不良的生活习惯、慢性高血糖刺激、胰腺炎症性疾病等因素都可能影响胰岛正常分泌胰岛素,随之而来的就是难以控制的高血糖和并发症。随着医疗技术的发展,许多自身胰岛素分泌不足的患者可以通过外源的胰岛素注射来实现降低血糖的目的,尤其是1型糖尿病的患者,各种新型的胰岛素制剂的问世,尤其是胰岛素泵的开发与应用,犹如给患者装上了"人工胰腺",挽救了无数患者的生命。

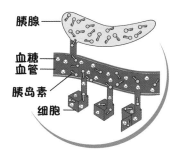
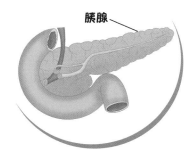

6. 糖尿病的诊断标准

　　糖尿病的诊断主要依据是静脉血浆葡萄糖,而不是毛细血管血糖测定结果。血糖正常和糖代谢异常的诊断切点是依据血糖值与糖尿病和特异并发症(如视网膜病变)发生风险的关系来确定。

　　我国目前仍然参考的是国际通用的世界卫生组织(World Heath Organization,WHO)糖尿病专家委员会提出的诊断标准(见下表),诊断主要基于空腹、任意时间或者口服葡萄糖耐量试验(oral glucose tolerance test, OGTT)2 小时血糖值。空腹是指至少 8 小时内无任何热量摄入;任意时间指一日内任何时间,不考虑上一次进餐时间及食物的种类和摄入量。

糖代谢状态分类(世界卫生组织 1999 年)

糖代谢状态	静脉血浆葡萄糖/(毫摩尔/升)	
	空腹血糖	糖负荷后 2 小时血糖
正常血糖	<6.1	<7.8
空腹血糖受损	≥6.1,<7.0	<7.8
糖耐量减低	<7.0	≥7.8,<11.1
糖尿病	≥7.0	≥11.1

　　有糖尿病症状(如多尿、多饮、不明原因的体重减轻),同时空腹血糖 ≥ 7.0 毫摩尔/升,任意时间或 OGTT 2 小时血糖≥11.1 毫摩尔/升即可诊断糖尿病。如果没有糖尿病症状,仅 1 次血糖达到诊断标准时,必须在另一天复查才能确定诊断。严重疾病或者应激情况下,可能会出现暂时性高血糖,通常是可恢复的,必须在应激消除后复查才能更准确地评价糖代谢状态。儿童糖尿病诊断标准与成人相同。

2011 年 WHO 建议在具备条件的国家和地区采用糖化血红蛋白（glycosylated hemoglobin，HbA1c）诊断糖尿病，切点是 HbA1c≥6.5%。由于我国有关 HbA1c 诊断糖尿病切点的条件还不完备，并且 HbA1c 测定的标准化程度不够，因此直到 2020 年，《中国 2 型糖尿病防治指南》才建议在有严格质量控制的实验室，采用标准化检测方法测定的 HbA1c 作为糖尿病的补充诊断标准。

尿糖阳性是诊断糖尿病的重要线索，当血糖超过一个界限值，就会出现尿糖。但是尿糖不能准确地反映血糖值，因为它可能受肾功能、尿量等因素的影响，尿糖阴性不能排除糖尿病，尿糖阳性也不能确诊糖尿病。

7. 糖尿病的四大类型

糖尿病的诊断明确后，下一步就是要进行分型，最重要的是鉴别 1 型糖尿病和 2 型糖尿病。有些患者在得病的初期可能同时具有 2 种不同类型糖尿病的特点，暂时很难明确归为某一个类型，这时可以先临时分型，用于指导当前的治疗，随后可以根据患者对治疗的反应、胰岛功能的动态变化再重新评估和修正分型诊断。

目前，我国采用 WHO（1999 年）的病因学分型体系，将糖尿病分为 4 种类型：1 型糖尿病、2 型糖尿病、特殊类型糖尿病和妊娠糖尿病。不能仅依据血糖水平进行糖尿病分型，主要根据临床特点和发展过程，从年龄、症状、体重、有无酮症倾向、是否需要持续应用胰岛素等方面，结合胰岛自身抗体以及 β 细胞功能进行综合分析判断。

我国 1 型糖尿病患者比欧美国家少，约占糖尿病总人群的 5%，多见于儿童和青少年。1 型糖尿病通常起病比较急，显著的特点是胰岛 β 细胞数量显著减少所导致的胰岛素显著下降或消失，往往得病初期患者就需要胰岛素治疗，甚至持续终身。2 型糖尿病占我国所有糖尿病患者的 90% 以上，可发生在任何年龄，但是多见于成年人，尤其是 40 岁以上的人群，近年来患病人群有年轻化的趋势。2 型糖尿病通常症状较轻，缺乏特异性表现，不少患者在健康体检时发现,也有许多患者因糖尿病慢性并发症就诊时才发现。2型糖尿病病因不清楚,除多基因遗传因素外,环境因素如能量过剩、缺乏体育锻炼等也起到了很重要的作用。

特殊类型糖尿病是一类病因相对清晰的糖尿病,病因包括胰岛素作用单基因缺陷,胰岛 β 细胞功能单基因缺陷,胰腺外分泌疾病,药物如糖皮质激素、利尿剂、某些抗肿瘤药、干扰素等,内分泌疾病如皮质醇增多症、肢端肥大症、甲状腺功能亢进症等。随着对糖尿病病因的逐渐深入了解,一部分以往诊断为 1 型或者 2 型糖尿病的患者可能被重新划分为特殊类型糖尿病。

妊娠糖尿病是指妊娠期间发生的不同程度的糖代谢异常,但血糖没有达到显性糖尿病的水平,占妊娠期高血糖的 80% 以上。通常在妊娠中、末期出现,一般只有轻度、无症状性的血糖升高。妊娠糖尿病妇女分娩后血糖通常可恢复正常,但未来发展成 2 型糖尿病的风险显著高于妊娠期血糖正常的人群,所以即使产后血糖恢复正常,仍然要进行长期的追踪观察。

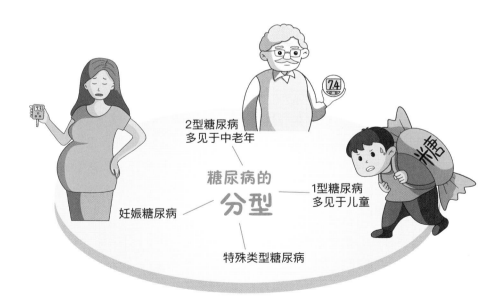

2型糖尿病
多见于中老年

糖尿病的
分型

妊娠糖尿病

1型糖尿病
多见于儿童

特殊类型糖尿病

8.糖尿病早期的蛛丝马迹

糖尿病的主要临床表现是"三多一少"症状,包括多尿、多食、多饮和不明原因的体重减轻,这是最典型、最常见的症状。实际上,不是所有的患者都会出现"三多一少",上述症状也不一定会同时出现,有些患者可能只出现其中一种,临床表现多种多样。门诊患者可能因为伤口久久不能愈合、视力突然下降或者视物模糊、女性顽固性的阴道

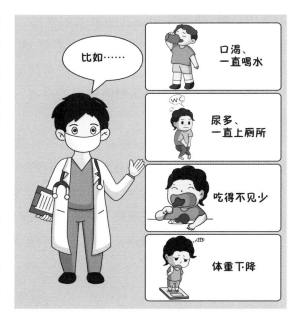

炎或者尿路感染、身体困倦、牙周炎或者口腔炎、排汗异常等表现来医院就诊。男性糖尿病患者往往合并性功能障碍,既往性功能正常的中年男性,发生阳痿或者勃起不持久时,应及时检测血糖,排除糖尿病。

一部分 2 型糖尿病患者表现为高胰岛素血症,导致皮肤皱褶处如颈后部、腋窝等处皮肤出现棘状增生,称为"黑棘皮病",尤其容易出现在超重和肥胖人群中,对于这类患者,有必要进行口服葡萄糖耐量试验和胰岛素释放试验,明确是否存在高血糖和胰岛素抵抗。

不能仅根据症状来判断糖尿病,特别是没有典型"三多一少"症状不能否定糖尿病的可能性,还需要根据病史、体格检查和检验结果进行综合判断。

9.葡萄糖耐量的概念

人体对摄入体内的葡萄糖有一定的调节能力,也就是俗称的"葡萄糖耐量"。健康人即使进食很多的食物,血糖也能保持在一个正常的范围内,如果一次性摄入大量糖类,血糖可能出现暂时性的轻度升高,通常 2~3 小时内便会恢复正常,这说明健康人对葡萄糖有很强的耐受能力,即葡萄糖耐量正常。

当人体胰岛素分泌量不够或者对胰岛素不敏感时,机体利用和转化葡萄糖的能力下降,进食一定量的食物或者糖类后,不能维持血糖在正常范围内,或者升高的血糖不能短时间内下降,这就是葡萄糖耐量异常,说明机体对葡萄糖的耐受能力下降了。

10.口服葡萄糖耐量试验的意义

口服葡萄糖耐量试验(简称"糖耐量试验")是一种用于检测人体对血糖调节能力的检查,可以判断受检者是不是存在糖尿病或者处于糖尿病前期。做该项检查的前 3 天,每日要摄入足够的热量,一般碳水化合物不少于 200~300 克,否则可能出现假阳性结果。试验前一天,晚餐后开始禁食,空腹过夜 8 小时以上。试验当天,上午 8 点之前空腹抽取静脉血,口服 75 克无水葡萄糖粉(可溶解于 250~300 毫升温水中),5 分钟内喝完。在开始口服葡萄糖后半小时、1 小时、2 小时及 3 小时分别采静脉血测血糖。如果需要了解胰岛功能,同时采血测胰岛素。

临床上通常把糖耐量试验用于糖尿病的诊断。对于怀疑糖尿病而空腹血糖又达不到确诊标准的患者,需要进行糖耐量试验来进一步明确。已经诊断糖尿病的患者,往往需要通过测定空腹和糖负荷后的胰岛素或 C 肽值,来了解患者的胰岛素分泌能力。

除此之外，以下情况也需要进行糖耐量试验：①有糖尿病家族史；②肥胖、高血压、血脂异常、高尿酸血症的代谢综合征患者；③妊娠糖尿病病史或者曾分娩巨大儿的妇女；④反复发生顽固的皮肤感染、尿路及生殖器感染等，伤口不愈合者。

在急性病（如急性心肌梗死、脑血管意外、肺炎等）、外科手术、发热、精神紧张等应激情况时，避免进行糖耐量试验，需要病情完全恢复后再做试验。

11. 控制高血糖的"五驾马车"

一旦确诊糖尿病，重中之重是避免发生糖尿病并发症，而良好的血糖控制是实现这个目标的前提条件。控制血糖并不是不吃主食和甜食，也不是仅仅按时吃药或者注射胰岛素就够了。它涉及多个方面，包括健康教育、饮食疗法、运动疗法、药物治疗和血糖检测。因此，人们也把治疗糖尿病的五种疗法形象地称为"五驾马车"。

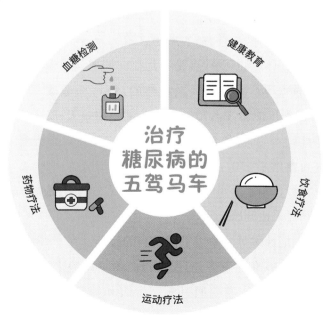

糖尿病饮食遵循以下原则:控制总热量、合理搭配食物种类、少量多餐、多吃富含膳食纤维的食物、清淡饮食和戒烟戒酒。良好的饮食控制可以减少降糖药物或者胰岛素的用量,尽可能地保护胰岛功能。根据糖尿病患者自身的情况判断是否适合外出运动,可以选择一些中等强度的运动,如快走、慢跑、跳广场舞等,同时记得随身携带糖块或者小饼干等食品,避免过度运动引起低血糖甚至昏迷。

饮食和运动治疗是糖尿病治疗中不可或缺的重要部分,是预防和治疗各类型糖尿病的基础。良好的生活习惯能让广大糖尿病患者有机会享受到与正常人一样的生活。

对于糖尿病患者来说,从正确的渠道获得糖尿病知识非常必要。这些知识不仅仅指的是饮食和运动方面,还涉及糖尿病其他的方方面面,比如所患疾病的病因、治疗的方法以及每种方法的优缺点、出现急性问题该如何处理等。成功的宣教不但能提高患者的依从性,也能降低糖尿病患者住院的频率,节约医疗开支,减轻社会和家庭负担。

血糖的监测是对治疗效果的评价,也是制订合理治疗方案的基础。合理的血糖监测,能让广大糖尿病患者及时掌握自己血糖的变化,了解近期饮食、运动等生活方式是否合适,也能避免危害巨大的低血糖发生。

合理用药是控制血糖最主要的手段,目前我国上市的糖尿病治疗药物包括口服降糖药、胰岛素及其类似物、胰高血糖素样肽－1受体激动剂(glucagon-like peptide-1 receptor agonist,GLP-1RA)等。药物的使用一定要在专业医生的指导下进行,避免盲目跟风或者轻信偏方、保健品。对于糖尿病治疗药物而言,不是最贵的就一定是最好的,也并非最新的就一定效果更好,而是要根据患者自身的特点,选择最合适的药物,力争做到"一人一方案",优中选优,因人而异。

血糖检查必须知道的事

1.糖化血红蛋白和糖化白蛋白:全面了解血糖情况的好帮手

一旦诊断为糖尿病,广大患者朋友就会接触到一系列关于血糖的名词:空腹血糖、餐后血糖、低血糖、血糖波动……而糖化血红蛋白(HbA1c)和糖化白蛋白(glycated albumin,GA),也是糖尿病患者必须了解的指标之一。

HbA1c是红细胞中血红蛋白与葡萄糖缓慢、持续结合的产物,而且这种结合通常是不可逆的,不受偶尔一次血糖升高或者降低的影响。HbA1c越高,说明葡萄糖与血红蛋白的结合越多,血糖升高的程度越高,持续时间越长。由于红细胞的寿命是120天左右,因此,HbA1c能够比较客观地反映过去2~3个月的平均血糖水平。与单个时间点的血糖相比,HbA1c稳定性非常突出,在目前所有的糖尿病权威指南中都把它作为判断糖尿病患者血糖控制的"金标准",通常把HbA1c<7.0%作为评价血糖控制达标的标准。

人体血液中还存在另一类含量非常丰富的蛋白——白蛋白,葡萄糖与白蛋白发生化合反应,产物叫作糖化白蛋白。白蛋白在血中的半衰期较短(17~19天),因此糖化白蛋白的检测值反映的是糖尿病患者近2~3周内的血糖水平,可以作为观察短期内血糖控制情况的良好指标。

HbA1c虽然是血糖监测的金标准,但各种影响红细胞数量和质量的情况(例如输血、溶血性贫血、妊娠等)都可能造成HbA1c结果的不准确。这个时候,可能需要联合其他指标比如糖化白蛋白共同分析判断。

2. 不同时间点血糖的意义

血糖是诊断糖尿病的主要依据,也是评价糖尿病治疗效果最直接的指标。血糖值反映的是瞬间血糖的状态。

(1)空腹血糖:在很多糖尿病患者看来,只要没有吃早饭,无论早点还是晚点抽血,这时测的血糖都可以算作空腹血糖,其实不然。空腹血糖指的是最后一次进餐后至少 8 小时,没有任何能量摄入(喝水是可以的),采血测定的血糖值,通常在早上 7～9 点抽血进行检测,需要注意的是,中、晚餐前测定的血糖是餐前血糖,不能称为空腹血糖。空腹血糖主要反映基础状态下的血糖水平,正常人空腹血糖小于 6.1 毫摩尔/升,监测空腹血糖可排除相关影响因素,真实反映血糖控制情况,同时可以检验药物疗效,尤其有助于发现低血糖。空腹血糖是诊断糖尿病的主要依据,还可以反映患者在无糖负荷(也就是"进餐")刺激时的基础胰岛素分泌水平和肝输出葡萄糖的能力。如果患者已经开始治疗,空腹血糖还能反映前一天晚上的降糖药物能否有效控制夜间至第 2 天凌晨这一时间段的血糖。

(2)餐前血糖:餐前血糖是指午餐前和晚餐前的血糖,反映胰岛 β 细胞分泌功能的持续性,可以体现血糖的最低值,有利于观察用药效果和是否有低血糖发生。餐前血糖可指导患者调整将要吃入的食物总量和餐前注射胰岛素(口服药)的量。

(3)餐后 1 小时血糖:从吃第一口饭开始计时,测量 1 小时后的血糖水平。正常情况下,血糖在进餐后 0.5～1.0 小时达到最高点,但血糖值一般不超过 11.1 毫摩尔/升。

(4)餐后 2 小时血糖:餐后 2 小时血糖是指从吃第一口饭开始计时,2 小时后测量的血糖值。正常情况下,餐后 2 小时血糖应<7.8 毫摩尔/升,接近空腹血糖水平;而糖尿病患者,血糖调节能力受损,通常会>11.1 毫摩尔/升。餐后 2 小时血糖是反映胰岛 β 细胞储备功能的重要指标,如果胰岛 β 细胞储备功能良好,各组织对胰岛素的作用敏感,餐后 2 小时的血糖值应降到

7.8 毫摩尔/升以下;若储备功能不足,餐后血糖就会明显升高了。

一些糖尿病患者空腹血糖不高,只有餐后血糖升高,这时如果只检测空腹血糖,往往会漏掉一些患者。另外,餐后血糖的检测能很好地反映进餐及降糖药物是否合适,弥补空腹血糖检测的欠缺之处。

(5)随机血糖:无论是否进食,任何时间的血糖浓度。在怀疑有低血糖或明显高血糖时随时检查。正常人随机血糖不超过11.1毫摩尔/升。

(6)睡前血糖:一般指晚上9点至10点临睡前血糖,可反映胰岛细胞对进食晚餐后高血糖的控制能力,有助于指导加餐、夜间用药或注射胰岛素剂量,避免夜间低血糖,保证睡眠安全。适合用于监测注射胰岛素的患者,特别是注射中长效胰岛素的患者。

(7)夜间血糖:通常在凌晨1点至3点,是血糖最低点,监测夜间血糖有助于发现夜间低血糖现象的发生,明确清晨空腹高血糖的真正原因,是由于降糖药物或胰岛素不足或"黎明现象"所致,还是由于降糖药物过量导致夜间低血糖引起的"苏木杰现象",以调整用药。

尤其是睡眠中有不舒服的症状或早晨高血糖的患者,应加测睡前及夜间血糖,以指导治疗。

3. 测量血糖的七个黄金时刻

上文提到了不同时间点血糖的意义是不同的,那么,具体什么情况下需要进行不同时间点的血糖监测呢,下面表格列出了血糖监测时间点的适用范围。

血糖监测时间点的适用范围

监测时间	适用范围
餐前	空腹血糖高,或有低血糖风险时(老年人、血糖控制较好者)
餐后2小时	空腹血糖已得到良好控制,但糖化血红蛋白仍不达标者;以及了解饮食和运动对血糖的影响
睡前	注射胰岛素患者,特别是晚餐前注射胰岛素的患者
夜间	经治疗血糖已接近达标,但空腹血糖仍高;或疑有夜间低血糖
其他	剧烈运动前后,调整药物前后;出现低血糖症状时应及时监测血糖

4. 糖尿病患者一定要监测血糖

很多糖尿病患者尤其是一些病程比较长的老患者,喜欢凭借自己的感觉和症状来推测血糖控制情况,这种做法是不可取的。血糖过高和过低都可能对身体造成伤害,糖尿病的治疗目的就是要尽可能地将血糖控制在相对正常且稳定的范围内,避免糖尿病并发症的发生。因此,规律的血糖监测能帮助患者及时了解自己的血糖变化,协助医生为患者制订更加适宜的治疗方案。

合理、规范地监测血糖,可以指导正确用药、饮食、运动,延缓并发症的发生,降低低血糖发生风险。建议每个糖尿病患者在家中配备一台血糖仪,以便更好地了解血糖情况,并做好血糖监测记录。

5. 糖尿病患者血糖的自我管理方法

规律地实施血糖监测可以更好地掌控自身的血糖变化,对日常生活起居的变化有一定的评估,还可以帮助自己随时发现血糖问题,以便有针对性地及时就医,医生可以通过血糖监测的数值,来判断治疗方案是否合适。因此,不同时间的血糖监测对糖尿病患者都有着不同的重要意义。

目前临床上常用的血糖监测(self-monitoring of blood glucose,SMBG)既包括反映"点"的毛细血管血糖监测(即常说的指尖血糖监测),也包括反映"线"的持续血糖监测(又称动态血糖监测),还包括反映"面"的糖化血红蛋白等。

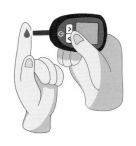
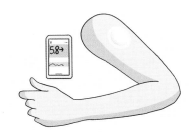

（1）毛细血管血糖监测：是通过便携式血糖仪监测，检测标本是患者手指指尖毛细血管的全血（包括血细胞和血浆），测的是患者某个时间点的血糖值。可反映实时血糖水平、提供调整治疗方案的依据，也可结合生活日志，评估生活事件，反馈患者个体化的饮食、运动、情绪及应激等变化情况，还是治疗有效性、安全性以及患者生活质量改善最直观的反馈方式。

（2）动态血糖监测：是指通过葡萄糖感应器连续监测皮下组织间液葡萄糖浓度的技术（如动态血糖仪等），可提供连续、全面、可靠的全天血糖信息，了解血糖波动的趋势和特点，发现不易被传统监测方法所探测的隐匿性高血糖和低血糖，尤其是餐后高血糖和夜间无症状性低血糖，能够直观了解食物、运动、药物及情绪对血糖的影响，为诊断与治疗提供重要线索。

（3）糖化血红蛋白：是抽取静脉血后检测出来的数值，是红细胞中血红蛋白与葡萄糖不可逆结合的产物，可以反映过去 2～3 个月的平均血糖水平，是目前评估糖尿病患者长期血糖控制状况的金标准，也是调整降糖治疗方案的重要依据。

6. 指尖血糖不等于静脉血糖

每个内分泌科医生可能每天都会被患者问到这样的问题：血糖仪是不是不准，为什么扎手指头测的血糖和在医院抽血检测的数值差别那么大？

指尖血糖指的是用血糖仪检测的毛细血管全血葡萄糖，静脉血糖则是静脉血浆葡萄糖。指尖血糖和静脉血糖测定血糖的方法都是葡萄糖氧化酶法，通常临床上采用精密的生化仪器检测静脉血糖，准确度比较高，糖尿病的诊断也是以静脉血糖为准。虽然指尖血糖不能完全准确地反映体内血糖的情况，不能用于糖尿病的诊断，但是可以用来评估糖尿病患者血糖控制情况，适合于广大糖尿病患者的居家自我监测。

如果患者新买的血糖仪，一定要和静脉血糖值进行对比和校正，如果血糖值是在允许范围内的误差，血糖仪可以继续使用。

7. 糖尿病患者血糖控制的目标

血糖的控制在糖尿病代谢管理中具有重要的意义。制定血糖控制目标的首要原则是个体化,即根据患者的年龄、病程、健康状态、药物不良反应风险等因素进行综合考虑。根据《中国 2 型糖尿病防治指南（2020 版）》推荐的血糖控制目标水平,空腹血糖应控制在 7.0 毫摩尔/升以下,餐后 2 小时血糖在 10.0 毫摩尔/升以下。年轻人可以适当严格,理想状态是空腹血糖控制在 6.1 毫摩尔/升以下,餐后 2 小时血糖在 8.0 毫摩尔/升以下。当然,血糖控制并非越低越好,应在 4.4 毫摩尔/升以上,避免发生低血糖。

HbA1c 也是反映近期血糖控制水平的主要指标之一。美国糖尿病学会建议 HbA1c 控制在 7% 以内,年龄较轻、病程较短、预期寿命较长、无并发症的糖尿病患者在无低血糖或其他不良反应的情况下可采用更严格的 HbA1c 控制目标（如小于 6.5%）。

糖尿病 HbA1c 和血糖控制目标

	HbA1c/%	空腹血糖/（毫摩尔/升）	餐后 2 小时血糖/（毫摩尔/升）
理想	<6.5	4.4～6.1	4.4～8.0
良好	6.5～7.5	≤7.0	≤10.0
差	>7.5	>7.0	>10.0

8. 血糖波动的危害

糖尿病治疗过程中,血糖和 HbA1c 达标固然重要,但平稳降糖、良好控制血糖波动也不容忽视。正常人体内存在很精细的血糖调节机制,血糖波动的范围比较小,而糖尿病患者由于胰岛分泌功能比较差,或者存在胰岛素不敏感的情况,可能会出现比较大的血糖波动。即使两个 HbA1c 数值相似的糖尿病患者,可能因为血糖波动的程度不同,并发症的发生风险也随之不同。那么,血糖波动有哪些危害呢?

血糖波动可以通过损伤血管内皮细胞功能、加剧慢性炎症反应等方式造成血管损伤,加速糖尿病大血管并发症(冠心病、急性心肌梗死等)和微血管并发症(糖尿病视网膜病变、糖尿病肾病以及神经病变)的发生发展。由血糖波动所引起的血管损伤风险比慢性持续性高血糖更为严重,并且可能增加患者的死亡风险。因此,血糖控制不能只关注某段时间某个点的血糖,而应该长期严格地、平稳地控制血糖,尤其是避免发生严重的低血糖。

9. 糖尿病患者减少和避免血糖波动的方法

降血糖以平稳为好,血糖升得太高或降得太快,往往造成血糖大幅度波动,对于糖尿病慢性并发症的危害甚至比持续高血糖更为严重。那么,糖尿病患者该如何减少和避免血糖异常波动呢?

(1)监测方法个体化:对于使用胰岛素或者磺脲类药物的患者,因为这两类药物的低血糖风险较高,更容易造成血糖波动,所以对于这部分患者,加强血糖监测频率十分必要。

(2)合理调整饮食结构:形成正确的饮食习惯,定时定量,细嚼慢咽,少摄入或者不摄入高血糖升成指数的食物。

(3)合理安排运动:根据血糖变化合理安排运动,适当运动能加快肌肉糖原分解,增加肌肉摄取和利用血液中的葡萄糖,帮助将血糖控制在一定范围内。一般以有氧运动为主,运动强度中等以上,以微微气喘出汗为宜,如慢跑、快走、跳绳、打太极拳等,避免剧烈运动。

(4)建立良好的生活方式:养成规律的作息习惯,保证良好睡眠,不熬夜。戒烟限酒,保持平和愉悦心态。

(5)选择合适的降糖药物:尽量选用对胰岛有一定保护作用或没有伤害

的药物来降糖,避免药物降糖疗效过强,以防血糖波动幅度太大。

(6)血糖波动要分析原因:积极查找引起血糖波动的原因,加以纠正。

10.不可忽视的低血糖

(1)低血糖:不同人群的低血糖判定标准不同,由于糖尿病患者(尤其是老年糖尿病患者)较非糖尿病患者低血糖的风险更高、危害更大,因此非糖尿病患者和糖尿病患者低血糖的诊断标准是不一样的,非糖尿病患者低血糖标准是血糖<2.8毫摩尔/升,糖尿病患者低血糖标准是血糖<3.9毫摩尔/升。

(2)低血糖反应:临床上,有些糖尿病患者在出现心慌、饥饿等低血糖症状时,在排除心脏疾病的前提下,将这种现象称之为"低血糖反应"。大多数无症状性低血糖或轻、中度症状性低血糖可遵循"2个15"原则治疗。①口服含15～20克的葡萄糖或相应的食物,最理想的是给予50%葡萄糖溶液20～40克,其次也可以是2块方糖,或150～200毫升新鲜水果汁、可乐,或一杯脱脂牛奶,或10块水糖果,或一勺蜂蜜或玉米汁。②每15分钟监测血糖,如血糖不升或症状不缓解,重复上述步骤。临床症状一般在15～20分钟内缓解。

11.血糖不是越低越好

脑细胞的能量供应几乎全部来源于葡萄糖,血糖下降到一定程度,胰岛素分泌受到抑制,出现交感神经兴奋症状,比如出汗、饥饿、颤抖、紧张、软弱无力、面色苍白、心率加快、四肢冰凉等。血糖降至2.5～2.8毫摩尔/升时,大脑皮质受到抑制,初期表现为精神不集中,思维

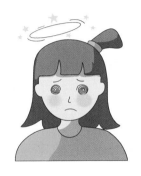

和语言迟钝,头晕、嗜睡、视物不清,严重时可能出现昏迷。如果低血糖持续得不到纠正,不易逆转甚至死亡。

通常血糖数值越低,血糖下降幅度越大,低血糖持续时间越长,症状越严重,危害就越大。有些糖尿病患者,低血糖发生可能没有任何征兆,可能在睡梦中进入了昏迷状态,尤其是使用胰岛素的患者。因此,对于糖尿病患者一定要提高警惕,特别关注低血糖尤其是无症状性低血糖的发生。

12. 糖尿病患者低血糖的预防和处理

大多数低血糖的发生都是源于饮食改变,比如进餐不及时、为了控制血糖过度控制饮食总量、食物中主食的比例过低等。广大糖尿病患者应该定时定量、合理饮食,不过分控制饮食,不能走极端。另外,药物因素尤其是胰岛素促泌剂和胰岛素本身,也是低血糖发生的危险因素,比如胰岛素剂量增加过多、启用新的降糖药物、联合使用了几种降糖药物等。所以,糖尿病患者要定期到医院门诊进行复诊,根据近期生活状态和血糖监测情况,及时调整降糖方案,避免不必要的低血糖事件发生。

当低血糖发生时,应该及时救治。简单的做法是快速进食一些果汁、蜂蜜类的食物,这样糖分能够快速地被肠道吸收,补充血糖的下降。馒头、面条之类的食物,属于多糖,需要在体内代谢为单糖才能被吸收,对低血糖的缓解效果比较慢。

三 做好这些,才能正确进行血糖监测

1. 测量血糖小技巧

(1)检查血糖仪及试纸:检查血糖仪功能是否正常,试纸是否过期,试纸批号是否与血糖仪相符(每盒试纸都有编码,需要在测量前根据试纸的编号调整仪器)。

(2)采血部位准备:通常采用指尖腹部两侧末梢毛细血管全血,十指均可,水肿或感染的部位不宜采用。采血前应保持双手自然下垂10~15秒,使指尖充血,冬季还需适当增加手指血液循环,如用热水洗手或热毛巾敷一下。如不易出血或出血量少,患者可用温水或中性肥皂洗净双手,反复搓揉准备采血的手指,直至血运丰富。

(3)测量血糖:①用75%酒精棉球擦拭采血部位,待酒精完全挥发。②打开血糖仪开关,从试纸盒内取出血糖试纸,注意试纸是否干燥,取出后应立即保持试纸盒密封,防止剩余试纸氧化或受潮,注意手指不可触及试纸测试区。③将试纸插入血糖仪,待仪器屏幕出现提示(实心小雨滴形状闪烁),表示试纸安装正确,待吸入血液标本。④一次性采血针按压采血。皮肤穿刺后,从手指根部两侧缓慢轻柔向指尖按摩,使血液慢慢溢出,避免局部过度挤压。⑤将连接血糖仪的试纸轻轻靠近指血边缘使其一次性吸取足够血量(注意血量不够,不要追加吸血,否则会导致测试结果不准确)。等待血糖仪显示血糖值,过程中不可拔出试纸。⑥数值显示,测试完毕后须推出试纸与针头丢弃,作为医疗废弃物处理,不可重复使用。⑦出现血糖异常结果时应重复检测一次,若出现低血糖(糖尿病患者<3.9 毫摩尔/升)且复测结果仍为低血糖,或出现低血糖症状时(如心悸、出汗、恶心、震颤等)应含服糖块,静坐休息,15 分钟后再测。⑧血糖测量后应进行记录,包含日期、时间、结果、可能导致血糖升高或降低的因素等,方便就诊时医生了解血糖情况。

(4)存放:将血糖测量用品(血糖仪、血糖试纸、采血针等)存放于阴凉、干燥、清洁处。

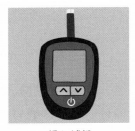 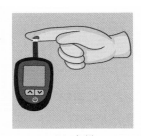 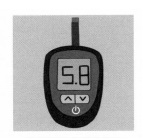

插入试纸　　　　　吸入血样　　　　5秒后显示准确的结果

2. 血糖仪需要定期校准

为了保证结果的准确,以下情况均需重新校准血糖仪:①第一次使用新购的血糖仪时;②拆封新的试纸时;③怀疑仪器或试纸出现问题时;④血糖仪磕碰后;⑤测试结果未能反映患者的身体状况,如患者感觉有低血糖症状,而测得的血糖结果却偏高时;⑥血糖仪应 3 个月校准一次,血糖偏差波动在 15%～20% 内均属正常。

那么血糖仪校准的方法有哪些呢?

今天教大家 3 个方法准确校准血糖仪:①如果您的血糖仪配备校正液,可以自行校正。②如果没有配备校正液,可以联系厂家客服,看如何校正。③如果以上方法均不能解决,您需要通过血糖仪所测数值和静脉血所测的血糖数值比对做校正。

血糖仪测血糖使用的是毛细血管全血,医院抽血测血糖使用的是静脉血浆。

具体方法:抽取静脉血后,同时在 5 分钟内用血糖仪测量指尖血糖;静脉血血糖要在半小时以内检验完毕。①如果静脉血糖的测试范围低于 5.6 毫摩尔/升,血糖仪的允许误差是 ±0.8 毫摩尔/升,血糖仪测试值在这个范围,就说明血糖仪是正常的。比如患者在医院测量的血糖是 5.2 毫摩尔/升,那家里血糖仪测量的血糖只要在 4.4 ~ 6.0 毫摩尔/升就算准确。②如果静脉血糖的测试范围 ≥5.6 毫摩尔/升,血糖仪的允许误差是 ≤±15%,血糖仪测试值在这个范围,就说明血糖仪是正常的。比如患者在医院测量的血糖是 10 毫摩尔/升,那家里血糖仪测量的血糖只要在 8.5 ~ 11.5 毫摩尔/升,就可以算测量的数值比较准确。

3. 血糖仪存放和保养小知识

日常生活中一定注意正确存放和保养血糖仪:①血糖仪在正常室温下存放即可,避免摔打、沾水,勿让小孩和宠物触及、玩耍。②血糖仪允许运作的温度为 10 ~ 40 摄氏度,湿度为 20% ~ 80%,太冷、太热、过湿均会影响其准确性。同时,避免将仪器存放在电磁场(如移动电话、微波炉等)附近,会影响读数的准确性。③当血糖仪上有尘垢、血渍时,用软布蘸清水清洁,不要用清洁剂清洗或将水渗到血糖仪内,更不要将血糖仪浸入水中或用水冲洗,以免损坏。用棉签或者软布清洁血糖仪的测试区,但清洁时不可使用酒精或者其他有机溶剂,且不可用手触摸测试区,以免影响机器的测试功能。④妥善保管血糖试纸,试纸条要放在密闭的盒内,在干燥、阴凉、避光的地方保存,以避免其变质。⑤注意试纸失效期,并确保在有效期内用完。一般保质期为 1 ~ 2 年,开封后,有效期是 3 个月。

4.常用的血糖监测方案

（1）每日 4 次血糖：监测时间为三餐前、睡前，适用于正常饮食情况下，每日 1~2 次胰岛素注射或口服降糖药物的患者。对于以餐后血糖升高或糖尿病前期的患者建议监测空腹和三餐后 2 小时血糖。

（2）每日 7 次血糖：监测时间为三餐前、三餐后 2 小时、睡前，适用于刚调整方案的患者、正常进食情况下每日多次注射胰岛素或使用胰岛素泵的患者。

（3）每 4~6 小时血糖：适用于肠内或肠外营养的饮食前提下，应用口服降糖药或胰岛素皮下注射给药（含胰岛素泵）的患者；也适用于急危重症患者的缓解期。

（4）每 1~2 小时血糖：适用于静脉胰岛素输注或 ICU 患者，无论何种进食方式，急危重症患者的急性期需要每 1 小时测量一次。

老年患者的血糖监测频率：参照一般人群的要求，实行个体化的监测方案。

5.居家血糖监测方法

（1）血糖控制平稳的患者：一周测一次"7 个时间点血糖"，三餐前、后及睡前，可不在同一天测。

（2）血糖控制很差的患者：每天都测"7 个时间点血糖"，直到血糖控制平稳为止。

（3）生活方式干预的患者：可以根据需要有目的地监测血糖，调节饮食和运动。

（4）口服降糖药患者：可以每周监测 2~4 次餐前或餐后血糖，就诊前一周内连续监测 3 天"7 个时间点血糖"。

（5）特殊情况：当出现低血糖、调整用药或血糖升高时，要随时监测血糖，短期内增加血糖监测的频次，直到血糖平稳控制为止。

6.手把手教您制作血糖监测记录表

　　糖尿病患者需要做好血糖监测记录和携带血糖监测记录就诊,记录内容应包括:血糖监测的时间、血糖值、饮食摄取量及进食时间、运动量及运动时间、用药量与时间、胰岛素量与注射时间、一些特别事件的记录(如腹泻、发热等),方便糖尿病患者的自我管理和医生调整治疗方案。

血糖监测自我管理记录表

姓名:

管理类别:　　　□常规管理　　　　　□强化管理

治疗目标:　空腹血糖____毫摩尔/升　餐后2小时血糖____毫摩尔/升

　　　　　　睡前血糖____毫摩尔/升

日期	血糖测量值(毫摩尔/升)							控制饮食	运动	服药	备注
	空腹	早餐后2小时	中餐前	中餐后2小时	晚餐前	晚餐后2小时	睡前				

我的血糖控制:□已达标　□未达标。原因是:_____。

　　使用原则:本表由糖尿病患者填写。①常规管理的患者,至少每2周监测1次空腹血糖或1次餐后2小时血糖。②强化管理的糖尿病患者,每周至少2天监测血糖,其中至少测量1次空腹血糖和1次餐后血糖;建议每天测量空腹血糖和每一餐(早、中、晚)餐后的血糖。

运动要与药物治疗相结合。选择有氧运动(步行、慢跑、跳舞、骑车和游泳等)同时应积极参加日常体力活动(如郊游、家务劳动、购物、园艺等)。每天累计参加体力活动 30 分钟,建议以微微出汗为宜,每次活动持续时间不少于 10 分钟。有并发症患者请在医生指导下进行运动。

饮食治疗:严格控制饮食,注意膳食平衡、能量分配、食物多样、减少饱和脂肪酸的摄入,多吃新鲜蔬菜,适量水果,限制酒精的摄入量,避免高度和烈性酒。

"控制饮食""运动""服药"栏,对应写明具体内容,如有变动或特殊,请在"备注"栏标注即可。

门诊就诊或者复诊的糖尿病患者携带近 2～3 天的血糖监测表,这样可以提供更全面的信息有助于饮食运动的指导和降糖方案的调整。

7. 血糖监测误区

(1)没有症状就不需要监测血糖:由于个体差异,血糖高低有时与自我感觉不一致。不能只凭感觉走,有些患者尤其是老年人尽管血糖很高,但"三多一少"症状却不明显。若高血糖状态一直不能及时发现和有效控制,则会大大增加并发症发生的概率。全面的血糖监测是帮助医生了解患者血糖控制情况,评估疗效的重要依据。无论是健康人还是糖尿病患者都要坚持监测血糖,将所得结果做好记录,同时将饮食、运动及用药情况一并记录,以便为医生诊治提供参考。

(2)测血糖前停用降糖药:有些糖尿病患者测血糖前不吃降糖药,认为停用降糖药后测得的血糖才是体内血糖真实情况。殊不知,监测血糖是为了判断药物的疗效,停药后血糖波动,可能会误导医生调整降糖方案。因此,测血糖前按照日常的吃药时间和剂量服用,不能停用。

(3)测血糖前一天故意少吃食物:这是自欺欺人,故意少吃食物,测得的血糖确实看起来数值会让人"愉悦",但不能反映平日里血糖控制的真实情

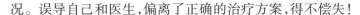

况。误导自己和医生,偏离了正确的治疗方案,得不偿失!

(4)不吃早餐就是空腹血糖:临床上经常会遇见一些糖尿病患者接近中午来查空腹血糖,认为没吃早饭查的就是"空腹血糖"了。这是不准确的,此时所测的血糖值,归类为"随机血糖"比较合适。严格地讲,只有过夜禁食8~12小时后并于次日8点之前采血所测得的血糖才算是空腹血糖。超过这个时间后,血糖有所波动,并不能真实反映血糖控制情况,例如有时过度长时间不进食后,容易导致低血糖,低血糖后继发性血糖偏高。

(5)吃完饭以后2小时的血糖就是餐后2小时血糖:餐后2小时血糖是指从患者开始吃第一口饭算起到2小时采血所测的血糖值,而不是从进餐结束后才开始计时。餐后2小时血糖能够反映患者胰岛β细胞的储备功能以及当餐进食及用药量是否合适。错误测量时间会误导降糖药的应用。

(6)只测空腹血糖就行了:空腹血糖和餐后2小时血糖同等重要,都需要控制在达标范围内,才能有效避免糖尿病并发症的发生,只控制空腹血糖,不控制餐后2小时血糖,并发症还是无法避免的。与空腹高血糖相比,餐后高血糖与糖尿病患者慢性并发症(尤其是心血管并发症)的关系更为密切,危害更加严重,因此千万不要嫌麻烦忽略餐后血糖的监测。

(7)空腹血糖高,不加测夜间血糖:空腹高血糖有3种可能。①由于前一天晚上降糖药(或胰岛素)用量不足。②苏木杰现象:由于药物过量,夜间发生低血糖,低血糖后人体保护自己而反跳性增高,导致第2天空腹血糖高。③黎明现象:夜间血糖控制良好,于黎明时分(清晨3~9时)由各种激素分泌所引起的一种清晨高血糖状态。对于3种可能性,治疗方法截然不同,因此对于空腹血糖高的患者,一定要加测夜间(凌晨)血糖,以明确究竟是何种原因引起的高血糖。而不能随意增加药物剂量,否则容易发生低血糖风险。

(8)只监测不记录:如果只测血糖,不记录,复诊时医生一问三不知,那么,测血糖还有什么意义呢?所以,监测血糖一定要及时、准确地做好记录。除了血糖值以外,还应该记录对应的饮食、运动及用药情况等,每次复诊时带上记录,方便医生了解日常居家情况,快速及时帮助调整好降糖方案。

(9)监测血糖跟着感觉走,无固定时间:有些糖尿病患者没有不舒适的感觉,而不愿意测血糖。殊不知,糖尿病早期血糖不是特别高的时候,没有低血糖或者没有并发症的时候确实没有特殊的感觉,但并不代表血糖控制得好,只有通过化验、检测血糖才能及时发现问题。并且,只有根据平时记录的血糖值及时调整治疗方案才是正道,不能仅凭个人的主观感觉。

8. 血糖监测小知识

(1)同一时间指尖血糖与静脉血糖不一致:两者存在差异应如何看待?测静脉血糖通过生化仪,指尖血糖是通过血糖仪,后者准确性受温度、湿度和其自身稳定性及灵敏度的影响,且两者所用的血样标本也不一样。因此,血糖仪测出的末梢全血血糖值与生化仪测出的静脉血浆血糖值存在一定的差异。血糖仪测得的空腹血糖比化验室测出的数值通常要低一些,这个差值在12%~15%。

(2)同一时间的指尖血糖值和动态血糖仪值存在差异:指尖血糖仪测的是毛细血管里的葡萄糖浓度,而动态血糖仪则是测量组织间液的葡萄糖浓度。同时,由于组织间液的葡萄糖是从毛细血管里扩散出来的,所以动态血糖仪测得的血糖变化会滞后于指尖血糖仪,一般会滞后4~15分钟。当血糖水平快速波动时,例如饮食、运动、用药、情绪剧烈变化时,就会导致血糖快速变化。动态血糖仪监测的组织间液葡萄糖浓度的滞后性就会造成和指尖血测量的读数差异。血糖的波动越大,差值就会越大。

(3)使用动态血糖仪仍需要指血监测:在使用动态血糖仪期间,指血检测依旧很重要,两者互为补充关系,而不是替代关系。指血检测除了可以为动态血糖仪进行校正外,如果患者自身症状与动态血糖仪血糖值不匹配时,应以毛细血管血糖检测为依据。

(4)血糖水平不是越接近正常值越好:研究表明,血糖及 HbA1c 水平的降低与糖尿病患者并发症的减少密切相关,但是,血糖和 HbA1c 水平不是越接近正常值越好,控制目标应遵循个体化原则,即根据患者的年龄、病程、健康状况、药物不良反应风险等因素进行科学评估后,实施分层管理。在预期寿命较长、无并发症或其他不良反应的情况下,可采取更严格的血糖控制目标;而对于年龄较大、病程较长、有严重低血糖病史、预期寿命较短、有显著微血管或大血管并发症的患者应采取相对宽松的血糖控制目标。而且,与健康人群相比,糖尿病患者更容易发生低血糖。高血糖固然容易引发诸多健康问题,但低血糖的危害可能比高血糖危害更大,严重时甚至危及生命。对于糖尿病患者而言,空腹血糖控制在4.4~7.0毫摩尔/升即可,而非要达到健康人群的血糖控制目标(3.9~6.1毫摩尔/升)。

(5)是否需要弃掉第一滴血尚存争议:目前各临床指南中对自我血糖监测的规范化操作,尤其是采用第一滴血还是第二滴血尚未完全统一。不同的血糖仪种类、手清洁方式以及血糖值范围等均可能对前两滴血的血糖值造成一定影响。但整体而言,只要按照正规操作,在清洁方式(75%酒精消毒后自然风干或肥皂水洗手后完全晾干)和采血方式(不用力挤压指端)正确的条件下,第一滴血和第二滴血用于快速血糖测定的结果无显著差异,而且各类血糖仪使用说明书中均未提及采用第一滴血还是第二滴血进行测定。所以,在实际操作过程中,科学消毒、正确采血才是关键,采用第一滴血与第二滴血都是可以的,不必过于纠结。

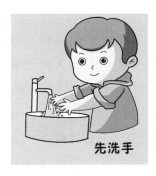 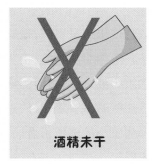

先洗手　　　　**酒精未干**

(6)测量血糖位置的选择:事实上,无论是左手还是右手,在五个手指上测到的血糖值并没有什么区别。首选无名指,其次中指,最后选小指测血糖,不建议在拇指、示指测血糖。因为拇指和示指是日常生活中最常用的2只手指,使用频率更高。选择拇指和示指测血糖,不仅会增加疼痛和感染的发生,更容易影响糖尿病患者的日常工作生活。因此建议尽量选择中指、无名指和小指指末端进行采血。

（7）试纸条拿出来没用不建议下次使用：血糖试纸容易受环境温度、湿度、光线、化学物质等诸多因素的影响而发生变质，导致检测结果失准。因此，取出来的试纸条应在 5 分钟内完成测试。拆包暴露在外边的试纸条，超过 1 小时不建议继续使用。血糖试纸属于一次性耗材，不得重复使用。

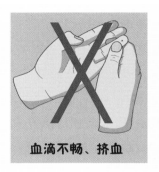
血滴不畅、挤血

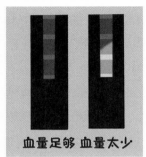
血量足够 血量太少

（8）测血糖要选择正确的消毒剂：碘酒和碘伏虽然是消毒剂，但它们中的碘会与血糖试纸产生化学反应，导致测试结果偏高或偏低。采用 75% 酒精消毒，等酒精挥发后再采血，以免酒精稀释血液。

（9）皮肤太厚，没出血的解决方法：如果手指皮肤太厚，没有扎出多少血或没有立即出血，或出血量不够，最好手部自然下垂，等待 5 秒。必要时，可从掌心部位向下挤压但切勿从指尖过分挤压。因为用力挤出来的血液里，会混有皮肤组织液，而这种组织液会将血液稀释，导致所测值假性偏低。

（10）测量血糖时采血部位的选择：应激会影响血糖，导致血糖值不准，因此要选择痛感小的部位采血。可选择神经分布较少、疼痛感较小的指腹侧面采血，痛感轻。指尖的神经末梢丰富，比较敏感，会感觉疼痛。扎指腹侧面离指甲较近的地方，疼痛感明显减弱，几乎没有感觉，更适合。

（11）糖尿病患者需定期监测血糖：有的患者觉得只测空腹血糖和餐后血糖就够了，3 个月测一次糖化血红蛋白没用。实际上，糖化血红蛋白水平反映了近 2～3 个月内整体的血糖控制水平，代表了这一段时间内的平均血糖。而且有很多研究表明，降低糖化血红蛋白 1 个百分点就可显著降低相关并发症的风险。因此糖化血红蛋白是监测的重要标准，也是评价病情控制不能缺少的重要一环。

（12）糖尿病患者需同时监测餐前和餐后血糖：一些患者经常只测餐后血糖来判断餐后血糖控制情况，只要餐后血糖达标就万事大吉，这也是不对的。实际上，只有同时监测餐前和餐后血糖，才能清晰地看到因进食活动引起的血糖变化。如果餐后较餐前涨幅过高或者过低，通过分析当餐进食量和进食种类等影响因素，有利于患者逐步调整饮食结构，控制好血糖。

（13）在输液肢体采血会影响结果准确性：采血部位的选择可直接影响其血糖检测值，如在输注胰岛素的肢体指端采血则测得值偏低，在输注葡萄糖的肢体指端采血则测得值偏高。因此为输液患者测血糖时，采血部位应选择未输液肢体的指端，以确保测得值的准确性。

（14）频繁监测血糖，保护皮肤的方法：反复对指尖进行取血，会给糖尿病患者带来疼痛，影响美观，导致许多患者不能坚持血糖监测。遇到这种情况，可以涂抹护手霜或芦荟胶保护手指皮肤；经常更换手指采血。

（15）血糖控制得好也需要定期随访：糖尿病的控制不仅仅是控制好血糖就可以了，《中国 2 型糖尿病防治指南》（2022 年版）中指出，糖尿病的综合控制目标除了控制血糖外，将血压、血脂、高密度脂蛋白胆固醇、低密度脂蛋白胆固醇、总胆固醇、体重纳入综合目标内，因此，科学合理的糖尿病治疗策略应该是综合性的，血糖、血压、血脂和体重的控制应以改善生活方式为基础，并根据患者具体情况给予合理的药物治疗。

（16）居家监测血糖的重要性：糖尿病患者认为每次去医院复诊的时候测血糖就足够了，还有的认为几个星期，几个月甚至几年测一次血糖就好了，殊不知，血糖随时都在变化，几个月、几个星期一次根本无法显示血糖波动情况，从而错过控制血糖的最好时机。另外持续、全面的血糖数据也是医生调整治疗方案的重要依据，再厉害的医生也很难单纯根据医院测一次血糖值进行判断。

四 尿液检查

1. 认识尿糖

（1）尿糖定义：正常人尿中含糖量极低（<900 毫克/24 小时尿），尿常规中尿糖定性（-）。糖尿病患者一般是血糖越高，尿糖越高。尿糖是观察糖尿病控制好坏的指标，简便易行，应自行监测。

（2）结果判读：一般情况下，尿糖测定阴性说明血糖控制较好，但不一定达标，因为血糖在 8.88～9.99 毫摩尔/升（160～180 毫克/分升）以上，尿糖才出现阳性。但是，当患者服用有钠-葡萄糖耦联转运体 2（SGLT2）抑制剂（比如达格列净、卡格列净、恩格列净、艾托格列净等）这一类药物时，也会出现尿糖阳性，因为这类药物的作用就是增加尿糖的排泄从而降低血糖，因此服用这类药物时不能用尿糖来反映血糖的高低。

2. 不可忽视的尿酮体

尿酮体是脂肪酸在肝中的代谢物质，正常情况下含量极少。正常："-"阴性，正常情况下，尿中只存在微量酮体。异常："+"阳性，"+"越多酮体含量越高，常见于糖尿病酮症酸中毒，还可能因饥饿、严重腹泻、脱水、营养不良等引发。如果不能及时控制，可能导致多个代谢器官衰竭。因此，发现尿酮体阳性时及时到医院就诊。

3.尿蛋白——肾的一面镜子

（1）正常人尿中有微量白蛋白（<150 毫克/24 小时）：测定微量白蛋白尿不仅是早期诊断糖尿病肾病的敏感指标，与增殖性视网膜病变及大、中血管病变也密切相关。监测微量白蛋白尿的出现，对早期诊断大血管、微血管病变，并给予早期治疗、改善预后极为重要。

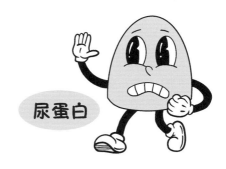

尿蛋白

（2）世界卫生组织倡议：凡病程超过 5 年的 1 型糖尿病，全部 2 型糖尿病患者，每年至少测一次尿白蛋白排泄率。

1. 口腔护理

口腔病变已被认为是糖尿病的并发症之一。口腔护理不仅可解决患者口腔问题,对血糖稳定及提高生活质量也是一个重要环节,两者相辅相成。

（1）糖尿病与口腔疾病互相影响:糖尿病患者口腔疾病分为牙周炎、口腔黏膜干燥和口腔溃疡、念珠菌感染、龋齿、牙齿松动脱落、口底蜂窝织炎。尤其是牙周病变,被称为糖尿病的第六大并发症。

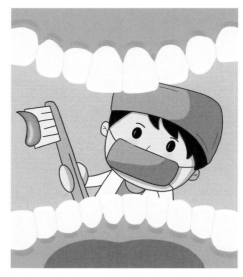

● 糖尿病患者血糖控制不佳时,其牙周组织的炎症表现更为严重,龈缘红肿呈肉芽状增生,易出血和发生牙周脓肿,牙槽骨破坏迅速,更容易导致韧带和牙松动。规范的牙周治疗可以使口腔局部致病菌减少,炎症得到控制,使血糖更加平稳,有助于减轻糖尿病患者的胰岛素抵抗,减少降糖药的用量。

● 口腔疾病对糖尿病的并发症有显著的负面影响，一些纵向观察研究表明，牙周疾病也可以增加糖尿病患者发生肾和心血管疾病的风险，增加心血管疾病的死亡率。口腔疾病得到控制后，糖尿病相关并发症也可以得到一定程度的改善。

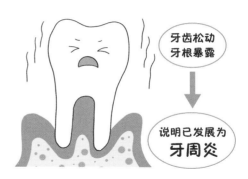

牙齿松动
牙根暴露

说明已发展为
牙周炎

● 对于严重且广泛的牙龈红肿、反复发作的急性脓肿、骨吸收重的牙周炎患者和对常规牙周治疗反应欠佳、创面延迟愈合患者，要考虑是否有合并糖尿病的可能性，并对其进行血糖监测和必要的内科学检查。

● 对尚未出现牙周炎的糖尿病患者，建议积极采取牙周保护措施，定期口腔门诊就诊，检查牙周组织变化。对伴有牙周炎的糖尿病患者，要积极进行降糖治疗，控制牙周炎症。

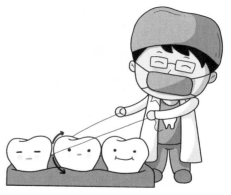

（2）预防糖尿病口腔疾病

● 注意口腔卫生：牙结石、牙菌斑积聚是糖尿病合并牙周病变的主要致病因素。牙龈红肿、出血是糖尿病合并牙周病变的早期临床表现，牙周病变应尽早就诊。糖尿病合并牙周病变宜选择刷毛较细的牙刷，进食后及时清洁口腔。每次刷牙 3 分钟，养成饭后漱口习惯，用牙线、冲牙器代替牙签清洁齿间牙垢。每半年到专业口腔医院清洁牙齿 1 次，糖尿病患者每年需进行一次口腔牙龈检查，必要时进行龈下刮治控制龈下菌斑侵蚀和炎症。

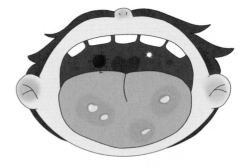

● 控制血糖：要想有效地预防和控制口腔疾病，糖尿病患者应进行自我血糖监测，如果血糖不达标，及时就诊调整降糖方案。

●控制感染:口腔面部感染极易扩散,应积极控制感染,防止炎症进一步蔓延。

2. 皮肤护理

很多糖尿病患者因为皮肤瘙痒无法入睡,部分还会出现溃疡、感染等。皮肤瘙痒是一种糖尿病并发症,是血糖控制不佳、肾功能下降、皮肤严重干燥、血液循环减少、糖尿病性神经病变等因素引起的,其中老年患者较为多见。通常发生在下肢及皮肤的褶皱处,因为这些部位供血较少、潮湿且较少暴露于空气中。糖尿病患者可通过以下妙招减少皮肤瘙痒!

（1）严格控制血糖:血糖控制不稳定是引起皮肤瘙痒的根本原因,高血糖有利于细菌、真菌生成,容易使皮肤慢性脱水、出汗减少、皮肤过度干燥,最终出现瘙痒症状。因此,积极有效地控制血糖是治疗本病的重中之重,并且要尽可能减少血糖波动,保持血糖平稳。运动可以加快全身的血液循环,有助于新陈代谢,增强身体免疫力。在血糖控制理想的情况下,适当增加运动量也会起到积极作用。

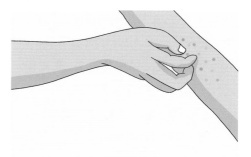

（2）远离刺激性食物:如果糖尿病患者出现皮肤瘙痒,一定要注意远离一些刺激性食物,比如一些辛辣油腻的食物,或者酒、浓茶和咖啡,因为它们都会影响睡眠质量,或者是会造成情绪不稳定,加重皮肤的瘙痒感。

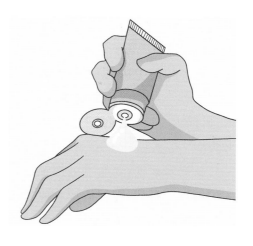

（3）**适度皮肤清洁**：部分糖尿病患者认为瘙痒是因为身体不干净造成的，所以会频繁清洗。但是洗澡太频繁容易伤害角质层，让皮肤变得干燥，破坏皮肤结构。一般建议一周洗 2 次即可，水温适宜，控制在 38 摄氏度左右。清洗过后应该涂抹护肤霜，保持皮肤湿润，防止干裂。使用温和、无味的沐浴液洗澡，避免使用有香味的、含酒精的产品于皮肤表面，包括爽身粉、香水等。避免使用以玉米淀粉为基质的爽身粉，因为它可能会在潮湿的地方结成块而刺激局部皮肤。

（4）**情绪调节**：皮肤瘙痒会影响人的情绪，而不良情绪又会引起失眠、血糖升高，进一步加重瘙痒症状，形成恶性循环。因此，糖尿病患者一定要注意心理调节，皮肤瘙痒严重时，切忌用手抓挠，可以用轻轻拍打的方式来缓解，并且分散注意力，这样会降低皮肤的瘙痒感。

（5）**患者可以通过以下自我调节的方法来减轻瘙痒**

1）放松疗法：可以通过看电视、听音乐、看书来分散注意力。

2）呼吸疗法：瘙痒发作时可做深呼吸。

3）按摩疗法：轻柔地按摩瘙痒处的皮肤。

（6）**不要盲目用药**：患有皮肤瘙痒病的糖尿病患者，在皮肤瘙痒严重时，要及时就医，有针对性地进行用药治疗，个人不要盲目地涂抹药膏，从而加重病情。尤其是激素含量高的软膏，一定要在医生的指导下用药防止病情加重和药物依赖。

（7）**家庭护理**：由于长期受到皮肤瘙痒的困扰，患者易出现烦躁不安、抑郁、焦虑、急躁易怒等不良情绪，家属应注意患者的情绪变化，多与患者沟通，理解、关心患者，帮助患者建立战胜疾病的信心。

（8）**出现以下情形请联系医生**：
①抓挠皮肤引起破溃出血。②瘙痒在使用了保湿霜后依然没有被控制。③皮肤出现水疱、发红或变硬。④瘙痒部分皮肤有腐败的气味，或有脓流出。⑤患者变得非常焦虑，因为瘙痒而彻夜不能入睡。

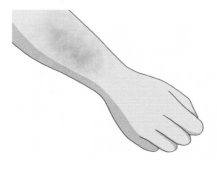

3.骨骼护理

(1)骨质疏松：骨质疏松是一种以骨量低,骨组织微结构破坏,导致骨脆性增加,易发生以骨折为特征的全身性骨病。与正常人相比,糖尿病患者更容易发生骨质疏松性骨折,主要有以下几个原因。

1)糖尿病患者血糖过高会导致利尿作用增强,这时,不仅有大量葡萄糖从尿中排出,钙、磷、镁等矿物质也随尿大量流失。低钙、低镁状态又会刺激甲状旁腺激素分泌增多,甲状旁腺激素可使溶骨作用增强。加之糖尿病患者饮食控制较严格,不注意钙的补充,造成钙的负平衡,从而导致骨质疏松。

2)糖尿病患者胰岛素分泌不足,而胰岛素不仅对糖代谢至关重要,对调节成骨细胞和胶原蛋白合成也有影响,从而导致骨质疏松和增加骨折危险。

3)糖尿病引起神经病变、视网膜病变、血管病变等并发症会增加跌倒风险。

4)糖尿病易导致维生素 D 缺乏,而维生素 D 缺乏与骨健康关系密切,长期糖尿病引起肾功能损害时,使体内活性维生素 D 合成减少,进而影响肠道对钙的吸收。

人的身体就像是一栋房子,靠206块骨头的连接组成,一旦发生骨质疏松,整个身体就会像豆腐渣工程一样,无法承受相应的重量,容易出现骨折等问题。由于骨质疏松的发展是长期的、隐蔽的,因此骨质疏松又被称为人体"寂静的杀手"。

(2)骨质疏松的表现

●疼痛:腰背疼痛为主,也可能全身骨骼疼痛,疼痛通常在翻身时、起坐时及长时间行走后出现。夜间或负重活动时疼痛加重,并可能伴有肌肉痉挛,甚至活动受限。

●身高缩短、驼背:骨质疏松严重患者因椎体压缩性骨折,可有身高缩短、驼背等脊柱畸形。

●骨折:骨质疏松最严重的后果是骨折。常见部位是脊椎、髋部、前臂远端、上臂近端等。

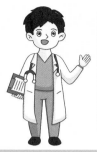

诊断	T值
正常	T值≥-1.0
低骨量	-2.5<T值<-1.0
骨质疏松	T值≤-2.5
严重骨质疏松	T值≤-2.5+脆性骨折

➤ 骨密度通常用T值表示
➤ T值=(实测值-同种族同性别正常青年人峰值骨密度)/
  同种族同性别正常青年人峰值骨密度的标准差

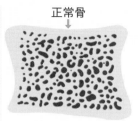

正常骨

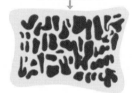

骨质疏松性骨

(3)骨质疏松的监测与预防:对于糖尿病患者骨质疏松是常见的并发症之一。日常应加强预防。

1)采取防止跌倒的各种措施:糖尿病本身会对骨组织造成不良影响,糖尿病患者的日常生活环境应光线充足、地面干燥且减少障碍物,不铺地毯或将地毯固定住。在饭后起立、夜间起床、下雨、下雪、地面有冰、负重等容易跌倒的情况,应加倍小心,采取措施防止跌倒。外出活动时使用各种保护工具,如步行器、关节保护器、具有防滑鞋底而富弹性的平底鞋等。

2)饮食指南:糖尿病合并骨质疏松患者饮食必须适量,暴饮暴食除了对胃肠道有损害外,身体也不能有效地吸收和利用,只能将过多的部分排出体外,因而无益于纠正骨质疏松。多食富含钙质食品:海产类、豆制品类、乳品类、蔬菜类、坚果类,以及其他添加钙食品。避免嗜烟、酗酒和慎用影响骨代谢的药物;少食腌制食品;避免过量饮用碳酸饮料和咖啡。

3)骨健康基本补充剂:钙剂是骨形成的基础原料。在骨质疏松症的防治中,钙剂应与其他药物联合使用,目前尚无充分证据表明单纯补钙可以代替其他抗骨质疏松治疗。维生素D可增加肠道钙吸收,促进骨骼矿化、保持肌力、改善平衡能力和降低跌倒风险。维生素D不足可导致继发性甲状旁腺功能亢进,增加骨吸收,从而引起或加重骨质疏松症,并影响其他抗骨质疏松症药物的疗效。我国成年人推荐剂量为 400 单位/天,≥65 岁的老年人因缺乏日照以及摄入和吸收障碍常有维生素 D 缺乏,推荐剂量为 600 单位/天,骨质疏松防治推荐剂量 800 ~ 1 200 单位/天。

4)晒太阳:利用日光进行的一种锻炼,能对机体起到温热作用,可使身体发热,促进血液循环和新陈代谢,有利于生长发育,增强人体活动功能。另外,阳光还能够促进体内维生素 D 的生成。

5)作息规律、愉快心情:充足规律的睡眠有助于消除疲劳,提高抵抗力,而不规律睡眠容易造成骨质流失。研究已经证实,情绪抑郁与骨质流失有关。具有严重精神疾病史的女性,皮质醇水平较高,骨密度较低(皮质醇是一种与骨质流失有关的激素)。

6)多晒太阳、规律运动:防止不运动引起的骨量丢失,运动还可以改善肌肉和增加灵活性,从而减少跌倒及其不良后果。

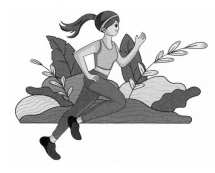

美国运动医学会推荐的骨质疏松症预防运动方案是力量训练、健身跑和行走。患者至少每周进行两次训练,每次约 1 个小时,具体如下:

——20分钟行走、跑步或增氧健身运动

——然后5分钟跳绳

——40分钟力量训练(握拳、上举等),从而使所有的肌肉群得到锻炼

4. 足部护理

(1)糖尿病患者足部护理的重要性:糖尿病足部并发症是糖尿病患者面临的最严重并发症之一。由于糖尿病患者的高血糖状态会对足部神经和血管造成损伤,导致足部感觉减退、血液循环不良,进而引发足部溃疡、感染、截肢等严重后果。因此,足部护理对于糖尿病患者来说至关重要,通过预防、早期诊断、积极管理,90%的截肢是可以提前避免的。

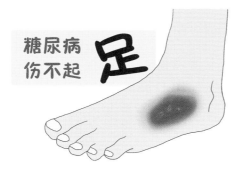
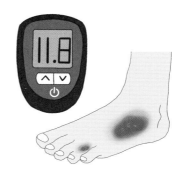

（2）糖尿病足的早期症状：糖尿病足部病变早期会有相应的表现，例如下肢皮肤麻木、刺痛、感觉迟钝，即便是皮肤出现擦伤、磨破或烫伤起疱往往浑然不知。有的糖尿病患者出汗少，下肢尤其是足部皮肤容易干燥皲裂。足部胼胝（老茧）：下肢发凉、"静息痛"，是糖尿病足部溃疡的独立高危因素。千里之堤、溃于蚁穴，许多糖尿病患者对足部轻微的擦伤、浸渍或小水疱不重视、处理不及时或太随意，导致伤口迅速恶化，变得一发不可收拾。因此，糖尿病患者一定要爱护自己的双足，避免糖尿病足的发生。

（3）生活小技巧：在日常生活中，自我观察和自我护理是预防糖尿病足最关键的措施。

1）保持足部清洁：每天用温水和温和的肥皂清洗双脚，注意水温不要过高，避免烫伤皮肤。洗完脚后，用柔软的毛巾轻轻擦干，尤其是足趾间。

2）选择合适的鞋子：选择透气性好、合脚、舒适的鞋子，避免穿高跟鞋或鞋头过窄的鞋子，以免对足部造成挤压或摩擦。

3）定期修剪趾甲：修剪趾甲时要避免剪得太短，以免损伤甲沟皮肤引发感染。同时，不要将趾甲修剪成弧形，以免趾甲嵌入肉中。

4）保持皮肤润滑：使用温和的润肤品保持足部皮肤润滑，避免皮肤干燥、瘙痒、裂口等问题。

5）避免长时间站立：长时间站立会增加足部负担，糖尿病患者应尽量避免长时间站立或行走，适当休息并抬高下肢。

6）定期检查：定期进行足部检查，及时发现和处理足部问题，如溃疡、感染等。

通过以上小技巧的实践,可以有效预防糖尿病足部并发症的发生,提高生活质量。

5.眼部护理

(1)眼部护理的重要性:眼睛是我们最重要的器官之一,上面布满了大量、复杂的血管,糖尿病患者的血糖长期偏高且波动大,会导致眼部微环境的变化,影响晶状体的代谢,加快晶状体混浊,使白内障患病年龄大大提前。同时高血糖会引起视网膜毛细血管壁损伤,加之血液呈高凝状态,血小板凝聚力高,易造成眼底的血管闭塞,血管功能变差,发生糖尿病性视网膜病变。

(2)眼部护理小妙招

●控制血糖:将血糖维持在正常范围内,是预防糖尿病视网膜病变的关键措施或方法。通过合理的饮食、适量的运动以及按时服药,可以有效控制血糖水平,从而降低视网膜病变的风险。

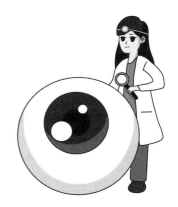

●定期检查:定期进行眼科检查对于预防糖尿病视网膜病变至关重要。糖尿病患者应每年进行一次眼底检查,以便及时发现病变并进行干预,防止病情恶化。

●保持健康的生活方式:戒烟、限酒、均衡饮食、适量运动以及保持良好的作息时间,这些健康的生活方式有助于降低糖尿病视网膜病变的发生风险。

●眼底按摩:通过按摩眼底的穴位,可以促进眼部血液循环,缓解眼部疲劳,并对预防糖尿病视网膜病变有一定的帮助。具体操作方法:用大拇指指腹轻轻按压眼球,每次持续5~10秒,重复3~5次。

●合理使用电子产品:长时间使用电子产品容易造成眼部疲劳,对糖尿病患者的影响尤为明显。在使用电子产品时,应适时休息,如每隔20分钟休息 20 秒,同时调整屏幕高度和角度,以减轻眼睛的负担。

总之,糖尿病视网膜病变的预防需要从多个方面入手,包括但不限于控制血糖、定期检查、保持健康的生活方式、眼底按摩以及合理使用电子产品。通过遵循这些简单易行的方法,可以有效降低糖尿病视网膜病变的发生风险,从而更好地保护糖尿病患者的视力健康。

6. 家属护理

家庭成员的关爱和支持对糖尿病的早期发现和预防具有重要作用。

(1)家属在糖尿病预防中的重要性:在糖尿病预防中,家属的支持和关爱具有不可替代的作用。作为家属,应该密切关注家人的身体状况,留意是否有糖尿病的早期症状,如多饮、多尿、口渴等。一旦发现异常情况,应及时就医检查,以便早期发现糖尿病。

(2)与家属一起预防糖尿病:作为家属,可以从以下方面帮助家人预防糖尿病。首先,要关心和观察家人的身体状况,密切关注他们的血糖水平;其次,要鼓励家人定期体检,及时发现糖尿病的迹象;最后,在得知家人有糖尿病风险或疑虑时,要给予他们情感上的支持,鼓励他们采取积极的预防措施。

(3)与家属共同关注的风险因素:要预防糖尿病,需要关注一些风险因素。其中,家族遗传是一个重要的因素。了解家族中是否有糖尿病病史,有助于更好地评估患病风险。此外,不健康的生活方式、肥胖和超重等因素也可能增加糖尿病的风险。因此,与家人一起改变不良习惯,保持健康的体重范围是预防糖尿病的重要措施。

(4)鼓励和帮助家人养成健康习惯:为了帮助家人预防糖尿病,可以从以下方面着手。首先,要与家人一起制订健康的饮食计划,选择低糖、低脂、高纤维素的食物;其次,要与家人一起参加体育锻炼,定期进行有氧运动;再次,要保持规律的作息时间,充足的睡眠和休息有助于维持健康的血糖水平;最后,要鼓励家人监测血糖水平,了解血糖变化情况。通过这些措施的实施,可以帮助家人养成健康的生活习惯,降低糖尿病的风险。

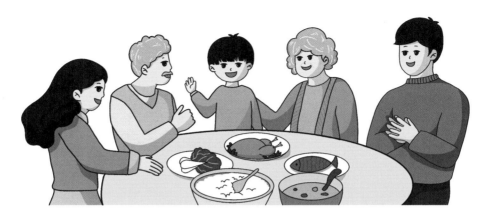

　　总之,家属在糖尿病预防中扮演着重要的角色。通过关心和观察家人的身体状况、鼓励他们定期体检、支持他们的健康决策以及共同关注风险因素,可以帮助他们预防糖尿病。同时,与家人一起养成健康的生活习惯也是预防糖尿病的重要措施。共同努力,为家人的健康保驾护航!

六 易患糖尿病人群及自我管理

　　我国糖尿病患者的数量位居世界第一。最新数据显示,中国成人糖尿病患病率为 12.8%,糖尿病前期人群达 35.7%,也就是说,我国成人中有近半数存在血糖异常。以下这几类人易成为糖尿病"后备军":①年龄超过 40 岁;②超重或肥胖者;③血脂异常者;④脂肪肝患者;⑤患有多囊卵巢综合征或伴有黑棘皮征者;⑥家族中亲属患有糖尿病的患者;⑦有高血压、心脑血管疾病病史者;⑧有妊娠糖尿病病史或既往分娩过巨大儿者;⑨静坐式的生活方式,长期不从事体力劳动者;⑩长期使用特殊药物如利尿剂、糖皮质激素等。

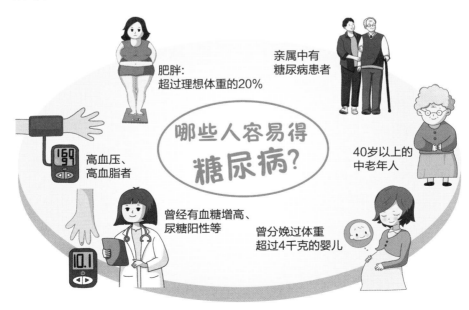

1.“难兄难弟”——肥胖与糖尿病

肥胖既是一种独立的疾病,也是多种疾病的源头。最近一项《中国肥胖患病率及相关并发症:1 580 万成年人的横断面真实世界研究》绘制了一副数字版的"中国肥胖地图",我国超重人群占比 34.8%,肥胖人群占比 14.1%,也就是说平均三个人里面就有一个超重,大约七个人里面就一个肥胖。目前 WHO 已将肥胖列为全球首要健康问题。

肥胖是由于能量摄入长期超过人体的消耗,使体内脂肪过度积聚,体重超过一定范围的一种营养障碍性疾病。到底多胖才算肥胖呢? 可以通过下面 2 种方式来衡量:①体重指数(BMI)= 体重(千克)/身高(m)的平方;其中,消瘦指 BMI<18.5 千克/平方米,正常指 18.5 千克/平方米≤BMI<24 千克/平方米,超重指 24 千克/平方米≤BMI<28 千克/平方米,肥胖指≥28 千克/平方米。②腰围标准:男性<85 厘米,女性<80 厘米。以上两项均达标,才属于健康人群。

(1)肥胖会导致糖尿病:医学上,超重和肥胖导致高胰岛素血症和胰岛素抵抗是糖尿病的主要危险因素。为了更好地了解胰岛素抵抗,需要先知道胰岛素在降血糖过程中发挥的作用。胰岛素是目前所知人体内唯一降血糖的激素。当摄入米、面、糖的时候,很快就会转换为葡萄糖进入血液中,细胞想吃到葡萄糖,就需要胰岛素的帮忙。但单纯依靠胰岛素本身并不能降血糖,胰岛素必须与周围组织细胞上的胰岛素受体进行配对,才能让葡萄糖分子顺利通过细胞膜上的葡萄糖通道进入组织细胞中,成为细胞的主要燃料或者暂时以脂肪、糖原等其他形式储存起来,以备不时之需。

如果把胰岛素比喻成"钥匙",那么胰岛素受体就是"锁眼",葡萄糖通道就是"大门"。正常情况下,这三者相互协调发挥降血糖作用。而胰岛素抵抗,就是"锁眼"(胰岛素受体)出了问题,胰岛素这把钥匙打不开足够多的"大门"(葡萄糖通道),致使血液中的葡萄糖无法通过"大门"进入细胞内,从而导致升高的血糖难以下降。

（2）肥胖会出现胰岛素抵抗：肥胖患者，尤其是有"啤酒肚"或"将军肚"的人群，腹腔内胃肠和肝周围的脂肪增多，脂肪细胞紧紧包裹周围组织细胞，这就像穿了一件"棉袄"，"锁眼"（周围组织细胞上的胰岛素受体）与"钥匙"（胰岛素）结合不了，因而胰岛 β 细胞只能增派更多的胰岛素入血，试图用多把钥匙打开"大门"。一旦有了胰岛素抵抗，细胞就吃不到足够的糖，就算胖，也会出现乏力。这个时候，虽然身体有能量（血糖），但是细胞无法利用起来，只能变为脂肪储存起来。同时，身体又渴望更多的能量（食欲旺盛），最后变得越来越胖。

不管肥胖、糖尿病、胰岛素抵抗三者怎么相爱相杀，肥胖与糖尿病就像一对难兄难弟，两者形影不离。医学实践证明，肥胖早期还可以通过高胰岛素血症来勉强把血糖维持在正常范围，随后就有可能由于过度工作，胰岛 β 细胞合成胰岛素的功能逐渐衰竭，胰岛素的生成越来越少，渐渐不能把血糖降低到正常范围。久而久之，导致糖尿病的发生。而从肥胖到糖尿病的进展一般为：肥胖—糖耐量减退—2 型糖尿病—难以控制的高血糖—糖尿病并发症—致残及死亡。所以，通过控制体重来预防糖尿病非常重要。

（3）糖尿病患者也会变胖：2 型糖尿病发生后，机体糖代谢和脂代谢进一步紊乱，致使血糖、血脂升高，体脂重新分布，也会在一定程度上加重肥胖的程度。另外，当糖尿病患者接受外源胰岛素或胰岛素促泌剂治疗时，胰岛素除了促进细胞更多地消耗糖分之外，还会将剩余的血糖转化为脂肪。若不控制饮食，血糖达标所需的胰岛素也会相应增大，超过机体供能所需的血糖便会在胰岛素的作用下转换为脂肪，即吃得越多，越容易发胖。由此，肥胖和 2 型糖尿病形成了互为因果的恶性循环。

总而言之，无论是肥胖人群还是伴有 2 型糖尿病的肥胖患者，减重是非常重要的治疗手段！

（4）管住嘴迈开腿，减轻体重是良方：管住嘴，即营养干预，是生活方式干预的核心。营养干预的核心原则是根据能量的精准评估，使消耗的能量大于摄入的能量。建议依据基础代谢率实际检测结果，分别给予超重和肥胖个体 85% 和 80% 平衡能量的摄入标准，以达到能量负平衡，同时能满足能量摄入高于人体基础代谢率的基本需求。推荐每日能量摄入平均降低

30%~50%或降低500千卡(1千卡≈4.19千焦)(每100克普通白面馒头约223千卡),或每日能量摄入限制在1 000~1 500千卡的限制能量饮食。保持每日摄入蛋白质供能比20%~25%、脂肪供能比为20%~30%、碳水化合物供能比为45%~60%。个性化管理方案中,多种膳食干预方法对体重控制均有效,包括限能量平衡膳食、高蛋白膳食、间歇式断食膳食、营养代餐、低碳水化合物膳食等。

迈开腿,即运动干预。针对不同年龄及不同肥胖程度的人群,应采取不同的运动方法。推荐根据自身健康状况和运动能力,在专业医师的指导下制订运动计划,根据个性化原则和循序渐进原则,采用有氧运动结合无氧运动为主,还可以通过变换运动方式或采用高强度间歇运动,注意避免运动的同时造成运动相关的损伤,在保障安全的前提下,提高运动所获取的收益。其中,有氧运动,又称心肺运动,主要依靠有氧能量代谢运动的方式,增强心肺耐力,运动强度低、有节奏、持续时间长,常见的有跳绳、慢跑、爬山、游泳、骑自行车、健身操、打网球、瑜伽等。无氧运动,又称力量训练或抗阻运动,通过利用阻力促进肌肉收缩,增强爆发力和增加肌肉容积,强度大、运动剧烈、短时间运动,常见的有短跑、举重、深蹲、俯卧撑、哑铃等。

1)"大胖"的饮食和运动

●对于成年人:合理膳食,吃动平衡;少油少盐控糖,戒烟戒酒;减少食用快餐食品,减少在外就餐及外卖点餐。每周保证足够身体活动时间,建议每周进行中等强度有氧运动至少150分钟,最好每天运动30~90分钟,每周3~7天,总共达200~300分/周。建议每周进行2~3次抗阻运动,隔天进行(中等运动强度标准可以从运动中的心率来呈现,一般达到自己最大运动强度的心率60%~70%,就是适当的中等运动强度,而公认简化的理论最大运动强度的心率计算公式为:220−自己的实际年龄)。避免熬夜和久坐。积极开展健康教育,建设公共运动设施和场地、健身步道。在工作场所提倡利用碎片化时间进行锻炼,减少久坐。定期体重自测和健康检查,做好体重管理。

●对于老年人:控制总能量摄入,少量多次用餐;多吃蔬菜、水果、杂粮等食物;控制脂肪摄入,多吃鱼肉等高蛋白低脂肪的食物,避免摄入过多动物脂肪。多饮水,戒烟戒酒,适量补充营养素。选择适宜的运动方式,坚持规律、适量运动。建议每天进行中低强度有氧运动 15 ~ 30 分钟,每周运动 3 ~ 5 天。建议每周进行 2 次抗阻运动,隔天进行,加强平衡锻炼。

肥胖人群的运动干预措施

运动方式	运动形式	运动时间	注意事项
有氧运动	快走、慢跑、骑自行车、游泳、医疗体操、健身操、木兰拳、太极拳、乒乓球、保龄球、羽毛球等	每周至少 5 次,每次持续运动不少于 30 分钟	结合个体的年龄、病情及身体承受能力适时调整运动计划,肥胖的糖尿病前期个体需要加强运动
抗阻运动	抗阻练习器械或自由负重(如哑铃和杠铃)	规律有氧运动的同时,应每周至少 2 次抗阻运动,每次 2 ~ 3 组,每组 8 ~ 10 遍重复的抗阻运动,组间休息 2 ~ 3 分钟,2 次抗阻运动应间隔 1 ~ 2 天,每周 3 次更理想	为了避免损伤,练习的强度、频率及持续时间应缓慢增加;结合个体的年龄、病情及身体承受能力,适时调整运动计划

2)"小胖"(学龄儿童、青少年)的饮食和运动:按时、规律进餐,避免不吃早餐和白天不断加餐,三餐达到蛋白质、碳水化合物和脂肪摄入均衡,进食速度不宜过快。避免含糖饮料,避免高能量、高脂肪或高钠加工食品,控制能量高的油炸食物及零食,禁止饮酒。多吃蔬菜和水果,增加膳食纤维摄入。保证足够时间和强度的身体活动,建议每周进行中高强度、全身性有氧运动至少 150 分钟,每天运动 30 ~ 60 分钟,每周 4 ~ 7 天。每周进行 3 ~ 4 次抗阻运动,隔天进行。培养健康的睡眠方式,保持充足、规律睡眠时间。减少静坐和电子产品屏幕暴露时间。定期监测体质健康指标,注意儿童肥胖及相关危险因素,及早进行肥胖干预。

3)"高危准妈妈"的饮食和运动

●对于孕前、孕期妇女:定期监测孕期体重变化,根据孕前 BMI 维持孕期适宜体重。孕期平衡膳食,控制总能量摄入,进行适宜的身体活动。规范妊娠糖尿病和妊娠高血压的诊断和管理,早发现、早治疗。避免接触烟草、酒精、麻醉品和有毒物质。倡导自然分娩,控制选择性剖宫产率。

●哺乳期妇女:倡导坚持母乳喂养。少食多餐,多吃低能量的食物,保障充足蛋白质和维生素的摄入。保证规律作息和充足的睡眠。孕产妇建议每天进行中低强度有氧运动 15 ~ 30 分钟,每周 3 ~ 5 次,以步行、游泳、水中运动等为主。建议每周进行 2 次抗阻运动,隔天进行。

2. 驶向糖尿病的"直通车"——脂肪肝

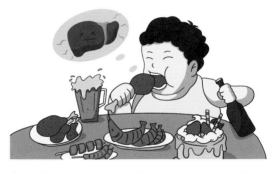

非酒精性脂肪性肝病(non-alcoholic fatty liver disease, NAFLD)(就是生活中人们说的"脂肪肝")的患病率逐年增长。肝糖不分家,2 型糖尿病与脂肪肝常密切伴随。据报道,有 21% ~ 45% 的 NAFLD 患者合并糖尿病;反过来,2 型糖尿病患者中 49% ~ 62% 伴有 NAFLD。而在肥胖的糖尿病患者中 NAFLD 的患病率可超过 70%。

(1)脂肪肝患者更易得糖尿病:脂肪肝是糖尿病的独立危险因素,一旦患上脂肪肝就像坐上了去往糖尿病的"直通车"。肝是人体的能量加工厂,在三大营养素(糖、脂肪、蛋白质)的代谢中拥有绝对的地位。正常情况下,摄入的葡萄糖经过转换变成糖原在肝里存起来,以备不时之需;而发生脂肪肝后,大量的肝细胞里都是脂肪,合成和储存糖原的能力就下降了,多余的葡萄糖只能留在血液里,此时血糖会上升,同时体内的胰岛素开始分泌,帮助消化葡萄糖,把葡萄糖变成脂肪,脂肪一开始会长在肚子上,变成大肚腩;当然,肝也不可能无限装脂肪。当它被塞满时,胰腺和肝是邻居,这时候脂肪就顺着肝往胰腺那边跑,但是胰腺不好惹,胰腺分泌产生的胰岛素是维持血糖稳定的重要物质,谁都替代不了,一旦脂肪进入胰腺过多,胰岛素就开始"闹罢工",这时的胰岛素不再发挥控制血糖的作用,还开始搞破坏,把脂肪进入肝的大门全部敞开,还指示肝产生更多的脂肪,如此恶性循环,愈演愈烈,肝、胰腺同时受损,这时身体内血糖大乱不可收拾,糖尿病就出现了。

(2)糖尿病患者更容易患脂肪肝:不仅脂肪肝患者更容易患糖尿病,糖尿病患者也更容易患脂肪肝。糖尿病患者的"脂肪肝"是如何形成的呢? 肝是维持血糖水平相对稳定的重要器官。正常情况下,血糖始终保持在一个相对稳定的状态。而对于糖尿病患者,上述平衡被打破,血糖升高,尤其是以胰岛素抵抗为主的"糖胖"患者,尽管血液中胰岛素水平升高了,但胰岛素"贬值"了。胰岛素需要和人体细胞上胰岛素受体结合,就像"一把钥匙配一把锁",然后这些细胞摄取葡萄糖的通道才会打开。但此时,"糖胖"患者的胰岛素这把"钥匙"已经配不上对应的"锁"了。升高的血糖无法被细胞摄取,过高的血糖就被运送到肝合成糖原;而糖原合成最重要的调节激素又是胰岛素,可是被"贬值"的胰岛素无论怎样埋头苦干,都抵挡不了不停升高的血糖;这时只能可怜"老黄牛"肝,将葡萄糖转变成脂肪暂时储存起来,等待运载脂肪的"货车"载脂蛋白将脂肪运送出去;如果载脂蛋白这辆货车也不堪重负,那么运不出去的脂肪就会一直留在肝;久而久之,充满"油脂"的"脂肪肝"就形成了。

(3)糖尿病遇上脂肪肝,危害很大:轻度脂肪肝一般无症状,中、重度脂肪肝患者可出现疲乏无力、食欲缺乏、腹胀、嗳气、肝区胀满不适等,尤其在饭后或运动时更加明显。糖尿病伴脂肪肝如果不及治疗,危害很大。首先,可以导致严重肝损害,从单纯性脂肪肝,一步步发展为脂肪性肝炎、肝硬化、肝癌,死亡风险大大增加;其次,脂肪肝可以加重胰岛素抵抗,诱发及加重糖代谢紊乱,尤其是到重度脂肪肝或肝硬化时,由于肝功能异常,不能将血液中过剩的葡萄糖转换为肝糖原储存,导致血糖升高及糖尿病病情加重;最后,脂肪肝往往同时伴有高脂血症、肥胖及高血压,会显著增加心脑血管疾病的发生风险。

总之,脂肪肝的病因复杂,病因治疗很关键,肥胖引起的脂肪肝要积极控制体重;酗酒引起的脂肪肝要及时戒酒;与糖尿病有关的脂肪肝要积极控制血糖;但无论哪种脂肪肝,都离不开饮食控制和运动治疗。而且这种基础治疗需要贯穿始终。希望大家重视脂肪肝问题,了解肝知识,爱护好自己的肝。

3.高血脂和糖尿病相互影响

(1)2型糖尿病与血脂异常"狼狈为奸":很多人会发现,血脂高的人群往往会发生血糖的异常,而得了糖尿病的人群,多会发生血脂异常,糖尿病与血脂之间,有必然联系吗?它们谁影响了谁?的确,2型糖尿病与血脂异常常"狼狈为奸",增加心肌梗死、脑卒中等心脑血管疾病的发生率。

一方面,血脂高可导致糖尿病。血液中的甘油三酯、低密度脂蛋白等脂类物质增高,可能会导致胰岛 β 细胞出现脂毒性,抑制胰岛 β 细胞分泌胰岛素,造成胰岛素分泌不足;另外,由于大量摄入高糖、高脂性食物可引起超重及肥胖,患者内脏脂肪含量增加,可造成胰岛素抵抗,最终引发糖尿病。

另一方面,糖尿病患者多伴有高脂血症。通常把糖尿病与高脂血症称为"姐妹病",并认为高血脂是糖尿病的继发症。据统计,大约40%的糖尿病患者有脂代谢紊乱,其特点是甘油三酯增高、高密度脂蛋白胆固醇降低,而总胆固醇、低密度脂蛋白胆固醇水平往往正常或仅轻度升高,将之称为糖尿病性血脂异常或代谢性血脂异常。

(2)糖尿病合并高脂血症,危害加倍:当糖尿病与血脂异常扯上关系,对人体的危害呈现"1+1>2"的效果,患心血管疾病的危险性更高,这些异常升高的脂质通过某种机制沉积在细胞内以及血管壁上,形成粥样硬化斑块,造成血管管腔狭窄,甚至闭塞,引起心绞痛、急性心肌梗死、脑梗死等严重后果。

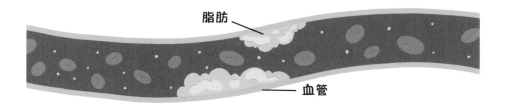

脂肪

血管

糖尿病合并高血脂,就像埋了一个"隐形炸弹",必须严格控制血脂。糖尿病合并血脂异常患者的调脂治疗在血脂达标后,仍需长期维持药物治疗。在调脂药物起始治疗和剂量调整时每 4 ~ 12 周检测 1 次血脂谱,此后每 3 ~ 12 个月检测 1 次血脂谱。

(3)脂肪狡猾多隐匿,慧眼辨识存真伪:高脂血症可见于不同年龄、性别的人群中,患病率随年龄增长而升高。50 岁以前男性患病率高于女性,50 岁以后女性高于男性,这可能与性激素的作用相关。由于绝大多数高脂血症患者无任何症状和异常体征,常于进行血液生化检测时发现,故而常规体检对高脂血症的发现十分重要。

(4)降脂药物何其多,仔细选择获疗效:降脂药物种类繁多药物选择需根据患者高脂血症的类型、药物调脂的作用机制和作用特点。

常用的降脂药物包括以下几种。

●他汀类药物,临床常见的药物有阿托伐他汀、瑞舒伐他汀、匹伐他汀等,是目前临床上最重要、应用最广泛的调脂药物。他汀类药物是羟甲基戊二酸单酰辅酶 A(HMG-CoA)还原酶抑制剂,HMG-CoA 是胆固醇合成过程中重要的限速酶,他汀类药物可竞争性抑制该酶的活性,从而阻断胆固醇的合成,并加速低密度脂蛋白的分解。即降低血清胆固醇和低密度脂蛋白。由于 HMG-CoA 还原酶的活性在夜间最强,故而,所有种类的他汀类药物,均建议睡前服用。当然,是药三分毒,他汀类药物主要的不良反应包括肝转氨酶异常、肌酶升高,严重者则会出现横纹肌溶解而致急性肾功能不全。与其他调脂药物联合应用时可能会增加药物不良反应。

●贝特类药物,常见药物包括非诺贝特、苯扎贝特等,称为苯氧酸类,通过激活过氧化物酶体增殖物激活受体(PPAR),促进极低密度脂蛋白和甘油三酯的分解,增加胆固醇的逆向转运。主要降低血清甘油三酯水平,其主要不良反应是胃肠道反应,少数出现肝功能不全和肌肉损伤。

●烟酸类,常用药物包括烟酸缓释片、阿昔莫司,烟酸类属于 B 族维生素,调脂作用机制未明。主要降低血清甘油三酯水平。主要不良反应为面部潮红、瘙痒、胃肠道反应,少见肝功能损害。

●肠道胆固醇吸收抑制剂,常用药物包括依折麦布、海博麦布等,通过抑制小肠吸收胆固醇、植物固醇,促进肝低密度脂蛋白的清除。主要降低血清低密度脂蛋白水平。常与他汀类药物联用。常见不良反应为胃肠道反应、肌肉疼痛、肝功能损伤等。

●ω-3 脂肪酸制剂,常用药物为 ω-3 脂肪酸乙酯,作用机制不详,可降低血清甘油三酯。胃肠道反应较为常见。

●新型调脂药物,依洛尤单抗,是一种针对人前白蛋白转化酶枯草溶菌素 9(PCSK9)的单克隆抗体,通过与 PCSK9 结合,抑制 PCSK9 与低密度脂蛋白受体结合,从而阻断 PCSK9 介导的低密度脂蛋白受体的降解,增加低密度脂蛋白的清除。具有不良反应小的特点。由于是注射用生物制剂,其不良反应最常见于过敏反应。

当生活方式干预不能达到降脂目标时,应考虑加用降脂药物。根据其主要作用分为主要降低胆固醇的药物和主要降低甘油三酯的药物。主要降胆固醇的药物包括他汀类药物、胆固醇吸收抑制剂、PCSK9 抑制剂、普罗布考、胆酸螯合剂及其他降脂药等。主要降低甘油三酯的药物主要包括烟酸类药物、贝特类药物及高纯度 ω-3 多不饱和脂肪酸。

降脂药物联合应用是血脂异常干预策略的基本趋势,主要目的是提高血脂达标率,需专业的医生对患者急性动脉粥样硬化心血管疾病(atherosclerotic cardiovascular diease,ASCVD)的风险进行评估,对患者进行血脂目标的分层管理,进一步降低 ASCVD 风险,减少降脂药物的不良反应发生率。临床实践中通常根据血脂异常类型、基线水平以及需要达到的目标值决定是否启动降脂药物的联合应用。

首次服用降脂药物者,应在用药 4～6 周内复查血脂、转氨酶和肌酸激酶。如血脂参数能达到目标值,且无药物不良反应,逐步改为每 3～6 个月复查 1 次。如治疗 1～3 个月后,血脂仍未达到目标值,需及时调整降脂药物剂量、种类或联合应用不同作用机制的降脂药物。每当调整降脂药物种类或剂量时,都应在治疗 4～6 周内复查。治疗性生活方式改变和降脂药物治疗必须长期坚持,才能有更佳的临床效果。

4. 高尿酸血症与糖尿病之间不得不说的关系

(1)"第四高"高尿酸血症:高尿酸血症是常见的慢性代谢性疾病,被称为"第四高"。近年来,由于我国人民生活水平的提高,特别是饮食结构及生活方式的变化,高尿酸血症的患病率不断攀升。高尿酸血症容易出现在哪些人群中?经常食用高嘌呤食物比如火锅、肉汤、海鲜、动物内脏、大量豆制品、香菇等的人;大量饮酒的人,各种酒类,尤其常饮啤酒的人;患有高血压、高血脂、糖尿病以及心血管疾病、肾病等;患有高尿酸血症家族史的人;缺乏运动或从不运动,尤其是久坐的办公族。

目前已经有充分的证据表明,高尿酸血症是多种代谢性疾病(糖尿病、代谢综合征、高脂血症等)、慢性肾病、心血管疾病、脑卒中的独立危险因素。血尿酸每增加 60 微摩尔/升,新发糖尿病的风险增加 17%,高血压发病相对危险增加 1.4 倍,冠心病死亡风险增加 12%。

(2)高尿酸血症与糖尿病是"难兄难弟":高尿酸血症和糖尿病就像一根藤上结的两个苦瓜,相互影响,彼此联系。高尿酸血症会引起血糖异常。过量的尿酸会在体内形成尿酸盐,这种物质会沉积在体内各个组织器官,并造成不同的病症。当尿酸盐沉积于胰岛时,会导致胰岛 β 细胞功能受损,高水平的尿酸还会抑制胰岛 β 细胞的增殖或促进胰岛细胞的死亡,诱发和加重胰岛素抵抗,引起糖代谢紊乱,最终导致糖尿病的发生。反之,高血糖也会导致高尿酸血症。胰岛素抵抗是 2 型糖尿病患者发病的主要原因。2 型糖尿病患者常因胰岛素抵抗而使胰岛素利用效率下降,引起高胰岛素血症。随着胰岛素浓度的增加,肾的过滤功能也会受到影响,从而影响尿酸的排泄。此外,2 型糖尿病在胰岛素抵抗的情况下,胰岛素的作用受到抑制,正常葡萄糖代谢途径受阻,转向生成尿酸的途径,从而间接导致尿酸生成增多;长期高血糖会导致肾功能损害,引起尿酸清除障碍,导致尿酸排泄减少。这些因素成为糖尿病患者并发高尿酸、痛风的重要原因。

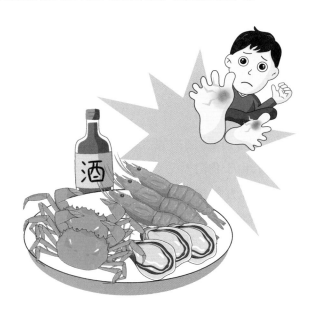

当糖尿病患者合并高尿酸血症时,它可以促进糖尿病各种并发症的进展。比如,当糖尿病患者的尿酸水平升高时:第一,它会损伤肾小球,使蛋白尿增高、血肌酐水平增高,加速糖尿病肾病的进展;第二,高尿酸还可以损伤糖尿病患者的血管,加重动脉粥样硬化,大大提升冠心病、脑卒中的发生风险;第三,高尿酸还会损伤患者的关节,引起痛风性关节炎,而痛风性关节炎主要累及下肢,更容易影响糖尿病足的进展。

以此可见,高尿酸和糖尿病是互为因果的。糖尿病患者需要同时管控各种危险因素,在降糖的同时,也要注意控制尿酸。特别是日常要低嘌呤饮食,减少嘌呤的摄入;还要多饮水、多运动,加速尿酸的排泄。这样才能最大限度地避免发生高尿酸,也避免高尿酸血症对糖尿病病程的影响。

(3)嘌呤食物穿肠过,尿酸增高关节痛:虽然饮食中的嘌呤只占机体尿酸代谢的20%,但控制饮食对于高尿酸血症的控制十分重要。应避免食用肝和肾等动物内脏、贝类、牡蛎和龙虾等带甲壳类海产品以及浓肉汤和肉汁等。对于存在痛风发作的患者,应禁用含酒精饮料。建议限制食用的食物包括,高嘌呤含量的动物性食物,如牛肉、羊肉、猪肉等;鱼类食物;含较多果糖和蔗糖的食物;各种含酒精的饮料,尤其是啤酒和蒸馏酒(白酒)。总体饮酒量男性不宜超过每天 2 个酒精单位,女性不宜超过每天 1 个酒精单位。1 个酒精单位包含 14 克纯酒精,约相当于酒精度 12% 的红葡萄酒 145 毫升、酒精度 3.5% 的啤酒 497 毫升或酒精度 40% 的白酒 43 毫升。

提倡选择的食物包括,脱脂或低脂的乳类及其制品,约每日 300 毫升。蛋类,鸡蛋每日 1 个。足量的新鲜蔬菜,每日应达 500 克或更多。鼓励低血糖生成指数的谷类食物。建议充足饮水,每日至少 2 000 毫升。

当尿酸盐沉积于骨关节、肾和皮下等部位时,引发急、慢性炎症反应和组织损伤,常伴明显的疼痛,称为“痛风”,是一种终身性疾病。慢性期可致关节严重损毁,严重影响患者的生活治疗。其发病与高尿酸血症息息相关。患者的生活方式和饮食习惯的改变是痛风长期治疗的基础。

(4)想要尿酸降得好,明确病因好下药:针对不同机制的高尿酸血症,有不同的降尿酸药物。临床上通过检测尿尿酸、尿酸排泄率来判断高尿酸血症的病因。通常分为:尿酸排泄减少型、尿酸生成过多型和混合型。

目前常用的降尿酸药物包括:①促进尿酸排泄的药物,常用药物为苯溴马隆,这类药物通过抑制肾对尿酸的重吸收,从而增加尿尿酸排泄,降低血尿酸水平,故而肾功能不全和已有肾尿酸结石的患者不适用。用药期间宜大量饮水。②抑制尿酸生成的药物,常用药物为别嘌醇和非布司他,这类药物属于黄嘌呤氧化酶(尿酸生成过程中的酶)抑制剂,通过抑制黄嘌呤氧化酶,使尿酸生成减少,适用于尿酸生成过多或不适合促尿酸排泄药物者。其中,建议应用别嘌醇前完善 $HLA-B^*5801$ 基因检测,因部分患者会出现严重的超敏反应。③其他药物,如碳酸氢钠,可碱化尿液,使尿酸不易在尿液中形成结晶。

5.高血压和糖尿病互相影响

高血压是以体循环动脉压升高为主要临床表现的临床综合征,包括原发性高血压和继发性高血压。继发性高血压是指由于明确病因所导致的高血压,治疗这些病因可使高血压明显缓解甚至被治愈,这类高血压占高血压人群中的5%~10%。其中包括肾脏疾病、肾血管性疾病、内分泌疾病和睡眠呼吸暂停低通气综合征等。而原发性高血压,无上述病因影响,是由遗传与环境因素综合作用引起。

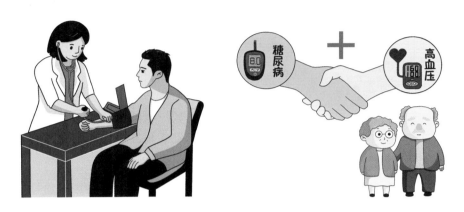

高血压可诱发并加重糖尿病并发症,从而影响糖尿病患者的预后。糖尿病合并高血压者无论男女,心血管死亡风险都高于糖尿病不合并高血压或高血压不合并糖尿病者。在任意收缩压或舒张压水平,糖尿病患者出现终点事件或终末期器官损害的比例都高于非糖尿病患者。这说明糖尿病合并高血压患者较非糖尿病高血压患者不仅血压更难控制,而且高血压的危害更大。

(1)低盐高钾多饮水,作息规律利血压:生活方式干预是高血压治疗的重要组成部分,不仅有助于降低血压,而且能够增强一些降压药物的疗效,促进代谢和血管健康等方面的改善,且不良反应少。对于血压轻度升高(>120/80毫米汞柱)的糖尿病患者,生活方式干预是合理的。当确诊高血压时,生活方式干预应与药物治疗一起开始。生活方式干预措施如下。

●合理膳食:在控制总热量的基础上,建议适当增加水果、蔬菜、低脂奶制品、全谷类、植物来源蛋白质的摄入,减少饱和脂肪酸和胆固醇摄入。条件许可的情况下可采用阻止高血压膳食模式,此种膳食模式富含新鲜水果、蔬菜、低脂或脱脂乳制品,包含适量的全谷类、鱼肉、禽肉、豆制品和坚果,少糖、少盐、少饱和脂肪、少红肉,但富含优质蛋白质、纤维素和钾、镁、钙等微量元素。健康膳食可使收缩压约降低 11 毫米汞柱。

●控制钠的摄入:限钠可降低血压,每日钠摄入量减少 1.0 克可使收缩压下降 6 毫米汞柱。建议患者食盐摄入量应<6.0 克/天(或每日钠摄入量<2.4克)。主要措施包括减少烹饪用盐(在烹调时尽可能使用定量盐勺),少用高钠调味品(如味精、酱油等),少食高钠加工食品(如咸菜、腌制品等)。

●增加钾、钙、镁的摄入:每日钾摄入量达到 3 700 毫克可使收缩压下降 3 ~ 13 毫米汞柱,舒张压下降 0 ~ 9 毫米汞柱。因此,鼓励患者多食富钾食物,如新鲜蔬菜、水果和豆类,肾功能良好者可以采用低钠富钾食盐代替普通食盐。肾功能不全者不宜使用低钠富钾食盐,以免诱发高钾血症。建议有条件的患者可适当补充钙和镁。每日补钙 1 000 ~ 1 500 毫克可使收缩压下降 3.0 毫米汞柱,舒张压下降 2.5 毫米汞柱;每日补镁 240 ~ 1 000 毫克可使收缩压下降 1.0 ~ 5.6 毫米汞柱,舒张压下降 1.0 ~ 2.8 毫米汞柱。

●增加膳食纤维的摄入:WHO 建议成人每日摄入膳食纤维 25 ~ 35 克,但目前我国成人的每日摄入量仅为 13 克左右。研究结果显示,补充膳食纤维有助于降低血压,减少心血管疾病发生风险。

●控制体重:建议所有超重和肥胖的患者减重,措施包括控制能量摄入、优化膳食结构(少食高脂、高糖食物或饮料)、增加体力活动、减少静坐时间、优先使用有减重作用的降糖药物,体重难以控制的重度肥胖患者可考虑接受代谢手术。

●增加运动量:运动不仅有一定的降压作用,还有助于控制血糖、减肥,并降低心血管疾病发生风险。建议患者除日常生活的活动外,每周参加 5 次以上中等强度运动,每次时间不短于 30 分钟。每周 150 分钟的有氧运动可使收缩压降低 8 毫米汞柱。运动时要注意防范运动损伤和低血糖。

●戒烟:吸烟是心血管病和癌症的重要危险因素,合并高血压的糖尿病患者如果吸烟则应戒烟,并避免被动吸烟。

●限酒:限酒有助于控制血压。相关研究显示,糖尿病患者轻度饮酒与高血压无相关性,但中度和重度饮酒与高血压相关。建议患者戒酒,如不能戒酒则应控制饮酒量并选择低度酒。男性每日乙醇摄入量不超过 25 克,每周不超过 140 克;女性每日乙醇摄入量不超过 15 克,每周不超过 80 克。

●保持心理平衡,避免精神紧张、焦虑:精神紧张可通过激活交感神经系统而升高血压。精神紧张的主要原因包括生活、学习和工作压力。病态心理(如抑郁、焦虑等)亦可引起精神紧张。临床医师应与患者充分交流,如患者精神紧张,可对其进行心理疏导,必要时可建议患者至心理门诊进行心理治疗。

(2)降压药物千千万,适合自己最关键:当糖尿病患者的血压≥140/90毫米汞柱时医生会给予抗高血压药治疗。如果患者的血压<160/100毫米汞柱,可从单药起始治疗;如果血压≥160/100毫米汞柱,医生会建议2种药物联合(二联)起始治疗以尽快控制血压。老年患者起始药物治疗的血压阈值可适当放宽,65～79岁老人血压≥150/90毫米汞柱时启动抗高血压药物治疗,80岁以上老人血压≥160/90毫米汞柱时启动抗高血压药物治疗。

在众多的降压药物中,应该选择具有靶器官保护作用的药物。根据各国高血压指南的推荐,首选肾素-血管紧张素-醛固酮系统抑制剂,包括螺内酯、血管紧张素转化酶抑制剂(ACEI)、血管紧张素Ⅱ受体阻 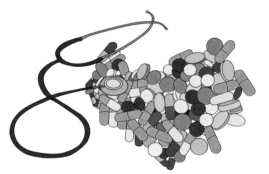 滞剂(ARB)类药物,尤其是 ARB 如缬沙坦、替米沙坦等。纳入众多研究的荟萃分析证实,ARB 可以减轻左心室肥厚,减少蛋白尿和微量蛋白尿,同时对糖代谢影响小,有助于减少新发糖尿病。

合并症是选择抗高血压药的重要因素。合并慢性心力衰竭的患者特别适合使用利尿剂治疗。ACEI(如卡托普利、培哚普利等)、ARB 和 β 受体阻滞剂(如美托洛尔、比索洛尔等)对慢性心力衰竭也有一定的治疗作用。噻嗪类利尿剂有使血尿酸升高的作用,合并高尿酸血症的患者不建议以噻嗪类利尿剂单药起始治疗(除非合并心力衰竭)。合并房室传导阻滞、心动过缓、严重气道疾病和低血糖高危患者均不建议给予 β 受体阻滞剂治疗。

一般来说,长效制剂对血压的控制更平稳,因此目前多选用长效抗高血压药。动态血压监测有助于指导临床给药。如动态血压监测显示存在夜间高血压,可考虑睡前给药。

如经单药治疗,患者血压不达标,应及时启动二联治疗。如果患者起始血压≥160/100 毫米汞柱,可以直接启动二联治疗。二联治疗的药物选用原则是两种抗高血压药物的作用机制具有互补性,两者具有叠加的降压作用,并可互相抵消或减轻不良反应。二联治疗可以是两个单药联合,也可以是单片复方制剂。目前有多种单片复方制剂,即两种药物合并到 1 片药里,如缬沙坦氨氯地平片、厄贝沙坦氢氯噻嗪等。单片复方制剂可提高患者的依从性,在疗效和安全性方面优于两个单药的非复方联合。

糖尿病患者的血压不易控制,尤其是在合并肾功能不全时。如经二联治疗血压不达标可考虑增加一种机制不同的抗高血压药,形成三联治疗。部分患者使用 3 种或 3 种以上包括噻嗪类利尿剂在内,且剂量足够(达到最大剂量或最大耐受剂量)的抗高血压药治疗至少 4 周血压仍未达标,称为药物抵抗性高血压,应分析其原因(如是否存在继发性高血压、是否未规范用药等)。经三联治疗血压未达标的患者可联合其他抗高血压药(包括 α 受体阻滞剂、β 受体阻滞剂、醛固酮受体拮抗剂、中枢抗高血压药、直接血管扩张药),形成四联治疗。如常用的 α 受体阻滞剂有多沙唑嗪、特拉唑嗪等,尤其适用于伴前列腺增生的患者,对药物抵抗性高血压也有较好的效果。曾有研究结果显示,多沙唑嗪增加心血管事件风险,但随后的大样本研究结果显示多沙唑嗪只在中、重度心肌缺血的患者中增加心血管事件,轻度和无心肌缺血者使用并无增加心血管事件的风险。α 受体阻滞剂可引起直立性低血压、阴茎异常勃起,使用中应注意测量坐、立位血压,睡前给药可降低直立性低血压的发生。控释剂型的 α 受体阻滞剂较普通剂型不良反应少,且血压控制更平稳,如使用 α 受体阻滞剂建议选择控释剂型。醛固酮受体拮抗剂对药物抵抗性高血压也有较好疗效,但有引起高钾血症(尤其是肾功能减退的患者)和男性乳房发育的不良反应。

无论是单药、二联、三联还是四联治疗,均须密切观察药物的不良反应。如果出现药物不良反应,应停药并换用其他抗高血压药。不良反应较严重的患者,应给予相应处理。血压达到目标值且未出现药物不良反应者,应维持原治疗方案。

6. 糖尿病悄悄"盯上"年轻人

在普遍认知中,糖尿病被认为是一种"老年病",但是自 2000 年以来,国内越来越多的流行病学研究发现 2 型糖尿病逐渐年轻化,这类人群相对而言,代谢紊乱更严重,发生糖尿病大血管病变及微血管病变风险提前,预期寿命缩短,无论对个人还是社会都将带来严重的负担。

年轻人被确诊为糖尿病前期或糖尿病,除了与遗传因素有关,还有不良生活方式的参与。

(1)超重或肥胖:超重或肥胖是糖尿病的重要危险因素,肥胖会使糖尿病发病风险增加 6 倍。由于摄入过多的糖、游离脂肪酸,在引起机体能量过剩、诱发肥胖的同时,会刺激胰岛 β 细胞分泌出更多的胰岛素,加重肥胖;而肥胖之后,也会加重胰岛素抵抗,又会刺激胰岛 β 细胞分泌更多的胰岛素,如此恶性循环,就一步步掉进糖尿病的"甜蜜陷阱"。

(2)不良饮食习惯:随着人们饮食条件的不断改善,人们的日常饮食越来越丰富,尤其是对于年轻人来说,高油、高糖和过于精细的饮食(如各种油炸食品、蛋糕、精米等)更是成了大多数年轻人的最爱,这些都是引发体内能量过剩,同时加重胰岛负担,诱发糖尿病的危险食品。另外,长期吸烟酗酒、饮食不规律,也会导致体内的新陈代谢发生紊乱,胰岛素代谢异常。

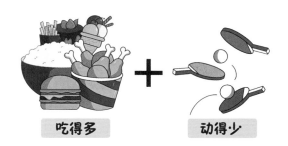

吃得多 + 动得少

(3)久坐不动,缺乏运动:时代在发展、科技在进步,技术代替劳动力的例子不胜枚举。对于现在大多数年轻人来说,虽然他们的工作看起来比较轻松,好像每天只需要对着电脑和手机一顿操作,就能完成,可也正是因为这样的工作形式,给很多年轻人带来了一些健康隐患。因为工作忙、学业重,业余时间对现代年轻人来说,有时就像奢侈品,能分给运动的时间少之又少;而且在劳累一天后,很多年轻人只愿意玩手机、打游戏等,对运动缺乏兴趣;加之现在大部分楼房都有电梯,出行有网约车等,年轻人似乎更不愿意运动。很多年轻人养成了久坐不动、低体力活动的生活方式,这种生活方式使得个体肌肉量下降,能量消耗减少,剩余过多。这不仅会增加年轻人患肥胖、高血脂、高血压等疾病的风险,还会增加人体患糖尿病的概率。据研究发现,人若6个月不运动,不仅会出现脂肪肝、血脂和体重升高的现象,还会增加患糖尿病的风险。

（4）压力大、睡眠时间少：现今,深陷内卷的年轻人正面临着多方面的压力,如生活、学业、工作、情感等,很多人患上了抑郁症。糖尿病的发生发展与不良情绪有一定关联。因此,生活中要适当给自己减压,保持愉悦的心情。另外,越来越多的证据也表明,昼夜颠倒的生活是健康的"杀手"。除了工作加班因素,很多人喜欢睡前抱着手机放松一下。殊不知,刷手机可能把夜熬得"更彻底"。压力大、睡眠少也是年轻人糖尿病发病率升高的原因。压力和熬夜是如何致病的呢? 举个例子,皮质醇是我们身体中最典型的有昼夜节律的激素。清晨醒来时,皮质醇升到全天的最高水平,以应对一天忙碌的生活,下午逐渐下降,午夜时降到最低水平。皮质醇是一种"应激"激素,当人体感到压力增加或者午夜仍处于清醒状态时,大脑就会认为人体"处于危机中",需要救援,于是指挥皮质醇相应增加,保护人体度过"危机"。这种激素有拮抗胰岛素的作用,会引起血糖升高,加重胰岛素抵抗,导致脂肪堆积。有相关研究表明,7~8小时睡眠时间的人群患2型糖尿病风险最低。

综上,纵使年轻,也应保持健康的生活方式。

7. 多囊卵巢综合征和糖尿病之间的关系

多囊卵巢综合征的表现,一说起多囊,很多女生都熟悉,月经拖拖拉拉,隔三岔五闹失踪,脸上总是痘痘长不停,体毛增多……这些其实都是多囊卵巢综合征(polycystic ovary syndrome,PCOS)的表现,这是造成育龄妇女不孕不育的主要原因,常见的临床表现为月经紊乱、不孕不育、痤疮多毛、卵巢多囊样表现等,可伴有肥胖、胰岛素抵抗、血脂紊乱等代谢异常,是 2 型糖尿病、心脑血管疾病和子宫内膜癌的高危因素,可贯穿 PCOS 患者一生。

多囊卵巢综合征患者,容易患糖尿病。国内外研究显示,31%～35% 的 PCOS 患者合并糖耐量受损,7.5%～10.0% 的 PCOS 患者合并糖尿病。国外学者还发现,在为期 3 年的观察中每年有 16% 患者从 PCOS 转化为糖耐量受损,又有 2% 患者从糖耐量受损转化为 2 型糖尿病。

POCS 和 2 型糖尿病的"情投意合"是因为二者有着共同的病理生理基础,即胰岛素抵抗和高胰岛素血症。研究发现,65%～70% 的 PCOS 患者存在胰岛素抵抗,特别是肥胖和超重者。但是任何体型或体重的 PCOS 患者都可能存在胰岛素抵抗,据统计,瘦型 PCOS 患者中,有 57% 的患者存在胰岛素抵抗。如不进行管理,随着时间的推移,PCOS 患者可以从胰岛素抵抗转变糖尿病前期,再发展为 2 型糖尿病。

8.黑乎乎的脖子不是脏,可能是糖尿病的先兆

你身边有没有这样的人,脖子上一圈黑,看上去脏兮兮的,像是没洗干净一样,和面部、四肢的皮肤形成明显的色差。或许你会想这人怎么这么邋遢,平时都不洗脖子吗?

脖子黑黑的,可能是黑棘皮病。黑棘皮病主要表现为皮肤颜色的加深,以乳头状或者天鹅绒样的增厚为特征的色素沉着斑块,常出现在颈部、腋下、腹股沟部,严重者在

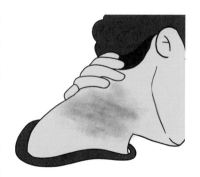

黑棘皮病

手肘、膝关节内侧都有,往往发生在肥胖或糖尿病患者身上,且在肥胖儿童、青少年中发生的比例不断上升。黑棘皮可能是早期糖尿病的表现,黑棘皮病又有"糖尿病颈圈"之称,其往往预示着身体代谢功能出现了问题,标志着

高胰岛素血症和胰岛素抵抗。在 2 型糖尿病的前期或早期,很大一部分肥胖患者体内的胰岛素水平并不低。这些患者体内存在胰岛素抵抗,胰岛素不能一个顶一个用,发挥降糖的效率低下。为了使血糖降下来,人体只好产生更多的胰岛素。血中胰岛素浓度偏高,胰岛素作用于皮肤的角质细胞或成纤维细胞上的"胰岛素样生长因子"受体,刺激局部皮肤的黑色素沉淀,促使这些皮肤细胞增生,导致局部皮肤变厚、变黑、粗糙。过高的胰岛素水平导致体重的进一步增加,心、脑、肾的负荷增加,血压升高,加重胰腺分泌胰岛素的负担。时间久了,胰岛的功能会不断受到损害,血管也会受到比较严重的损害。当胰岛素分泌的胰岛素不足以代偿胰岛素抵抗时,机体就会发生糖尿病。所以,黑棘皮病可能是早期糖尿病的先兆。由于 2 型糖尿病起病隐蔽,早期多无典型的临床症状,因此,通过常规体检筛查黑棘皮病有助于及时发现 2 型糖尿病患者和高危人群,及早干预可以逆转疾病进程。

9. 胰腺炎增加糖尿病的患病率

急性胰腺炎是指多种病因使胰酶在胰腺内被激活引起胰腺组织自身消化,从而引起水肿、出血甚至坏死的炎症反应。临床主要表现为急性上腹痛、恶心、呕吐、发热、血和尿淀粉酶或脂肪酶增高,重症常继发感染、腹膜炎和休克等多种并发症。胰腺炎的发生与暴饮暴食有密切关系,经常发生在大量进食酒肉之后。

胰腺炎和血糖之间的渊源,急性胰腺炎在发病初期需要禁饮禁食来减少胰液的分泌,此时的机体对血糖的调控能力已明显受到影响,若还不对其血糖水平进行密切的监测,则很容易发生血糖过高引发糖尿病酮症酸中毒或血糖过低引发低血糖等并发症,形成恶性循环。轻型急性胰腺炎一般预后良好,当胰岛受到影响的时候,血糖也会随之升高,这是一种正常现象,一般在胰腺炎治疗结束,血糖会恢复正常且保持稳定。但是如果胰腺炎反反复复就可能会使胰岛 β 细胞破坏,造成胰岛素分泌不足,出现糖尿病,这种糖尿病叫作继发性糖尿病。糖尿病患者也更易并发胰腺炎,一方面,糖尿病患者糖代谢紊乱,容易导致脂代谢紊乱,出现高血脂,并发糖尿病酮症酸中毒使血脂升高更明显,而高血脂易诱发胰腺炎;另一方面,2 型糖尿病患者如果长期血糖控制不佳,机体会长期处于炎症状态,免疫力下降,易并发感染,尤其是胆道感染,易诱发胆源性胰腺炎。研究证实,糖尿病并发急性胰腺炎的风险是普通人群的 2~3 倍,因此认为糖尿病也是急性胰腺炎的危险因素之一。糖尿病不仅与急性胰腺炎的发生率有关,而且与急性胰腺炎的严重程度有关,合并糖尿病的重症胰腺炎患者比例增加。2 型糖尿病和急性胰腺炎都是主要发生于胰腺的疾病,大家要爱护好自己的胰腺,注意日常生活,避免暴饮暴食。

10. 阻塞型睡眠呼吸暂停综合征与糖尿病的"千丝万缕"

阻塞型睡眠呼吸暂停综合征是指睡眠过程中反复出现呼吸暂停和低通气。①最常见的症状就是打鼾,是睡眠时由于呼吸道阻塞或狭窄导致呼吸道阻力增加,进而使得经过呼吸道的空气流动受阻,引发了咽喉部软组织振动发出的响声,并伴有呼吸暂停,鼾声不规律,时高时低,严重的情况下会憋醒,醒后有心慌气短、大汗等。②常有睡眠障碍,如睡眠不安多动、窒息感,夜间排尿次数增多、频繁夜间觉醒等。③晨起后头晕,白天疲倦、困乏,注意力不集中,在日常活动比如开会、听课、看报或看电视时打瞌睡。

睡眠呼吸暂停和糖尿病二者看似没有关系,实则关系密切。阻塞型睡眠呼吸暂停易发生于超重或肥胖人群,研究显示,超重可增加睡眠呼吸暂停发生率和严重程度,在糖尿病患者中,睡眠呼吸暂停发生率达20%~60%,肥胖的 2 型糖尿病患者甚至高达86%;而在睡眠呼吸暂停患者中,40%~50%合并糖尿病。二者是怎么相互影响的呢? 一方面,严重的睡眠呼吸暂停可导致和加重胰岛素抵抗,增加患糖尿病的风险,且睡眠打鼾是 10 年后发展为糖尿病的独立危险因素。主要原因在于,睡眠打鼾缺氧引起的低氧血症可诱导胰岛 β 细胞凋亡,引起胰岛素抵抗,抑制胰岛素分泌,低氧还会造成胰岛素敏感性及葡萄糖自身代谢效能下降,都会促使血糖升高;低氧血症及片段化睡眠可通过某种机制影响葡萄糖稳态平衡;另外,睡眠缺氧可引起交感神经兴奋,影响胰岛素信号传导,抑制脂肪组织和肌肉组织对糖的摄取,造成胰岛素抵抗。另一方面,2型糖尿病也可导致和加重睡眠呼吸暂停。腹型肥胖是睡眠呼吸暂停和2型糖尿病的独立危险因素,二者可通过肥胖这一危险因素相互关联;2型糖尿病并发的自主神经病变会造成呼吸中枢的损害,从而导致睡眠呼吸暂停;另外,胰岛素抵抗可通过一系列机制引起气道平滑肌肥大增生,气道阻力增加,诱发睡眠呼吸暂停。可见,睡眠呼吸暂停和2型糖尿病之间存在密切联系。

11. 吸烟也是糖尿病的元凶之一

“吸烟有害健康”的标语处处可见,但很多人选择视而不见。国内有学者研究发现,吸烟者的2型糖尿病发病率是不吸烟者的1.15~2.00倍,而且无论男女,吸烟量越大,2型糖尿病的发病风险就越高;每天吸烟15支以上的人,其发生糖尿病的概率比不吸烟人群高出3.3倍多;另外,被动吸烟的人患2型糖尿病的风险也比较高。被动吸烟者比完全不接触香烟的人群患2型糖尿病的风险高1倍以上。可见,主动吸烟(或二手烟暴露)都是导致2型糖尿病发生的一个重要危险因素。

有研究发现,香烟中的尼古丁会导致吸烟者糖化血红蛋白升高近34%。吸烟如何诱发糖尿病的? 香烟中的尼古丁可与胰岛 β 细胞的烟碱受体结合,导致胰岛素分泌异常,并促进胰岛素抵抗。香烟中的烟碱会刺激肾上腺素的分泌,导致心动过速、血压升高、血流缓慢,引起血糖波动。吸烟还可以使胰岛素介导的葡萄糖摄取和利用效率降低。吸烟可增加腹部脂肪堆积,导致腹型肥胖、血脂异常及血管内皮功能失调,从而引起动脉粥样硬化形成,促进机体从正常血糖向糖耐量受损状态转化,增加患糖尿病的风险。吸烟对身体的危害是全身性的,控制吸烟这一危险因素对预防糖尿病至关重要。

七 糖尿病前期，离糖尿病不远了

1."糖尿病前期"的定义

糖尿病前期，并不是指还没有被发现的糖尿病患者，而是血糖已经不正常或者出现糖耐量减低症状，但还没有达到糖尿病的诊断标准，是一种处于正常血糖与糖尿病之间的一段"灰色地带"。一般诊断一个人是否患有糖尿病，需要空腹血糖和餐后2小时血糖。如果空腹血糖大于6.1毫摩尔/升和/或餐后2小时血糖大于7.8毫摩尔/升，但是没有达到糖尿病的诊断标准，或者糖化血红蛋白在5.7%~6.4%，这种情况被称为"糖尿病前期"。处于糖尿病前期者，每天都有可能变成新的糖尿病患者，因此，糖尿病前期人群是预防糖尿病的重点人群。

静脉血浆葡萄糖及 HbA1c 水平	糖尿病前期		
	空腹血糖受损（IFG）	糖耐量减低（IGT）	IFG+IGT
空腹血糖/（毫摩尔/升）	≥6.1，<7.0	<6.1	≥6.1，<7.0
加上糖负荷后2小时血糖/（毫摩尔/升）	<7.8	≥7.8，<11.1	≥7.8，<11.1
或加上 HbA1c/%	—	≥5.7，<6.5	—

2. 有这些症状，可能是"糖尿病前期"

和糖尿病一样，糖尿病前期可能没有任何症状，也可能出现烦渴多饮、多尿、多食、不明原因体重下降等表现。

（1）餐前饥饿：糖尿病初期，可能出现餐前低血糖、饥饿难忍等。这主要是由于胰岛素分泌延迟，与血糖变化不同步，导致餐后血糖达到高峰时，胰岛素还没来得及分泌，而等到胰岛素分泌达到高峰时，又正好出现在下一餐前，从而出现低血糖和饥饿症状。

（2）食欲增强却瘦了：不用羡慕突然暴瘦的人，很可能是高血糖导致的，不能很好地吸收利用葡萄糖，只能通过分解脂肪和蛋白质来提供能量。

（3）伤口久不愈合：如果很小的伤口长时间不愈合，可能与高血糖有关，需要进行血糖监测；另外，高血糖还常导致反复尿路感染、皮肤感染、阴道炎症和勃起功能障碍等，久难痊愈。

（4）睡眠障碍：很大一部分患者可能有轻度或中度的睡眠呼吸紊乱，多表现为睡眠呼吸暂停。

（5）情绪不稳：血糖异常时也会影响精神状态，高血糖还有可能出现抑郁症状，例如感觉疲乏无力，不想工作和外出，只想睡觉。

3. 糖尿病前期的危害

虽然还没发展为糖尿病，但并不意味着糖尿病前期对身体就没有危害。糖尿病前期与糖尿病造成的最终结果殊途同归，都将导致心脑血管疾病的发生率、死亡率高出正常人的 2～4 倍。糖尿病前期是身体发出的一种预警，不仅仅预示着发生糖尿病的风险增加，更预示着，还没等发

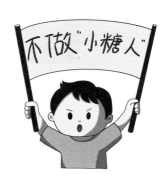

展成真正的糖尿病,这种高血糖状态就已经在悄悄损害身体健康了,心血管疾病、微血管疾病、肿瘤、痴呆、抑郁等疾病都可能与它有关。

4. 糖尿病前期具有可逆性

糖尿病前期是正常糖代谢和糖尿病人群之间的一个过渡状态,如果不注意生活习惯,可能很快会发展成糖尿病,也可能维持几十年这种状态。每年5%~10%的糖尿病前期人群会转变为糖尿病患者。若不进行及时有效的干预治疗,约90%的患者最终将发展成为糖尿病。糖尿病前期人群可以通过合理膳食、控制体重、控制血压、限盐限酒、规律运动,使血糖回归正常;所以,糖尿病前期患者的核心治疗是合理膳食和适度运动,从而降低糖尿病的发生风险。坚持健康的生活方式,才是预防糖尿病和其他疾病最为有效的良药!

5. 糖尿病前期自我管理

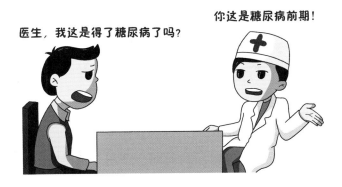

（1）糖尿病前期高危人群:①年龄≥40岁;②体重指数(body mass index,BMI)≥24.0千克/平方米和/或中心性肥胖(男性腰围≥90厘米,女性腰围≥85厘米);③有血糖异常的病史(如空腹血糖>5.6毫摩尔/升或餐

后 2 小时血糖>7.8 毫摩尔/升)；④一级亲属(父母、子女以及同父母兄弟姐妹)中有糖尿病家族史；⑤缺乏体力活动者；⑥有巨大儿分娩史或有妊娠糖尿病病史的女性；⑦有多囊卵巢综合征病史的女性；⑧有黑棘皮病者；⑨有高血压病史或正在接受降压治疗者；⑩高密度脂蛋白胆固醇(HDL-C)<0.9 毫摩尔/升和/或甘油三酯>2.22 毫摩尔/升，或正在接受调脂药物治疗者；⑪有动脉粥样硬化性心血管疾病史；⑫有类固醇类药物使用史；⑬长期接受抗精神病药物或抗抑郁症药物治疗；⑭中国糖尿病风险评分总分≥25 分。

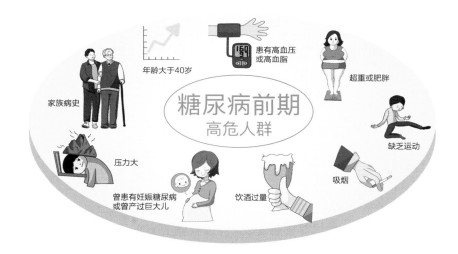

（2）糖尿病前期自我管理措施：糖耐量减低和空腹血糖受损均代表正常葡萄糖稳态和糖尿病高血糖之间的中间代谢状态，是糖尿病的危险因素，但通过生活方式的干预可以使血糖

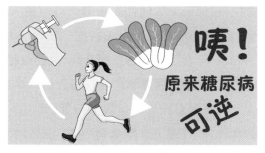

得到控制。那么日常糖尿病前期人员要怎么预防呢？控制体重、合理膳食、适量运动为最基础的自我管理三要素。

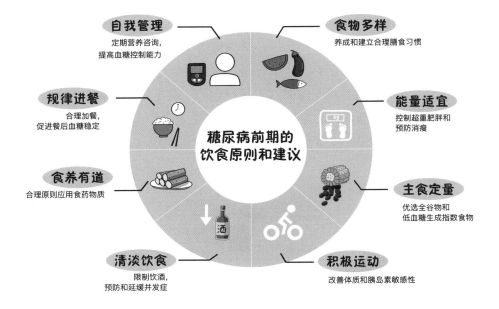

1）保持正常的体重：对于超重或肥胖者，使 BMI 控制在 18.5~23.9 千克/平方米，如果有超重肥胖，应当每个月内使初始体重至少下降 5%，并长期维持在健康水平。

2）均衡膳食，食物选择多样化，保持三大营养素的平衡：人体每日所需总热量中 45%~60% 来自碳水化合物，25%~35% 来自脂肪，15%~20% 来自蛋白质，保证 1/3 的优质蛋白。均匀摄入谷类、蔬菜水果类、鱼、肉（适量）、蛋、奶类和豆类食品，粗细搭配。增加膳食纤维摄入，膳食纤维能够降低全因死亡率，有延缓餐后血糖升高、改善血糖水平、防治便秘、预防心脑血管疾病的功效，中国营养学会建议每天的纤维摄入量在 25~35 克。

3）选择血糖生成指数（GI）低（高 GI>70，中 GI 为 55~70，低 GI 为<55）的食物，同时避免血糖负荷（GL）较高的水果（≥20 为高 GL，11~19 为中 GL，≤10 为低 GL）。中高热量的热带水果，如榴梿、香蕉、牛油果、菠萝蜜、杧果等也应当适量控制。

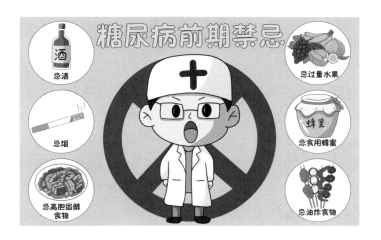

名称	血糖负荷	血糖生成指数	名称	血糖负荷	血糖生成指数
菠萝蜜	19	75	橙子	5	43
芭蕉	14	53	石榴	5	35
榴梿	13	49	杏	4	57
山竹	12	67	木瓜	4	56
鲜枣	12	42	蜜橘	4	46
香蕉	11	52	葡萄	4	43
山楂	11	50	苹果	4	34
椰子	11	40	梨	3	33
红毛丹	10	57	甜瓜	3	56
荔枝	9	57	西柚	3	25
桂圆	9	53	火龙果	3	25
无花果	8	60	西梅	3	29
菠萝	6	66	桃	3	28
杧果	6	55	草莓	2	40
猕猴桃	6	52	柚子	2	25
柿子	6	37	樱桃	2	22
西瓜	5	72	李子	2	24
哈密瓜	5	70	牛油果	1	27

说明：警惕中高血糖负荷、血糖生成指数类水果（粉红色标出），可在推荐量的范围内放心吃。

　　4）适当的矿物质和微量元素补充：增加绿叶菜、全谷杂豆类食物的摄取量，增加 B 族维生素、维生素 C、锌、硒、铬的摄入。

5）低盐膳食：每人每天食盐摄入量<5克。

6）规律饮食：合理安排每日三餐，食不过量，定时定量，主食、副食摄入量较均匀地分布在三餐中，按照 1/5、2/5、2/5 或 1/3、1/3、1/3 分配。

7）规律运动：选择有氧运动和抗阻运动的联合，避免运动干预的单一性，有利于增强个体对运动干预的依从性。增加日常活动量，超重及肥胖患者一定要减轻体重，使 BMI 达到 24 千克/平方米或减重 5%～10%。有条件的情况下选择跑步、游泳、骑自行车、打太极拳、跳健身操等有氧运动和抗阻运动且保证每周至少 3 次，每次>30 分钟的中等强度运动。特别是长期在办公室的人，要减少静坐时间。

8）定期检测：《健康中国行动（2019—2030年）》提出：提倡 40 岁及以上人群每年至少检测 1 次空腹血糖，糖尿病前期患者每 6 个月检测 1 次空腹血糖或餐后 2 小时血糖。糖尿病前期患者定期关注自己的血糖变化，如果经过 6 个月的生活方式干预后，血糖仍然没有变化，需要到正规医院接受治疗。

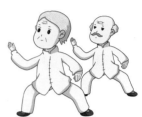

规律运动

八 糖尿病和遗传的关系

糖尿病病因和发病机制非常复杂,至今尚未完全阐明。临床上通常分为 1 型糖尿病、2 型糖尿病、特殊类型糖尿病和妊娠糖尿病 4 种类型。以下就简单介绍前 3 种类型糖尿病的病因和遗传概率。

1. 1 型糖尿病的遗传概率和病因

1 型糖尿病多见于儿童,是由于胰腺产生胰岛素的 β 细胞被破坏,导致胰岛素分泌不足引起血糖升高。1 型需要依赖胰岛素治疗。

(1)遗传因素:1 型糖尿病具有一定的遗传易感性。有研究数据显示,健康的父母,孩子发生 1 型糖尿病的概率是 1%;如果父母一方患有 1 型糖尿病,孩子 1 型糖尿病的发病率为 4%~25%;如果父母双方都患有 1 型糖尿病,孩子 1 型糖尿病的发病率为 10%~25%。需要注意的是,这里说的遗传易感性而不是遗传性,携带这些易感基因也不一定就会患 1 型糖尿病,因为自身免疫需要被一种或者多种外界境因素触发,体内的免疫系统错误地攻击胰岛 β 细胞才会导致 1 型糖尿病。

(2)环境因素:可能包括病毒感染、化学毒物、饮食等,这些环境因素可能持续存在几个月至几年之久,直到胰岛 β 细胞大量死亡和功能衰竭,无法产生足够的胰岛素,最终导致 1 型糖尿病的发生。

(3)自身免疫:1 型糖尿病患者血液中可化验出多种胰岛细胞抗体,如谷氨酸脱羧酶抗体(GAD-Ab)、胰岛素抗体、胰岛细胞抗体等,可出现在发病前几年和发病时,这可能是胰岛 β 细胞破坏的标志。

2.2 型糖尿病的遗传概率和病因

2 型糖尿病多见于成人,是由于胰岛素相对分泌不足或胰岛素抵抗,这时候胰岛素降低血糖的作用受限制,导致血糖升高。这是最常见的一种糖尿病,占所有糖尿病的90%。

(1)遗传因素:2 型糖尿病同样具有遗传易感性,并且遗传易感性比 1 型糖尿病更高。有研究数据显示,健康的父母,孩子 2 型糖尿病的发病率为9%;父母一方有 2 型糖尿病,50 岁前确诊,孩子 2 型糖尿病的发病率为14%,50 岁后确诊,孩子 2 型糖尿病的发病率为7.7%;父母双方都患有 2 型糖尿病,孩子 2 型糖尿病的发病率为25%~50%。

(2)环境因素:2 型糖尿病具有遗传倾向,但是否发病还受到后天的环境因素影响。长期摄入高热量食物、肥胖、体力活动少、多次妊娠和分娩等都可能是 2 型糖尿病的诱发因素。

3. 特殊类型糖尿病的遗传概率

指由诱导 β 细胞功能的遗传缺陷、胰岛素作用的遗传缺陷、外分泌胰腺疾病、内分泌疾病、药物或化学、感染等原因造成的糖尿病,例如成人隐匿性自身免疫性糖尿病(LADA)、青少年起病的成人型糖尿病(MODY)、新生儿糖尿病、线粒体糖尿病等。

(1)成人隐匿性自身免疫性糖尿病:成人隐匿性自身免疫性糖尿病通常发生于 35 岁以上的成人,同时伴有谷氨酸脱羧酶抗体或其他自身免疫抗体阳性,通常在诊断后的前 6 个月内不需要胰岛素治疗,临床特点介于 1 型与2 型糖尿病之间,但其 β 细胞功能的衰减速度较 2 型糖尿病快。目前,关于

LADA 的遗传学机制研究较少。可能携带包括 1 型糖尿病相关的人类白细胞抗原 *HLA* 基因和 2 型糖尿病的部分易感基因。

（2）青少年起病的成人型糖尿病：MODY 是一种单基因糖尿病，占糖尿病总人口的 1%～2%，其中 1%～5% 低于 45 岁发病的糖尿病患者患有 MODY，家系呈现常染色体显性遗传方式，多发于儿童和青少年，常见于 25 岁前发病，且表现为胰岛素分泌缺陷。过去曾被诊断为 1 型糖尿病或 2 型糖尿病的患者都有可能是 MODY。

如果满足以下条件，可能为 MODY，建议进行基因检测：①家系内至少三代直系亲属内均有糖尿病患者。②家系内至少有一位糖尿病患者的诊断年龄在 25 岁或以前。③糖尿病确诊后至少 2 年内不需要使用胰岛素控制血糖。

由于 MODY 具有 1 型与 2 型糖尿病的部分特点，如果不做基因检测，很容易被诊断为普通的 2 型糖尿病，研究显示 MODY 患者中约 80% 曾被诊断为 1 型或 2 型糖尿病，儿童中约有 36% 和 51% 的 MODY 被误诊为 1 型或 2 型糖尿病。

MODY 通常以常染色体显性遗传模式在家系中遗传，当一位 MODY 患者与健康人婚配时，子女有 50% 的概率遗传到父亲/母亲的基因突变，导致子女患有 MODY。

（3）新生儿糖尿病：指发病早于 6 月龄的糖尿病，每 10 万～30 万出生的婴儿中才有 1 例。目前认为，新生儿糖尿病通常是单基因遗传病，包含新生儿暂时性糖尿病和永久性糖尿病，此外还有一些新生儿糖尿病综合征。

新生儿暂时性糖尿病通常是在生命的最初几周发生，而在随后的数月缓解，50% 的患者会在青少年期和成人期复发。不同的基因突变治疗策略不同。

（4）线粒体糖尿病：也被称为母系遗传糖尿病伴耳聋综合征，发病年龄通常低于 45 岁；体型正常或消瘦；60% 以上的患者伴有神经性耳聋；胰岛 β 细胞分泌功能进行性衰退，衰竭速度明显比 2 型糖尿病快；胰岛细胞自身抗体检测为阴性；可合并其他线粒体相关疾病[包括线粒体脑肌病伴高乳酸血症和卒中样发作(MELAS)、心肌及视网膜病变等]。

线粒体糖尿病人群患病率为 0.6% ~ 1.8%,是由线粒体基因突变引起的,最常见的突变位点是 m. 3243A→G,其外显率近 100%。线粒体糖尿病的遗传特征是母系遗传,女性患者的子女均有可能患病,且发病年龄可明显早于母亲,但不一定 100% 发病,男性患者的子女患病率极低。

总之,糖尿病是有遗传倾向的,应把糖尿病家族史作为糖尿病筛查的重要指标,因为有糖尿病家族史的人,发生糖尿病的风险要比正常人高。对于有 2 型糖尿病家族史的"糖二代"高危人群,要养成健康的生活习惯,通过合理膳食、控制体重、适量运动、限盐、控烟酒等生活方式的改善,来降低糖尿病发生的风险。

4. 父母是 2 型糖尿病,这样做孩子才能不遗传

(1)饮食要有节制:有糖尿病家族史的人首先要养成良好的生活习惯,吃饭七分饱,避免暴饮暴食。其次饮食要尽量清淡一些,高脂高盐的食物很容易导致肥胖的发生,而肥胖则是导致糖尿病的主要危险因素之一。研究发现,经常自己做饭的人比常年在外面吃饭的人患上糖尿病的概率低13%,这是因为外面的食物为了增加口感,大多会加入很多的调味料,或者通过油炸的方式烹饪食物。有家族史的人还要多吃谷物,比如燕麦、藜麦等。适当地吃些水果,最好不喝果汁,因为果汁中的膳食纤维已经遭到了破坏。

(2)合理减肥:肥胖的人更容易患上糖尿病。因此,有糖尿病家族史的人,建议通过合理饮食,坚持运动的方法使自身的体重控制在正常范围。

(3)生活要有规律:生活没有规律的人很容易患上糖尿病,尤其是有糖尿病家族史的人,要养成规律的作息习惯,每天 10 点之前要睡觉,少熬夜,尽量少看电子产品。

(4)学会释放压力:长期处于紧张、焦虑、抑郁等情绪中,会导致体内糖

皮质激素分泌增多和暴饮暴食,从而导致胰岛素抵抗和血糖升高。因此,有糖尿病家族史的人要学会释放自己的压力,选择一些自己喜欢的事情,比如跑步、唱歌或跳舞。

5.需要进行基因检测的糖尿病患者

随着基因检测技术的普及,在过去诊断的 2 型糖尿病或 1 型糖尿病中有一部分是单基因糖尿病。单基因糖尿病是由于影响胰岛 β 细胞发育、功能或胰岛素作用的单个基因突变所致,占所有糖尿病的 1% ~5%。遗传方式有常染色体显性、常染色体隐性或非孟德尔方式遗传,也会有一小部分是新发变异(非父母来源)。目前已发现40 余种单基因糖尿病遗传学亚型,每种亚型都具有其特征性的临床表现和遗传方式。

以下糖尿病患者需要进行基因检测:①6 月龄前发病;②6 ~ 12 月龄起病,胰岛素相关自身抗体阴性;③新生儿期有高胰岛素性低血糖症;④合并有胰腺外病变(先天性心脏病、子宫阙如、胃肠道缺陷、脑畸形、视力听力异常、严重腹泻、肾发育异常或其他自身免疫病);⑤家族多代(三代以上)高血糖或糖尿病病史,无论上一代患糖尿病的年龄多大均视为有糖尿病家族史;⑥诊断 1 型糖尿病 5 年后,仍有部分胰岛 β 细胞功能保留,胰岛素需要量低,血清及尿 C 肽在正常范围或稍偏低;⑦轻度、非进展的空腹高血糖;⑧与肥胖程度不符合的显著黑棘皮病表现,可伴有高甘油三酯等脂代谢异常表现;⑨不寻常的脂肪分布,如中央脂肪堆积,四肢脂肪缺乏或肌肉发达。

由上述情况的糖尿病患者建议进一步完善基因检测,虽然目前基因检测已经普及但价格仍相对昂贵,但如能早期诊断明确,对患者的治疗和预后可提供更加精准的依据,比如青少年起病的成人型糖尿病 2 型是无症状性高血糖症最常见的原因,在儿童时期呈现非进行性的轻度空腹高血糖,低剂量胰岛素或口服降糖药物无明显改善,可以通过饮食运动管理进行治疗,往往不会出现远期并发症。而一些其他类型的青少年起病的成人型糖尿病,可能不需要胰岛素或者说不需要终身胰岛素治疗(可能有些患者随着病程的延长,胰岛细胞功能减退,后期还是需要胰岛素治疗),会给患者减少很多不便与负担,且能够通过胚胎植入前遗传学检测(PGT),不将这个突变的基因遗传给下一代,这是进行基因诊断的意义所在。

6. 糖尿病合并耳聋,警惕特殊类型糖尿病

糖尿病患者出现耳鸣、耳聋的情况很常见,这是因为血糖高会损伤小血管,内耳里有一个非常脆弱的血管——"迷路动脉",这是一条如头发般细小的血管,如果血管受损,导致耳朵血液供应不足,一旦耳部血液供应不足,就极容易造成耳部缺血,就会出现耳鸣、耳聋等问题。

但是当家族中多个成员均出现糖尿病合并耳聋时,需要警惕单基因糖尿病。一种是常染色体隐性遗传的 WFS1 基因纯合变异导致的 Wolfram 综合征,这类患者会出现糖尿病、感觉神经性耳聋、中枢性尿崩症(出现多尿和遗尿)、尿路功能障碍、视神经萎缩等症状。这些症状出现顺序没有先后和规律性。治疗上,发病后须终身依赖外源性胰岛素治疗控制血糖。醋酸去氨加压素改善多尿症状,配戴助听器改善耳聋等。

另外一种是线粒体变异和缺失导致的线粒体糖尿病。线粒体糖尿病属于胰岛 β 细胞遗传缺陷疾病,临床上少见,约占 1%。临床表现既有相似 2 型糖尿病的地方,也有类似 1 型糖尿病的地方,线粒体糖尿病常合并有MELAS(线粒体性脑肌病、高乳酸血症、卒中样发作),这类患者除有肌无力外,伴发肌阵挛癫痫、共济失调、视神经萎缩、周围神经病以及神经性耳聋和智能低下等,癫痫发作和发作性呕吐为此型病者最常见症状。

线粒体糖尿病属于母系遗传,大多数是 45 岁前发病,除了高血糖,还常有轻至中度神经性耳聋症状,但耳聋与糖尿病起病时间可不一致。多数患者最初可能诊断为 2 型糖尿病,但其体形消瘦,常伴有神经性耳聋及神经肌肉症状。发病时其胰岛 β 细胞功能尚可,常用口服降糖药治疗。随着病程延长,胰岛 β 细胞功能进行性低下,降糖药继发性失效而需用胰岛素治疗,部分起病时即需要胰岛素治疗。也有少数患者最初诊断为 1 型糖尿病并

发生过糖尿病酮症酸中毒。确诊需要通过基因诊断技术。

对于该病的治疗一般包括饮食调理、药物治疗等。治疗上，应当保持充足的饮食以维持能量代谢的平衡和稳定，避免饥饿、饮酒，早期可通过饮食控制或口服降糖药物治疗，起病数月或数年后即需依赖胰岛素。需要注意的是，二甲双胍可干扰线粒体功能诱发乳酸酸中毒，应避免使用。

7. 借助基因检测，实现糖尿病精准诊疗

对遗传型糖尿病患者本人而言，借助基因检测，明确病因，可以让医生能够更加精准地制订治疗方案以保护胰岛 β 细胞功能，延缓各种糖尿病急慢性并发症的出现及疾病进展，同时改善症状、提高生活质量、延长寿命。

对患者家庭而言，依据糖尿病遗传的规律，通过基因检测筛查整个家族。对已患病但尚未诊断的家系成员，可以早期识别并应用更合理的治疗方案，延缓疾病进展，减少医疗费用；对携带突变基因但尚未患糖尿病的家系成员，提前告知定期随诊复查，可早期发现糖尿病并及时得到规范有效的治疗；对于线粒体糖尿病家族中女性患者妊娠后可申请胎儿性别鉴定，留下不会将突变基因遗传给下一代的男婴，对会累及下一代的女婴行终止妊娠。对于 MODY 的糖尿病家族成员，可以根据遗传方式，进行产前咨询，通过胚胎植入前遗传学检测，避免将突变基因遗传给下一代。

8. 遗传型糖尿病，产前干预可阻断

通过基因检测确诊的糖尿病患者，采用胚胎植入前遗传学检测阻断糖尿病遗传。胚胎植入前遗传学检测可以发现某个特定的"致病基因"并针对性选择好的胚胎进行移植，从而有效地阻断单基因遗传病遗传给后代。例如，父母之一是 MODY 常染色体显性遗传患者，正常生育的子女中有 50% 的概率可能发病；如父母都是患者（杂合体），正常生育的子女中 75% 可能发

病;如患者为致病基因纯合体,其子女全部发病,因此,对于携带明确致病基因的单基因糖尿病患者,生育前提前进行遗传咨询,可以尝试胚胎植入前遗传学检测使子女不患病。

孕期轻松控糖,妈妈孩子都健康

1. 一起来认识妊娠糖尿病

有一部分女性在怀孕前血糖正常,怀孕期间血糖升高,称为妊娠糖尿病。每年有2%～10%的孕妇受到妊娠糖尿病的影响。

妊娠糖尿病???

究竟是什么导致了妊娠糖尿病呢?在怀孕期间,较高的孕激素水平会干扰胰岛素的分泌,同时机体也在经历着其他变化,比如体重增加,这些变化导致身体细胞不能有效地利用胰岛素,这就是所谓的胰岛素抵抗,血糖就会升高,导致妊娠糖尿病。

然而,有些女性在怀孕前就有胰岛素抵抗,比如肥胖、多囊卵巢综合征女性等,她们在怀孕后胰岛素抵抗就更加明显,更有可能患妊娠糖尿病。患有妊娠糖尿病的女性无论是产前还是产后都需要特殊关注,因为这不仅会影响孕妇的健康,还会对胎儿和婴儿的健康产生很大的影响。

2. 糖尿病合并妊娠和妊娠糖尿病的区别

妊娠合并糖尿病有 2 种情况：一种是孕前糖尿病基础上合并妊娠，怀孕前就达到了普通人患糖尿病的标准——空腹血糖超过 7.0 毫摩尔/升，或餐后 2 小时血糖超过 11.1 毫摩尔/升；或者怀孕前尽管没有进行血糖检测，但怀孕早期血糖达到了普通人糖尿病的标准，也被认为是糖尿病合并妊娠。另一种是妊娠前糖代谢正常，妊娠期才出现的糖尿病，称为妊娠糖尿病。妊娠合并糖尿病孕妇中 80% 以上为妊娠糖尿病。

3. 这些蛛丝马迹, 是妊娠糖尿病的信号

妊娠糖尿病会对孕妇的身体健康和胎儿的正常发育造成极大的不良影响。一旦出现这些症状，就提示可能是妊娠糖尿病，需马上到医院检查，并积极治疗。

（1）饥饿感：饥饿感是妊娠糖尿病早期较为常见的症状。很多人认为，孕妇是一个人的嘴巴，两个人的饭量，所以容易感到饥饿很正常，因此这个症状常常会被忽略，其实这有可能是早期糖尿病的信号。如果孕妈妈经常出现饥饿感，尤其是在饭后 3 小时以后，就需要到医院检测血糖，看看是不是患有妊娠糖尿病。

（2）口渴：在妊娠糖尿病早期时，孕妈妈常常会感到口渴，不停喝水仍感到口唇干燥，这并不是正常的妊娠反应，孕妈妈须警惕是否患上妊娠糖尿病。同时，因为口渴导致饮水量的增多，加上胎儿压迫膀胱，孕妈妈时常感到尿频，上厕所的次数大大增加。如果经常出现口渴尿频，就需要去医院检测血糖。

（3）皮肤瘙痒：患了妊娠糖尿病的孕妈妈容易感到皮肤瘙痒，明明没有皮疹、红肿等症状的出现，但皮肤特别容易干燥瘙痒。由于冬天皮肤易干

燥,夏天有蚊虫叮咬,所以这个症状也常常被孕妇忽视。如果孕妈妈出现这种情况,不能大意。

(4)易感疲乏:疲乏可能是糖尿病导致的,也可能是怀孕劳累导致的。当孕妇时常感到劳累时,需要观察自己是否同时出现其他妊娠糖尿病的症状,比如经常口渴、尿频等,这些症状往往是妊娠糖尿病的蛛丝马迹,孕妈妈需要早期识别,及时到医院检测是否出现了妊娠糖尿病。

(5)头晕:糖尿病患者,尤其是早期糖尿病,很容易发生低血糖的症状。有的孕妇会经常出现头晕,往往是在没有及时吃饭的情况下,严重的甚至会晕倒。这个时候一定要去医院检测血糖。

由于妊娠糖尿病早期症状不典型,和妊娠反应类似,在早期很难发现。但是妊娠糖尿病一旦拖延,病情严重的话会导致胎儿成巨大儿、畸形甚至死亡率增高,因此,孕妈妈一旦发现自己同时出现上述症状时,就应引起重视,及早到医院检查。

4.口服葡萄糖耐量试验可早期诊断妊娠糖尿病

妊娠糖尿病通常没有任何症状,它是通过抽血化验来发现的。所有孕妈妈都应进行妊娠糖尿病的筛查。一般妇产科医生或者围生保健医生会询问孕妈妈的相关病史以判断孕妈妈是否有妊娠糖尿病的风险,这些高危因素包括肥胖、黑棘皮病、脂肪肝、高血压等,一旦诊断有妊娠糖尿病的高危风险,医生会建议提早进行糖尿病筛查(孕15周前)。如果孕妈妈没有妊娠糖尿病的高危风险或者早期血糖监测在正常范围内,产科医生或围生保健医生就会建议孕妈妈在怀孕24~28周进行口服葡萄糖耐量试验(OGTT)。

OGTT检查的方法如下:准备进行OGTT检查前禁食8~10小时,检查前连续3天正常饮食,即每日进食碳水化合物不少于150克。检查期间静坐、禁烟。检查时,5分钟内口服含75克葡萄糖(无水葡萄糖粉)的液体300毫升,分别抽取服糖前、服糖后1小时、服糖后2小时的静脉血(从开始饮用葡萄糖水计算时间),放入含有氟化钠的试管中,采用葡萄糖氧化酶法测定血浆葡萄糖水平。

若空腹血糖≥5.1毫摩尔/升,或服糖后1小时血糖≥10.0毫摩尔/升,或服糖后2小时血糖≥8.5毫摩尔/升,任何一个时间点血糖值达到或超过上述标准就诊断为妊娠糖尿病。

需要注意的是,OGTT检查时,应于清晨9点前抽取空腹血,时间较晚可能影响检验结果。OGTT检查前一晚应避免空腹时间过长而导致的清晨反应性高血糖,从而影响诊断。

建议所有孕妇在首次产前检查时进行空腹血糖筛查以排除孕前漏诊的糖尿病,空腹血糖≥5.6毫摩尔/升可诊断为"妊娠合并空腹血糖受损",明确诊断后应进行饮食指导,妊娠期可不行口服葡萄糖耐量试验检查。

5. 这些女性须警惕,一旦怀孕易患妊娠糖尿病

如果存在下面这几种情况之一,这些女性在怀孕后就非常容易出现妊娠糖尿病,也就是妊娠糖尿病的危险因素:年龄≥45岁、经常静坐或缺乏运动、怀孕前超重或肥胖、高血压、高脂血症、冠心病、多囊卵巢综合征、黑棘皮病、有妊娠糖尿病史、巨大儿分娩史(胎儿出生体重超过4千克)、有糖尿病家族史、服用糖皮质激素、甲状腺功能减退症、怀有多胞胎。因此,在备孕期间就需要提前干预,预防妊娠糖尿病的出现。

6. 做对这些,能够预防妊娠糖尿病

预防妊娠糖尿病最有效的方法之一是在妊娠前和妊娠期间保持正常的体重。超重或肥胖会增加孕妈妈患妊娠糖尿病和其他妊娠并发症的风险。如果怀孕前超重或肥胖,应该在备孕前控制体重,因为怀孕期间还需要考虑胎儿的营养需求,因此不适合怀孕期间减肥。然而,如果是已经怀孕了,仍然可以采取一些简单的方法来降低血糖。健康的饮食、合理的运动有益于

降低妊娠糖尿病和分娩后继续发展成为 2 型糖尿病的概率。

（1）健康饮食：健康的饮食对于预防妊娠糖尿病是必不可少的。在怀孕前和怀孕期间，确保食物均是健康食品，包括水果、蔬菜、全谷物和瘦肉蛋白，避免含糖饮料、甜食和过于精细的主食（米、面、馒头等碳水化合物）。此外，有规律、均衡的饮食有助于调节血糖水平，这一点很重要！所以，不要为了减少食物摄入量而不吃饭。具体来说，就是需要特别注意碳水化合物摄入量，如土豆和米饭。避免摄入超精细加工食品和淀粉。减少每餐摄入食物的总量，并不意味着要把脂肪和蛋白等食物都戒掉。不饱和脂肪或"健康"脂肪对孕妈妈和宝宝的成长至关重要（如牛油果和橄榄油）。避免或限制含有反式脂肪和饱和脂肪的油炸食物和包装食品。孕妈妈可以在饮食中添加一些健康的食物，如蔬菜（西蓝花、青豆和豆芽）、坚果、优质蛋白（如鸡肉、鱼肉、牛羊肉）、粗粮（如藜麦和糙米）。低碳水化合物、高纤维的饮食模式（如地中海饮食）可以降低妊娠糖尿病的发生。

（2）规律运动：运动可以帮助预防妊娠糖尿病。有规律的体育锻炼可以帮助控制血糖水平，提高胰岛素敏感性。研究发现，参与运动的女性比不参与运动的女性妊娠糖尿病的发病率降低24%。孕妈妈可以探索自己喜欢做的有氧运动，比如慢跑、游泳和骑自行车都是很好的有氧运动形式，像瑜伽或快步走这样的低强度活动也是保持血糖平稳的简单方法。

（3）充足睡眠：保证充足的高质量睡眠。研究发现，睡眠质量差和睡眠时间不足会增加妊娠糖尿病和早产的风险。充足的睡眠是睡眠时间不少于8 小时。在怀孕期间，特别是在怀孕后期，由于体内激素的变化、身体疼痛、夜尿增多和其他不适，会影响睡眠质量，这时候需要练习一些减压技巧，如正念冥想、减少睡前面对屏幕的时间、晚餐后散步、睡前听舒缓音乐、饮温热的牛奶等，可以提高整体睡眠质量。

（4）监测血糖：孕妈妈可以在家里使用家用血糖仪在餐前和餐后监测血糖水平，如果手指针刺监测血糖感到特别疼痛或不舒服，可以尝试使用连续血糖监测。一般连续血糖监测需要每 2 周更换一次传感器，可以很容易地在手机上看到血糖监测结果。同时与内分泌科医生保持沟通也很重要，这样才可以确保孕妈妈的血糖水平及时得到控制。

7.妊娠糖尿病对孕妇和孩子的危害

患有妊娠糖尿病的孕妈妈,身体会向胎儿输送超过胎儿所需的糖分,多余糖分的增加,胎儿的体重也会增加,巨大儿(超过4千克)可能引起一系列的并发症,如难产、早产、剖宫产、羊水过多、产后大出血、感染等,即使顺产可能出现严重的阴道撕裂或会阴部撕裂。而且,大约50%患有妊娠糖尿病的女性会发展为2型糖尿病。孕妈妈可以通过在分娩后达到健康的体重来降低风险。在宝宝出生后的6～12周去内分泌科就诊,检查血糖水平,然后每1～3年检查一次,以确保分娩后的血糖水平达到目标。

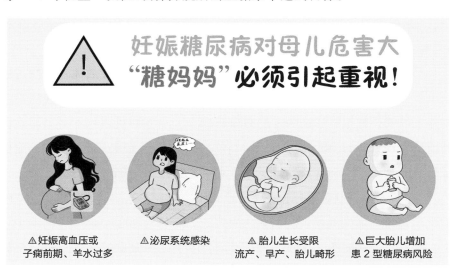

△妊娠高血压或　　△泌尿系统感染　　△胎儿生长受限　　△巨大胎儿增加
子病前期、羊水过多　　　　　　　　流产、早产、胎儿畸形　患2型糖尿病风险

如果妈妈患有妊娠糖尿病,胎儿及新生儿也要面临一些危害,宝宝出生后发生呼吸系统以及黄疸问题的概率将升高。宝宝在出生时可能出现低血糖、低钙血症、新生儿缺血缺氧性脑病、血细胞增多、骨折甚至死亡等。宝宝过大可能会造成产伤,阴道分娩的时候可能出现肩膀的受伤,巨大胎儿可能需要在新生儿重症监护室进行观察,同时妊娠糖尿病患者死产的风险也是增加的。除了以上这些短期影响,患有妊娠糖尿病的女性所生的宝宝将来更有可能患上肥胖、代谢综合征、2型糖尿病等。

8.体重管理搞明白,孕期增重早规划

前面提到,超重和肥胖是妊娠糖尿病的高危因素。那怎么判断超重和肥胖呢? 可以用一些简单的方法来了解自己的体重是否超标。

标准体重(千克)= 身高(厘米)−105,比如身高为165厘米的人标准体重为165−105=60千克,上下浮动10%,即54~66千克也属正常体重。

体重指数(BMI)= 体重(千克)÷身高^2(平方米)。中国人比较理想的BMI值为18.5~23.9千克/平方米,小于18.5千克/平方米属于偏瘦,大于23.9千克/平方米就属于偏胖,偏胖还分为超重和肥胖。如果BMI值为24.0~27.9千克/平方米,就属于超重。BMI值大于或等于28千克/平方米,就属于肥胖。由于BMI没有把脂肪比例计算在内,所以有一定的缺陷,一个长年健身肌肉发达的人也可能BMI超标,另一个身体指标:腰臀比(腰围/臀围)更能反映一个人体型的真实情况。

孕前肥胖及孕期体重增加过多均是妊娠糖尿病血糖控制不佳的高危因素,因此孕妈妈们应该从孕早期就制订好孕期增重计划。参考下表,最好每天测体重,监测体重变化,保证合理的体重增长。

孕期体重增加的正常范围

孕前BMI (千克/平方米)	孕期体重增加总量 (千克)	妊娠中晚期体重增加 平均速率(千克/周)
低体重(<18.5)	12.5~18.0	0.51(0.41~0.58)
正常体重(18.5~23.9)	11.5~16.0	0.42(0.35~0.50)
超重(24.0~27.9)	7.0~11.5	0.28(0.23~0.33)
肥胖(>28)	5.0~9.0	0.22(0.17~0.27)

9. 妊娠糖尿病的治疗

一旦诊断了妊娠糖尿病,不必惊慌,可以通过营养治疗、运动管理、胰岛素治疗等措施控制血糖,从而减少妊娠糖尿病对母婴的影响。

(1)医学营养治疗:医学营养治疗是通过对妊娠糖尿病的妈妈们提供个体化的医学营养指导、生活方式管理及健康知识宣教,从而将血糖控制在较为理想的水平。很多妊娠糖尿病的准妈妈们在通过医学营养治疗之后就可以把血糖控制在正常范围,不需要应用药物治疗。

(2)妊娠糖尿病的准妈妈们饮食有讲究:均衡营养,合理控制碳水化合物、蛋白质和脂肪的比例。日常饮食中能量供应的最主要来源是碳水化合物,对于孕前肥胖的孕妇来说,可以适当减少碳水化合物的摄入量,但如果过度地限制碳水化合物的摄入可能会导致低血糖、酮症的发生,因此在推荐每天碳水化合物的摄入量不应低于175克,土豆、山药、莲藕、芋头等蔬菜,碳水化合物含量均较高,吃的时候要适当减少主食的量。其次为了满足胎儿生长发育的需求,准妈妈们每天还需要摄入充足的蛋白,建议在孕期蛋白质总的摄入量不低于70克,其中以优质蛋白为主,同时可适当限制高饱和脂肪酸含量食物的摄入如动物油脂、红肉类、全脂奶制品等,减少反式脂肪酸的摄入。膳食纤维是不产生能量的多糖,能降低餐后血糖上升程度,建议每天摄入25~30克膳食纤维。此外,孕期各种维生素、矿物质需求量都比非孕期普遍增加,应保证孕期摄入充足维生素及矿物质。具体可参考中国孕期妇女平衡膳食宝塔,见下图。

中国孕期妇女平衡膳食宝塔

依据《中国居民膳食指南（2022）》绘制

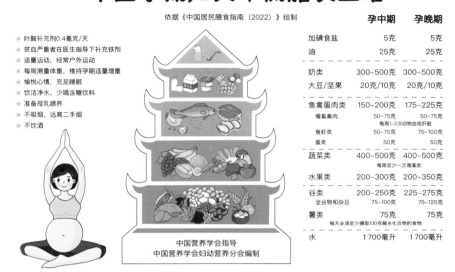

★ 叶酸补充剂0.4毫克/天
★ 贫血严重者在医生指导下补充铁剂
★ 适量运动，经常户外运动
★ 每周测量体重，维持孕期适量增重
★ 愉悦心情，充足睡眠
★ 饮洁净水，少喝含糖饮料
★ 准备母乳喂养
★ 不吸烟，远离二手烟
★ 不饮酒

	孕中期	孕晚期
加碘食盐	5克	5克
油	25克	25克
奶类	300~500克	300~500克
大豆/坚果	20克/10克	20克/10克
鱼禽蛋肉类	150~200克	175~225克
瘦畜禽肉	50~75克	50~75克
	每周1~2次动物血或肝脏	
鱼虾类	50~75克	75~100克
蛋类	50克	50克
蔬菜类	400~500克	400~500克
	每周至少一次海藻类	
水果类	200~300克	200~350克
谷类	200~250克	225~275克
全谷物和杂豆	75~100克	75~125克
薯类	75克	75克
	每天必须至少摄取130克碳水化合物的食物	
水	1700毫升	1700毫升

中国营养学会指导
中国营养学会妇幼营养分会编制

（3）妊娠糖尿病的运动管理：妊娠糖尿病建议进行一些柔韧性运动，如瑜伽、静力拉伸、柔软体操，或者中等运动强度以下的运动，即运动时最大心率应该达到日常最大心率的50%~70%就可以了。自我感觉运动时感到浑身发热、微微出汗，但并不是大汗淋漓，在运动的时候跟人交谈时呼吸急促，但是可以讲话。

（4）"糖妈妈"运动须知：①不能空腹运动，应在餐后1~2小时运动，运动后要补足水分；②至少每周3天或隔天一次，每次运动以30~60分钟为宜，并应达到所需的运动强度；③运动强度要个体化和循序渐进，做好运动前的准备活动和运动后的恢复整理。④运动时随身携带糖果、点心等，以防发生低血糖；⑤运动中有任何不适（如心慌、冒虚汗、全身乏力、下肢疼痛等）都应立即停止运动，原地休息，若休息后仍不能缓解，应及时就医。⑥用胰岛素治疗的患者运动前将胰岛素注射在非运动部位。

（5）妊娠糖尿病的药物治疗：在通过营养治疗联合运动管理下有少数血糖仍然不达标，或在通过调整饮食后出现饥饿性酮症、增加热量摄入血糖又超过妊娠期控制标准者，这种情况下需要至内分泌科门诊加用胰岛素治疗，胰岛素治疗方案也有很多种，餐前短效胰岛素、睡前长效胰岛素、胰岛素泵等,具体要根据糖妈妈的血糖特点进行制定,不能自行盲目进行胰岛素注射。

总的来说,糖妈妈们不必过分紧张和焦虑,可以同时用营养治疗、运动管理、胰岛素治疗等多种方案来控制血糖,保证孕期血糖平稳达标,降低不良妊娠结局的发生率。

10.妊娠糖尿病产后血糖管理

虽然大多数糖妈妈们在产后血糖会恢复到正常水平,但以后得糖尿病的风险会大大增加。有研究表明妊娠糖尿病产妇分娩5年内发展为2型糖尿病的比例高达50%,发生2型糖尿病的风险是无妊娠糖尿病病史产妇的7.43倍,并且当其再次妊娠时妊娠糖尿病复发率将高达48%,从而进一步增加发生2型糖尿病的风险。做到以下两点糖妈妈们就有可能摆脱糖尿病的困扰。

(1)产后也不可忽视血糖监测:产妇生完孩子后体内的孕激素水平下降,胰岛素抵抗减轻,通常在产后6周内血糖就恢复到了正常水平。因此,对于妊娠糖尿病的产妇,产科医生和内分泌医生会建议在产后6~12周复查口服葡萄糖耐量试验,根据血糖结果判断是否恢复正常。

但有一小部分产妇分娩后糖尿病并未消失,也有部分分娩后情况好转,出现耐糖量受损的情况,所以根据血糖检测结果确定复查频率及寻求医生帮助就十分重要,见下表。

产后血糖复查频率

结果类别	复查频率
正常	每1年做1次血糖检查
糖耐量受损	每年做1次口服葡萄糖耐量试验(OGTT),以预防为主
糖尿病	与内分泌医生共同确定糖尿病治疗方案

（2）产后也要进行生活方式干预

1）合理饮食：是预防 2 型糖尿病发生与发展的重要手段。产后糖妈妈进补不宜太猛，母乳喂养的妈妈每天摄入的能量比分娩前不能超过 300 千卡，不应暴饮暴食，也不应为了减肥而过分控制饮食。可适当减少高血糖生成指数膳食（如米饭、面包、粥类）的摄取，多食用杂粮、绿叶蔬菜等低血糖生成指数膳食。

2）规律运动：有助于产后糖妈妈减轻体重，控制血糖，从而减缓 2 型糖尿病的发生。建议每周至少进行 150 分钟中等强度或 75 分钟高强度的运动。

3）母乳喂养：可改善糖妈妈早期糖代谢异常，减缓 2 型糖尿病的发生，还可以减少孩子以后患糖尿病的风险。因此国内外专家普遍提倡并鼓励妊娠糖尿病妇女产后首选母乳喂养。但对于打胰岛素的糖尿病患者来说，母乳喂养可能会增加夜间低血糖的风险，需要根据情况调整胰岛素用量。

总而言之，糖妈妈们产后不能放松警惕，须合理饮食，加强体育锻炼，控制体重，才能真正摆脱糖尿病！

11. 妊娠糖尿病血糖控制的目标和血糖监测的频次

按照 2023 年指南推荐，妊娠糖尿病孕妇和孕前糖尿病孕妇都应监测空腹和餐后血糖，以达到最佳血糖水平。孕期血糖控制目标建议为空腹血糖<5.3 毫摩尔/升、餐后 1 小时血糖<7.8 毫摩尔/升、餐后 2 小时血糖<6.7 毫摩尔/升。如果没有明显的低血糖风险，妊娠期 HbA1c 水平建议控制在 6%以内。但如果有低血糖倾向，HbA1c 控制水平可放宽至 7%以内。

不能只关注高血糖，血糖太低危害更大。孕期血糖<4.0 毫摩尔/升为血糖偏低，需要立即进食，同时寻找低血糖的原因，及时纠正，避免再次发生低血糖。孕期血糖<3.0 毫摩尔/升必须给予即刻处理，吃糖块或喝含糖饮

料,15 分钟后复测血糖,直至血糖达标。

连续血糖监测用作餐前和餐后血糖监测的辅助,有助于达到糖尿病和孕期的 HbA1c 控制目标,还有助于及早发现和纠正低血糖。为实现最佳的餐前和餐后血糖目标,持续动态血糖监测可作为血糖监测的补充,但不能代替血糖监测。

推荐妊娠糖尿病孕妇在诊断后行自我血糖监测并记录空腹及餐后血糖,如血糖控制良好,可以适当调整监测频率。A1 型妊娠糖尿病(经过营养管理和运动指导可将血糖控制理想者)至少每周监测 1 天空腹和三餐后血糖,A2 型妊娠糖尿病(需要应用胰岛素才能将血糖控制理想者)至少每 2 ~ 3 天监测三餐前后血糖。

推荐糖尿病合并妊娠的孕妇血糖控制不达标者每日行自我血糖监测并记录空腹、餐前及餐后血糖,如血糖控制良好,可以适当调整监测频率。

推荐睡前胰岛素应用初期、空腹高血糖、夜间低血糖发作、增加睡前胰岛素剂量时加测夜间血糖。

12. 食补维生素,糖妈妈这样吃就对了

大部分的维生素,并不能够由人体合成,而是通过食物来补充。而对于糖妈妈来说,食物的摄入量是需要控制的,吸收又不太好。该如何通过食物全面补充适量维生素呢?

(1)B 族维生素:这是最常见的维生素之一了,由于胰岛素抵抗过程中会消耗大量的 B 族维生素,因此糖尿病患者容易缺乏维生素 B,比如皮肤、唇干裂,口角炎,眼睑红肿等可能 B 族维生素缺乏的表现。在血糖达标的情况下,适量吃一些猪肝、鸡肉、羊肉、蛋黄等,还有一些坚果比如核桃、腰果,以及牛奶、大豆等食物,都可以起到补充 B 族维生素的作用。

(2)维生素 C:维生素 C 是每日不可或缺的营养素,可参与体内某些代谢反应、促进胶原蛋白合成等,维生素 C 对于糖尿病患者更是如此。维生素 C 具有很强的抗氧化功能,能有效清除并阻断氧自由基的生成,预防脂质过

氧化，因此摄入充足的维生素 C 可有效预防糖尿病并发症，尤其对糖尿病肾病和糖尿病神经病变的防治有一定功效。

血糖稳定的糖妈妈可以适当选择含糖量低的、维生素含量高的水果，如猕猴桃、草莓、柑橘、柠檬等，补充水果尽量不要放餐后，可以放在两餐中间，比如上午 9～10 点，下午 3～4 点或睡前，这样可以减少血糖的波动。血糖控制不好的糖妈妈可以从新鲜蔬菜中补充维生素 C，如苦瓜、西蓝花、豌豆苗、芥蓝、油菜等。这些蔬菜不会影响血糖，可以放心地食用。

（3）维生素 D：维生素 D 可一定程度改善胰岛素敏感性，减轻炎症反应，维持骨骼健康。维生素 D 大量存在于动物性食物中，比如深海鱼、动物肝脏、全脂牛奶、蛋黄等，此外，燕麦、香菇、苜蓿、番薯等也富含维生素 D。但仅通过膳食很难获得人体所需的全部维生素 D，充足的日晒也是经济又方便的补充维生素 D 的好方法。日照时间一般在上午 10 点以前、下午 3 点以后比较适宜，这些时间段紫外线不强，一般不会晒伤皮肤，一周 3 次，每次日照半小时左右。

最后还要提醒的是，糖妈妈在摄入含淀粉的食物补充维生素时要注意减少其他主食的摄入量，均衡饮食，尽量减少血糖波动。维生素过度补充可能引起中毒症状，当饮食无法满足机体对维生素的需要时可在医生指导下服用维生素补充剂，糖妈妈们切不可盲目摄入。

13. 妊娠糖尿病患者孕期贫血食补药补有讲究

动物性食物中的血红素铁吸收率能达到 15%～35%，如动物肝脏，但毕竟是内脏，胆固醇高，脂肪含量也不低，不能多吃。具体来说，动物性食物中补铁效果最好的是动物全血，如鸭血、鸡血，铁含量分别为 30.5 毫克/100 克和 25 毫克/100 克，吸收率能达到 22% 以上。建议妊娠糖尿病患者在日常食补中，尽量选择上述食物。植物性食物中的非血红素铁含量虽然不低，像黑木耳（每 100 克含铁 97.4 毫克）、紫菜（每 100 克含铁 54.9 毫克）、黑芝麻（每 100 克含铁 22.7 毫克）的含量较多，奈何人体对这些食物的消化吸收,容易受到膳食纤维、植酸等成分的影响,效率太低,只有2%～3%,远远达不到既定的补铁小目标。一来二去,再结合日常控糖的热量控制需求,可控妊娠糖尿病患者选择的空间就更小了。

妊娠糖尿病的准妈妈不可盲目进食阿胶,尤其是有流产征兆的,可能会加重病情。

必要情况下,还需要摄入铁剂,如多糖铁复合胶囊、多维铁口服液以及右旋糖酐铁等(餐后服用可最大限度降低胃肠的不适感,且服用补铁剂要循序渐进,在医生的指导下,初始应用小剂量,数日后再增加剂量,当然,具体药物及用法还是要遵循医嘱),基本上都会是对肠胃刺激比较小一些的成分,而且配合维生素C一起使用,效果会更好。不宜喝浓茶和咖啡等。茶叶成分中的鞣酸在肠道内与铁结合为难溶性复合物,会大大降低铁的吸收率,而咖啡中的多酚主要是使非血红素铁(植物性铁质)较不容易被吸收,血红素铁(动物性铁质)则没有影响。需要注意的是,钙会抑制铁的吸收,因此在吃富含铁的食物或服用补铁剂时,不要同时服用钙补充剂或者含钙的抗酸剂。

另外,部分妊娠糖尿病患者在服用铁剂后会出现恶心、腹胀、便秘、便色发黑等问题,此时不要过于紧张,可以多吃富含膳食纤维的食物、多喝水,来缓解这些不适症状。若是以上症状依旧未得到缓解,立刻去医院。总而言之,孕期本身就是特殊时期,妊娠糖尿病患者的孕期更是特殊中的特殊,妊娠糖尿病患者想要在饮食方面尝试的任何变动,都应在医生的专业指导下进行,万不可听信偏方,自行盲目进行食补甚至是药补,否则危害不可估量。

导致血糖升高的常见疾病和药物

1.其他内分泌疾病导致的继发性糖尿病

继发性糖尿病是一类由特定疾病或药物引起血糖升高的一种糖尿病,占所有糖尿病患者的1%~2%,常见的有内分泌疾病性糖尿病、药物相关性糖尿病、胰源性糖尿病、肝源性糖尿病。

其他内分泌疾病导致的糖尿病:糖尿病是一种非常常见的内分泌疾病,除了糖尿病外,还有不少其他内分泌疾病可能使人体胰岛素分泌受到影响,或者使人体对胰岛素的需求增加而导致糖尿病。

(1)手脚变大下颌宽——肢端肥大症:肢端肥大症是脑垂体发生腺瘤,分泌过多生长激素从而导致骨骼、软组织和内脏过度增长,在青春期少年表现为巨人症,在成年人则表现为肢端肥大症,可出现颅骨增厚、头颅及面容宽大、颧骨高、下颌突出、牙齿稀疏和咬合不良、手脚粗大、驼背、皮肤粗糙、毛发增多、色素沉着、鼻唇和舌肥大、声带肥厚和音调低粗等表现。肢端肥大症患者的外观改变往往是缓慢的,容易被忽视,很多患者就诊的时候家属竟然都没有发现患者的容貌变化。

对于胰岛素抵抗明显,药物难以控制的2型糖尿病患者需要警惕肢端肥大症导致的继发性糖尿病可能。应该及时检测生长激素和胰岛素样生长因子Ⅰ(IGF-Ⅰ)的水平进行鉴别。如果早期发现并治疗生长激素瘤,继发性糖尿病就有治愈的可能。

（2）心慌手抖消瘦——甲状腺功能亢进症：甲状腺功能亢进症，简称"甲亢"，是由于甲状腺合成释放过多的甲状腺激素，引起心慌、出汗、易饥多食、大便次数增多和体重减少。有些患者常同时出现突眼、眼睑水肿、视力减退等症状。甲亢可以引起糖尿病，甲状腺激素可以促进葡萄糖的吸收及促进糖异生，因此引起血糖升高，导致继发性糖尿病。当甲亢控制后这种继发性糖尿病就可能治愈。

（3）头痛心慌、血压高——嗜铬细胞瘤：嗜铬细胞瘤是发生在肾上腺或者肾上腺外嗜铬组织的肿瘤，大部分为良性，也有少数嗜铬细胞瘤为恶性。嗜铬细胞瘤主要分泌儿茶酚胺，包括肾上腺素和去甲肾上腺素，儿茶酚胺能够导致血压的剧烈波动和剧烈头痛、出汗等症状，表现为继发性高血压、持续性高血压阵发性加重或者高血压、低血压相交替的症状。儿茶酚胺属于应激激素，是胰岛素的拮抗激素，具有升高血糖的作用。约60%嗜铬细胞瘤患者存在血糖异常升高。

（4）肚子大、四肢细——皮质醇增多症：皮质醇增多症是由于多种原因引起的肾上腺皮质长期分泌过多糖皮质激素，主要表现为满月脸、多血质外貌、颈后富贵包、肚子大、四肢细、面部和前胸后背痤疮、腹部和大腿内侧皮肤紫纹、毛发增多、女性月经不规律或停经、男性性功能减退、高血压、继发性糖尿病和骨质疏松等。

皮质醇增多症约有一半患者有糖耐量减退，约20%有显性糖尿病。高皮质醇血症使糖原异生作用加强，还可拮抗胰岛素的作用，使细胞对葡萄糖的利用减少。于是血糖上升，糖耐量减退，以致糖尿病。

这些原因导致的继发性糖尿病去除病因之后是可以治愈的。因此，对于一些病程较短，胰岛素使用剂量较大但血糖仍然控制不佳，同时伴有一些典型体征的患者须警惕是不是由于其他内分泌疾病导致的继发性糖尿病。

2.有些药物也可导致血糖升高

引起血糖升高的原因很多,有效临床常见的药物也会导致血糖升高。"药源性糖尿病"是指临床应用某些药物在治疗非血糖相关性疾病时,诱导β细胞分泌胰岛素功能异常,导致胰岛素分泌绝对、相对不足或靶细胞对胰岛素的敏感性降低,引起糖、蛋白质和脂肪代谢紊乱,达到糖尿病诊断标准的一种继发性糖尿病。可能影响血糖的药物包括激素类药物、某些降压药、他汀类药物、抗菌药物、免疫抑制剂、抗肿瘤药物、抗精神病类药等,使用这些药物时要小心。

(1)激素类药物:皮质醇是一种人体糖皮质激素,是在应激时机体生存所必需的。糖皮质激素具有有效的抗感染和免疫抑制作用,其作为治疗用药应用于各种免疫相关疾病中,也可用于预防器官移植排斥。尽管糖皮质激素治疗免疫疾病的疗效极佳,但长期糖皮质激素治疗的不良反应使得它的应用受到了严重的限制。糖皮质激素会导致高血糖、胰岛素抵抗、血脂异常、中心性肥胖、肝脂肪变性。随着时间的推移,这些代谢作用会导致糖尿病(也称为"类固醇糖尿病"),这是高糖皮质激素作用最确定的不良反应之一。各种糖皮质激素均可引起血糖升高,如醋酸可的松、氢化可的松、泼尼松、泼尼松龙、地塞米松等。

开始糖皮质激素治疗前,应评估患者的高血糖风险因素,包括年龄、BMI和家族史,并应筛查是否已有糖尿病。至少应在开始糖皮质激素治疗后1~3天监测血糖水平。如果患者既往有糖尿病病史,则应增加监测血糖的频率。

糖皮质激素诱导糖尿病的诊断标准与其他类型的糖尿病相似,即空腹血糖浓度≥7.0毫摩尔/升,随机血浆葡萄糖浓度≥11.1毫摩尔/升,HbA1c≥6.5%或OGTT后2小时血糖浓度≥11.1毫摩尔/升。

(2)降压药:某些降压药可增加血糖升高的风险,引发糖尿病或加剧糖尿病患者的血糖控制。①利尿剂:氢氯噻嗪、吲达帕胺会影响胰岛细胞分泌胰岛素,加重糖代谢紊乱,该类药物诱发高血糖的风险与利尿剂的使用剂量和用药时间有关,剂量越大、用药时间越长,发生高血糖的可能性越大。因此,在应用这些降压药物的时候要注意血糖的监测。②β 受体阻滞剂:美托洛尔、普萘洛尔等都属于常见的 β 受体阻滞剂,对糖、脂代谢均可产生明显的负面影响,原因可能是其抑制胰岛 β 细胞分泌胰岛素,并影响外周组织对葡萄糖的摄取和利用,从而引发或加重胰岛素抵抗。对于使用 β 受体阻滞剂的糖尿病患者,须更密切监测血糖变化,防止血糖紊乱。

(3)他汀类药物:他汀类药物如阿托伐他汀、瑞舒伐他汀、辛伐他汀等,可能诱发高血糖。他汀类药物可以抑制胰岛素分泌,并且影响胰岛素的敏感性,抑制脂肪细胞摄取葡萄糖,引起胰岛素抵抗。虽然他汀类药物增加糖尿病的风险,但是大量的证据显示其对心血管疾病的总体益处远远大于新增糖尿病风险,无论是糖尿病高危人群还是已经确诊糖尿病的患者,只要具备他汀治疗的适应证就一定要积极应用。对于这些患者,更应加强生活方式干预,特别是加强饮食控制与合理运动并控制体重,以降低新发糖尿病风险。

(4)抗菌药物:多种抗菌药物均可导致血糖紊乱,喹诺酮类抗菌药,如加替沙星、左氧氟沙星、环丙沙星、莫西沙星等均可导致糖代谢紊乱,其中加替沙星对血糖升高的影响最显著,可引起严重的高血糖。喹诺酮类药物导致血糖升高的具体机制尚不明确,可能通过副交感神经使胰岛细胞中的三磷酸腺苷敏感的钾离子通道受阻,使胰岛素合成和分泌减少,最终导致胰岛素降低,从而诱发高血糖。治疗过程中要严密监测血糖,最大限度地降低出现血糖异常的可能,确保用药安全。

(5)免疫抑制剂:免疫抑制剂主要用于预防器官移植后的排斥反应,该类药物可能造成胰岛细胞坏死,从而减少胰岛素分泌,引起血糖升高甚至导致移植后糖尿病,常见药物有环孢素 A、他克莫司、麦考酚酯。在应用这些药物的时候要注意血糖的监测,一般这种升血糖作用是可逆的,停用后血糖可恢复正常。

(6)抗肿瘤药物:恶性肿瘤与高血糖及糖尿病关系密切。一方面高血糖和糖尿病可以增加多种恶性肿瘤的发病率,且与其不良预后密切相关,糖尿病使癌症患者的全因死亡率和癌症特异性死亡率增加30%~50%，这可能是由于糖尿病影响手术或化学药物治疗(简称化疗)效果；另一方面抗肿瘤的药物可导致高血糖和糖尿病。

化疗是治疗恶性肿瘤的主要手段之一，化疗药物可诱发或加重糖尿病。可能会诱发糖尿病的化疗药物有顺铂、环磷酰胺、紫杉醇等。这些药物在杀伤肿瘤细胞的同时也可损伤胰岛 β 细胞，导致胰岛素分泌减少，糖耐量异常，血糖升高。链脲霉素常用来治疗恶性胰腺肿瘤，它可损害胰腺 β 细胞，引起严重的高血糖。其他的如小分子靶向肿瘤药物、免疫检查点抑制剂类药物等也会导致血糖的升高。免疫检查点抑制剂，常见的有曲妥珠单抗、利妥昔单抗等，是一类新型的肿瘤免疫治疗药物，它通过激活人体免疫系统来对抗肿瘤作用，这种抗肿瘤药可引发多种免疫相关的不良事件。当其破坏胰岛 β 细胞后，可以导致胰岛素分泌缺乏，类似于 1 型糖尿病，且多数来势凶猛，患者会在短期内出现高血糖症状和体征(如多尿多饮，易饥多食和体重减轻)或糖尿病酮症酸中毒(如恶心、呕吐、腹痛、过度通气/呼吸急促、嗜睡、痉挛、癫痫发作或昏迷)，虽然不常见，但一旦发生，即使停用免疫检查点抑制剂，糖尿病往往也不可逆转，需要长期应用胰岛素治疗。因此肿瘤患者在抗肿瘤治疗期间，如用到可能造成血糖波动的抗肿瘤药物，须定期监测血糖，必要时搭配降血糖药物，根据血糖情况及时调整降糖方案。

(7)抗精神病类药物：长期服用抗精神病药也可引起血糖升高，其中最易诱发高血糖的药物是奥氮平和氯氮平，其次是喹硫平、利培酮、氯丙嗪。这类药物不但诱发胰岛素抵抗，而且会导致体重增加。因此长期应用这类药物治疗的患者需要监测体重和血糖，而对于本身有糖尿病、有糖尿病家族史或糖耐量异常的患者则需要更高的监测频率。

(8)其他：抗结核药，如异烟肼、利福平；抗病毒药，如奈非那韦、沙奎那韦等；茶碱类、胺碘酮、沙丁胺醇、左旋多巴、吲哚美辛、吗啡等药物也可诱发高血糖。

综上，药源性糖代谢紊乱虽然在正常人群中造成血糖异常的风险率不高且作用大多数是可逆的，但在少数情况下，可引起严重糖尿病的急性并发症,如糖尿病酮症酸中毒、高血糖高渗状态等,严重者可危及生命,因此在应用上述药物的时候要注意血糖的监测。

3.胰源性糖尿病

胰源性糖尿病是指继发于胰腺外分泌疾病的一种特殊类型的糖尿病,包括急慢性胰腺炎、胰腺切除或外伤、胰腺肿瘤、胰腺囊性纤维化等胰腺外分泌疾病,也称为 3c 型糖尿病,占所有糖尿病患者的 1%~9%。其中急、慢性胰腺炎是最常见的病因。急性胰腺炎患者中血糖升高较为常见,但多为一过性的。慢性胰腺炎可表现为葡萄糖耐量异常、轻症糖尿病和严重难以控制的糖尿病,反复发作的胰腺炎有 20%~50% 发展为糖尿病。

研究数据显示,胰腺炎、糖尿病都会增加胰腺癌的发生风险;而慢性胰腺炎合并 3c 型糖尿病的患者,胰腺癌的发生风险更是急剧增加。因此,提高警惕,早发现、早诊治是关键。

对于已经发生 3c 型糖尿病的患者,需要改善生活方式,戒烟戒酒,调整饮食结构、避免高脂饮食,并在医生的指导下,制订个体化治疗方案。对尚未发生糖尿病的胰腺外分泌疾病患者也要提高警惕,改善生活方式,定期监测血糖与胰腺功能,可降低 3c 型糖尿病的发生风险。

4.肝源性糖尿病

肝是摄取、储存、合成与代谢葡萄糖的主要场所,在机体糖代谢中起着重要的作用,主要通过肝糖原的合成和分解来调节机体的血糖水平,使血糖维持在正常范围之内。当各种疾病因素对肝功能进行损害时,糖代谢也会受到影响,特别是肝糖原的正常合成与释放,继而引起胰岛素抵抗和胰岛素分泌减少,出现糖尿病。这种继发于肝实质损害而引起的糖尿病统称为肝源性糖尿病。

需要注意的是,肝源性糖尿病和糖尿病合并肝病的含义并不相同,肝源性糖尿病患病率偏低,只占所有糖尿病的不到5%,多数患者在慢性肝病后数年才表现为糖尿病。和普通糖尿病不同,肝源性糖尿病发病隐匿,它在临床上一般没有"三多一少"的糖尿病典型症状,多数肝源性糖尿病患者出现营养不良、厌油、恶心、呕吐,肝病时的胁痛、胃痛、腹泻、乏力等,部分患者以心慌、出汗等低血糖表现就医,肝源性糖尿病患者空腹血糖升高不明显而餐后血糖升高明显,因此在临床诊断中比较容易漏诊。

那么,肝源性糖尿病该如何诊断呢? 对于肝功能正常的患者可采用正常人的糖尿病诊断标准。然而,肝功能损伤的肝硬化会影响这些指标的敏感性,采用空腹血糖≥7.0毫摩尔/升作为肝源性糖尿病的诊断标准可能导致约20%的早期肝源性糖尿病患者被漏诊,因此也有研究建议将肝硬化患者诊断糖尿病的空腹血糖界值降低到5.9毫摩尔/升。

在治疗上,对于肝源性糖尿病的患者而言,生活方式的干预值得考虑。有超过50%的肝硬化患者存在营养不良。因此,肝源性糖尿病要兼顾肝病及糖尿病两方面。首先,要适当放宽饮食控制,禁止低热量饮食,一般热量摄入为每千克体重每天25~30千卡。其中碳水化合物应占总热量55%~60%。在蛋白质摄入方面,高蛋白饮食对糖尿病和肝病均有利,一般以动物性蛋白质为主,以保证患者有充足的营养基础促进肝功能的恢复。但是对于肝硬化合并肝性脑病患者,应当避免高蛋白摄入。合并食管静脉曲张的患者,应适当控制高膳食纤维食物的摄入。其次,对于肝源性糖尿病患者而言,适量运动可以降低血糖,改善精神状态,提高生活质量。但是由于原有肝病的存在,与一般糖尿病患者相比,肝源性糖尿病患者不便于进行体育锻炼,如肝硬化合并的腹水和水肿限制了体育锻炼。一般鼓励患者在餐后30分钟左右进行适量的日常活动。对于通过饮食和运动血糖控制不佳的患者需要使用降糖药物治疗,此类患者使用胰岛素时,应以短效胰岛素(如赖脯胰岛素、门冬胰岛素)为主,并密切监测血糖水平,以降低低血糖的发生风险。应用口服降糖药物治疗需要考虑肝功能受损程度以及口服降糖药潜在的肝毒性。

十一 常见误区

1. 血糖高一定是糖尿病

很多人对糖尿病都有一个误区,认为血糖高一定是糖尿病,其实不然。一般情况下,血糖达到一定的标准才可以考虑诊断为糖尿病。如果血糖升高但还没有达到糖尿病的诊断标准,比如仅有空腹血糖在 6.1～7.0 毫摩尔/升叫作空腹血糖受损,仅餐后 2 小时血糖在 7.8～11.1 毫摩尔/升叫糖耐量减低,这两者都属于糖尿病前期。

在某些特殊情况下,例如,应激状态下的急性感染、创伤、烧伤、剧烈疼痛等,血糖可能出现暂时性升高,应激因素消除后 1～2 周血糖可恢复正常。肝病时,肝糖原储存减少,可导致血糖升高。服用某些药物,比如口服避孕药、糖皮质激素、阿司匹林等,可能影响糖代谢,引起暂时性血糖升高。短时间内摄入过多糖类,血糖可出现一过性升高。

由此可见,高血糖是糖尿病的主要特征,但是血糖高并不一定是糖尿病,还要结合临床认真查找可能引起血糖升高的原因。

2. 尿糖阳性一定是糖尿病

尿糖是指尿中出现糖类,主要是葡萄糖,临床上用"+"表示。正常人尿液中糖类非常少,一般方法测不出,所以尿糖是阴性的。只有当血糖超过了一定的数值(被称为肾糖阈,通常8.9～10.0毫摩尔/升),糖才能从尿液中排出来,形成尿糖,所以,血糖的高低决定了尿糖的有无,但尿糖不能作为临床上糖尿病的诊断标准。

尿糖高可能有以下原因。①生理性糖尿:如大量进食碳水化合物或静脉注射大量葡萄糖后血糖急剧升高,超过肾糖阈,也就是肾重吸收的能力,就会有更多的葡萄糖随尿液排出,可发生一过性的尿糖阳性。②非葡萄糖性糖尿:包括乳糖、半乳糖、果糖、甘露糖等,如果进食过多或体内代谢失调使血中浓度升高,可出现相应类型的糖尿。③肾性糖尿:血糖浓度正常,由于慢性肾炎、肾病综合征和间质性肾炎等疾病导致肾小管病变,引起葡萄糖的重吸收能力降低。④家族性糖尿:一种遗传性疾病,患者的肾小管上用于转运葡萄糖的"通道蛋白"发生变异,导致重吸收葡萄糖的能力下降,尿糖增加。⑤假性糖尿:尿中有很多具有还原性的物质,比如维生素C、尿酸或者异烟肼、阿司匹林等药物,可导致尿糖定性试验有假阳性反应。⑥其他原因:包括应激、药物、肝硬化、胰腺炎等疾病。

3. 夫妻先后患上糖尿病,糖尿病可不是传染病

一个家庭中,多个家庭成员同时患上糖尿病,难道糖尿病也会传染吗?首先要明确的是,糖尿病不是传染病,也没有传染性。那为什么同一个家庭中多个成员都会得糖尿病呢? 主要是因为糖尿病的发生与遗传因素和环境因素都有关。

(1)糖尿病具有一定的遗传性:糖尿病的遗传病因很复杂,有的是单基因遗传,有的是多基因遗传,最常见的2型糖尿病就是复杂的多基因遗传病,一般家里长辈有糖尿病,后代的发病风险会明显增加。如果不早期预防糖尿病,患糖尿病的风险会更大。但如果早期控制糖尿病的危险因素,管住嘴,迈开腿,保持正常的体重等,可以避免成为糖尿病患者。

(2)共同的生活环境作用:糖尿病并不是传染病,但家庭成员长期生活

在一起,饮食、运动习惯基本相似,就会出现家庭成员同时患上糖尿病的情况。比如一些三口之家都偏爱食用高盐、高糖、高脂、高热量的食物,再加上缺乏适度的运动,就容易成为糖尿病的高危人群。如果家庭中有一位家庭成员得了糖尿病,那么其他的家庭成员也要警惕,需要定期去医院检查血糖和血压,并改掉不良的饮食习惯,养成规律运动等健康的生活方式,可以早期预防糖尿病的发生。

4. 瘦人就不会得糖尿病

"胖子更容易得糖尿病"是有一定的道理的。超重或者肥胖的人,更容易合并高血压、血脂异常、高尿酸血症,这些都和胰岛素抵抗、糖代谢异常相关。所以肥胖和糖尿病密不可分,但这并不意味着瘦人就不会得糖尿病。

糖尿病的发生风险取决于不可改变的危险因素和可改变的危险因素,前者包括年龄、家族史或遗传倾向、巨大儿生育史、多囊卵巢综合征、宫内发育迟缓或早产等;后者包括饮食因素、抑郁、超重或肥胖、体力活动减少、药物等。这些危险因素都可能增加糖尿病的患病风险。超重或者肥胖只是众多危险因素之一。另外,1 型糖尿病和一些特殊类型糖尿病的患者体形往往偏瘦或者正常,所以单纯以体形来预测是否会得糖尿病是不准确的。

5. 只要不多吃甜食,就不会得糖尿病

部分患者错误地认为,糖尿病患者只是不能吃太甜的食物,比如面包、蛋糕、果汁、蜜饯、果脯等。这种想法是不对的。

在日常生活中,甜食里的"糖"更多是指蔗糖、蜂蜜或者甜味剂,而糖尿病的"糖"指的是能够在体内转化为葡萄糖的食物。这个涉及种类就非常广泛了,包括多糖、单糖、双糖等,例如米饭、面食、红薯等淀粉类食物,就是一种很常见的"糖"类食物,当然也包括所谓的甜食。

虽然多吃甜食并不直接导致糖尿病,但是长期大量进食甜食会使胰岛素分泌过多,碳水化合物和脂肪代谢紊乱,引起人体内环境失衡,还可能使人体血液系统趋向酸性,不利于免疫系统防御功能的维持,久而久之也可能引起血糖升高,甚至发展为糖尿病。所以适当地限制高热量以及过多糖类食物的摄入,有助于预防糖尿病的发生。

6. 儿童糖尿病都是 1 型糖尿病

错!儿童糖尿病患者中确实大多为 1 型糖尿病。但近些年患 2 型糖尿病的儿童有明显增多的趋势。儿童患 2 型糖尿病的主要原因可能与遗传因素,常进食高脂肪、高糖、高热量快餐食品和饮用大量含糖饮料,喜欢长时间静坐看电视或玩游戏,活动少,肥胖等因素有关。预防糖尿病,应从娃娃抓起,从小养成健康生活习惯,终生获益。

7. 糖尿病是中老年人的专利

错!目前糖尿病有年轻化趋势,年轻人更应该养成健康的生活方式,重视糖尿病的预防。没有症状也不能排除糖尿病,实际上有很多糖尿病是在健康体检或者因其他疾病就医时被发现的。

8. 糖尿病一定会遗传

不一定!糖尿病确实有遗传因素,父母有糖尿病,其子女方患糖尿病的风险显著升高,属于易患糖尿病的高危人群。但是,在糖尿病的发病机制中,遗传因素的贡献是有限的,起决定作用的主要是后天的环境因素。"遗传因素只是装上了子弹,是环境因素扣动了扳机。"不健康的生活方式首当其冲！有遗传易感性不可怕,保持健康的生活方式,就可以远离糖尿病。

9. 得了糖尿病就活不长

不一定！这取决于糖尿病的控制情况。如果长期血糖控制不佳,会导致各种急、慢性并发症,成为致残、致死的重要原因。但若控制得当,糖尿病患者照样可以长寿。所以,得了糖尿病不用害怕,只要努力,积极控制好血糖,长寿不成问题。

10. 早期糖尿病没有症状,不必治疗

这种想法不可取,长时间的血糖升高,尽管没有不适症状,但会造成血管、神经的损害,早期治疗能阻止或延缓损害的发生、恶化。若高血糖长期得不到纠正,必将导致心、肾、脑等全身器官功能损害,而这些病变是不可逆的,到那时医生也束手无策。

对于高危人群,如肥胖、双亲中有患糖尿病者、中老年人、缺乏运动者,尤其应加强监测,早期诊断,尽早治疗。

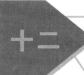

中国传统文化助降糖

中国传统健身气功八段锦、太极拳和回春操可以改善糖尿病患者的糖脂代谢和生活质量。八段锦、太极拳和回春操均属于中低强度有氧运动,长期规律练习可以提高肌肉组织的糖原消耗,增加葡萄糖转化,降低体内血糖含量,同时提高机体胰岛素敏感性从而增强胰岛素降糖效果。

1. 八段锦

(1)八段锦的功效:八段锦具有促进血液循环、开窍醒脑、祛病健身的作用。糖尿病患者锻炼可改善空腹血糖、糖化血红蛋白,提高胰岛素敏感性,改善胰岛素抵抗;还改善患者的抑郁、焦虑状态,对患者的身心健康有积极的作用。

(2)八段锦适合人群:八段锦动作简单易学,运动量适中,男女老少皆可练习,对于老年人及长期慢性病患者也是推荐坚持练习。

(3)八段锦的动作步骤:可观看国家体育总局相关科普视频。

(4)八段锦练习频率及时间:八段锦最好是饭后 1 小时练。每天 2 次,每次 15 分钟,每周练习 5 天,3 个月为 1 个疗程。

(5)八段锦的禁忌证:有严重冠心病、肺水肿、肝肾功能不全病史患者,有运动禁忌证的患者。

2. 太极拳

（1）太极拳的功效：具有调养脏腑、平衡阴阳、疏通经络的功效。

（2）太极拳动作步骤：可观看国家体育总局相关科普视频。

（3）太极拳练习频率及时间：太极拳一般每天练习60分钟，一周练习3~6天。3个月为1个疗程。

（4）打太极拳的注意事项：打太极拳需要环境安静祥和，穿着舒适衣物及鞋袜，心无杂念，呼吸和意识尽量与每个动作相互呼应，有利于发挥太极拳的作用。打太极拳要以慢动作为主，每天2次，稳定血糖的效果会更明显。体质虚弱者可打半套动作，以节省体力。

（5）太极拳的禁忌证：有严重肝、肾功能损伤者，有充血性心力衰竭和肺水肿等病史者，有运动禁忌证的患者，溃疡穿孔或有出血倾向者，过于体虚者。

3. 回春操

（1）回春操的功效：可以疏通经络，调和气血，提高机体免疫力，降血糖，糖尿病患者长期练习回春操能达到增加肌肉对胰岛素的敏感性，减轻胰岛素抵抗，降低餐后血糖进而预防糖尿病并发症的目的。

（2）回春操适合人群：全民皆可练习回春操，糖尿病患者长期练习此操能增加肌肉对胰岛素的敏感性，减轻胰岛素抵抗，降低餐后血糖，进而达到预防糖尿病并发症的目的。

（3）回春操动作要领：回春操由22个步骤构成，均衡呼吸，全身放松，排除杂念。具体步骤可观看国家体育总局相关科普视频。

（4）回春操练习频率及时间：回春操练习时间可选择在饭后1小时，练习30~40分钟，身体微微汗出，不疲劳为宜；动作不要过快，做操后休息30分钟再监测血糖。依据个人体质和身体状况，身体状况好的可以分时段多做几次。但是身体虚弱的人群不建议多做,可选择部分动作来做。

(5)回春操的禁忌及注意事项:严重的心脑血管疾病患者和严重关节病变患者不建议练习回春操。眼底出血者、血糖>16.7 毫摩尔/升者禁止做回春操。

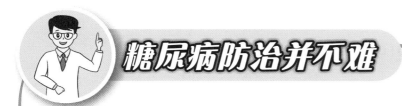

糖尿病防治并不难

饮食运动
有妙招

主编 秦贵军 田晨光 赵艳艳

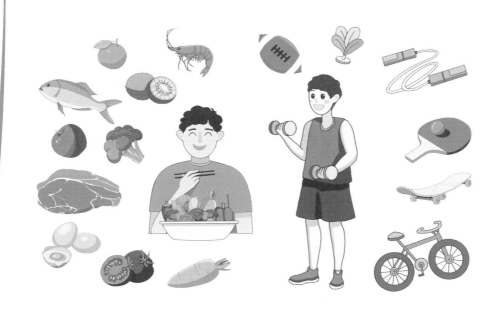

郑州大学出版社

图书在版编目（CIP）数据

饮食运动有妙招／秦贵军，田晨光，赵艳艳主编
. -- 郑州：郑州大学出版社，2024.7
（糖尿病防治并不难）
ISBN 978-7-5773-0313-0

Ⅰ．①饮… Ⅱ．①秦… ②田… ③赵… Ⅲ．①糖尿病
-食物疗法②糖尿病-运动疗法 Ⅳ．①R247.1
②R587.105

中国国家版本馆 CIP 数据核字（2024）第 079213 号

饮食运动有妙招
YINSHI YUNDONG YOU MIAOZHAO

策划编辑	陈文静	封面设计	苏永生
责任编辑	陈 思　苏靖雯	版式设计	苏永生
责任校对	闫 习	责任监制	李瑞卿

出版发行	郑州大学出版社	地　址	郑州市大学路40号（450052）
出 版 人	孙保营	网　址	http://www.zzup.cn
经　销	全国新华书店	发行电话	0371-66966070
印　刷	河南瑞之光印刷股份有限公司		
开　本	710 mm×1 010 mm　1／16		
本册印张	8.75	本册字数	136 千字
版　次	2024 年 7 月第 1 版	印　次	2024 年 7 月第 1 次印刷

书　号	ISBN 978-7-5773-0313-0	总 定 价	268.00 元（全四册）

主编简介

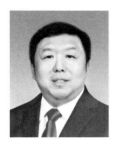

秦贵军，主任医师、二级教授、医学博士，博士研究生导师。郑州大学第一附属医院内分泌与代谢病医学部主任。中华医学会内分泌学分会常委兼性腺病学组组长、中国医师协会内分泌代谢科医师分会常委、中华医学会糖尿病学分会委员、河南省医学会糖尿病学分会主任委员。中原学者、河南省优秀专家、国之名医·卓越建树等。主持国家自然科学基金项目 7 项，获河南省科技成果进步一等奖 1 项。担任本科生教科书《内科学》第 8、9、10 版编委，主编内分泌专业图书 10 余部。发表 SCI 论文 100 余篇、中文论文 200 余篇，担任 *Diabetes Care*（中文版）、《中华糖尿病杂志》副总编辑。

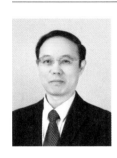

田晨光，主任医师、二级教授，硕士研究生导师。郑州大学第二附属医院内分泌科主任、上街院区副院长。英国 Leeds 大学访问学者。河南省高血压研究会内分泌专业委员会主任委员、河南省医学会糖尿病专科分会副主任委员、河南省医师协会内分泌分会副会长、中国医疗保健国际交流促进会临床营养健康学分会常委。国家健康科普专家库成员，河南省卫生科技领军人才、首席科普专家、医德标兵、优秀医师。获得河南省科学技术进步奖二等奖、医学科技一等奖等，发表 SCI 等 40 余篇。

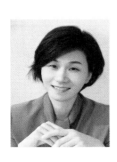

赵艳艳，主任医师、三级教授、医学博士，博士研究生导师。郑州大学第一附属医院内分泌及代谢病医学部副主任、河南省糖尿病防治中心办公室主任、河南省糖尿病慢性并发症早期筛查及精准诊疗工程研究中心主任。美国埃默里大学访问学者。河南省医学会糖尿病学分会副主任委员、中华医学会内分泌学分会青年委员、河南省糖尿病肾病学会副主任委员。河南省中原医疗卫生领军人才、河南省教育厅学术技术带头人。《中华糖尿病杂志》通讯编委。

作者名单

主　编　秦贵军　田晨光　赵艳艳

副主编　任高飞　李　冲　李　俊

　　　　王崇贤　冯志海

编　委　（以姓氏笔画为序）

　　　　马晓君（郑州大学第一附属医院）

　　　　王　路（郑州大学第二附属医院）

　　　　王少阳（郑州大学第二附属医院）

　　　　乐　昊（郑州大学第二附属医院）

　　　　刘双双（郑州大学第一附属医院）

　　　　刘彦玲（郑州大学第一附属医院）

　　　　安淑敏（郑州大学第一附属医院）

　　　　吴丽娜（郑州大学第一附属医院）

　　　　张　利（郑州大学第二附属医院）

　　　　张亚伟（郑州大学第一附属医院）

　　　　张园园（郑州大学第二附属医院）

　　　　张鹏宇（郑州大学第一附属医院）

　　　　周海姗（河南中医药大学第一附属医院）

　　　　郑　鑫（郑州大学第一附属医院）

　　　　赵　霖（郑州大学第一附属医院）

　　　　赵琳琳（郑州大学第一附属医院）

　　　　黄凤姣（郑州大学第一附属医院）

　　　　崔利娜（郑州大学第二附属医院）

　　　　楚晓婧（郑州大学第二附属医院）

绘　图　裴诗语

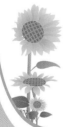

前言

近些年,随着社会经济的快速发展以及物质文化生活的极大丰富,人们的生活方式发生了翻天覆地的改变,尤其在饮食习惯以及生活作息方面。外卖、加工食品、久坐少动、熬夜、电子产品已充斥着多数人的生活,导致糖尿病的患病率逐年升高。最新流行病学调查数据显示,我国成人糖尿病患病率已高达 11.2% ,也就是每 10 个成年人中就有超过 1 个人患有糖尿病,糖尿病已经与每个人息息相关。

血糖高并不可怕,可怕的是糖尿病并发症,糖尿病可引起心、脑、眼、肾、足等多系统的病变,严重者可直接威胁患者的生命,如何有效控制血糖,有效防止糖尿病的急、慢性并发症的进展是所有糖尿病患者最为关注的问题。

然而,遗憾的是,糖尿病目前尚无有效根治方法,尽管近些年糖尿病缓解的话题成为研究热门,但绝大多数的糖尿病患者仍需长期治疗。糖尿病的管理需要多方面协同作用,其中"饮食"和"运动"这两驾"马车",是治疗任何类型糖尿病最基本、最重要的措施,是糖尿病治疗的两大基石,只有这两大基石牢固了,药物才能发挥最大的效果,病情才可以有效控制,并发症才能得以有效防治。

饮食控糖太痛苦? 运动控糖没效果?"管住嘴、迈开腿"已经被众多糖尿病患者熟知于心,但是"管住嘴"绝不是一味"少吃、不吃","迈开腿"也不是运动越多越好。本书通过分享常见的饮食运动小妙招,破解糖尿病患者生活中控糖难题,为他们带来饮食运动新思路,帮助他们吃对、吃好、合理运动、有效运动,开启控糖新篇章。

在本书编写过程中,得到了所有编者的大力支持,在此致以由衷的敬意。尽管在编写过程中,我们付出了许多努力和辛苦,但由于能力和水平有限,难免有疏漏之处。真诚地希望各位读者给予批评指正。

编者

2024 年 2 月

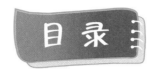

目录

●●● 饮食篇 ●●●

一　糖尿病患者没有什么不能吃

1. 健康饮食种类多 ································ 004
2. 热量计算要了解 ································ 009
3. 吃饭顺序有诀窍：先菜后饭血糖好 ············ 014
4. 吃饭时长有讲究 ································ 015
5. 了解多种饮食模式 ······························ 016

二　主食一定要吃好

1. 四个原则很重要 ································ 021
2. 主食种类知多少 ································ 022
3. 不同人群量不同 ································ 023
4. 粗粮杂豆有优势 ································ 024
5. 复合主食刚刚好 ································ 025
6. 烹饪方式有技巧 ································ 025
7. 薯类蔬菜可替代部分主食 ····················· 026
8. 远离这几类偏好 ································ 027
9. 喝粥也要讲科学 ································ 028

三 蛋白要合适

1. 蛋白质总量要合适 …………………… 029

2. 认识优质蛋白质 …………………… 030

3. 乳清蛋白 …………………… 036

4. 烹饪方法很重要 …………………… 037

四 脂肪摄入注意事项

1. 每天需要摄入脂肪量 …………………… 038

2. 脂肪有好坏 …………………… 038

3. 脂肪摄入 …………………… 040

4. 食用油的选择 …………………… 041

5. 高脂肪食物须警惕 …………………… 042

6. 坚果吃法 …………………… 043

7. 吃肉认准"白"和"瘦" …………………… 044

8. 奶制品也要看脂肪 …………………… 046

五 蔬菜合理搭配

1. 每日蔬菜摄入量 …………………… 048

2. 蔬菜主食巧搭配 …………………… 049

3. 蔬菜类的等量交换 …………………… 050

4. 膳食纤维知多少 …………………… 050

5. 蔬菜的彩虹吃法 …………………… 052

6. "偷懒"的烹饪方法更控糖 …………………… 052

7. 常见蔬菜种类及作用 …………………… 053

六 糖尿病吃水果的讲究

1. 吃水果,重在"鲜" …………………… 056

2. 水果每日摄入量 ································ 057

3. 水果的颜色密码 ································ 057

4. 低糖水果 ······································ 060

5. 高糖水果 ······································ 062

6. 蔬果挑选原则 ·································· 063

7. 水果和蔬菜不可以互换 ······················ 063

8. 水果和果汁不可以互换 ······················ 064

9. 加工的水果制品不能够替代新鲜水果 ·········· 065

10. 水果类的等量交换 ·························· 065

七　传统节假日如何科学控制饮食

1. 总原则 ·· 066

2. 烹调尽量简单 ·································· 067

3. 食物应尽可能新鲜 ···························· 067

4. 拒绝零食陷阱 ·································· 067

5. 吃动平衡很重要 ······························ 068

6. 限量饮酒 ······································ 068

7. 水果适当吃 ···································· 069

8. 保健品慎吃 ···································· 069

9. 饮料要选健康型 ······························ 069

10. 降糖药物不能停 ···························· 070

11. 血糖监测是杠杆 ···························· 070

八　糖尿病中药饮膳食

1. 中医饮食调护的基本要求 ···················· 071

2. 糖尿病的中医药膳 ···························· 072

3. 可做糖尿病药膳和茶饮的中药 ················ 074

九　糖尿病饮食小误区

1. 误区一：得了糖尿病，就要饿肚子 …………………………………… 077

2. 误区二："无糖"点心、饮料可以随意吃喝 …………………………… 078

3. 误区三：只吃粗粮，不吃细粮，前者多多益善，后者颗粒

　　不沾 ……………………………………………………………………… 079

4. 误区四：吃饭限制热量，不用限制时间 ……………………………… 080

5. 误区五：吃干喝稀都一样，控制量就好 ……………………………… 080

6. 误区六：植物油对身体好，可以多吃 ………………………………… 081

7. 误区七：不吃早餐或晚餐对控制血糖有利 …………………………… 081

8. 误区八：多吃点没关系，多用药血糖也能好 ………………………… 082

9. 误区九：做饭不必讲究方式，好吃就行 ……………………………… 082

10. 误区十：尿蛋白多了，得大量补蛋白 ……………………………… 083

11. 误区十一：糖尿病患者不能吃肉，只能吃素食 …………………… 083

12. 误区十二：糖尿病患者不能吃海鲜 ………………………………… 084

13. 误区十三：小番茄不升血糖，可以多吃 …………………………… 084

14. 误区十四：得了糖尿病，水果不能吃 ……………………………… 085

15. 误区十五：口渴也尽量不喝水 ……………………………………… 085

16. 误区十六：主食少吃，副食可以多吃 ……………………………… 086

17. 误区十七：糖尿病患者一定不能吃甜食 …………………………… 086

18. 误区十八：可以用蜂蜜代替糖 ……………………………………… 087

19. 误区十九：用茶代替水会更好 ……………………………………… 087

●●● 运动篇 ●●●

十　合理运动是关键

1. 运动的原因 …………………………………………………………… 091

2. 劳动 ≠ 运动 …………………………………………………………… 092

3. 运动原则 ……………………………………………………………… 093

4. 适合运动的患者 ………………………………………… 094

5. 不适合运动的患者 ……………………………………… 094

十一　找到适合自己的运动方式

1. 有效降糖的运动 ………………………………………… 095

2. 有氧运动和无氧运动的区别 …………………………… 095

3. 推荐的有氧运动与无氧运动 …………………………… 096

4. 室外运动与室内运动 …………………………………… 097

5. 常见运动热量消耗 ……………………………………… 099

6. 如何把握运动强度 ……………………………………… 100

7. 如何安排运动频率和时间 ……………………………… 102

8. 运动时机 ………………………………………………… 103

9. 如何坚持运动 …………………………………………… 103

十二　运动注意事项

1. 运动前注意事项 ………………………………………… 105

2. 运动中注意事项 ………………………………………… 106

3. 运动后注意事项 ………………………………………… 107

十三　特殊人群运动须谨慎

1. 青少年 1 型糖尿病患者 ………………………………… 109

2. 妊娠糖尿病患者 ………………………………………… 111

3. 糖尿病合并冠心病患者 ………………………………… 113

4. 糖尿病合并高血压患者 ………………………………… 113

5. 糖尿病合并外周动脉疾病患者 ………………………… 114

6. 糖尿病合并周围神经病变患者 ………………………… 115

7. 糖尿病合并视网膜病变患者 …………………………… 116

1. 误区一：早上空腹剧烈运动 ………………………………………… 117

2. 误区二：吃降糖药就不用运动了或运动了就不用吃

降糖药 ……………………………………………………………… 118

3. 误区三：运动强度过低或过高 …………………………………… 118

4. 误区四：有氧运动优于无氧运动 ………………………………… 119

5. 误区五：运动不规律，三天打鱼，两天晒网 ………………… 119

6. 误区六：运动后血糖越低越好 …………………………………… 120

7. 误区七：认为步行 10 000 步肯定能降糖 ……………………… 121

附录 ……………………………………………………………………… 122

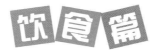

饮食篇

科学饮食是糖尿病治疗的基础，应该贯穿糖尿病综合治疗的始终。然而糖尿病饮食调控不只是限制能量、不吃甜食、少吃一点那么简单，饭吃好了是控糖又营养，吃不好不但血糖不稳，各种问题也会接踵而至。糖尿病饮食是一种通过健康饮食和选择合适的食物来辅助控制血糖的方法，在糖尿病如此高发的时代，糖尿病饮食是预防糖尿病发生、发展的重要措施之一。

本篇章通过简单易懂的方式将糖尿病需要注意的营养问题呈现出来，告诉糖尿病患者该吃什么、吃多少、何时吃、怎么吃，哪些小误区需要纠正，哪些中医药膳食可以用于控糖等，内容丰富多彩！希望糖尿病患者通过阅读本篇内容，都能够快速有效补齐自己饮食方面的短板，享受健康营养的控糖生活。

接下来就和大家一起聊聊糖尿病患者应该如何吃！

糖尿病患者没有什么不能吃

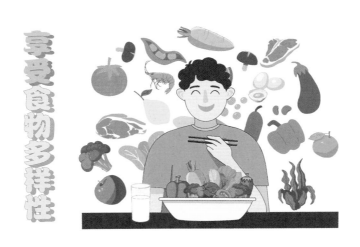

享受食物多样性

　　常常有糖尿病患者抱怨："得了糖尿病,生活也太没有意思了! 这不能吃、那也不能吃,这生活还有什么意思呢?!"正是因为有这样的误区,使部分糖尿病患者进入了自暴自弃的阶段,"与其活受罪般地生活,不如该吃吃、该喝喝,能快活几天是几天"! 从而使血糖控制一塌糊涂、病情进展迅速、并发症高发。以上两种情况也是我们日常生活中经常碰到的极左与极右的饮食方式,而这两种情况都是不科学、不可取的。一方面,执行极度低热量饮食原则的糖尿病患者,其极其严苛的饮食习惯使饮食结构相对单一,有些糖尿病患者甚至数年没有吃过水果,并且长期处于营养摄入负平衡状态,看似血糖降下来了,但是时间久了患者体重不断下降,营养状况堪忧,抵抗力下降,并没有提高患者的生存质量,也难以实现延长预期寿命的目标。而另一方面,放任自我大吃大喝的饮食,往往长期热量摄入过多、营养过剩,加重血糖、血脂、体重负担,血糖常年居高不下,久而久之,各种并发症和合并症高发,同样严重影响生活质量和寿命。因此,这两种饮食习惯都是不可取的。正确的健康的饮食原则,是因人而异的,让人可接受而且愉悦的。

糖尿病患者就诊第一步往往就是饮食教育,即通常所讲的"糖尿病饮食教育"。其实准确来讲,这不是"糖尿病饮食",而是"健康饮食",是我们每个人都要积极学习和落实的饮食原则。对于糖尿病患者而言,由于需要更积极地使血糖血脂达标,健康饮食就显得更为重要,因此也需要每位糖尿病患者都要学习和接受,并融入日常生活中,久而久之大家就称之为"糖尿病饮食"。健康的饮食绝不是片面的、单一的,而是全面的、广泛的,概括起来就是"什么都可以吃,有选择地吃"。

1. 健康饮食种类多

新鲜的食材是健康饮食的保证,对于糖尿病患者来说,安全、新鲜的食材都是可选的。常常所说的糖尿病患者"不能吃或不敢吃"的食物,往往是经过深度加工后的升糖幅度高、速度快的食品。因此,糖尿病患者饮食推荐的整体原则是避免深度加工,采用小火慢炖型、急火快熟型或新鲜凉拌。

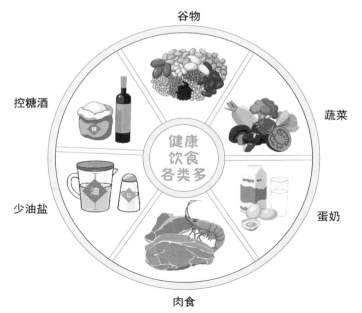

（1）谷物（主食）是基础：谷物作为人类主要的食物来源之一，对于健康具有重要意义。现在通常讲的"谷类"或"谷物"，其实是一个概念，包括水稻、小麦、小米、玉米及多种杂粮等，是许多亚洲人民的传统主食。它们不仅提供能量，还富含膳食纤维、维生素和矿物质，是均衡饮食的基础。谷物是碳水化合物的重要来源，碳水化合物是人体主要的能量来源之一，而谷物中的淀粉是碳水化合物的重要形式。我们常常讲控制主食，但绝不是一味降低甚至不吃主食，而是要将主食的量控制在合理范围。不同种类的谷物含有不同种类的维生素和矿物质，如 B 族维生素、镁、锌等。这些营养物质对于维持神经系统、免疫功能和骨骼健康至关重要。因此，主食的种类建议多样化。

在选择谷物时，可以关注全谷物和精制谷物的区别。全谷物是指没有经过精加工的谷物，保留了外层的米糠，富含膳食纤维和营养物质。而精制谷物则去除了外层，虽然口感更细腻，但失去了一部分营养。为了获得更全面的营养，可以选择更多的全谷物食物。

对于服用降糖药物尤其是注射胰岛素的糖尿病患者来说，还要注意保持主食（碳水化合物）热量的一致性，以保证血糖的稳定，避免餐后血糖的波动。简单来讲，可以丰富全天的主食种类，但是尽量保证每日三餐与三餐之间主食种类相对一致。举例来说，早上主食是馒头，中午可以是米饭，晚上可以杂粮饼加玉米等，全天主食种类丰富，但是早餐主食是馒头就尽量早餐都选馒头，每日同一餐的主食种类尽量保持一致，这样热量和血糖生成指数（食物的血糖生成指数即指食物被吸收后在体内的血糖上升程度，数值越低表示食物消化后血糖上升越慢，反之则越快）可以相对一致，因为口服药和胰岛素不能每日随进餐频繁调整，而保持主食的一致性更利于血糖平稳。

（2）蔬菜来帮助：鼓励糖尿病患者每日食用种类尽量丰富的蔬菜。蔬菜含有丰富的维生素、矿物质和膳食纤维，不仅可以平衡饮食、增加营养摄入，而且有助于胃肠道蠕动、促进消化。随着经济发展，市场上蔬菜琳琅满目，在选择的时候要把握几个原则：①鼓励餐餐有蔬菜，多选绿叶类蔬菜，建议绿叶蔬菜占食用蔬菜总量的一半以上，比如菠菜、油菜、茼蒿、小白菜、芹菜、西蓝花等。②选择低糖蔬菜，比如白菜、茄子、黄瓜、白萝卜、豆角、苦瓜等。番茄和黄瓜,含糖量低,口感较好,是糖尿病患者加餐的首选。③适当的菌藻类食物。此类蔬菜含有大量的膳食纤维、矿物质,还可以降血脂,增强免疫力等。④识别含糖量偏高蔬菜,如莲藕、荸荠、洋葱、豌豆、蚕豆、百合等,这类蔬菜碳水化合物含量较高,此类蔬菜可以作为配菜食用,不宜多食。如果食用过多,就要适当减少主食量。⑤主食类蔬菜,如马铃薯、红薯、山药、芋头、南瓜等,此类蔬菜淀粉含量高,增加饱腹感,可作为主食的一部分食用,进食此类蔬菜,要减少主食摄入量。

（3）蛋奶必须吃:推荐糖尿病患者每天吃 1 个鸡蛋,鸡蛋富含丰富的优质蛋白,1 个鸡蛋所含的蛋白质大致相当于 25 克鱼或瘦肉的蛋白质,其中含有 8 种人体必需氨基酸,并与人体蛋白的组成极为近似,人体对鸡蛋蛋白质的吸收率可高达 98%。

关于奶制品的推荐,以新鲜奶为首选,牛奶、羊奶、驼奶都可以,但要保证卫生、杀菌到位。就易获取程度而言,市面上牛奶品种更丰富。建议糖尿病患者尽量选择纯的鲜牛奶或者是无糖酸奶,脱脂奶(脂肪含量≤0.5%)和低脂奶(脂肪含量≤1.5%)可能更优,尤其适合合并高血脂、脂肪肝、心血管疾病和肥胖的糖尿病患者。酸奶严格地说是发酵的牛奶,以生牛乳或乳粉为原料(不允许添加糖或其他原料),其营养价值高于普通液态乳,又特别适合乳糖不耐受者食用。但市面上大多数酸奶其实是风味酸奶(风味发酵乳),普遍添加了白砂糖和其他原料(如谷物、果蔬、增稠剂、色素、香料等),其营养价值有所降低,碳水化合物含量明显增加,血糖生成指数也超过普通牛奶。若要食用,建议可以用家庭酸奶机自行制得。此外,有糖尿病肾病的患者要控制蛋白质的摄入量,喝多少牛奶必须由医生根据肾功能情况来决定。

（4）肉食量适度:糖尿病患者对肉类的正确态度应该如下。①不要肆无忌惮地吃肉。有些人认为吃肥肉会发胖,吃瘦肉既不会发胖又能保证营养的摄入,就多吃瘦肉。事实上,多吃瘦肉未必就好。瘦肉中的蛋氨酸含量较高,蛋氨酸在某种酶的催化下可变为同型半胱氨酸,而同型半胱氨酸过多也会导致动脉粥样硬化。②也没必要做严格的素食者。有的人单纯吃素,一点肉类食物都没有获取,认为少吃肉或不吃肉就能减少热量获取,从而控制体重,维持血糖稳定,殊不知肉类食物也含有人体需要的营养,长时间不吃肉体质会变弱,同样不利于身体健康和血糖控制。

选择合适的肉类食物既能确保健康安全,又能让病情得到改善,原则上推荐选择清淡瘦肉。清淡瘦肉代表有深海鱼肉、鸡胸肉、牛肉等。

糖尿病患者吃肉有几点比较容易记住的法则:①4条腿的不如2条腿的,2条腿的不如没腿的,譬如猪肉、牛肉不如鸡肉、鸭肉,鸡肉、鸭肉不如鱼肉、虾;②吃瘦肉不吃肥肉;③吃去皮的肉,就把要高脂肪的皮去掉,比较肥的鱼皮也不吃。根据这个法则,鱼肉尤其是深海鱼肉等优质鱼类,是糖尿病患者的首选肉食。

肉类的烹饪同样推荐简单的加工,以清蒸、水煮为主,也可以煮熟后凉拌,避免油炸、红烧、煎烤。

(5)油盐尽量少:糖尿病患者是不能够多吃盐的,每日盐的摄入量应控制在5克以下。若同时合并高血压、肾病,盐的摄入量要控制得更为严格,建议每天<3克。现代医学研究表明,如果摄入过多的盐,可增强淀粉酶活性,从而促进淀粉消化和小肠吸收游离葡萄糖,可引起血糖浓度增高,导致病情加重。此外,多数糖尿病患者伴有高血压和肥胖,多吃盐会使血压升高,不利于高血压的防治,故必须限盐。

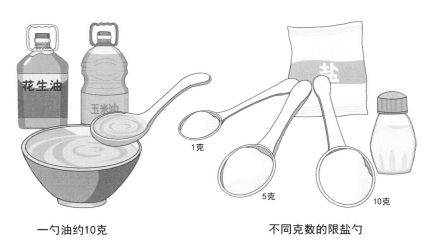

学会估算盐、油量

一勺油约10克　　　　　　　　不同克数的限盐勺

糖尿病患者及健康人群每日油推荐摄入量为 25～30 克,油摄入多了通常会导致体重增加、肥胖,进而引起高血糖、高血脂、高血压等。

糖尿病患者饮食以偏清淡为好,口味重的饭菜除了容易加重血压、血脂负担外,往往容易刺激人们的"胃口",使食欲大增,对于糖尿病患者控制饮食来说十分不利。因此,应该在科学的指导下进行低盐、少油饮食。

(6)控糖又限酒:米饭、水果、甜点和奶茶等,所有的这些食物,当吃下肚后,都会一步步分解成单糖(葡萄糖和果糖),从而进一步提供能量。这样看来,主食为什么一定要是米饭、馒头呢? 水果里有糖,奶茶里有糖,蛋糕里面也有糖,早上吃一盘水果加个鸡蛋再加一杯牛奶,营养均衡又美味,有碳水、有蛋白,还有膳食纤维。但事实是,葡萄糖和果糖的代谢是不一样,个体的每一个细胞都可以利用葡萄糖,而果糖只能由肝代谢。饮料和甜食中的蔗糖分解后有一半是果糖,肝只能代谢一部分果糖,大部分会被转化为脂肪,长期大量摄入果糖会导致脂肪肝和肥胖。要限制糖的摄入,糖尿病患者对水果的摄入也要限制,而对于膳食纤维的需求可以鼓励多食用绿色蔬菜。

对于酒精限制主要在于,一方面,酒精会影响身体的糖代谢,在喝酒的同时血糖迅速上升到一个高值,但是酒在体内产生的热量不能像食物一样长时间地维持血糖水平,所以很容易发生低血糖。"老糖尿病患者"都知道低血糖比高血糖对身体的影响更快、更致命。另一方面,酒精对肝功能会造成损伤,从而引起脂代谢紊乱,造成高脂血症,糖尿病患者的血脂控制要求原本就比健康人群更严格,一杯酒可能将近几个月的努力付诸东流。如果日常生活工作中,糖尿病患者非要饮酒,女性的摄入量应限制在每日不超过 1 标准杯,男性每日不超过 2 标准杯。而啤酒中含有大量的麦芽糖成分,会使血糖急剧升高,糖尿病患者若饮酒尽量避免饮用啤酒。总之,糖尿病患者最好不要喝酒,实在避不开,也只能小酌一口。

【注:标准杯,是指含有大致相当的乙醇量(克)。一个标准杯的酒精饮料乙醇含量约 12 克。1 标准杯白酒=40(% vol)度的白酒约 35 毫升(相当于不到 1 两白酒,其中乙醇含量约 11.2 克),1 标准杯葡萄酒=13.5(% vol)度的葡萄酒 100 毫升(相当于不到 2 两葡萄酒,其中乙醇含量约 11.2 克),1 标准杯啤酒=3.5(% vol)度的啤酒 400 毫升(相当于一瓶的啤酒)】

2.热量计算要了解

糖尿病患者要控制好每天摄取的总热量,既不要过少,也不要过多。评估热量摄入是否平衡最简单的一个方法就是监测体重,体重测量也有细节:每天晨起,大小便后,穿同样的衣服(如轻便的睡衣)和鞋子(或不穿鞋)。如果一段时间体重明显下降,说明摄入热量是负平衡,消耗量大于摄入量。如果体重保持稳定,说明摄入与消耗热量平衡。更具体的就需要学会计算热量,供给人体热能的营养素有3种:碳水化合物、蛋白质和脂肪。其中碳水化合物和蛋白质每克可供热能4千卡(1千卡≈4.19千焦),脂肪每克供热能9千卡。

(1)总热量计算及饮食需要量计算:糖尿病患者可据其劳动或运动强度和理想体重计算出每人每天需要的总热量(千卡),再进行全天饮食分配。

> 第一步:计算自己的理想体重。
>
> 理想体重(千克)=身高(厘米)-105。例如:身高170厘米,其理想体重是170-105=65千克。
>
> 目前体重状况(%)=[(实际体重-理想体重)/理想体重]×100%
>
> 正常:理想体重上下10%范围。肥胖:超出理想体重20%。消瘦:低于理想体重20%。

> 第二步:估算自己的体力等级,找出自己对应的每千克体重所需的热量。
>
> 每日消耗总热量(千卡)=30×理想体重。30为正常体重轻体力劳动每日每千克体重所需热量,肥胖及卧床休息者应减少一级(5千卡),消瘦及体力劳动增加时应加一级,例如轻体力劳动的肥胖患者为25,中等体力劳动的消瘦患者为40。

热量计算根据理想体重分系数

劳动强度	举例	正常	肥胖	消瘦
卧床	—	15~20	15	20~25
轻体力劳动	办公室职员、老师、售货员、实验员、裁缝等	30	20~25	35
中体力劳动	学生、司机、外科医生、电工、体育活动等	35	30	40
重体力劳动	农民、建筑工、搬运工、伐木工、舞蹈生、运动员等	40	35	40~45

第三步:算出自己一天所需的总热量。

一天所需总热量(千卡)=理想体重×每千克理想体重所需热量。举例说明:患者,男,45 岁,身高 176 厘米,体重 90 千克,职业为会计,患糖尿病 3 年。

该患者理想体重=(176-105)=71(千克),实际体重超 26.8% [(90-71)÷71×100%],为肥胖患者、轻体力劳动。热量系数为 20~25,以系数 25 举例计算。

所需热量=25×71=1 775 千卡,接近 1 800 千卡,查表知每日主食 300 克,蔬菜 500 克,瘦肉 200 克,豆制品 200 克,油 2 汤匙(可参照文末附录食物交换份选择食物种类)。

根据个人情况分配于三餐,或者除三餐以外,可以加餐 1~2 次,加餐以水果、蔬菜、奶为主,保证符合每天总热量需求。

饮食量简表

热量/千卡	主食/克	蔬菜/克	瘦肉/克	豆制品/克	油/汤匙	蛋白质/克	碳水化合物/克	脂肪/克
1 000	200	500	100	200	1.0	40	150	26
1 200	225	500	100	200	1.5	48	180	38
1 400	225	500	150	200	1.5	56	220	38
1 600	250	500	200	200	1.5	64	240	43

续表

热量/千卡	主食/克	蔬菜/克	瘦肉/克	豆制品/克	油/汤匙	蛋白质/克	碳水化合物/克	脂肪/克
1 800	300	500	200	200	2.0	71	270	48
2 000	350	500	225	200	2.0	79	300	54
2 200	400	500	225	200	2.0	86	330	59
2 400	450	500	250	200	2.0	90	360	64

每日所需总热量为整体指导原则,并不是让大家用电子秤精确计量每一餐各种食物的重量。饮食指导是为了生活和血糖稳定而服务,也需要每个人根据自己的情况逐渐摸索,但不要被热量计算和要求所累。若每天因为计算热量、食物称重所累,那热量指导就失去了指导意义。

如果实在搞不懂热量计算和分配也不要紧,我们每个人在日常生活中积累了各自的生活智慧,根据体重的波动情况也可以基本判断热量摄入的盈亏。同时随着动态血糖监测技术的逐渐普及,不同食物种类和剂量进食后对血糖的影响,在动态血糖上可以有更加清晰直观的表现,同样有助于饮食指导。

(2)合并肾病时饮食:糖尿病肾病患者需要低优质蛋白饮食,可减少蛋白尿,改善肾功能。但也不应摄入过低,应根据自身糖尿病肾病分期遵从医生指导确定每个人每天蛋白质摄入量,一般为每天每千克理想体重0.6~0.8克蛋白质总量。推荐患者采用以优质蛋白为主,通常动物蛋白营养价值优于植物蛋白。肉、蛋、奶和大豆类食物中所含有的必需氨基酸可满足人体需要,在医学上称为优质蛋白质。因此,推荐糖尿病肾病患者采用以白肉(鱼和鸡肉类)、蛋类、蔬菜和奶类为主要来源的低蛋白质饮食,适当摄入大豆蛋白,减少红肉摄入。

建议糖尿病肾病患者每天每千克理想体重摄入30~35千卡热量。糖尿病肾病患者需要减少蛋白质摄入,那么热量不足部分可以用富含碳水化合物的食物来补充,也可以适当增加富含单不饱和脂肪酸的植物油。家中备一个体重计,经常称体重,如果2~3周内体重没变化,说明饮食热量消耗基本相同。

糖尿病肾病患者由于限制蛋白质摄入,需要保证每日摄入总热量的50%～55%由碳水化合物提供,以此保证总热量充足。推荐选择血糖生成指数低的复合碳水类为宜,如玉米、荞麦、燕麦、莜麦、红薯等。并可以选择能量高、蛋白含量低的食物作为主食,可节省植物蛋白的摄入用于进食动物蛋白,可选小麦淀粉、马铃薯、藕粉、粉丝、芋头、白薯、山药、南瓜、菱角粉、荸荠粉等。

(3)超重或肥胖人群:超重或肥胖的糖尿病患者,需要更积极地控制体重、减重,因此需要限制热量摄入。目前对于这一部分人群其热量的计算主要有三种类型:一是在摄入热量目标基础上每日减少30%～50%。二是在摄入热量目标基础上每日减少约500千卡的热量摄入。三是推荐每日摄入量1 000～1 500千卡。

通常食量比较大的人更容易出现肥胖的情况,因此减肥人群要通过各种方法控制食量、增加饱腹感,比如三餐之前喝一杯水是一种不错的方法,可以提高肠胃的饱腹感,降低食欲,同时也能够促进肠胃的蠕动,使身体的消化和吸收能力有所提高。

烹饪方式的选择对减肥也有一定的影响。烹饪食物的时候,尽量不要采取煎炸、红烧的方式,建议用减少热量的烹饪方式,比如水煮或者清蒸。还要掌握正确的饮食顺序,先吃蔬菜,然后肉类,最后吃主食,这样既能够控制食欲,也能够减轻胃肠道的压力,而且能够避免摄入过多的热量。

(4)儿童和孕妇:糖尿病儿童全天总热量(千卡)＝1 000＋年龄(岁)×(70～100)(千卡)。

3岁以内相对需要量大,乘以100千卡;4～6岁乘以85～90千卡;7～10岁乘以80～85千卡;10岁以上乘以70～80千卡。身体胖、活动少的患儿及青春期女孩用偏低热量;身体瘦、食量大、活动大的患儿用偏高热量;运动量较大的患儿,可将日需要量增加10%～20%。

儿童若有喜食零食的习惯,要改吃零食为加餐,在总热量范围内,采用少量多餐,随身携带食用方便的食品加餐用。热量分配时,儿童对蛋白质的需要量大,蛋白质的含量应占20%,坚持低脂、粗制糖类食品,蔬菜宜用含糖量少的菠菜、白菜、萝卜、黄瓜等,适当增加含膳食纤维多的食物如玉米、豆皮、高粱,烹调方法宜多样化,这样可提高患儿进食的兴趣。

不同年龄段儿童推荐每日营养素摄入量

年龄	总能量(千卡)	碳水化合物(克)	脂肪(克)	蛋白质(克)
1~3岁	1 000~1 300	120~180	30~50	35~45
4~8岁	1 400~1 600	170~220	40~60	45~60
9~13岁	1 600~1 800	200~250	50~70	60~70
14~18岁	1 800~2 000	220~280	55~80	70~80

妊娠糖尿病患者饮食控制的目的是提供母体与胎儿足够的热量及营养素,使母体及胎儿能适当地增加体重,符合理想的血糖控制,妊娠初期不需要特别增加热量,妊娠中期的热量摄入量按每日每千克理想体重30~38千卡计算,并以整个妊娠过程总体重增加10~12千克为宜。同时还必须避免过低的热量摄入,以免发生酮症,对胎儿造成不良影响。为维持血糖值平稳及避免酮症的发生,餐次的分配非常重要。因为一次进食大量食物会造成血糖快速上升,且母体空腹太久时容易产生酮体,所以建议少量多餐,将每天应摄取的食物分成5~6餐。为避免晚餐与隔天早餐的时间相距过长,睡前可适量补充点心。主食每日应保证250~350克,不能错误地认为不吃淀粉类可控制血糖或体重,因为过少摄入主食不利于胎儿生长。每日摄入约100克蛋白质,1/3以上为优质蛋白质,如蛋类、牛奶、白肉及豆浆、豆腐等黄豆制品。应多摄取高纤维食物,如以糙米或五谷米饭取代白米饭,增加蔬菜的摄取量,吃新鲜水果而勿喝果汁等,如此可延缓血糖的升高,帮助控制血糖,也比较有饱足感。配合一定量的体育锻炼,不要太剧烈,但整个妊娠过程都应坚持锻炼。如果饮食控制后血糖仍高于理想水平,应尽早采用胰岛素治疗。

孕期女性平衡膳食宝塔

	孕中期	孕晚期
加碘食盐	<6克	<6克
油	25~30克	25~30克
奶类	300~500克	300~500克
大豆/坚果	20克/10克	20克/10克
鱼禽蛋肉类	150~200克	200~250克
瘦畜禽肉	50~75克	75~100克
	每周1~2次动物血或肝脏	
鱼虾类	50~75克	75~100克
蛋类	50克	50克
蔬菜类	300~500克	300~500克
	每周至少一次海藻类蔬菜	
水果类	200~350克	200~350克
谷薯类	275~325克	300~350克
全谷物和杂豆	75~100克	75~150克
薯类	75~100克	75~100克
水	1 700~1 900毫升	1 700~1 900毫升

3.吃饭顺序有诀窍:先菜后饭血糖好

　　2017 年的《中国 2 型糖尿病膳食指南》中提出:调整进餐顺序,养成先吃蔬菜,最后吃主食的习惯。在糖尿病患者中所进行的干预研究显示与先吃主食后吃蔬菜或荤菜的进餐顺序相比,先吃蔬菜或荤菜后吃主食,其餐后血糖、胰岛素水平显著降低。进一步研究显示,按照蔬菜—荤菜—主食的进餐顺序可降低餐后血糖波动。长期坚持,还可使 2 型糖尿病患者餐后血糖及糖化血红蛋白水平显著降低。因此改变进餐顺序,按照蔬菜—荤菜—主食的顺序进餐,有利于糖尿病患者短期和长期血糖控制。如果喝汤,建议餐前喝汤(非淀粉类汤类),易产生饱腹感,利于控制进餐总量,从而降低餐后血糖。

　　糖尿病患者最佳三餐时间:一般早餐可以在早上 7 点左右,午餐在中午 12 点左右,晚餐在下午 5～6 点。但是由于每个患者的生活习惯以及工作规律不一样,所以三餐时间也可能会存在一定的差异,根据患者具体情况选择合适的时间即可。但是,糖尿病三餐应定时、定量,两餐一般间隔在 5～6 小时,有利于建立生物钟,使体内定时释放出以胰岛素为主的相关激素,不能间隔时间过短或过长,否则可能会出现血糖波动较大的情况,同时控制每日总热量,避免暴饮暴食。因此,定时定量进餐,维持热量摄入的一致性,有利于血糖监测和药物疗效的评估,更有益于血糖控制。

4.吃饭时长有讲究

细嚼慢咽适用于每个人。细嚼慢咽让牙齿对食物进行了更好的机械性消化,会使得食物变得柔软,进而到胃肠之后就可以与消化液充分地混合,利于食物的消化吸收,减少胃部的消化负担。

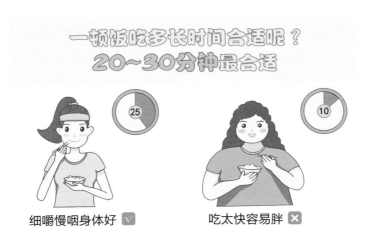

我们知道用餐后血糖肯定是会上升的,人的血糖值是从开始吃饭 15 分钟后上升,在 30 分钟的时候达到顶峰。当血糖值达到顶峰的时候,我们的大脑就会作出应答,也就是吃饱的信号传递给肠胃,进而食欲降低,停止进食。如果吃得过快,狼吞虎咽的话,胃的饱腹感还没有感知到,同时也不能将饱腹感反馈到大脑的摄食中枢,当大脑接收到反馈时,往往已经进食特别多的食物了,久而久之便会导致摄入量过剩,并逐渐形成高血脂、高血糖、肥胖等。因此,对于糖尿病患者,尤其是有肥胖烦恼的糖尿病患者更要细嚼慢咽。因此,慢慢吃饭,将吃饭时间控制在 20～30 分钟,既可以减轻胃肠道负担,还有助于控制总摄入量。

如何避免吃得太快呢?默数咀嚼次数、增加不易咀嚼的食物、尝试非惯用手用餐,都是可以避免吃得过快的方法。如每进食一口食物咀嚼 20～40 次,餐间停顿,减小每一口食物量。

5. 了解多种饮食模式

(1)东方健康膳食模式——江南饮食:我国幅员辽阔,在不同地域,由于地理环境和饮食习惯的不同,导致其膳食模式也有所不同。专家们发现,在以浙江、上海、江苏为代表的江南地区和广州、福建等沿海地区,居民膳食模式比较健康,能够有效降低营养素缺乏、肥胖以及相关慢性病的发生,有助于提高预期寿命。专家认为这一带的膳食模式近似平衡膳食模式,值得推荐。也就是《中国居民膳食指南(2022)》首次提出的属于中国人自己的膳食模式——东方健康膳食模式。

东方健康膳食模式比较接近我国居民平衡膳食理想的模式,其主要膳食特点:食物多样、谷物为主、清淡少盐、蔬菜水果充足、鱼虾等水产品丰富、奶类豆类丰富,并具有较高的身体活动量。

原则一:食物多样,坚持谷类为主的平衡膳食模式。每天的膳食应包括谷薯类、蔬菜水果、畜禽鱼蛋奶和豆类食物,平均每天摄入 12 种以上食物,每周 25 种以上。

原则二:多吃蔬果、奶类、全谷、大豆。餐餐有蔬菜,保证每天摄入不少于 300 克的新鲜蔬菜,深色蔬菜应占 1/2;天天吃水果,新鲜水果为主,果汁不能代替鲜果;如果胃肠道可以耐受,建议摄入纯牛奶;经常吃全谷物、大豆制品,适量吃坚果。

原则三:吃动平衡,健康体重。健康体重是在理想体重上下波动 10% 以内。各年龄段人群都应天天进行适当身体活动,减少久坐时间,保持能量平衡,同时有助于降低血糖。

中国居民平衡膳食宝塔

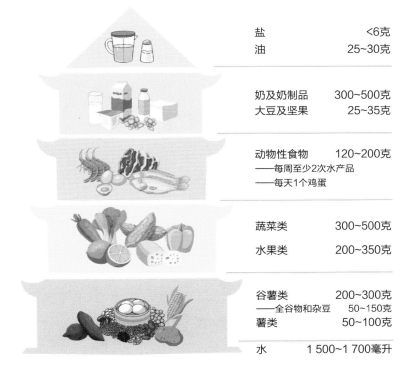

盐	<6克
油	25~30克
奶及奶制品	300~500克
大豆及坚果	25~35克
动物性食物	120~200克
——每周至少2次水产品	
——每天1个鸡蛋	
蔬菜类	300~500克
水果类	200~350克
谷薯类	200~300克
——全谷物和杂豆	50~150克
薯类	50~100克
水	1 500~1 700毫升

原则四:鱼、禽、蛋类和瘦肉摄入要适量。优先选择鱼类,少吃肥肉、深加工肉制品;吃完整的鸡蛋,不弃蛋黄。

原则五:少盐少油,控糖限酒,培养清淡饮食习惯。成年人如饮酒,一天饮用的酒精量不超过 15 克。

原则六:合理安排一日三餐,定时定量,不漏餐,每天吃早餐,不暴饮暴食、不过度节食。足量饮水,少量多次,建议成年男性每天喝水 1 700 毫升,成年女性每天喝水 1 500 毫升,推荐喝白水或茶水。

原则七:会烹会选,会看标签。认识食物,选择新鲜的、营养素密度高的食物,学会阅读食品标签;学习烹饪,享受食物天然美味。

(2)地中海饮食:顾名思义,指源自地中海沿岸国家(如法国、西班牙、希腊和意大利)的一种饮食习惯,目前被认为是世界上最健康的饮食之一。地中海饮食是一种以蔬菜、水果、鱼类、五谷杂粮、豆类和橄榄油等食物占主体的膳食模式,同时还限制加工食品、添加糖和精制谷物的摄入。这种饮食以简单、自然和地域多样性为特点,采用的烹饪技巧也都比较简单。这种饮食的成分富含维生素、矿物质、膳食纤维、蛋白质和健康型脂肪,因此科学家们发现地中海饮食对心脏病和肥胖有预防和治疗作用,同时还可以改善一些疾病的症状,包括糖尿病和脑卒中等。

地中海饮食金字塔

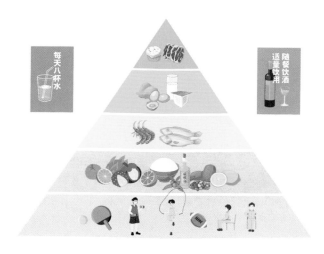

需要注意的是,地中海饮食并非单一的饮食模式,而是一种饮食文化的总称,包括了与食材、调料、烹饪技巧和当地文化密切相关的多种饮食模式。因此,在采用地中海饮食时,应注意依据自身的口味和营养需求进行合理调整。

地中海饮食虽然没有严格的种类和质量限制,但是基本上都要遵守以下几个原则:以植物性食物为主;蔬菜、水果、豆类、坚果、全谷物、橄榄油和香料要顿顿有;鱼类和海鲜每周至少吃 2 次;适量食用家禽、鸡蛋、奶酪和酸奶;远离红肉和糖类;如果不得不饮酒的话,建议适度饮用红酒,不要贪杯。

结合国情,使之更“中式化”:地中海饮食虽好,但它毕竟是基于欧洲人的饮食习惯,“中国胃”很可能会不适应,因此,还得适当转化成“中式”的才行。①粗杂粮与精米白面结合。②植物油补充橄榄油:对于普通民众来说,日常饮食完全应用橄榄油费用较高,可以交替使用多种植物油来补充橄榄油。③减少红肉比例:适当增加鱼类及其他海鲜的摄入量,但是对于有高尿酸血症或痛风的患者,要控制海鲜的摄入。

(3)生酮饮食:生酮饮食通常是指碳水化合物含量非常低、蛋白质含量适中、脂肪含量高的饮食,尿酮水平经常被用作饮食依从性的指标。"经典"生酮饮食通常是指医学监督下的极低碳水化合物的饮食(膳食脂肪与蛋白质)/碳水化合物的比例为 4∶1 或 3∶1。生酮饮食最早源自于古希腊时期,用于治疗癫痫。随着医学的发展,这种饮食法也逐渐落寞。但是,由于生酮饮食对减肥有帮助,近几年再次引起热议和追捧,并逐渐在糖尿病患者中盛行。

人体对于能量的消耗是有顺序的:人体使用能量优先用糖类,糖类用完后用脂类,脂类如果再用完,就用蛋白质供能。而生酮饮食就是限制糖类摄入,提高脂类摄入,让脂类直接供能产生酮体,继而达到减肥的目的。所以,就目前来说,生酮饮食的好处就是可以调控血糖以及抑制食欲、降低体重。这也是为什么生酮饮食也被部分糖尿病患者和很多肥胖者采用的原因。

但是,生酮饮食全天的碳水化合物总量要限制在 50 克以下,最好在 20 克左右。这基本上就是 1 颗小马铃薯,不到 50 克(1 两)米饭的量,剩下的大部分热量需要由脂肪来提供。

生酮饮食的食物种类和日常的膳食差别非常大,并不是所有人都能够适应。另外从成本上来说,每天吃很多三文鱼和黄油、牛油果,用特级初榨橄榄油的花销会比普通膳食高出很多。此外,生酮饮食是一种较为极端的饮食方法,它的营养并不均衡,容易缺乏某些矿物质和维生素。生酮饮食可能适用于一些肥胖的初发 2 型糖尿病,但是对于 1 型糖尿病患者来说风险极高,1 型糖尿病本身就因为胰岛素分泌不足甚至缺乏容易造成出现酮症和糖尿病酮症酸中毒,生酮饮食本身易产生酮体,极容易诱发糖尿病酮症酸中毒,甚至危及生命。另外,酮体的产生完全依赖肝,肝病患者不能够采取生酮饮食。患有肾病的人也需要谨慎,因为生酮饮食可能会加重肾的负担,造成严重的电解质紊乱,或者导致肾结石。

总之,生酮饮食的膳食模式较为极端,颇具争议,长期使用生酮饮食是否会更健康,目前并没有足够医疗证据支持这个说法。因此,生酮饮食不作为糖尿病饮食的主要推荐方式,可能仅适合个别人群,并且需要严格的医疗指导,不能盲目跟风。

二 主食一定要吃好

1. 四个原则很重要

（1）主食每日不能少：很多糖尿病患者担心主食会引起血糖升高，日常生活中总是减少主食量，甚至不吃主食，其实这是一种误区。《中国居民膳食营养素参考摄入量（2023）》中明确指出，人体每日能量供应中 50%～65% 来自碳水化合物。而以谷类为主的主食是碳水化合物的主要来源，没有足量的能量供给，人类就无法进行日常活动，特别对于糖尿病患者，一旦没有摄入足够的碳水化合物，机体就会分解脂肪、蛋白质来补充能量，脂肪分解产生的酮体会引起"饥饿性酮症"；蛋白质分解会引起消瘦、抵抗力降低，感染风险增加，对于糖尿病患者来说是雪上加霜。所以，主食每日不仅要吃，更是要定时定量、种类多样。

（2）主食排序有讲究：每餐中都需要营养均衡，所以主食与蔬菜、肉、蛋、奶及水果的搭配很重要，既保持进餐的口感和愉悦度，又可以平衡营养三大物质和膳食纤维及微量元素的摄入，保持机体的健康。在《中国 2 型糖尿病膳食指南（2017）》中指出，改变进餐顺序可以帮助控制血糖。建议糖尿病患者进餐时先吃蔬菜，再吃肉蛋类，最后吃主食，通过胃肠吸收后反馈到大脑的饱食信号减少过多摄入的主食，增加饱腹感，减少人们对食物的心理需求。

（3）粗细粮互补很重要：粗粮含有丰富的 B 族维生素、维生素 E、矿物质、不饱和脂肪酸、酚类等植物化学物,而细粮中蛋白质、脂肪和碳水化合物含量相对较高,粗细粮搭配可以使营养更均衡;粗粮中还含有丰富的膳食纤维,可以促进肠道蠕动,增强消化功能,预防便秘等肠道问题。相比细粮,粗粮的血糖生成指数较低,粗细粮搭配食用更利于糖尿病及肥胖的患者控制血糖及体重。

（4）细嚼慢咽要做到:进餐过程中细嚼慢咽可以使食物更充分地被身体消化吸收;通过延长进餐时间,可以使餐后血糖保持稳定;甚至有研究显示,晾凉后的主食可以延缓餐后血糖的吸收。所以,建议糖尿病患者就餐时尽量做到细嚼慢咽。

2. 主食种类知多少

食物分类之碳水——谷薯杂豆主食类

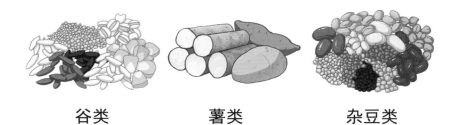

谷类　　　　　　薯类　　　　　　杂豆类

（1）谷物类:谷物类食品是指以谷物为原料制成的食品,包括稻米、小麦、大麦、玉米、小米、黑米、荞麦、燕麦、薏仁米、高粱等。谷物通过加工为主食,给人类提供50% ~80%的热能、40% ~70%的蛋白质、60%以上的维生素 B_1,是膳食中 B 族维生素的重要来源,含有丰富的膳食纤维,同时也提供一定量的无机盐和多种微量元素。国内外多项研究表明谷物类食物具有预防心脏病、脑卒中、糖尿病的作用,其中膳食纤维的摄入能降低结肠息肉和腺瘤的发生率,有效降低结肠癌和前列腺癌的发生率。

（2）薯类:薯类是指能吃的根茎类农作物的总称,主要用来吃的部分是块根和块茎,常见的有甘薯(红薯、山芋)、马铃薯(土豆、洋芋)、山药、芋头、木薯等。薯类淀粉含量通常比谷物高 20% 以上,口感好,饱腹感强;富含膳食纤维、维生素、矿物质和植物化学物等,具有很高的营养价值。但一次过多食用会引起胀气、反酸等胃肠道不适;而且,薯类中所含蛋白质较低,长期以薯类为主食易发生营养不良,出现水肿等症状。因此,推荐将薯类食物作为主食的一部分,替代部分精米白面,以实现饮食的多样性和营养均衡。

(3)杂豆类:杂豆类是指除了大豆以外的红豆、绿豆、芸豆、蚕豆等多种豆类。杂豆类含有较高的碳水化合物,通常在 50% ~ 60%,作为主食可以提供更多的能量;杂豆类中蛋白质的含量较高,通常在 20% 左右,而且含有较高的赖氨酸,可以弥补谷类蛋白质的不足,从而提高整体的蛋白质利用率;杂豆类中的脂肪含量较低,通常在 1% ~ 2%,而且不含胆固醇,对心血管系统的健康有益;杂豆类中含有丰富的膳食纤维、维生素和矿物质等营养成分,对于维持身体健康和营养均衡非常重要;杂豆类具有较高的饱腹感,可以增加饱腹感,减少食物摄入,有助于控制体重。因此,将杂豆类作为主食的一部分,可以增加食物的多样性,提供更多的营养价值,有助于控制体重和保持健康。

3. 不同人群量不同

糖尿病患者每天需要的热量有个体差异,主要根据身体胖瘦程度及活动量来制订,营养师通常根据体重指数(BMI)来算总热量,主食占 50% ~ 60%。例如,一个 60 千克的成年男性,日常中等活动量,需要主食 300 ~ 400 克/天,这里主食的重量指生重及原材料的重量,而不是加工后的重量。日常做饭前,可以用食物秤来称重合适的量。除了精确称重外,为了方便,还可以采取简单的手势法来估计主食量,一餐饭吃一个拳头大小的淀粉类食物,每天需要 2 ~ 3 个拳头大小的量即可满足人体需要;将一天的主食量分到三餐及加餐中,在满足身体需求的同时又不会增加血糖的波动。

主食吃多少，用手量一量

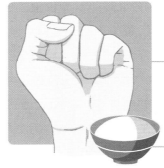

碳水化合物

各种主食
一餐饭吃一个拳头大小的淀粉类食物
一天吃2~3个馒头

（1）轻体力劳动者：比如做饭、洗衣服等家务活动；办公室、实验室工作；日常散步、看电影等娱乐活动都属于轻体力劳动范围，每天需要主食200～300克（4～6两）。

（2）中体力劳动者：比如学生日常活动、长时间机动车驾驶、间断搬运重物、摘水果蔬菜等，都属于中体力劳动，每天需要主食300～350克（6～7两）。

（3）重体力劳动者：如果从事挖掘、装卸、耕种等重体力劳动，每天需要主食要在400克（8两）以上。

4. 粗粮杂豆有优势

粗粮杂豆含有丰富的膳食纤维，通过增加胃肠的蠕动防止便秘，保持胃肠道通畅；同时由于消化吸收较慢，可以增加饱腹感，缓解糖尿病患者心理上的饥饿感，降低餐后血糖升高的速度，更好地控制餐后血糖的平稳。

特别是很多粗粮杂豆含有多种维生素及微量元素、氨基酸及矿物质，可以调节身体的平衡，甚至达到辅助治疗的效果。例如小麦、燕麦、莜麦可降低血液中胆固醇含量，有效地预防动脉粥样硬化等心血管疾病；荞麦、糙米、黑米可以提高胰岛素敏感性及降低血脂，对糖尿病合并高血脂很有益处；薏仁米还含有丰富的B族维生素，对防治"脚气病"很有益处；小米对身体虚弱、胃肠不佳的糖尿病患者有很好的调补作用；黄豆蛋白质含量非常丰富，可以提高人体免疫功能；绿豆有止咳降糖、消水肿、利小便的作用；红豆富含钾离子，有助于预防高血压。所以作为精细粮食的补充，各种粗粮杂豆日益得到人们的推崇。

5. 复合主食刚刚好

很多糖尿病患者通过各种宣传渠道，了解到粗粮杂豆类"低热量、缓升糖"的特点，干脆就不吃大米白面了，将每日主食全部换成粗杂粮，这种做法是否合适呢？其实，这种选择是片面的。

未经细致加工的粗杂粮太粗硬，不易消化，过度使用易造成胃部不适，增加消化道疾病的风险；并且，粗杂粮中所含膳食纤维、低聚糖及抗性淀粉较高，骤然改变饮食习惯，肠道菌群也无法适应。所以建议可以循序渐进，每日在细粮里加少量粗杂粮，让身体渐渐适应，逐步过渡，直到粗杂粮与细粮各占一半，这样既有利于消化，又兼顾了口感和降糖效果，糖尿病患者可以尝试一下！不同的谷薯类食物可以提供相同的热量，相互替代，掌握好数量即可。

6. 烹饪方式有技巧

（1）蒸煮方式优先选：随着食品加工器具的丰富和人们对美食的不懈追求，愈来愈多的烹饪方式展现，熟悉的食物有了令人耳目一新的制作效果。比如传统马铃薯可以蒸着吃或炒着吃，现在可以用无油烧烤的方法做成薯塔；传统的煮玉米现在可以做成芝士焗玉米等。随着口感的提升，食物的血糖生成指数也从较低变为较高，大大增加了餐后血糖提升的速度和幅度，所以这种烹饪方式不建议糖尿病患者采用。建议还是以蒸煮为主，比如制成杂粮粥、蒸红薯、杂粮馒头、全麦面包等；在制作中可以同时使用多种粗杂粮及薯类搭配,每种食材的不同的色彩及营养素混搭可以使制作的食物充满美感、营养更均衡。

(2)成品替代不可取:有的糖尿病患者图省事,在超市买了粗杂粮成品作为每日主食的替代,比如罐装杂粮粥、现磨杂粮粉等。其实经过深加工或者精细磨粉,会使食物更容易消化吸收,不仅起不到控糖和减肥的效果,还使餐后血糖的上升速度和幅度比白米粥要快。

7. 薯类蔬菜可替代部分主食

(1)马铃薯:别名山药蛋、洋山芋、土豆、地蛋等。可以蒸煮马铃薯作为主食吃,也可以将马铃薯切成片或丝炒菜吃;炒之前将马铃薯在水中浸泡一段时间可以减少马铃薯中的淀粉含量,降低马铃薯血糖生成指数。作为主食食用时,建议和叶菜类蔬菜、黄瓜、番茄等搭配食用,可以更好地控制血糖波动。

(2)山药:山药中的山药多糖能够降低血糖,黏液含有甘露聚糖和黏蛋白,能够降低胆固醇,可以预防动脉硬化等。烹饪山药时应该采用低油、低盐、低糖的方式,避免加入过多的调味品;避免空腹食用山药,以免对胃肠造成不适;有些糖尿病患者对山药过敏,应该注意个体差异,如出现过敏反应应及时停止食用。

(3)甘薯类:包括白薯、黄薯、红薯、紫薯。例如,同样重量的红薯产生的热量仅为米饭的 2/3,且富含纤维素,可用来替代部分主食,既增加饱腹感,又能够促进胃肠蠕动,利于排便,是糖尿病患者优选之物;建议食用时简单蒸煮即可,不建议制作成拔丝红薯、油炸红薯或蜜饯等,避免其所含有的油脂类、糖类增加大量的热量;还有重要的一点提示,糖尿病患者食用薯类时一定要蒸熟煮透,因为高温可以破坏薯类中的氧化酶,缓解食用后出现腹胀反酸等不适;吃的时候建议晾凉,因为晾凉后的薯类抗性淀粉含量高,有利于血糖控制。

8.远离这几类偏好

（1）加了油的主食：油条、油饼、印度飞饼、麻花、馓子等含油脂丰富,不利于维持胰岛素敏感性,加重血脂负担,热量很高,不建议常吃此类食物。

（2）黏性大的主食：如年糕、糍粑、驴打滚、打糕等。黏性食物大多由黏糯米做成,是一种血糖生成指数较高的食物,比白糖升糖还快,所以不建议吃这些食物。

（3）特殊加工过的粗粮：如炸薯片、玉米片、奶油土豆泥、全麦面包、粗粮饼干等。这些粗粮在特殊加工中加入了许多添加剂、油脂类、糖类等辅助材料,粗粮的优势已经减少很多了,而且许多添加剂对人体有害无益,不建议糖尿病患者食用。

（4）速食主食：速食燕麦片、速食粗粮粉、速食类主食等速食粗粮为了能快速煮熟或开水泡熟,都经过了预熟处理,这些方式粗粮糊化程度高,吸收速度很快,升糖能力成倍增加。

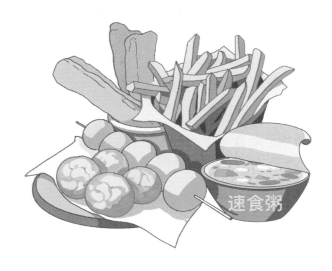

远离高油高糖高脂食品

速食粥

9. 喝粥也要讲科学

粥类是传统的中国饮食,无论南北方,各种粥类是百姓日常离不了的饮食之一,特别是北方,每天早晚一碗粥才构成完整的一日三餐。但是因为粥类所含的食材经过长时间的烹煮及糊化,加快了身体吸收的速度,会导致餐后血糖的快速增高,很多糖尿病患者不敢喝粥,其实,通过一些小妙招,可以降低粥类带来的升糖风险,大家可以作为参考。

(1)控制主食总量:粥里的米及杂粮的数量要算在一天的主食总量中,特别是甜粥或熬制时间较长的粥,一定要适当减少每日主食总量。

(2)优先选择膳食纤维:杂粮粥所含的膳食纤维可减缓碳水化合物的吸收,既增加饱腹感,又减少餐后血糖的增加,可做优先选择。

(3)正确选择粥类:咸粥较甜粥更利于血糖控制,但要注意不能在粥中添加过多盐类及油脂,清淡粥类更健康。

(4)搭配蛋白蔬菜更适宜:蛋、瘦肉、鸡鸭、鱼虾、大豆、奶类等富含蛋白质的食物胃排空速度相对较慢,可以延缓淀粉进入肠道的时间,增加饱腹感,延缓血糖上升;蔬菜含有丰富的膳食纤维,能降低淀粉吸收速度。进餐时,还要按照先蔬菜,再肉、蛋,最后粥的顺序吃,能显著降低餐后血糖和胰岛素水平,有利于血糖控制。

(5)缩短煮粥时间:一般来说,煮的时间越长,粥越烂软,吸收的速度就越快。煮粥时最好保持食物颗粒完整,煮成"米是米,水是水"的状态。

(6)温凉食用比较好:刚煮好的粥淀粉糊化程度高,吸收速度快,升血糖快;放凉之后淀粉"回生",增加了抗性淀粉的含量,吸收速度会变慢,吸收程度也下降,利于糖尿病患者控制餐后血糖。

三 蛋白要合适

蛋白质是一切生命的物质基础,食入的蛋白质在体内经过消化被水解成氨基酸被吸收后,合成人体所需蛋白质,同时新的蛋白质又在不断代谢与分解,时刻处于动态平衡中。因此,食物蛋白质的质和量、各种氨基酸的比例,关系到人体蛋白质合成的量,尤其是青少年的生长发育、孕产妇的优生优育、老年人的健康长寿,都与膳食中蛋白质的量有着密切的关系。

对于糖尿病患者来说,蛋白质的摄入可以帮助修复和维持身体的组织,还可以提供持久的能量。糖尿病患者一天蛋白质该摄入多少,肾功能情况不可忽略。蛋白质从食物来源来说,分为植物性和动物性两大类;从质量上来说,又分为优质蛋白和非优质蛋白。

1. 蛋白质总量要合适

糖尿病患者对"蛋白质类食物"往往并不陌生,由于蛋白质提供较高的营养价值,同时对于血糖的波动影响相对小,医生在糖尿病宣教过程中,也会常常对患者说"要增加蛋白质的摄入""多吃肉、蛋、奶"等。因此,有的患者对此理解为要多进食高蛋白食物,其实,这种想法是错误的,任何事情都"过犹不及",一定要把握合适的量,要做到"恰到好处"。

蛋白质类食物可以帮助糖尿病患者控制饥饿感,减少含油脂、糖类食物的摄入,但是,糖尿病患者本身肾的糖负荷就很重,摄入过多的蛋白质会进一步增加肾负担,长期如此可能会对肾造成损害。因此,目前不建议长期采用高蛋白饮食作为控糖或减肥的方法,并建议糖尿病患者选择/制订合适的蛋白质摄入量。

对于未合并肾脏病变的糖尿病患者,蛋白质的摄入量与一般人群类似,通常不超过能量摄入量的20%,建议占全天总热量的15%～20%。按体重算的话,也就是每天摄入0.8～1.0克/千克(体重)的蛋白质。而对于超重或者肥胖患者,可以使用理想体重乘以每日每千克体重的推荐蛋白质摄入量,而不是患者的实际体重,以避免过高的蛋白质摄入量。

肾小球滤过率下降(往往表现为血肌酐升高)或者有显性蛋白尿的糖尿病肾病患者,建议将蛋白质摄入量控制在每日0.8克/千克(体重)以下。必要时遵医生医嘱可能需要进一步控制在每日0.6克/千克(体重),但是这时往往需要额外补充α-酮酸进一步改善肾功能并维持良好的营养状况。

对于年老体弱的糖尿病患者,建议蛋白质摄入量为每日1.0～1.2克/千克(体重);对于营养不良或存在营养风险的糖尿病患者,建议蛋白质摄入量为每日1.2～1.5克/千克(体重);肌少症或恶病质老年糖尿病患者的蛋白质摄入量至少为每日1.5克/千克(体重),终末期肾功能衰竭的患者除外。

2. 认识优质蛋白质

食物蛋白质的氨基酸模式越接近人体蛋白质的氨基酸模式,人体对食物蛋白质的利用程度越高,该种蛋白质的营养价值也越高,如肉、蛋、奶和大豆类食物等,在医学上称为优质蛋白或完全蛋白质。

中国营养学会全民营养周专家组对常见食物进行了营养评价,根据食物所含蛋白质比例和人体的吸收利用率,评选出了"优质蛋白质十佳食物"。排名前十的优质蛋白质如下。

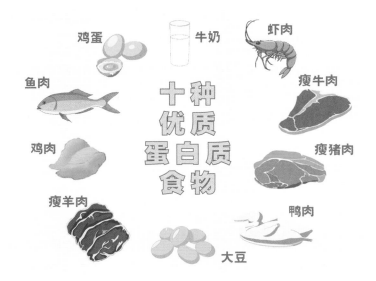

（1）鸡蛋：鸡蛋作为"优质蛋白质十佳食物"的第一名，其蛋白质含量在13%左右，氨基酸组成与人体需要非常接近。此外，鸡蛋中维生素种类齐全，矿物质如钙、磷、铁、锌、硒等的含量也很丰富，在日常生活中，价格便宜且容易获得。

鸡蛋吃法是多种多样的，就鸡蛋营养的吸收和消化率来讲，煮、蒸蛋为100%，是最佳的吃法。避免煎炸的荷包蛋，含油较多，容易升高血糖。对于有糖尿病肾病的患者，蛋白质的摄入量需要适当减少，鸡蛋可以减为半个。注意茶叶蛋应少吃，因为茶叶中含酸化物质，与鸡蛋中的铁元素结合，会对胃起刺激作用，影响胃肠的消化功能。对儿童和消化功能不佳的年老体弱者来说，蒸蛋羹、蛋花汤更适合，鸡蛋的蛋白和蛋黄都含有蛋白质，而胆固醇、维生素、矿物质等营养素更多是在蛋黄中，因此，吃一颗完整的鸡蛋才更有营养。对于糖尿病患者而言，一个鸡蛋的蛋黄并不会导致胆固醇升高，不必有此担忧，建议每人每日吃一个鸡蛋，蛋白、蛋黄都要吃。

（2）牛奶：建议每人每天摄入300毫升左右牛奶或相当量的奶制品。有的人觉得牛奶中有一定的乳糖，也是糖，可能导致糖尿病患者的血糖波动，但事实上，乳糖结构很特殊，在饮用牛奶后，乳糖能够在肠道内分解为葡萄糖和半乳糖,并且被吸收进入血液,其中的葡萄糖会升高血糖,而半乳糖并不会对血糖值造成影响。所以它的血糖生成指数总体来看是比较低的,糖尿病患者可以放心饮用。

对于存在乳糖不耐受的糖尿病患者,可以选择食用酸奶。但需要注意的一点是酸奶最好选择无糖,不添加果粒、燕麦等成分的纯酸奶。酸奶经过发酵等程序,产生的热量比鲜牛奶要高出不少,饮用量也应适当减少,大约是150毫升。

有些人将乳饮料、乳酸饮料、乳酸菌饮料当作牛奶,这是错误的观念。此外,千万不要喝生奶,生奶里有大量的细菌,甚至病毒,各大乳制品厂都是通过瞬间的超高温进行杀毒灭菌,品质都可以保证。

国人喜欢热饮,不喜冷饮,所以常常喜欢喝热牛奶。需要注意的是,牛奶在加热时会发生一系列的变化,当煮沸后再继续加热,奶中的乳糖逐渐分解为乳酸和少量的甲酸,维生素也被破坏,甚至使色、香、味都明显下降。所以热奶以初沸为度,不宜久煮。

(3)鱼肉:鱼类肌纤维细短,组织柔软细嫩,鱼肉属于瘦肉型,100克鱼肉所含脂肪不足2克,并容易被人体吸收。较畜、禽肉更易消化。此外,鱼类含有丰富的欧米伽不饱和脂肪酸[其中包括俗称为"脑黄金"的二十二碳六烯酸(DHA)],适量摄入有利于降低高血脂和心血管疾病的发病风险。

建议糖尿病患者每周最好吃2次鱼,每次100克左右为宜。首选清蒸、清炖,这样既可以保证蛋白质的鲜美,又不会增加过多油脂的摄入。尽量不要吃烤鱼、油炸鱼等,这些高盐、高脂饮食容易引起血糖波动,不利于血糖达标。需要注意的是,鱼类含有嘌呤类物质,尤其是海鱼嘌呤含量高,而痛风则是由于人体内的嘌呤代谢发生紊乱引起的。因此,糖尿病合并痛风的患者要控制淡水鱼的摄入量,尽量不吃海鱼,否则会使病情加重甚至诱发痛风急性发作。

(4)虾肉:虾肉富含蛋白质及多种维生素矿物质,脂肪含量低且多为不饱和脂肪酸。虾肉本身味道鲜美,新鲜的虾肉建议清蒸或水煮,既可以保留鲜味又可以做到少油少盐,更适合糖尿病患者食用。

食用虾肉时候还要注意:虾忌与某些水果同吃。虾肉含有比较丰富的蛋白质和钙等营养物质,如果把它们与含有鞣酸的水果,如葡萄、石榴、山楂、柿子等同食,不仅会降低蛋白质的营养价值,而且鞣酸和钙离子结合形成不溶性结合物刺激肠胃,引起人体不适,出现呕吐、头晕、恶心和腹痛、腹泻等症状,海鲜与这些水果同吃至少应间隔 2 小时。

(5)鸡肉:鸡胸肉是许多健身增肌人群喜欢的蛋白质来源,其脂肪含量低,还含有较多不饱和脂肪酸,尤其是油酸和亚油酸。此外,鸡肉中含有丰富的磷脂类,对人体发育具有重要作用。

鸡肉不但适于热炒、炖汤,还比较适合冷食凉拌。鸡肉的热量很低,尤其是去皮鸡肉以及鸡胸肉,很适合糖尿病患者食用。鸡肉可以搭配多种食材,但是要注意去皮,带皮的鸡肉还是要少吃。对于合并高尿酸血症或痛风的糖尿病患者,鸡汤要少喝,因为鸡汤属于高嘌呤食物,不适合高尿酸人群及痛风患者。

(6)鸭肉:鸭肉的营养价值与鸡肉类似,味道更鲜美。需要注意的是鸭皮脂肪含量高,鸭肝含胆固醇较高,糖尿病患者不宜吃。

从控制血糖角度讲,建议的烹饪方式如下。①鸭肉+姜:鸭肉滋阴补血,姜性温味辛,一起烹调可促进血液循环,有益于糖尿病患者的血管健康。②鸭肉+冬瓜:富含叶酸的冬瓜与含有维生素 B_{12} 的鸭肉同食,可预防糖尿病患者贫血,增加食欲。③凉拌鸭肉:鸭肉拌黄瓜等,更有助于控制热量,但肠胃功能不好者慎食之。

(7)瘦牛肉:瘦牛肉具有高蛋白、低脂肪、氨基酸比例与人体相近、矿物质元素丰富等优点。瘦牛肉的蛋白质一般在 20% 以上,其氨基酸组成与人体需要接近,且比例均衡,人体吸收利用率高。

牛肉中的锌有助于胰岛素发挥作用,从而使肌肉和脂肪细胞对葡萄糖的利用率大大提高。牛肉还含有镁元素,可提高胰岛素的敏感性,维持血糖平稳。而瘦牛肉中脂肪含量低且富含 B 族维生素及微量元素,有助于减少心血管疾病的发病率,特别是对高血压、高血脂、心绞痛、冠心病、动脉粥样硬化、老年性肥胖症等疾病的防治有利。

注意不可以过量食用瘦牛肉,不然容易造成腹胀等不适。还要与其他食物搭配食用,保证营养均衡。瘦牛肉的食用方法很多,常见的有烤肉、煮汤、炖肉、凉拌等。但是,为了保持瘦牛肉的营养成分不流失,烹饪方式建议以烤、煮、炖等相对温和的方式进行,避免过度加热。配菜选择方面,在烹饪瘦牛肉的时候,应该选择一些纤维素含量较高的蔬菜,如豆角、卷心菜、胡萝卜等,这样可以增加膳食纤维的摄入量,有助于保持饱腹感。而在烹饪过程中调味料使用方面,建议使用低热量的调料,如葱、姜、蒜、酱油、醋等,避免摄入过多的油脂和糖分。

(8)瘦羊肉:俗话说"冬吃羊肉赛人参,春夏秋食亦强身",当寒风呼啸之时,正是吃羊肉的好时节,有御寒、滋补、调养的功效。羊肉既能御风寒,又可补身体,最适宜于冬季食用,故被称为冬令补品。但羊肉对胃肠的消化负担也较重,并不适合脾胃功能不好的人食用,暑热天或发热患者也应慎食。

羊肉食用中注意事项:①涮羊肉。羊肉糖分含量比较低,主要的成分是蛋白质及脂肪,不会过多影响血糖。但是,大多数人吃羊肉是在吃火锅的时候吃,涮羊肉喜欢蘸着高热量调味品,是非常容易导致血糖升高的。所以糖尿病患者在吃涮羊肉时,一定要注意调料的选择。②炖羊肉。白萝卜炖羊肉,是进补好食材,白萝卜跟羊肉一起炖,减轻油腻感,很适合糖尿病患者。糖尿病患者虽说可以喝羊汤,但并不能敞开了一碗又一碗地喝,另外,对于高血脂、高胆固醇及痛风的人来说,要少喝一点肉汤。

(9)瘦猪肉:因饲养简易,又具有骨细、筋少、肉多的特点,猪肉为日常食用肉最多的一种,我国也是全球猪肉消耗最多的国家。

不同部位的猪肉肉质还是有较大的区别,根据猪肉的不同部位,其肉质一般可分为四级,依次为:特级,里脊肉;一级,通脊肉、后腿肉;二级,前腿肉、五花肉;三级,奶脯肉、前肘、后肘。糖尿病患者以食用瘦猪肉为主,可选择瘦肉更多的特级和一级猪肉。

瘦猪肉在食用上,建议搭配蔬菜大火快炒。日常生活中人们偏爱的红烧肉、糖醋排骨、鱼香肉丝等猪肉类菜肴,不适合糖尿病患者食用。

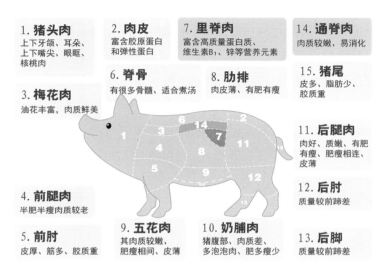

（10）**大豆**：大豆，包括黄豆、黑豆和青豆。优质蛋白质中，大豆是唯一上榜的植物蛋白，其余均为动物蛋白。日常生活中人们往往有误区，认为植物蛋白都是非优质蛋白，并错误地将豆制品统统归为非优质蛋白。大豆虽然是植物蛋白，但含有丰富的优质蛋白质、不饱和脂肪酸、钙、钾和维生素 E 等。大豆中蛋白质含量为 30% ~ 40%，必需氨基酸的组成和比例与动物蛋白质相似，而且富含谷类蛋白缺乏的赖氨酸，是与谷类蛋白互补的天然理想食物。

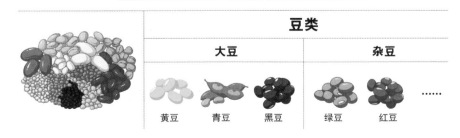

蛋白质的不同来源对血糖的影响不大,但是植物来源的蛋白质,尤其是大豆蛋白质对于血脂的控制较动物蛋白质更有优势。大豆富含植物蛋白及多种微量元素、大豆卵磷脂、蛋白酶抑素及植物胆固醇等,除了可以有效补充人体所需营养,提高人体免疫力外,还能够预防心血管疾病和延缓衰老。大豆中的异黄酮更是被誉为植物雌激素,起到平衡体内激素的作用,可以降低围绝经期女性乳腺癌发生风险,并具有缓解更年期综合征的功效。

建议糖尿病患者每天摄入 15～25 克大豆或相当量的豆制品。需要注意的是,虽然大豆营养非常丰富,但由于含有较多的蛋白质、不溶性膳食纤维和低聚糖等,吃多了可能会引起胀气、消化不良。此外,豆类是高嘌呤的食物,痛风患者要适量食用。

3. 乳清蛋白

乳清蛋白被称为"蛋白之王",是采用先进工艺从牛奶分离提取出来的珍贵蛋白质,具有纯度高、吸收率高、氨基酸组成最合理等诸多优势。

牛奶中含有两种类型蛋白:酪蛋白和乳清蛋白。牛奶的组成中 87% 是水,13% 是乳固体。而在乳固体中 27% 是乳蛋白质,乳蛋白质中只有 20% 是乳清蛋白,其余 80% 都是酪蛋白,因此乳清蛋白在牛奶中的含量仅为0.7%,即大约 1 千克牛奶才能提取乳清蛋白 7 克。

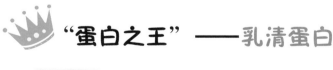

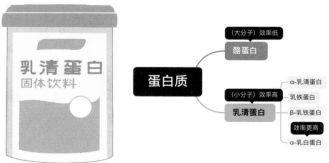

对于 2 型糖尿病患者来说,于用餐前或用餐时摄取乳清蛋白能刺激胰岛素释放,降低餐后血糖上升速度,可能有助于调节血糖水平。对于超重糖尿病患者来说,乳清蛋白中基本上无碳水化合物和脂肪,属于低脂、低能的饮食,高质量乳清蛋白中含有丰富的亮氨酸,能够降低脂肪合成,并可能具有抑制食欲的效果,从而可以有效减少肥胖相关性疾病发生的风险。

乳清蛋白的建议剂量是每天 1 ~ 2 勺(25 ~ 50 克),但确切用量需取决于个人的目标、生活方式、身体组成,以及饮食中的蛋白质含量。现行市面上的乳清蛋白大多分以下三种:①乳清浓缩蛋白(WPC),是最便宜也是最常见的形式,是乳清通过超滤加工获得,含有少量的脂肪、乳糖及碳水化合物,而蛋白质的含量一般从 30% 至 90% 都有(取决于浓缩程度)。②乳清分离蛋白(WPI),在浓缩乳清蛋白的基础上经过进一步的工艺处理得到的高纯度乳清蛋白,纯度可达 90% 以上。其价格昂贵,但是它也更容易消化吸收。几乎不含脂肪(0.5% ~ 1.0%)和乳糖(0.5% ~ 1.0%),碳水化合物的含量很低,适合乳糖不耐受的人使用。③水解乳清蛋白(WPH),又称乳清蛋白肽,其蛋白质浓度达到接近 100% 的纯度,具有低致敏性、易消化、无渣、富含生物活性肽的特点,常被用于医疗用途的蛋白质补给及添加于低过敏原婴幼儿配方奶粉中,价格也更高。

4. 烹饪方法很重要

蛋白质食物中以肉类居多,在日常生活中以"菜肴"的形式出现,因此也衍生出诸多烹饪方式。糖尿病患者应该选择少油或无油的烹饪方法,如炖、蒸、拌等,而不要使用煎、炸、红烧等烹饪方法,因为后者不仅耗油多,而且高温会导致蛋白质、维生素的严重变性或丧失。此外,糖醋、糖渍、拔丝、盐腌、盐浸等烹饪方法也不宜采用。

四 脂肪摄入注意事项

1. 每天需要摄入脂肪量

脂肪是人体所需的重要营养物质之一，是人类生命能源和机体代谢不可缺少的必需物质。相较于碳水化合物以及蛋白质来讲，等量的脂肪产热要高出一倍之多，对于糖尿病患者来说，脂肪摄入应限制，但脂肪并不是越少越好，摄入不足也会对人体造成危害。脂肪不仅能为身体"供能"，还参与激素合成、保护内脏器官、帮助脂溶性维生素吸收等。因此，糖尿病患者脂肪的摄入量应占总热量的 20%～30%，一般成人 45～55 克/天。

2. 脂肪有好坏

脂肪酸按照饱和程度，可分为饱和脂肪酸、不饱和脂肪酸。饱和脂肪酸主要通过进食猪油、牛油、黄油、奶油、肥肉等获得；不饱和脂肪酸主要通过摄取植物油获得。不饱和脂肪酸又可分为单不饱和脂肪酸和多不饱和脂肪酸两类，其中单不饱和脂肪酸主要为油酸，例如橄榄油、茶油、菜籽油富含单不饱和脂肪酸，而多不饱和脂肪酸主要为亚油酸、亚麻酸和花生四烯酸，例如瘦肉、蛋、鱼、大豆油、玉米油、亚麻籽油等富含多不饱和脂肪酸。

坏脂肪 好脂肪

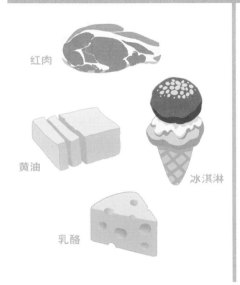

红肉

黄油

冰淇淋

乳酪

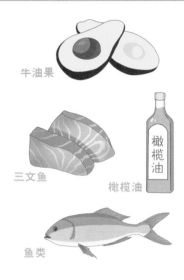

牛油果

三文鱼

橄榄油

鱼类

　　从脂肪酸的来源可大致判断出：饱和脂肪酸对身体健康"不好"，不建议过多摄取，长期摄入过多会增加高脂血症、肥胖以及心血管疾病的风险，建议饱和脂肪酸摄入量<10%总热量。不饱和脂肪酸对身体健康"好"，单不饱和脂肪酸是能量最有效的存储形式，除了提供给人体大量的热能，还能降低血中总胆固醇和低密度脂蛋白胆固醇含量，目前尚未发现单不饱和脂肪酸对人体的不利作用。食用单不饱和脂肪酸较多的地中海国家，其国民的动脉粥样硬化、冠心病等心脑血管疾病的发病率最低，建议每日摄入量≥总热量的10%，建议占脂肪总摄入量的一半以上；多不饱和脂肪酸中的亚油酸是人体必需的脂肪酸之一，在皮肤和一些激素的代谢中发挥着不可或缺的作用，具有降血脂、降血压的作用，可保护心脑血管，也是人体不能合成的，必须从食物中获取，建议每日摄入量约等于总热量的10%。

　　不饱和脂肪酸虽"好"，但是反式脂肪酸除外，这是一种在天然食物中少量存在，在食物加工过程中引入氢而形成的人工不饱和脂肪酸。反式脂肪会增加食物香酥的口感,但是进入人体当中会增加高血脂及心脏血管疾病的概率。反式脂肪酸主要存在于奶油类、煎炸类、烘烤类和速溶类的食品中,建议这类食品少吃。饱和脂肪酸虽"不好",但完全杜绝饱和脂肪酸的摄入同样对心脑血管不利,有研究显示膳食中缺乏饱和脂肪酸也是导致冠心病和动脉粥样硬化的重要因素之一。

另外一种脂肪成分是比较熟知的胆固醇。胆固醇是人体细胞膜的重要组成成分,对维持人体细胞的正常功能和新陈代谢有着重要的作用。胆固醇可简单分为高密度胆固醇和低密度胆固醇,高密度胆固醇有保护心血管系统的作用,可归为"好胆固醇";低密度胆固醇对人体有害,可归为"坏胆固醇"。糖尿病患者应少吃富含"坏胆固醇"的食物,建议糖尿病患者每天摄入胆固醇的量应低于300毫克。

3. 脂肪摄入

为了保证脂肪摄入,应适量摄入禽肉,多摄入鱼虾等水产品,限制摄入畜肉。禽肉脂肪中的必需脂肪酸含量普遍高于畜肉脂肪;鱼类脂肪含量低且多由不饱和脂肪酸组成,尤其是深海鱼中富含 DHA 和二十碳五烯酸(EPA)。畜肉的脂肪含量以猪肉最高、牛肉最低,但饱和脂肪酸比例以牛肉最高、猪肉最低。建议糖尿病患者每天应摄入禽畜肉类 50～100 克、鱼虾50 克。

食物中还存在很多隐性脂肪,尤其会在烹饪过程中获得的,因此,有一些小妙招可以尽可能地减少隐性脂肪。吃些不善吸油的蔬菜(青椒、马铃薯、黑木耳、豆腐等);拌凉菜,可将菜焯熟晾凉,加入盐拌匀,最后加几滴香油提味,脂肪含量会比炒菜明显减少。

4. 食用油的选择

《中国居民膳食指南（2023）》建议，成人每天食用油推荐摄入量为 25 ~ 30 克。这里所说的食用油是单指食物加工过程中，如炒菜、炒肉等时额外添加的油（花生油、大豆油、菜籽油等）。对于糖尿病患者来说，尽量选用植物油，避免食用动物脂肪油。糖尿病合并肥胖、血脂异常的人群，每人每天的用油量要降到 20 克以下。

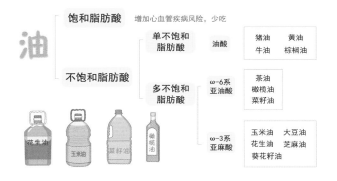

怎么选择食用油呢？建议优选含较多不饱和脂肪酸的油类。ω-6 脂肪酸（亚油酸）和 ω-3 脂肪酸（α-亚麻酸）是人体必需的多不饱和脂肪酸，它们分别是前列腺素和脑细胞的原料。尤其是 ω-3 脂肪酸，能显著降低血中甘油三酯的水平并能保护心脑血管。富含 ω-3 多不饱和脂肪酸的食用油，可选用亚麻籽油、胡麻籽油、紫苏油、核桃油等。另外橄榄油、玉米油、菜籽油等植物油中不饱和脂肪酸含量也相对较高，适合糖尿病患者食用。部分植物油需要注意烹饪方式，如橄榄油、亚麻籽油炒菜时油温不适合太高，凉拌更佳。对于糖尿病人群来说，应把这些含较多不饱和脂肪酸的油类作为日常用油的重要选择，并且不同油类换着吃。不建议长期只吃一种油，因为没有一种油可以含有所有油脂类的营养。

猪油、牛油、羊油等动物脂肪油含有大量的饱和脂肪酸及胆固醇，如果糖尿病患者经常食用会增加高血压及冠心病等疾病的发病风险，因此糖尿病患者一定要慎食。

另外减少吃油也是有诀窍的,比如用平底锅、不粘锅做菜,这样可少用些"润锅"的油,从而减少用油量。以全家为单位控制用油,三口之家5升量的一桶油,至少要食用2个月。多用蒸、煮、拌、快炒等少油的烹调方法,不用煎炸等烹调方法。食物可以先焯再炒,肉类先焯水可去脂肪,不易熟或易吸油的食材事先焯水,再放入其他食材同煮或煎炒,可减少汤汁或油脂的吸入。炒蔬菜时少量油,翻炒后加少量水避免炒煳,这样就能做到既少用油又熟得快。

5. 高脂肪食物须警惕

(1)沙拉酱和花生酱:沙拉酱主要原料是植物油、鸡蛋黄和酿造醋,其中植物油在欧洲多是用橄榄油,而在亚洲一般是使用大豆色拉油,沙拉酱中含有大量的热量和脂肪,每100克包含脂肪约78.8克。花生酱中不仅含有丰富的植物蛋白,而且富含维生素、烟酸、维生素E和矿物质等,营养丰富,风味独特。花生酱被广泛应用于面制品、火锅蘸料等,但花生酱脂肪含量高,每100克包含脂肪53克,糖分含量也较高。二者均不适用于糖尿病患者食用,会使血糖迅速升高。

(2)黄油:黄油每100克包含脂肪98.8克,所含的脂肪大多为饱和脂肪酸,食用过多会引起动脉粥样硬化,还会使血液中酮体的含量增多,从而引发心血管疾病,因此糖尿病患者不适合食用黄油。

(3)烘焙食品:面包、蛋糕、饼干等烘焙产品含有较高的糖分不适宜糖尿病患者食用。为了满足喜爱甜食的糖尿病患者的口味,市场上出现了各种各样的"无糖蛋糕",其实这里说的"无糖"是指不含有蔗糖,一

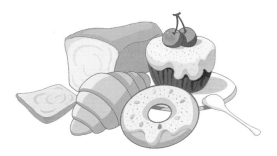

烘焙食品谨慎选

般是用木糖醇等甜味剂替代蔗糖。烘焙食物在制作过程中通常会加入油脂类提升食物的口感,经过烘焙后,反式脂肪含量明显升高,对人体产生较大的危害。

(4)油炸食品:油炸食品基本是多数人餐桌上的标配,如炸麻花、炸春卷、炸丸子,包括每天早餐所食用的油条、油饼、面窝,儿童喜欢食用的炸薯条、炸面包、炸鸡翅以及零食里的炸薯片、油炸饼干等。油条、油饼这些常见油炸食品,每100克含20克左右的脂肪,糖尿病患者食用之后会导致血糖上升,多食还容易使身体发胖,不但会让血糖升高,还容易引发心脑血管并发症。

6. 坚果吃法

糖尿病患者外出游玩,累了以后容易受到高热量食品的诱惑,一旦没忍住多吃了几口,血糖就会因此波动。为此,建议糖尿病患者外出要带上"属于自己的零食",例如坚果类,既能充饥,又能解馋和预防低血糖。美国哈佛大学研究者发现,适量吃坚果能预防糖尿病,主要因为坚果含有多不饱和脂肪酸、膳食纤维和镁,有控制血糖的作用。所以,每天吃点坚果对糖尿病患者是有好处的,特别是外出游玩的时候。适合糖尿病患者的坚果有很多,包括核桃、花生、葵花子、杏仁、榛子等。

坚果虽好也不能多吃,坚果小小的体积下蕴藏着较高的热量。比如,一把10粒左右的花生米,可能相当于1两米饭所供应的热量。大部分坚果是高脂肪食品,其脂肪含量在35%~80%,能榨出油。此外,坚果体积小而热量密度高,香酥可口,很容易吃多。因此,吃坚果一定要控制量,每天几粒到1小把的量最为理想。同时,要把坚果的热量从主食中扣除。例如,吃75克的带壳葵花子,应少吃2两米饭。

7. 吃肉认准"白"和"瘦"

肉食含热量以及脂肪较多,过量食用对于控制血糖、血脂和体重不利,所以说糖尿病患者吃肉要适量,一天 2 两左右,也就是 100 克左右就可以了,以肉丝炒菜为主,少吃炖肉、粉蒸肉和涮肉(清水涮除外)。

至于吃哪种肉比较合适,应该说糖尿病患者各种肉都能吃,但是从蛋白质结构与人类接近与否,以及是否含不饱和脂肪酸的角度来看,鱼肉优于鸡、鸭、鹅肉,后者优于猪、牛、羊肉,即四条腿的不如两条腿的,两条腿的不如没腿的。

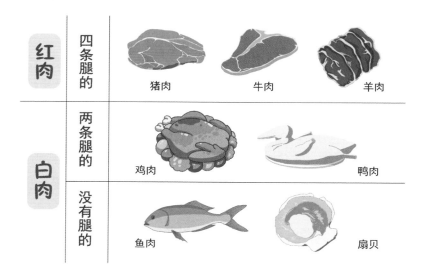

简单来讲,糖尿病患者吃肉要认准白肉和瘦肉。其中白肉指禽肉、鱼虾肉,而畜肉、动物内脏和加工肉属红肉。

(1)禽肉:禽肉主要包括鸡、鸭、鹅、火鸡、鹌鹑的肉及其加工产品,如板鸭、风干鸡等。禽肉脂肪含量差异较大,禽肉皮里边的脂肪含量相对较高,其中去皮的鸡肉约含 2%,鸭、鹅肉分别含 7% 和 11% 左右。

糖尿病患者可以适量食用去皮鸡肉,以鸡胸肉或鸡腿肉为主,因为所含的脂肪少,不但可以补充蛋白质,还富含维生素、磷、钾等物质,一定程度上能够刺激机体胰岛素的分泌,从而达到降血糖的功效。另外,应该选择正确的烹饪方法,以蒸煮为主,不建议煎炸。

鸭肉的脂肪含量不高,每 100 克鸭肉脂肪含量为 19.7 克,与同等量的畜肉相比,鸭肉的脂肪含量相对较低。鸭肉的脂肪大部分为单不饱和脂肪酸,对控制血脂有一定的益处,可一定程度上降低低密度脂蛋白胆固醇,还可以帮助降低血液黏稠度,保护血管内皮细胞。鸭肉中含有丰富的烟酸,这种酸是构成人体内两种重要辅酶的成分之一,对患有心肌梗死等心脏疾病的人很有益处。同样,食用鸭肉要适量,避免食用鸭皮。

(2)鱼虾肉:鱼肉脂肪多为不饱和脂肪酸,有降低胆固醇和软化血管的作用,可以降低血压和血脂,从而能够有效预防高血压、心肌梗死等心血管疾病。虾作为一种富含优质蛋白质、低脂肪的

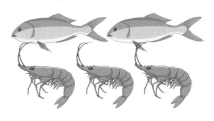

海产品,对糖尿病患者来说是鼓励适量食用的,虾肉的脂肪含量较低,且大部分为不饱和脂肪酸,有助于降低胆固醇。虾肉中的虾青素具有一定的降糖作用,对糖尿病患者有一定的辅助治疗作用。糖尿病患者食用虾肉也需要适量,过量摄入可能加重肾负担。

(3)畜肉:餐桌上常见的畜肉包括猪肉、牛肉、羊肉、驴肉、兔肉等,尤其是内陆地区,相较于海产品,性价比较高的畜肉类更容易获得。这些肉类的不同部位脂肪含量不同,建议糖尿病患者选取瘦肉部分,且需要控制量,每天建议进食 100 克左右,最多不建议超过 150 克。

牛肉脂肪含量较低,100 克牛肉脂肪含量约 4.2 克,富含不饱和脂肪酸,约占总脂肪酸的一半。相较于猪肉和羊肉,同一部位下,牛肉的脂肪含量最低,一般约为猪肉的 37%。牛肉中的胆固醇含量与羊肉相当,但明显低于其他畜肉。猪肉、羊肉的瘦肉部分,脂肪含量 8% 左右。猪肉饱和脂肪酸含量 30% ~50%,从脂肪酸比例来说,普通瘦猪肉中脂肪的大致情况是饱和脂肪酸 40%,单不饱和脂肪酸 50%,多不饱和脂肪酸 10%。兔肉中的胆固醇含量非常低,而且含有较高含量的卵磷脂,有保护血管、预防动脉粥样硬化的作用。驴肉的脂肪含量较低,且“好脂肪”的含量高于其他畜肉,其不饱

和脂肪酸含量,尤其是亚油酸、亚麻酸的含量也都远远高于猪肉和牛肉。胆固醇含量则低于牛肉和猪肉。

对于糖尿病患者,上述畜肉均可以吃,如果情况允许的话,可以选择牛肉、兔肉等脂肪含量相对较低的肉,且控制好量。

(4)动物内脏:猪肝、猪肚、鹅肝、鱼子、鸡心等动物内脏是现代餐桌上的常客,但这类多数含有大量的胆固醇和脂肪,从而增加高脂血症、动脉粥样硬化的风险,过多的脂肪还可转化为血糖,增加控制血糖平稳的难度。同时还富含嘌呤,容易升高血尿酸甚至诱发痛风发作。因此不建议糖尿病及痛风患者食用动物内脏。

(5)加工肉:腊肉、香肠等加工肉中的脂肪含量很高,并且人们在制作腊肉时放了大量的盐,而脂肪和大量盐都会给糖尿病患者的心血管和肾带来很大压力,对病情产生不利影响。因此糖尿病患者不宜食用加工肉。

8. 奶制品也要看脂肪

(1)牛奶:牛奶含糖量少,糖尿病患者坚持喝适量的牛奶不仅可以吸收优质蛋白质和钙,还可以控制食欲,防止血液中血糖水平产生波动。脱脂牛奶中含有丰富的钙质,且热量、脂肪、胆固醇都较全脂牛奶少,适合肥胖、超重或合并高血脂、冠心病等希望控制脂肪摄入的糖尿病患者饮用,但脱脂牛奶中脂溶性维生素含量低,且口感相对较差一些。全脂牛奶的脂肪含量约3%,血脂控制良好的糖尿病患者可考虑选择全脂牛奶。

(2)酸奶:脱脂酸奶和低脂酸奶含有较少的脂肪和糖分,有利于糖尿病患者控制病情,还可以促进消化液分泌,增加胃酸,从而增强消化能力,提高食欲。胃酸过多、腹泻、刚接受过胃肠道手术及患有其他肠道疾病的人不宜饮用。市面上的风味酸奶,含有多种添加剂,且热量较高,不推荐糖尿病患者食用。

(3)奶粉:糖尿病患者建议喝低脂或脱脂奶粉,因为平时的牛奶或者奶粉中,含有一定比例的脂肪,而脂肪提供的热量会比碳水化合物、蛋白质要高很多。因此糖尿病患者在选择奶粉的时候,选择低脂或者脱脂的奶粉,能够减少脂肪的摄入,从而避免血糖有过大的波动。

(4)奶茶:奶茶是一种比较常见的饮品,主要成分是牛奶、茶叶等。糖尿病患者适量饮用,一般不会导致血糖升高,还可以补充身体所需要的营养物质,为身体提供能量。但奶茶里边油脂、热量较高,若喝过多奶茶,可能会导致体内糖分摄入过多,使血糖升高,不利于控制病情。而市面上售卖的各种奶茶往往是调制而成,以奶精(植脂末)替代牛奶,其中常含有反式脂肪酸,同时即便是无糖奶茶常常是含有糖分的,热量高、脂肪含量高,十分不利于身体健康。若要喝奶茶,可以自己制作。

蔬菜合理搭配

1. 每日蔬菜摄入量

　　蔬菜大多含糖量较低且含有丰富的膳食纤维,可增加饱腹感,保持大便通畅。此外,蔬菜富含维生素 C、B 族维生素、磷、锌、镁等营养素,不但能够补充人体每天的营养消耗,还能对糖尿病起到较好的辅助治疗作用。蔬菜的种类有上千种,所含营养成分各不相同,因此,吃蔬菜要多变换种类,才能有多重获益。

　　蔬菜分为叶菜类、瓜茄类、根茎类、荚豆类、花菜类以及菌藻类等,它们含糖的量各不相同。叶类和瓜类的蔬菜糖含量较低,糖尿病患者每天摄入此类蔬菜的量不必严格限制,一般可食 500 ~ 1 000 克。荚豆类等是含糖量相对较高的蔬菜,糖尿病患者不宜多吃,且一定要相应减少主食的量。

　　很多证据显示,当绿叶菜摄入减少时糖尿病的风险相对上升,有分析结果显示每周摄入≥1 千克绿叶蔬菜,可以使患 2 型糖尿病的风险降低 9%。深绿色、紫色、黄色、橙色、红色蔬菜,也就是《中国居民膳食指南(2022)》所说的"深色蔬菜",含有 β–胡萝卜素、维生素 B_2、维生素 C 以及多种植物化合物,具有抗氧化和抗炎症的属性,可减少 2 型糖尿病发病率,每日食用量至少占蔬菜类的一半。

2. 蔬菜主食巧搭配

建议糖尿病患者应选择低和/或中血糖生成指数食物代替精米精面,使之达到日常饮食总碳水化合物一半以上。糖尿病患者日常宜多选用富含膳食纤维的燕麦、豆类和叶、茎类蔬菜,适当搭配蛋白质食物;可将血糖生成指数高的与低的食物相搭配,制作成中血糖生成指数膳食。另外,在食物中适当加点醋或柠檬汁之类酸性物质,也是降低血糖生成指数的简易方法。

根据三大营养素合理比例,计算每日需要摄入的碳水化合物,在此基础上选择低血糖生成指数和中血糖生成指数食物。其中,低血糖生成指数的蔬菜有芦笋、西蓝花、菜花、青豆、生菜、茄子、辣椒、菠菜、芹菜等,对糖尿病患者较为安全,见下表。

各种蔬菜血糖生成指数

蔬菜	血糖生成指数	蔬菜	血糖生成指数
芦笋	<15.0	青椒	<15.0
菜花	<15.0	菠菜	<15.0
芹菜	<15.0	生菜	<15.0
西蓝花	<15.0	番茄	<15.0
茄子	<15.0	魔芋	17.0
黄瓜	<15.0	番茄汤	38.0
莴笋	<15.0	芋头(蒸)	47.7
青豆	<15.0	—	—

所有食物都需要注意食不过量。低血糖生成指数食物如进食过多也会加重餐后血糖负担;高血糖生成指数食物并非完全限制食用,适当少食并通过合理搭配也能有助于维持血糖稳态。

3. 蔬菜类的等量交换

食物的种类很多,每一种食物所含的营养成分不同,根据每种食物所含碳水化合物、蛋白质及脂肪的比例不同,将营养成分含量相近的食物归为一类,就构成了食物交换表(见附录)。在同一类食物中,因各种营养成分含量相近,营养价值相等,故可以任意选择互相交换,使每日的食物丰富多样。

食物交换的优点:第一,便于控制总能量。各类食物中每份所含热能均约为 90 千卡,这样便于快速估算每日摄取多少能量。第二,做到食物多样化。同类食物可以任意选择,避免选食单调,使糖尿病患者感到进餐是享受,而不是负担。第三,利于灵活掌握。糖尿病患者掌握了糖尿病营养治疗的知识,即可根据病情,在原则范围内灵活运用。

蔬菜富含维生素、矿物质、膳食纤维和植物化合物,且能量较低。按照种类、食用部位、外观颜色需要加以细分,进行膳食搭配时建议在不同种类间进行挑选,深色蔬菜应占蔬菜总量的 1/2。

4. 膳食纤维知多少

不能被人体消化酶消化和利用的多糖称为膳食纤维,它是肠道益生菌最爱的食物。膳食纤维在糖尿病饮食疗法中发挥着巨大的作用。

基于膳食纤维可降低肥胖、2 型糖尿病、心血管疾病的发生风险,世界卫生组织 2023 年最新膳食指南推荐:每日要在包括水果、蔬菜和全谷物的膳食中摄入至少 25 克的天然膳食纤维。膳食纤维可黏附在胃中的食物上,使胃肠对糖分消化吸收的速度减慢,预防餐后血糖值的急剧上升。

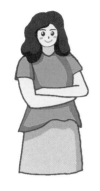

人体需要 膳食纤维

	水溶性膳食纤维	非水溶性膳食纤维
口感	口感较软嫩、黏滑	口感较脆、较粗硬
功能	①软化大便 ②促进肠道益生菌生长 ③稳定血糖 ④降低胆固醇 ⑤增加饱腹感	①促进大便形成 ②减少肠道压力 ③降低肠癌风险 ④促进粪便排出、改善便秘
食物	苹果中的果胶　燕麦、菇类中的β-葡聚糖　海带芽中的海藻胶	豆类　牛蒡　硬梗蔬菜

　　哪些食物富含膳食纤维呢？顿顿都要吃主食,杂粮、杂豆与精米白面相比,膳食纤维更丰富,可选用这些替代一部分主食。富含膳食纤维的蔬菜有秋葵、四季豆、毛豆、芹菜、羽衣甘蓝等,还有牛蒡、胡萝卜、裙带菜等根菜系和海藻类食物。菌藻类的膳食纤维为2%~4%,比如香菇、木耳、蘑菇等;鲜豆类的膳食纤维为1%~3%,比如各种嫩豆类和嫩豆荚等;叶菜类的膳食纤维含量1.5%~1.8%,深绿色蔬菜又比浅色蔬菜的膳食纤维高,如苋菜、菠菜、芥蓝等;根茎类含量比绿叶类低,约为1%;瓜茄类水分含量高,膳食纤维也是1%,而膳食纤维含量最低的蔬菜通常是果实类的蔬菜,膳食纤维低于1%,比如番茄、黄瓜、冬瓜等。

　　蔬菜是膳食纤维的重要来源,它们还含有丰富的维生素和矿物质等营养素,所以在日常饮食中,各种蔬菜最好都换着吃,做到蔬菜多样化,这才是明智的做法。但要注意,吃什么都要适度。过量的膳食纤维也会导致胃肠胀气和腹胀,也会影响宏量营养素的吸收,降低对脂肪、糖类的吸收利用,使能量减少。对于胃肠功能紊乱的患者,不建议多食。

5. 蔬菜的彩虹吃法

每天要调换蔬菜的品种,尽可能在一周内吃多个蔬菜种类,保证绿色叶菜、茄果类、根茎类、白菜类、瓜类等各类蔬菜都要吃到。每周吃的蔬菜颜色最好像彩虹一样多,而且一般蔬菜颜色越深,其营养价值越高。

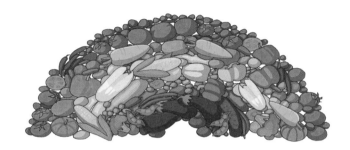

6. "偷懒"的烹饪方法更控糖

(1)烹饪时间不宜过长:炒菜不宜炒太久。烹饪时间越长蔬菜里的营养素和膳食纤维破坏得越多,炒熟即可。糖尿病患者更不要把蔬菜做得太烂,煮得过熟。

(2)生吃蔬菜更健康:生吃可以最大限度地利用蔬菜的膳食纤维,控糖效果更好。但老年人和脾胃虚寒的人不宜生食,可以把蔬菜焯水后凉拌。

(3)省时省力粗加工:蔬菜加工越精细,膳食纤维破坏得就越多。建议切菜时可切成长段、大块或整根烹饪,减少切丁、切末,这样可以更好地保留膳食纤维,还能增加咀嚼时间,增强饱腹感。

(4)警惕蔬菜中的糖:蔬菜中的马铃薯、莲藕、山药、豌豆、南瓜等含有大量的碳水化合物,如果配餐中有这一类食物,就应减少主食的摄入。

7. 常见蔬菜种类及作用

蔬菜种类知一二

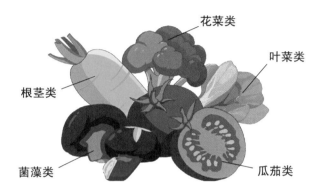

花菜类

叶菜类

根茎类

菌藻类

瓜茄类

（1）叶菜类：叶菜是蔬菜中品种最多的一类，包括生菜、菠菜、芹菜、苋菜、白菜等，含有大量的膳食纤维、维生素、类胡萝卜素、蛋白质及钙、铁、钾等优良营养素，对于糖尿病、高血脂、高血压、肥胖的患者大有裨益。大多数绿叶菜均属于碱性状态，能够中和肉、蛋等食物代谢过程中产生的酸性成分，帮助体液保持在弱碱性水平。常见叶菜举例如下：①芹菜，含有的膳食纤维，能够改善糖代谢，使血糖下降，从而减少胰岛素的用量，而且富含维生素 K、维生素 C 和纤维素，有助于降低血压和促进消化。②菠菜，富含维生素 A、维生素 C、铁及蛋白质，能让人有更长时间的饱腹感，尤其适合孕妇或哺乳期妇女、活动量大、体型大的人；同时，菠菜可刺激胰腺分泌，保持血糖稳定；菠菜中的类胡萝卜素，可以减轻太阳光对视网膜造成的损害，对糖尿病视网膜病变有辅助疗效。需要注意的是，菠菜含大量草酸，影响人体对钙的吸收，所以烹调前应先焯水，减少草酸的含量。③苋菜，富含易被人体吸收的钙质，对牙齿和骨骼的生长可起到促进作用，并能维持正常的心肌活动，防止肌肉痉挛，预防由糖尿病引起的骨质疏松。糖尿病患者伴心、肾、视网膜及神经病变合并症与缺镁有一定关系，苋菜中的镁能帮助减少糖尿病并发症和降低死亡率。④白菜,叶片厚实、多汁,口感爽脆,富含维生素 C、维生素 K 和膳食纤维,有助于增强免疫力和促进消化。大白菜中的锌,可促进人体对钙的吸收,减少钙的排放和流失,预防由糖尿病引起的骨质疏松。

(2)花菜类:花菜类营养丰富,菜质细嫩,热量较低,食用后很容易消化吸收。花菜不仅营养丰富,富含多种维生素及微量元素,还具有促进消化、降低胆固醇、增强肝解毒能力、抗氧化等功效。①菜花,含有丰富的黄酮类化合物,可以预防感染,清理血管,阻止胆固醇堆积,预防血小板凝结,因此能够减少心脏病与脑卒中的危险。菜花所含的 K 可以保护血管壁,使血管壁不容易破裂。②西蓝花,富含各种抗糖尿病的营养成分,如镁和维生素 C。含有的微量元素铬,可以保护胰岛 β 细胞,减少胰岛素的需要量;可以使糖尿病患者症状减轻,尤其适用于预防和控制 2 型糖尿病。西蓝花含有的黄酮类化合物,对高血压和心脏病有一定的辅助治疗作用。

(3)根茎类:根茎类是碳水化合物的重要来源之一,可以提供人体所需的能量,一些低血糖生成指数的食物如山药、芋头等,替代一部分主食,还有助于控制血糖水平。不同根茎类食物富含不同的营养素,胡萝卜含胡萝卜素最高,每 100 克可达 4 130 微克,居蔬菜之首,硒的含量以大蒜、芋头、洋葱、马铃薯等最高。不同蔬菜的功效有所不同。①白萝卜,含水量高,热量较低,膳食纤维、矿物质、维生素 C 和叶酸的含量较高,维生素 C 含量甚至高于一般水果。白萝卜富含芥子油和可溶性食用纤维,可延缓食物吸收,有利于改善血糖,并促进肠蠕动,健胃消食顺气。②胡萝卜,胡萝卜素能在体内转化为维生素 A,可防治夜盲症、干眼病。同时,胡萝卜含有的维生素 A,可促进胰岛正常工作。③洋葱,是唯一含前列腺素 A 的蔬菜,能扩张血管、降低血液黏度,因而有降血压、预防血栓形成的作用。洋葱中的含硫化合物可刺激胰岛素的合成及分泌,具有降低血糖的功效。

(4)瓜茄类:瓜茄类含有很高的水分、丰富的维生素及矿物质,而且不同的食物含有独特的生物活性物质,有降糖、降脂、保护心血管等作用。瓜茄类包括冬瓜、苦瓜、南瓜、丝瓜、黄瓜、茄子、番茄等,营养作用各有不同。①番茄,富含蛋白质、脂肪、碳水化合物、铁、钙、磷及多种维生素,被称为"维生素仓库"。番茄有抗血小板凝结的作用,还可以降低心脑血管并发症的发生风险。②苦瓜,含有类似胰岛素的物质,降糖作用明显。苦瓜所含的维生素 C 是菜瓜、丝瓜的 10～20 倍,具有防止动脉粥样硬化、解毒、抗癌、保护心脏等作用。苦瓜中的苦瓜素被誉为"脂肪杀手",能降低血脂。苦瓜味苦,烹调时,可将苦瓜切段,用开水煮片刻,以减少苦味。③南瓜,南瓜中含有的胡萝卜素在人体内能转化为维生素 A,而维生素 A 能保护糖尿病患者的视力,预防眼部疾病。南瓜果肉中富含环丙基氨酸、南瓜多糖等活性物质,能够补充胰腺细胞中的必需蛋白质,有利于促进胰岛素分泌。吃南瓜降糖说法不可信,南瓜多糖是降糖的主要成分,但生活中的食用南瓜含量极少,达不到治疗用量,一个南瓜中的南瓜多糖含量尚不足以抵消南瓜中的糖分及热量。糖尿病患者可以吃南瓜,前提是控制好量,老南瓜相较嫩南瓜含糖量多,建议糖尿病患者尽量选择嫩南瓜食用,每日不要超过 100～200 克。南瓜蒸煮均可食用,既可作为菜肴,可作为主食食用。

（5）菌藻类:藻类食物中蛋白质含量相对较高,尤其食用菌类,如蘑菇、香菇、黑木耳等,其蛋白含量可与肉质媲美,且氨基酸组成齐全,有较高的营养价值。菌藻类含有丰富的多糖类物质,具有增强免疫力、抗病毒的作用。藻类食物富含丰富的碘、钙、铁、锌等微量元素,如海带富含碘、紫菜富含较多的钙和铁。大部分菌藻类脂肪含量低,适合需要减重和预防心血管疾病的人群食用。菌类如香菇,含有嘌呤、胆碱、酪氨酸、氧化酶以及某些核酸物质,能起到降血压、降胆固醇、降血脂的作用。香菇中含有的香菇多糖,能调节糖代谢,改善糖耐量,减轻糖尿病症状,延缓糖尿病并发症的进程。藻类如海带,含有的褐藻酸钠,能提高人体对胰岛素的敏感性,降低空腹血糖水平,从而改善糖耐量。另外,海带所富含的碘元素,能促进胰岛素分泌和葡萄糖代谢。海带所含的牛磺酸、食物纤维藻酸能调理肠胃,促进胆固醇的排泄,控制胆固醇的吸收,从而降低糖尿病并发症的风险。海带虽营养丰富,但含碘量高,合并甲状腺功能亢进患者忌吃海带。

糖尿病吃水果的讲究

1. 吃水果，重在"鲜"

水果富含维生素、矿物质、膳食纤维，能量低，对于满足人体微量营养素的需要，保持人体肠道正常功能以及降低慢性病的发生风险有重要作用。水果中还含有各种植物化合物、有机酸和芳香物质等成分，能够增进食欲，帮助消化，降低胃肠道癌症的发病风险，也可以降低脑卒中和冠心病的发病风险以及心血管疾病的死亡风险。在膳食指南中，蔬果、奶、豆类食物都作为优先推荐摄入的食物种类。

新鲜的应季水果，颜色鲜亮，其水分含量高、营养丰富、味道清新，食用这样的新鲜水果对人体健康益处多。每天购买的新鲜水果，不要放置过长时间，放置时间过长不但水分丢失，营养素和糖分丢失，口感也不好。如果水果发生腐烂时，还会导致亚硝酸盐含量增加，对人体健康不利。只有选择新鲜健康的水果，合理搭配，才能做到食物多样，享受健康膳食。

水果根据果实的形态和特性可分为五类：浆果类，如葡萄、草莓等；瓜果类，如西瓜、哈密瓜等；柑橘类，如橙等；核果类，如桃、李、枣等；仁果类，如苹果、梨等。也有按地区分类如热带水果、温带水果和寒带水果。其中，红色和黄色水果（如杧果、柑橘、木瓜、山楂、杏）中 β-胡萝卜素含量较高；枣类（鲜枣、酸枣）、柑橘类（橘、柑、橙、柚）和浆果类（猕猴桃、沙棘、黑加仑、草莓）中维生素 C 含量较高；梨、香蕉、枣、山楂、龙眼等的钾含量较高。

2.水果每日摄入量

《中国居民膳食指南（2022）》建议，我国成年人每天保证摄入水果200～350克。含丰富蔬菜、水果的膳食有益于人体健康，保持肠道功能，并且对降低患慢性病的风险有重要作用。保证每日水果200～350克的目标很容易达到：一个苹果大约200克，一个梨大约290克，一根香蕉大约200克，一个桃子大约110克等。可根据个人情况，将一天的水果量分次食用，以减少其对血糖波动的影响。

3.水果的颜色密码

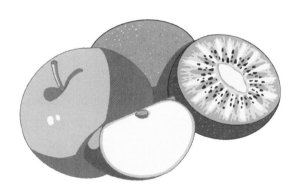

（1）绿色食物养肝：绿色食物是生命健康"清道夫"和"守护神"，深受人们喜爱。中医认为，绿色（含青色和蓝色）入肝，多食绿色食品具有舒肝的功能，是良好的人体"排毒剂"。另外，五行中青绿克黄（肝制脾），绿色食物还能起到调节脾胃消化吸收功能的作用。

●猕猴桃：富含丰富的蛋白质、维生素C、氨基酸等多种有机物和人体必需的多种矿物质，不仅能预防糖尿病性血管病变，减少发生感染的机会，还具有乌发美容、帮助消化、解毒护肝、促进排便、增强免疫力、预防白内障的效果。

●青苹果:苹果酸可以稳定血糖,含有的铬能提高糖尿病患者对胰岛素的敏感性,因此糖尿病患者宜吃苹果。同时,苹果富含钾,有降低血压和保护心血管的作用,能预防糖尿病性心脑血管并发症的发生。苹果又富含多种维生素和矿物质,有多酚及黄酮类天然抗氧化物质,可以降低患肺癌的危险,富含的膳食纤维,可促进肠胃蠕动,帮助排出体内的废物。

(2)红色食物养心:红色水果包括樱桃、草莓、西瓜、石榴、火龙果、山楂等。按照中医五行学说,红色为火,为阳,红色食物进入人体后可入心、入血,大多具有益气补血和促进血液、淋巴液生成的作用。

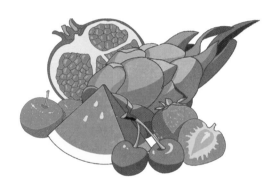

●火龙果:含有花青素,花青素是强有力的抗氧化物。热量低,能帮助糖尿病患者控制血糖水平,每天半个为宜。火龙果含有丰富的维生素、膳食纤维及铁、镁、钾等矿物质,具有降血压、消火气及改善便秘的功效。

●草莓:热量较低,不会增加胰腺的负担。草莓富含维生素,含有胡萝卜素、天冬氨酸、多种维生素和矿物质等营养成分,具有养肝明目,清除体内重金属离子,有预防癌症、坏血病、动脉硬化及冠心病的作用。

●石榴:石榴中富含铬。铬元素在胰岛素调节活动中起着重要作用,铬还参与葡萄糖耐量因子的组成,促进胰岛在体内充分发挥作用,达到稳定血糖的目的。

●西瓜:西瓜含有维生素、膳食纤维及多种有机酸、氨基酸、钙、磷、铁、锌等营养成分,具有生津止渴、清热解暑、利尿的功效,糖尿病患者可以适量食用,避免一次食用过多。

●山楂:含有丰富的钙、维生素 C、胡萝卜素、黄酮类物质等,可降血脂,防治糖尿病性脑血管并发症。山楂含酒石酸、柠檬酸、山楂酸、酶类,具有开胃消食、防治心血管疾病、提高免疫力和抗癌的功效;还可用于食积腹胀、肥胖、脂肪肝、胆囊炎、便秘等病症的辅助调养。

(3)黄色食物养脾:五行中黄色为土,营养物质主要集中在脾胃区域。黄色水果可以提供优质蛋白、脂肪、维生素和微量元素对脾胃很有益处。

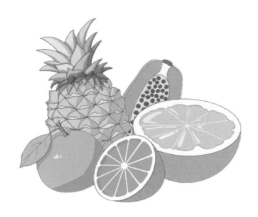

●木瓜:木瓜富含蛋白质、维生素、矿物质,还含有木瓜蛋白酶,具有补气养血、生津止渴、润肠通便、降低血脂、增加免疫力及防癌、抗肿瘤的功效。对于糖尿病合并高血压、动脉硬化及高血脂的患者有益。

●橘子:富含类胡萝卜素,能提高糖尿病患者血液中类胡萝卜素的浓度,降低患动脉硬化的危险。橘子的丝络中含有维生素 P,能使人的血管保持正常的密度和弹性,减少血管壁的渗透性和脆性,可以预防糖尿病患者视网膜出血。

●菠萝:菠萝富含果胶,能调节胰岛素分泌。另外,菠萝富含有机酸、酶、维生素 C、维生素 B、胡萝卜素、烟酸、膳食纤维及钙、磷、铁等营养成分,具有消食、利尿、清热解渴、抗炎症、抗血栓等功效。

●橙子:橙子含有丰富的维生素、β-胡萝卜素、钙、磷、柠檬酸等,具有化痰解毒、生津止渴、开胃的功效,同时也可作高血压、心脏病、高脂血症的辅助调养。

(4)白色食物养肺:白色在五行中属金,入肺,偏重于益气行气。白色水果如桃、梨。

●桃:含有的果胶可推迟食物排空、延缓肠道对糖类的吸收,从而控制血糖升高幅度;所含的膳食纤维能够占据胃肠的空间,减少热量的摄入,是糖尿病合并肥胖症的患者适宜常吃的水果。此外,桃还富含蛋白质、维生素B₂、维生素 C、胡萝卜素、烟酸及钙、磷、铁等,具有止咳平喘、护肝利胆、利尿消肿、抗凝血、防治贫血的功效。

(5)黑色食物养肾:黑色食物是指颜色呈黑色或紫色、深褐色的各种天然植物或动物。五行中黑色主水,入肾,因此,常食黑色食物更益补肾。黑色水果如桑葚、紫葡萄等,中医认为黑色蔬果具有强肾作用。

●桑葚:首先,桑葚能补充胃液,增强胃的消化能力,促进肠胃蠕动。其次,桑葚具有改善皮肤血液供应、营养肌肤的作用,常吃桑葚可延缓衰老、提高机体的免疫力。再次,桑葚可促进红细胞的生长,防止白细胞减少,对糖尿病、贫血、高血压、高血脂、冠心病、神经衰弱等症具有辅助疗效。最后,经常吃桑葚可以明目,改善因用眼过度而产生的眼睛干涩疲劳症状,常用电脑的上班族可以多吃桑葚。虽然吃桑葚的好处很多,但对于儿童而言,不可多吃,因为桑葚中含有大量的鞣酸,会阻碍矿物质的吸收。同时,桑葚还含有大量的糖分,糖尿病患者也不能多吃。

4. 低糖水果

很多糖尿病患者不敢吃水果,是因为多数水果含糖量很高,容易升高血糖。一些中老年患者害怕血糖升高,常年一点水果都不吃。其实,就平衡饮食而言,不应该轻易放弃某一类食物,尤其是水果。饮食要求均衡营养,合理控制,对于糖尿病患者同样重要。

水果对维持人体健康起着特殊的作用,水果所含维生素、无机盐和膳食纤维对人体都是有好处的。由于本身自有的糖分,吃水果很容易产生饱足感。水果可以提供可溶性和不可溶性纤维,有助消化和提供低糖能量。而且水果色泽鲜艳、口味鲜美,是人们非常喜爱的食物,完全舍弃太可惜了。

那么日常生活中该怎么吃水果呢？大家可以吃血糖生成指数低的水果，常见低、中血糖升成指数水果见下表。

常见水果血糖生成指数

水果	血糖生成指数	每100克热量/千卡	推荐摄入量
石榴	13	63	100～200克
樱桃	22	46	10个
柚子	25	41	50克
桑葚	25	57	50克
桃子	28	42	100克
草莓	29	30	150克
苹果	36	52	100～150克
梨	36	50	100～150克
橘子	43	51	50克
橙子	43	47	50克
山楂	48	95	3～4个
火龙果	50	51	半个
猕猴桃	52	56	100～200克
木瓜	58	27	100克
菠萝	66	44	50克
西瓜	72	25	50克

影响食物血糖生成指数的因素除食物种类外，还有食物的加工方法、含水量以及是否和其他食物搭配等。所以，食物血糖生成指数只是食物的一种生理参数，选择食物时可作为参考，每个人都可以从低糖饮食的尝试中得到益处。

5. 高糖水果

各种水果的碳水化合物含量为 6% ~ 20%。应选择含糖量相对较低及升高血糖速度较慢的水果。苹果、梨、橘子、猕猴桃等含糖量较低,对糖尿病患者较为合适,而香蕉、红枣、荔枝、红果、菠萝、甜橘、葡萄等含糖量较高,糖尿病患者不宜食用。有哪些高糖水果是不建议大家吃的呢?

(1)甘蔗:甘蔗有糖蔗和果蔗两类。糖蔗用于榨糖,果蔗可供人直接食用。甘蔗含糖量较高,其中蔗糖、葡萄糖及果糖的含量高达 12%,食用后易使血糖迅速升高,故糖尿病患者若要食用,需要严格控制量,以品尝些许为主。

(2)柿子:柿子含糖量高,主要是葡萄糖和果糖,在肠道中能被直接而快速地吸收,使血糖迅速升高。因此,糖尿病患者尤其是血糖控制欠佳的糖尿病患者不宜多食。

(3)香蕉:香蕉含糖量高,且主要是葡萄糖和果糖,它们均为单糖,单糖在肠道中吸收速度最快,食后血糖会迅速升高。患有糖尿病肾脏病并发症的人群,肾排泄钾的能力下降,往往合并有高钾血症,而香蕉含钾丰富,食后会加重病情。糖尿病患者若胃酸过多、消化不良或腹泻时,均不宜吃香蕉。

(4)荔枝:荔枝性温热,容易上火,加重糖尿病患者的内热症状。荔枝中含丰富的葡萄糖、果糖、蔗糖,其葡萄糖含量占糖总量的 66%,因此,糖尿病患者应少食。

(5)榴梿:榴梿含热量及糖分较高,肥胖者、糖尿病患者、高血压患者均不宜多吃,控糖效果不好的糖尿病患者最好禁食。虽然榴梿富含营养,但是当肠胃无法完全吸收时,会引起上火,且不易消化。

(6)大枣:大枣药性平和,含有多种滋补强壮成分,能促进人体新陈代谢,对血管疾病和一些过敏性疾病也都有一定疗效。但糖尿病患者不宜过量食用,因为大枣含糖分丰富,尤其是晒干后的干枣。又因大枣味道甘甜,很容易在不知不觉间多吃,糖尿病患者要谨慎食用。如果过量食用还会有损消化功能,造成胃肠不适。

6. 蔬果挑选原则

（1）不要选择奇形怪状的蔬果:譬如畸形的番茄;一些草莓、西瓜等水果个头过大,切开后中间是空腔,这些蔬果可能使用了膨大剂、增红剂和催熟剂等化学激素,尽量少购买。

（2）颜色太过亮丽的蔬果不要选:有时为了让蔬果看起来漂亮,吃起来味道甜美,不良商家会用加了明矾、甜蜜素的水给蔬果们"洗澡",这样既可以使蔬果的分量增加,还能使它们看起来漂亮,吃起来清脆可口,但是,对人类身体健康毫无益处。因此,那些看上去格外亮丽的蔬果要慎重选择。

（3）尽量选择本地蔬果:"本地蔬果"这个概念是相对的,居住的城市和附近省市生产的蔬果就是首选。也就是说,选择当地时令蔬果。为什么这样说呢? 因为在长途运输过程中,蔬果会损失大量营养物质。据测定,在运输过程中,3 天之内,青蒜及葱会失去 50% 的胡萝卜素,绿豆将失去 60% 的维生素 C。一些蔬果中天然的抗癌物质和酶在运输过程中也会被破坏。所以,为了吃得健康,刚刚采摘下来的蔬果是首选。

7. 水果和蔬菜不可以互换

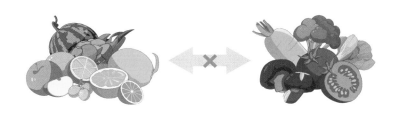

有人认为蔬菜和水果可以视为一类,都是富含维生素的食物,不爱吃蔬菜可以不吃,吃水果就可以代替了;或者忘记吃水果、懒得买水果,不吃水果

也没关系,反正每顿饭里面都有蔬菜。事实上,虽然蔬菜与水果在健康效应和营养成分上相差不大,但它们还是不同种类的食物,在营养价值上也各自有各自的特点。①蔬菜的品种远多于水果,大多数蔬菜,尤其是深色蔬菜中的矿物质、维生素、膳食纤维以及植物化学物的含量是高于水果的,所以水果不能代替蔬菜。②水果中糖分、果胶、有机酸和芳香物质比新鲜蔬菜多,可以对蔬菜摄入不足进行补充。并且水果味道酸甜可口,可以生吃,营养素几乎不会被破坏,方便美味又营养,所以蔬菜也不能完全替代水果。因此,推荐每餐都要吃蔬菜,每天都要吃水果。

8. 水果和果汁不可以互换

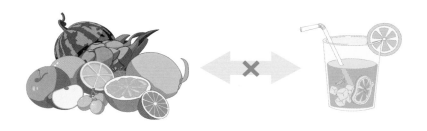

有人认为只要喝足够量的果汁,即使不吃水果也没关系,显然,答案是否定的。①买来的果汁一般都含有添加剂,如色素剂、防腐剂等,不可与新鲜水果相提并论。而且果汁中最主要的成分是水,其营养和水果有相当大的差距。②制作果汁的过程中,捣碎和压榨这些步骤会破坏水果中某些易氧化的维生素,使水果的营养价值打折扣。③制成果汁后,水果中某种营养成分(如膳食纤维)的缺失会对整体营养作用产生不利的影响,加热的灭菌方法也会使水果的营养成分受损。因此,食用新鲜水果是最好的选择。

9. 加工的水果制品不能够替代新鲜水果

新鲜水果水分含量高、糖分大，难以长期保存，因此水果也被加工成各种水果制品，方便保存、携带与食用。常见的水果加工食品如水果罐头、果脯、蜜饯等，因其味道好，广受人们的喜爱。这些水果制品虽然有成熟的生产工艺，但在生产过程中不但使水果的营养成分（如膳食纤维、维生素等）被破坏，还会添加大量的糖、甜味剂、防腐剂、色素等，其营养价值远远不及新鲜的水果。因此，不能用加工的水果制品代替新鲜水果。

10. 水果类的等量交换

食物交换份的应用丰富了糖尿病患者的饮食种类，增加了糖尿病患者的饮食选择。每个人都可以根据自己的饮食习惯、经济条件、季节、市场供应等具体情况选择食物，调剂一日三餐。在保证控制全天总热量、充足营养的前提下，糖尿病患者可以和正常人一样选择食物，使膳食丰富多彩。详见附录。

只要熟练应用食物交换份，在不增加总热量、总脂肪量的前提下，糖尿病患者可以选择多种水果，适当的加量和减量都是可以的，加餐的目的是使血糖稳定，同时减少胰腺负担。尤其晚上睡前加餐可有效预防夜间低血糖的发生。夜间低血糖会刺激体内升糖激素的强烈作用，易发生清晨及早饭后显著高血糖。这时胰岛素的消耗量大，使原本功能差的胰腺负担更重，血糖也就更难控制。因此，根据自身情况，若晚饭后 4 ~ 5 小时才入睡，可考虑睡前适量加餐，选择蛋白类或搭配果蔬类，而不要感到饥饿时再加餐。

七 传统节假日如何科学控制饮食

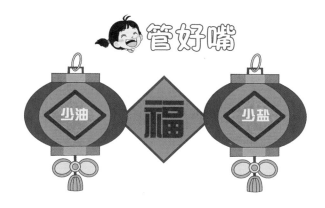

中国人很重视传统节假日,每一个节日都充满了欢乐和团聚的氛围。从热闹喧嚣的新年聚会,到温馨祥和的元宵节,再到龙舟竞渡的端午节,接着是明月高挂的中秋节,每一个节日都是大家欢聚一堂的时刻。无论是准备丰盛的菜肴,还是点亮五彩的灯笼,人们都以一种特别的仪式感,展示着对这些传统节日的重视。但在节假日中过度的熬夜、畅饮、聚餐,无疑都加重了糖尿病患者血糖控制的负担,也增加了糖尿病酮症酸中毒等急性并发症的发生风险。因此,在节假日期间科学控制饮食对于广大糖尿病患者及家属来说,就显得极为重要。

1. 总原则

控制总热量,营养要均衡,进餐要定时,饮酒要适量。肉蛋奶、米面油、蔬菜水果都可吃,但是要根据体重、活动量、目前血糖水平等制订计划,多吃蔬果少吃肉,多吃点膳食纤维,避免暴饮暴食,同时注意水分摄入,控制每日总热量,保持三餐规律,从而减少血糖波动。

2. 烹调尽量简单

少油、少糖、少盐的原则,尽量选用蒸、煮、烫、炖等烹调方式,减少油脂的吸收。酒席菜品等都调料众多、口味偏重。聚餐时多吃清淡菜肴,尽量不吃腌制品;比如吃煮熟的汤圆,拒绝油炸汤圆;吃五谷粽子,拒绝蜜枣粽;吃冰皮月饼,拒绝枣泥蛋黄馅月饼;糖尿病合并肾病者则要少吃肉蛋类食物及豆制品;等等。

3. 食物应尽可能新鲜

注意卫生安全,谨防病从口入。节日期间常有糖尿病患者因吃了不新鲜的食物,造成腹泻而引起血糖紊乱,甚至诱发糖尿病酮症酸中毒。因此,若外出聚餐,一定要选择正规餐厅,观察卫生状况,并注意食品的新鲜程度,同时务必餐前洗手。对于年老体弱者,最好避免食用生的蔬菜、生肉、生鱼等,特别是生海鲜,以免感染细菌、病毒等。

4. 拒绝零食陷阱

大多糖尿病患者有个误区,认为吃点瓜子、花生等零食没有关系,因此边看电视边吃零食,但瓜子、花生等坚果类食物热量并不低,比如一小把花生、瓜子大概20粒,但是热量相当于2两米饭,而且瓜子、花生就是葵花籽油、花生油的原料,里面含有大量的脂肪。建议糖尿病患者可以在白天吃一些含油量较少、脂肪量较低的坚果做零食,比如开心果、杏仁等,但一定要适量。

5. 吃动平衡很重要

一个常规芝麻元宵大概是 20 克,3～4 个元宵所含的热量大约为 200 千卡,约为一碗米饭(200 克)或 4 个甜馅汤圆再或 5 个鲜肉馅汤圆的热量。一个蜜枣粽子的重量大概在 100 克,含有热量 200 千卡左右,需要健步走半小时或者游泳 20 分钟才能消耗掉这些能量;1/2 块莲蓉月饼(大约 100 克),热量大约 400 千卡,换算为米饭约 2 碗(约 400 克),而消耗这些热量需要走20 000 步左右,或游泳 40 分钟或跳绳 30 分钟。所以,美食再好,也要定量,更别忘了餐后要运动,才不会引起血糖急剧上升进而产生的疾病风险。

6. 限量饮酒

节假日亲朋相聚,推杯换盏把酒言欢,共叙亲情。美酒是中国传统节日必备品,糖尿病患者应该如何科学饮酒呢?鉴于饮酒会同时有高血糖及低血糖双重风险,建议饮酒时相应减掉部分主食,做到不空腹饮酒,不过量饮酒;如果患者有严重的糖尿病并发症或者正在使用某些特殊药物,应遵循医生的饮酒建议。

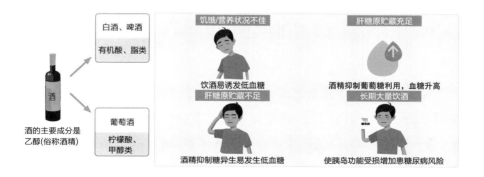

7. 水果适当吃

最好在空腹或两餐之间食用水果，尽量选择猕猴桃、梨、苹果等血糖生成指数较低的水果，且最多不超过 100 克（大约自己一个拳头大小）。另外，如果吃水果，主食必须酌情减量。如果空腹血糖大于 11.1 毫摩尔/升，就不建议吃水果了。

8. 保健品慎吃

节假日期间走亲访友，形形色色的保健品是很多人送礼的首选，但是保健品成分复杂，有的含有某些药品成分，可能与糖尿病患者日常用药有冲突，甚至会带来极大的风险（如严重过敏、肝衰竭、肾衰竭等），因此，最好在医生指导下决定吃或不吃，不可盲目跟风。

9. 饮料要选健康型

糖尿病患者通常不建议喝碳酸饮料。碳酸饮料中的糖分和热量含量较高，容易导致血糖升高，不利于糖尿病的治疗和控制。另外，碳酸饮料对牙齿也有不利影响，而糖尿病患者本身容易并发口腔疾病（如牙龈炎、牙周炎等），饮用碳酸饮料会诱发或加重这些口腔疾病。有些碳酸饮料标榜"无糖"（比如无糖可乐），虽然不含有蔗糖或其他导致血糖升高的物质，但如阿斯巴甜等甜味剂的加入可能会增加糖尿病患者的摄入欲望，导致过度饮用无糖饮料，从而出现体重增加导致超重或肥胖。过多饮用可能会刺激和干扰神经末梢，出现偏头疼、记忆力减退、视力下降、牙齿脱矿等。所以不建议糖尿病患者过多饮用。建议饮用传统茶饮，例如：茉莉花茶味道清香，具有疏风散热、解郁安神、健脾理气的功效;荷叶茶可以凉血止血,改善全身气血,缓解头晕目眩、乏力等不适;西洋参茶对血糖有双向调节作用;桑叶洗净晾干后,泡水饮用,可以消渴、利尿;玉米须茶有助于改善血压,平稳血糖。很多茶既可以单独品,也可以搭配薄荷、柠檬、菊花、陈皮等饮用。建议糖尿病患者自己来冲泡,并且不喝浓茶,不空腹喝茶,不在睡前喝茶,不用茶服药,尤其不喝"成品茶",比如"冰红茶""奶茶"等富含各种添加剂的茶饮料。

10. 降糖药物不能停

有的糖尿病患者节假日里不吃药,在这个特殊时段里极易出现糖尿病酮症酸中毒或糖尿病高渗性昏迷等,有生命危险,所以必须按医生要求定时使用降糖药,甚至要根据血糖监测情况随时调整降糖药物种类及剂量。不要迷信过年过节吃药不吉利的说法,否则终会害己。

11. 血糖监测是杠杆

节假日期间,糖尿病患者一定不能忽略规律地监测血糖。想放心地吃元宵、粽子、月饼等节令食品,建议选择空腹血糖在 7 毫摩尔/升以下,餐后 2 小时血糖在 10 毫摩尔/升以下,糖化血红蛋白小于 7.0% 的时机。如果血糖最近波动较大(一天之内血糖波动>5 毫摩尔/升),餐后血糖居高不下,那么最好就不要吃了,避免血糖急剧升高引起危险。

八 糖尿病中药饮膳食

中医认为糖尿病病因复杂,疾病的发展分为几个阶段,早期重在防,中期重在控制,晚期时可以控制和延缓并发症的进展。因此,糖尿病患者可依据自身情况对症进行中医调理,总结出一套最适合自己的中医调养方式。

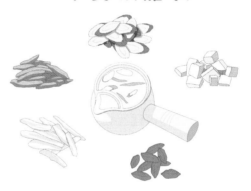

中医糖尿病饮食基本原则在于食量有度、性味辨证、比例平衡。过饮过饥都是饮食所忌,提倡少食多餐,切忌贪食。

1. 中医饮食调护的基本要求

养成良好的饮食习惯,应五味调和;进食过程中保持情绪愉快;饭后应当漱口数次,保持牙齿清洁;注意"凡热食汗出,勿当风""不得夜食";"饱食即卧,乃生百病,故不可取";饭后摩腹可以助消化;等等。饮食调护的基本要求如下。

(1)饮食宜有节:现代营养学认为,人体需要的营养物质包括氨基酸、葡萄糖、脂肪、维生素、矿物质、纤维素、水七大类,建议每天吃 20 ~ 30 种食材。因此,饮食要搭配丰富,营养均衡。饮食入胃,将食物转变为精微物质来补充全身的气、血、津液等营养物质。如果饮食没有节律,就会打乱脾胃(肠)的生理节奏,影响其消化吸收功能的正常发挥,进而影响营养物质的转化、吸收。

(2)饮食宜随和:食物有四气五味,各有归经,可影响和调节脏腑阴阳。人体营养来源于各类食物,所需的营养成分亦多种多样。若对饮食有所偏嗜或偏废,体内的营养成分比例就会失调,则容易发生疾病。如过食肥甘厚味可助湿生痰、化热,或生痈疡等;偏食辛辣可使胃肠积热,上则口腔破溃、牙龈出血,下则大便干燥或成痔疾。

(3)饮食宜卫生:用餐前要先洗手,防止病从口入;选择的食材必须新鲜、干净,制作时需完全煮熟。饮食不洁或食有毒食物,可引起胃肠疾病和食物中毒,导致腹痛、吐泻,甚至严重中毒,危及生命。

(4)饮食宜清淡:清淡饮食,指以五谷杂粮为主食,以豆类、蔬菜、瘦肉、少量植物油及动物脂肪为副食的膳食。过多摄入食盐,易致高血压;过多摄入脂肪,会使血脂增高。

(5)饮食需注意宜忌:食物和药物都有四气、五味之性,故在临床功效、主治上亦有协同和相悖。协同者可以增强治疗效果,如赤小豆配鲤鱼可增强利水作用、黄芪加薏米可以加强渗湿利水作用、鱼蟹加苏叶可解毒去腥等。相悖相克者可以削弱药物的疗效,如人参忌萝卜,服地黄、首乌忌葱、蒜,茯苓忌醋,白术忌桃、李、大蒜,蜂蜜忌葱、黄连、桔梗,使君子忌茶等。一般在服药期间,凡属生冷、油腻、腥臭及不易消化、刺激性食物均应避免。

2. 糖尿病的中医药膳

食疗药膳采用的食材,符合"药食同源、药食两用"的原则。在中医和营养师等联合指导下进行,结合现代营养学原则,参照食物的"四气五味"、中医体质等,通过食疗来调节脏腑功能,发挥食物的营养和治疗等作用。糖尿病常用药食同源食材,参照《卫生部关于进一步规范保健食品原料管理的通知》《中药学》及现代药理实验研究等整理,见下表。根据体质或主要症状辨证施膳,制订个性化饮食指导方案。可辨证选用药食两用的药材冲泡代茶饮用。

糖尿病常用药食同源食材目录表

中药名称	功效	作用
黄芪	补气健脾,升阳举陷,益卫固表,利尿消肿,托毒生肌	促进机体代谢、抗疲劳、促进血清和肝蛋白质的更新,能维持血糖平稳
生地黄	清热凉血,养阴生津	降压、镇静、抗感染、抗过敏
沙参	养阴清肺,益胃生津	抑制免疫功能异常亢进
人参	大补元气,补脾益肺,生津,安神益智	增强机体免疫功能、降低血糖、抗感染、抗过敏
山药	益气养阴,补脾肺肾,固精止带	降低尿蛋白、改善肾功能
茯苓	利水渗湿,健脾,宁心	降低尿蛋白、改善肾功能、消肿、抗感染、抗肾纤维化
枸杞子	滋补肝肾,益精明目	降低血糖、降低尿蛋白、改善肾功能
葛根	解肌退热,透疹,生津止渴,升阳止泻	降低血糖、降低尿蛋白
麦冬	养阴润肺,益胃生津,清心除烦	降低血糖、提高免疫功能
玉竹	养阴润燥,生津止渴	降低血糖、降低血脂
黄精	补气养阴,健脾,润肺,益肾	降低血糖、降低血压、降低血脂
石斛	益胃生津,滋阴清热	助消化、促排便、提高免疫功能
三七	化瘀止血,活血定痛	降低血压,提高免疫功能,镇痛、抗感染、抗衰老
白芍	养血敛阴,柔肝止痛,平抑肝阳	提高免疫功能,镇痛
桑叶	疏散风热,清肺润燥,平抑肝阳,清肝明目	降低血糖、降低血脂

注:建议在医师的指导之下应用,需辨证体质用药,不建议长期过量食用。

3. 可做糖尿病药膳和茶饮的中药

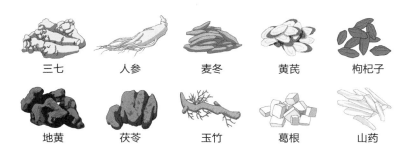

三七　　　人参　　　麦冬　　　黄芪　　　枸杞子

地黄　　　茯苓　　　玉竹　　　葛根　　　山药

（1）三七：性温，味甘、微苦，归肝、胃经。三七补血、止血，还能活血化瘀、消肿定痛，是伤科之要药，不仅对淤血肿痛、跌打损伤等有改善作用，还可抑制血小板聚集，起到促进血液循环、改善心肌缺血、降低血压等作用。现代药理研究发现，三七中含有的三七总皂苷和多种矿物质有扩张血管、降低血管外周阻力、抑制血管运动中枢的作用。三七还能促进代谢，降低血中葡萄糖以及甘油三酯的含量，起到降糖、降脂的作用。一般人群均可食用，但气血亏虚所致的痛经、月经不调者，以及血虚、血热出血者不宜食用三七。

（2）人参：性微温，味甘、微苦。归脾、肺、心经。有大补元气、复脉固脱、补脾益肺、生津止渴、安神益智的功效。多用于体虚欲脱、肢冷脉微、脾虚食少、肺虚喘咳、津伤口渴、内热消渴、久病虚羸等症。人参中的活性成分可以调节胰岛素抵抗，保护胰岛素 β 细胞，降低肝糖异生，降低炎症及氧化应激水平，能增强胰岛素的作用。人参能够预防糖尿病合并动脉硬化，改善心脏功能，增加心肌收缩力，对预防糖尿病并发高血压、冠心病、动脉硬化有一定的作用。人参对大脑皮质有兴奋作用，所以睡前不宜服用人参，有可能会导致失眠。可内服、煎汤，感冒发热、腹泻者慎食。

（3）麦冬：性微寒，味甘、微苦。归心、肺、胃经。可养阴润肺、益胃生津、清心除烦。适用于糖尿病属气阴两虚型：烦渴多饮，饮不解渴，消谷善饥，口干舌燥，尿频量多，大便秘结。麦冬中的多糖可增加机体对葡萄糖的摄取和利用,增加肝糖原合成的速度,从而降低空腹血糖。

(4)黄芪:性微温、味甘。归脾、肺经。有补气升阳、益卫固表、祛毒生肌、利水消肿之功效。对糖尿病气虚乏力、消瘦等有改善作用。现代药理研究发现,黄芪可通过增加糖原合成活性,进而增加胰岛素的敏感性,达到降血糖的作用。黄芪中的黄芪多糖、黄芪皂苷有保护血管、增强心脏功能的作用,对心脏病、高血压等心脑血管疾病有预防作用。另外,黄芪还含有多种抗菌有效成分,可增强患者免疫力。黄芪中含有的 γ-氨基丁酸和黄芪皂苷,对低血压有升高作用,又可使高血压降低保持稳定,达到双向调节血压的目的。一般人群均可使用,尤其适合癌症患者、免疫力差者、心肌炎患者等气虚乏力者。感冒发热者、月经期间的女性慎食。服用黄芪时不可擅自加大剂量。黄芪不宜与萝卜搭配烹调。

(5)枸杞子:性平,味甘。归肝、肾经。可滋补肝肾,明目。主治目视不清,头晕目眩,腰膝酸软,消渴引饮。枸杞子含有的枸杞多糖能增强 2 型糖尿病患者胰岛素的敏感性,平稳血糖水平。枸杞子含有丰富的胡萝卜素,能够预防糖尿病并发眼底病变。此外,枸杞子可降低胆固醇、甘油三酯含量,有利于预防糖尿病并发血脂异常。可内服生食、煲汤、炖肉、煎汤、泡水。外邪实热、脾虚有湿及泄泻者忌食,发热上火或患其他感染性疾病期间不宜食用。

(6)地黄:地黄分熟地黄和生地黄,熟地黄性微温,味甘,归肝、肾经;生地黄性寒,味甘,归心、肝、肾经。熟地黄有补血、滋阴的作用;生地黄具有清热凉血、养阴生津的功效。现代药理研究认为,生地黄降糖成分为地黄素,不仅对糖尿病患者有治疗作用,还能增强糖尿病患者机体的免疫力,特别是对免疫功能低下者作用更明显。生地黄含有的抗氧化性物质有保肝和强心作用。另外,生地黄提取液具有降压、镇静、抗感染、抗过敏的功效。生地黄性寒而滞,脾虚湿滞、腹满便溏者不宜服用。

(7)茯苓:性平,味甘、淡,归心、脾、肾经。茯苓可研成粉末,冲泡做茶饮,也可以用来做面食、糕点食用,其有利水渗湿、健脾补中、宁心安神等作用。现代药理研究发现,茯苓中的茯苓聚糖、胆碱、卵磷脂等成分可调节胃肠、肝功能,适用于轻、中度高血压伴有高血脂、食欲缺乏、水肿、小便不利、心悸、眩晕等症患者。糖尿病患者可用茯苓与主食、蔬菜搭配,有助于控制血糖。一般人群均可食用,阴虚无湿热、虚寒精滑者慎用,低血糖、低血压者不宜长期食用。

(8)玉竹:性平,味甘,归心、肾、肺经。玉竹可用来泡水饮用,也可煲汤,其具有养阴润燥、除烦止渴等功效。研究发现,玉竹中的抗氧化成分,可调节人体免疫力,对于糖尿病患者,尤其是中老年2型糖尿病患者来说,经适量服食玉竹配制的药茶、药膳,不仅可有效地控制症状,还可以降低血糖。另外,玉竹中含有的强心苷、生物碱、黏多糖等,可改善心肌缺氧,还能降血脂、预防动脉粥样硬化。一般人群均可食用,尤其适宜体虚、阴虚燥热、食欲缺乏、肥胖者。玉竹可使肾上腺皮质激素升高,继而使血压升高,因而高血压患者不宜食用玉竹。

(9)葛根:性凉,味甘、辛,归脾、胃经,升阳止泻。葛根中含有的葛根素可抑制醛糖还原酶活性,提高胰岛素敏感性,减轻胰岛素抵抗,稳定血糖。用作保健时,葛根粉每天食用量不宜超过30克。葛根性凉,脾胃虚寒者要少用。

(10)山药:性平,味甘,入肺、脾、肾经。山药鲜品可做菜肴、主食,干品入药,性质平和,有补气健脾、降低血糖、强健机体、滋肾益精的作用。现代药理研究发现,鲜品山药富含可溶性膳食纤维,吸水后能膨胀80～100倍,容易产生饱腹感,从而控制进食欲望,稳定餐后血糖。另外,与其他蔬菜相比,山药的碳水化合物含量较高,而血糖生成指数很低,可将山药作为主食食用,可配以白面制成山药饼,也可直接蒸熟食用。

总结:中药养生保健要结合自己的实际情况,不要轻易听信推销、更不盲目跟风,要辨证、辨病施食,更要平衡膳食。必要时需经中医指导再食用,以免产生反作用。

九 糖尿病饮食小·误区

控糖饮食路上的常见误区

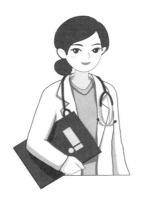

要大量补蛋白？

植物油对身体好，要多吃？

做饭不用讲究，好吃就行？

只吃粗粮，不吃细粮？

"无糖"的随便吃？

1.误区一:得了糖尿病,就要饿肚子

饮食治疗是糖尿病治疗"五驾马车"中的基石,地位之重,可见一斑。有患者错误地认为饮食治疗就是要少吃、要饿肚子,甚至有患者认为血糖高的时候先通过饿肚子把血糖降下去,然后再吃东西给身体补充能量就可以了。

这些关于"饥饿疗法"的相关认知一定要摒弃! 因为人体每时每刻都在进行生理活动,且需消耗大量的能量,尤其是高强度的体力和脑力劳动过程中,对于能量的需求更多。定时、定量地补充能量,才可能使机体保持精力充沛。糖尿病患者的血糖及胰岛素分泌是处于紊乱状态的,如果不合时宜地饿肚子,不但不会帮助控制血糖,还会导致体内的升糖激素更加活跃,血糖反跳性地升高,进而引起较大的血糖波动。当然,如果升糖激素不能及时反馈,可引起严重的低血糖,对人体多个器官造成危害,甚至加剧胰岛功能衰竭、加速慢性并发症的发生发展。另外,血糖高不等于能量充足,蓄积在体内的血糖不能得以较好的利用,身体的能量处于相对匮乏状态,再继续饿肚子的话,达到一定程度,体内的脂肪和蛋白质就会自动分解,而脂肪大量分解时会产生丙酮、乙酰乙酸、β-羟基丁酸等有害的代谢产物,蛋白质的大量分解会导致某些器官的功能障碍,导致急性酮症酸中毒等并发症,严重者可危及生命。

2. 误区二:"无糖"点心、饮料可以随意吃喝

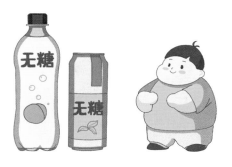

　　此无"糖"(葡萄糖)非真无"糖"(升糖物质),只要吃进嘴里的食物,除了白开水,基本都能不同程度地转化为血糖。贴着"无糖"标签的可乐、雪碧、奶茶、果茶或者点心等,往往打着"无糖"幌子给糖尿病患者或减肥人群造成迷惑。实际上,这些食品虽然不含糖,但是通常含有食品添加剂以及其他能量成分,如安赛蜜、甜蜜素等,且大部分高效甜味剂的甜度是蔗糖的几十到几百倍,因此它们的添加量往往很小,为了保证口感和体积,用来做填充的往往是"淀粉水解物",比如麦芽糊精之类,这些东西不但会升高血糖,还会刺激食欲、促进肥胖。糖尿病患者大量食用这些"无糖"食品对控制病情不利,食用后还是会导致血糖升高,进而代谢紊乱、胰岛素抵抗,甚至会出现代谢综合征,如肥胖、血压升高、血脂异常、脂肪肝等情况,因此不建议

吃喝"无糖"食品。

糖尿病患者在选购食品时要仔细查看标签上面的配料表,如果看到淀粉糖浆、麦芽糖浆、玉米糖浆、果葡糖浆、糊精等词,就不要期待这些伪无糖食品的"无糖"功效了。可优先选择含有糖醇和低聚糖的产品,尽量少选择含有甜蜜素、安赛蜜、糖精钠、阿斯巴甜等的产品。

从控制热量的角度来看,正确的食用方法是对所有含碳水化合物的食品一视同仁,控制每天的总热量,多样化膳食。要想控制血糖,最好的饮食方法还是少吃任何人工甜味的食物,以全谷、豆类和薯类为主要主食,千万不要把希望寄托在无糖食品上。

3. 误区三:只吃粗粮,不吃细粮, 前者多多益善,后者颗粒不沾

经常会有糖尿病患者非常自豪且如数家珍般地向医生或病友介绍自己吃的各种粗粮,但他们在日常生活中一点细粮也不吃。事实上,这种做法并不提倡!众所周知,粗粮中含有大量的膳食纤维,对降糖、降脂、通便等有很好的效果,多吃点粗粮的确对糖尿病患者有益,但不必一点细粮也不吃。事实上,就糖类的含量而言,面粉、大米、小米及玉米等主食相差无几,大体为75%~80%。但由于粗粮和细粮中膳食纤维含量不同,肠道对葡萄糖的吸收快慢不同,因此,摄入同等量的粗粮和细粮,对于餐后血糖的影响有一定差异。如进食100克玉米,其80%的糖类转化为血糖,而食用同等量的面粉,则90%转化为血糖,即两者的血糖生成指数不同。此外,粗加工的面粉含糖量低(约60%),其血糖生成指数也低。目前,市场上的"糖尿病食品"很多是由粗粮面粉制成的。血糖居高不下时可考虑用粗粮代替细粮。一般情况下,建议粗粮、细粮搭配。但无论粗粮、细粮,均应依糖尿病饮食处方而定,粗粮也不能无限制地吃。过多的粗粮有可能增加胃肠道的负担,并影响蛋白质和一些微量元素的吸收,时间长了容易造成营养不良,反而对身体不利。所以,无论吃什么,都应该适度。

4.误区四:吃饭限制热量,不用限制时间

部分糖尿病患者认为吃饭慢慢吃,会增加饱腹感,从而减少进食的量,有利于血糖控制,因此吃饭时间跨度很长;也有部分患者吃饭狼吞虎咽,几分钟就吃完一餐饭。这些观点均是不对的,吃饭过慢或过快均不利于血糖控制。

吃饭要细嚼慢咽,但并不等于越慢越好,因为消化食物的消化酶有分泌高峰,一般也就十几分钟时间,进食时间过长不利于消化吸收。此外,若进食油脂类食物时间过长,胆汁分批进入肠内,但胆汁数量有限,不能充分消化脂肪,造成脂肪堆积,从而导致肥胖。而若进食过快,一方面食物未被充分咀嚼,尚未与消化液充分混合,长此以往会导致消化功能不良;另一方面,吃太快血糖还来不及升高,大脑来不及反应,胃没有接到饱腹感信号,容易进食过多,从而导致肥胖,并增加血糖负担。因此,建议进餐时长要适当,一般控制在 20~30 分钟较好。

5.误区五:吃干喝稀都一样,控制量就好

每天喝稀饭或者喝汤是多数糖尿病患者从小养成的习惯。但是糖尿病患者进食等量大米做成的干饭和稀饭,对餐后血糖的影响是有很大差别的。煮烂的稀饭较容易被肠道消化吸收,胃排空时间比较短,故餐后血糖上升得较快、较高。相比之下,干饭消化、吸收及排空较慢,餐后血糖上升得相对较缓、较低。所以,血糖控制不好的糖尿病患者应改变喝稀饭的习惯。当然,可以考虑用牛奶、豆浆或者冲泡的燕麦片代替稀饭,也会减少喝"稀"对餐后血糖的影响。对于特别想喝粥类食物的患者,建议熬煮时间不要过长,粥里不加淀粉或面粉,如大米、小米煮熟即可盛出,且需从主食量里扣除相应的量。

6. 误区六：植物油对身体好，可以多吃

部分糖尿病患者认为动物油含有饱和脂肪酸，对身体健康是不利的，而植物油中富含不饱和脂肪酸有利于健康，由此得出错误结论：多吃植物油对病情没有危害。殊不知，尽管植物油中含有较多不饱和脂肪酸，但同样也是高热量食物，如果不控制摄入，很容易超过每日身体所需的总热量，对健康极为不利。

此外，利用植物油煎炸出来的食物里反式脂肪酸含量增加，导致心脑血管病及死亡风险增加。

7. 误区七：不吃早餐或晚餐对控制血糖有利

有些糖尿病患者想要利用不吃早餐或晚餐的办法来限制饮食总量，或者有些患者保持多年的作息习惯，一天只进食一餐或两餐，这种做法是不提倡的，违背了糖尿病饮食管理当中的一条重要原则——"定时定量、少食多餐"。如果不吃早餐，隔夜空腹时间太长，很容易造成血糖偏低甚至低血糖，而低血糖又会引起反跳性高血糖，导致血糖忽高忽低波动较大。而且，如果不吃早餐，中餐的进食量势必会增加，这样不仅使午餐后血糖明显升高，控制全天总热量的目标也很难实现。糖尿病患者正确饮食的原则就是要保持每天的总热量固定，定时定量，并且可以根据自己血糖的情况适当地分餐，即从 3 次正餐中匀出一部分食物留做加餐用，这样做既可以预防低血糖，又可以防止餐后高血糖，有利于血糖的平稳控制。

8. 误区八：多吃点没关系，多用药血糖也能好

多用药就饮食自由？

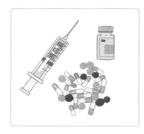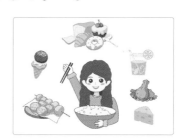

不少糖尿病患者认为，只要用上口服或注射的降糖药之后，就可以随心所欲，想吃什么就吃什么，想吃多少就吃多少，控制饮食可以远远抛在脑后。这种观点肯定是不对的！原因主要包括两个方面：一是暴饮暴食会增加胰岛 β 细胞的负担，胰岛 β 细胞拼命工作，就像拿着鞭子催促已经疲惫的老黄牛继续快速前进一样，只会加速胰岛功能的衰竭，进而导致口服降糖药的疗效逐渐下降甚至完全失效，最终即使用上胰岛素，血糖也未必能控制平稳，导致糖尿病慢性并发症发生发展。二是随意饮食与血糖控制兼顾的话，势必导致降糖药物的种类和量均增加，可能会对肝肾功能产生不良影响，并易导致肥胖，严重者甚至可危及生命。因此，"多吃饭多吃药"的做法并不可取。

9. 误区九：做饭不必讲究方式，好吃就行

许多糖尿病患者对"吃什么"及"吃多少"都很在意，但对菜的烹饪方法不那么讲究，对于口感的要求比较高，其实仔细回想一下，色香味俱全的食物多数需要煎炸且重油、重盐、重辣，这些烹饪方式做出来的食物很难保证

对热量的控制。烹饪方式是糖尿病饮食治疗中不容忽视的一个重要方面。建议糖尿病患者尽量采取凉拌、清蒸、水煮等烹饪方法,而避免煎炸、爆炒、浓油赤酱、挂糊等方式,这样有利于血压、血糖、血脂的平稳控制。

10. 误区十:尿蛋白多了,得大量补蛋白

糖尿病肾病是不主张大量补充蛋白的,因为高蛋白饮食导致尿蛋白更多,进而加重对肾功能的损害。但是如果糖尿病肾病出现严重的肾病综合征,大量蛋白尿、血蛋白特别低、水肿特别严重的情况,还是需要补充一些白蛋白,增加血液胶体渗透压,减轻水肿。切记不要大量过度地补充白蛋白,补蛋白越多对肾功能有害无益。食物补充的蛋白基本上 24 小时内都从尿里丢失。另外,蛋白补充的种类也是有讲究的,建议选择优质蛋白饮食,如牛奶、鱼肉、虾肉、鸡胸肉等,以及一些同为优质蛋白的大豆类食物。

11. 误区十一:糖尿病患者不能吃肉,只能吃素食

有些糖尿病患者对于饮食控制特别严格,认为肉类含有大量的蛋白质和脂肪,容易使人发胖,不利于控制血糖、血脂,所以最好不吃肉,只吃素食,吃的越素,血糖控制越好。其实不然! 肉类中含有大量的优质蛋白,比植物蛋白更容易被人体吸收和利用,是人体蛋白质的主要来源之一。此外,肉类含有丰富的维生素和微量元素,对维持人体的正常功能具有重要的作用。因此,糖尿病患者是可以适量吃肉类食物的。

肉的种类繁多,但需要适当选择,多吃瘦肉,尽量不要吃脂肪含量高、烟熏的肉类等。瘦肉中含有较多蛋白质,它对血糖的影响相对较小;饱和脂肪酸含量高的肉不要吃,如肥肉、五花肉等,饱和脂肪酸、胆固醇含量过高,营养价值低,容易造成血糖控制不稳,还可能升高血脂。但是无论是哪一种肉类,都强调要适量,食用白肉(如鱼肉、鸡肉、鸭肉、鹅肉)要比食用红肉(如猪

肉、牛肉、羊肉)更有利于健康。

12.误区十二:糖尿病患者不能吃海鲜

海鲜类的食品对于糖尿病患者其实是比较友好的,不仅营养丰富,口感鲜美,还可以提供大量的优质蛋白质和丰富的膳食纤维和不饱和脂肪酸,对心脑血管有一定的保护作用。只要糖尿病患者不存在过敏问题,无肝肾功能障碍,无高尿酸血症或痛风,是可以进食适量海鲜食品的。但是注意控制量,建议每周进食两三次海产品,每次 150~200 克,一些高胆固醇的部分,如虾头、鱿鱼内脏、蟹黄等尽量少吃或不吃。注意烹调卫生,避免进食被污染的或腐败的海产品。

13.误区十三:小番茄不升血糖,可以多吃

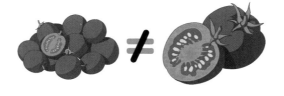

圣女果≠番茄

经常会有糖尿病患者咨询,两餐中间想吃东西的话吃点什么比较合适,相信很多患者得到可以吃黄瓜和番茄的答案,于是就会有糖尿病患者买一堆小番茄来吃,口感好、还扛饿,但是一测血糖就发现数值又高上去了。事实上,医生所说的番茄通常指的是大番茄。小番茄又称圣女果,其中含有丰富的胡萝卜素、维生素 C、B 族维生素,尤其是维生素 P 的含量非常高,对心血管具有保护和抗氧化作用,能够减少心脏病的发生,食用后可以补充人体所需的营养。但圣女果个头小,品感佳,极易食,因此一定要控制好数量。

14. 误区十四：得了糖尿病，水果不能吃

其实糖尿病患者在血糖控制平稳的情况下是允许吃水果的，水果富含多种维生素、矿物质和膳食纤维，适量吃一些水果对维持身体健康有一定的帮助。糖尿病患者可选择一些含糖量在12%以下的水果，如苹果、梨、柚子等，但一天的食用量以控制在100克以内为宜。吃水果的时机也很重要，尽量放在两餐中间去吃，餐后水果会增加餐后血糖水平，不利于血糖的平稳控制。如患者选择适当的水果来代替部分主食时，需酌情减少主食的量。对于病情不稳定、血糖还未控制的患者，最好暂时禁食水果，以免造成血糖的大幅度波动。

15. 误区十五：口渴也尽量不喝水

有些糖尿病患者认为喝水多、尿多是糖尿病病情控制不好的体现，好多人宁愿渴着，也不喝水。糖尿病患者之所以喝水较多，是因为体内的血糖过高，只有通过增加排尿量才能将糖分通过尿排出体外。相应地，排尿多，体内的水分流失得也多，必须通过喝水给体内补充水分，口渴、多饮正是人体对高血糖及体内缺水的一种保护性反应。如果限制糖尿病患者饮水量，会导致血液浓缩，造成多余的血糖和其他含氮废物不能排出体外，严重者会发生糖尿病高渗性昏迷而危及生命。因此，糖尿病患者要时常补充水分，最佳饮品是白开水，每日适量饮用白开水有助于渗透性利尿、排出血液中多余的酮体、改善血液高凝状态等，有利于改善糖尿病，也可以少量地摄入苏打水或淡茶水等。不过，如果糖尿病患者合并肾功能不全，水肿严重者是要严格限制入水量的。

16. 误区十六：主食少吃，副食可以多吃

　　糖尿病饮食疗法的首要原则是控制总热量的摄入，这表明不仅主食的量要控制，副食的量同样也要控制，不能因为副食含糖少，就随意多吃。主食（米、面等）是热量的主要来源，但副食（鸡、鸭、鱼、肉、蛋、各种坚果等）所含的热量同样不可忽视。副食中的蛋白质和脂肪进入人体后有相当一部分可以通过糖异生作用转变成葡萄糖，因此，如果副食吃得太多，同样也会升高血糖。不仅如此，高脂肪、高热量饮食还会导致肥胖，使血脂升高，加速微血管及大血管并发症的发生发展。

17. 误区十七：糖尿病患者一定不能吃甜食

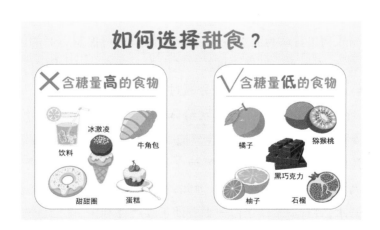

　　得了糖尿病，要忌吃含糖食物，这并不意味着就被剥夺了吃甜食的乐趣，只要加以注意，把握好度还是可以适当吃一些甜食的。但是血糖控制不好时，忌吃甜食。换而言之，血糖控制稳定时，可少量吃些甜食，如水果、糕点等。前提是学会食物换算，进食甜食后应相应减少主食的摄入量。进食甜食前后要监测血糖水平，了解甜食对血糖的影响。水果、甜点等甜食在两

餐之间吃比较合适。

　　还有一种对糖尿病患者有益的甜食是黑巧克力,含有较高的可可成分,可以提高身体对胰岛素的敏感性,对血管控制有一定的帮助。但是食用时也需要控制量,每次食用量在 20 克以内。

18. 误区十八:可以用蜂蜜代替糖

　　部分糖尿病患者觉得食用蔗糖会使体内的血糖升高,而蜂蜜具有很好的保健效果,于是蜂蜜替代蔗糖。尽管蜂蜜具有补中润燥、镇静安眠的功效,有一定的食疗保健作用。但是,蜂蜜含有的主要成分也是碳水化合物,蜂蜜中葡萄糖、果糖、蔗糖和糊精的含量都比较高,这几种成分进食后都可以较快地升高血糖,蜂蜜不适合多吃,对血糖的平稳控制会产生不利影响。

19. 误区十九:用茶代替水会更好

　　糖尿病患者最合适的饮品就是白开水,有些患者认为饮茶有助于抑制血糖的升高,因此用茶水代替白开水。茶水确实具有一定保健作用,比如绿茶中含有丰富的儿茶素,可增强胰岛素敏感性,控制葡萄糖吸收,有助于改善血糖代谢。但是选择茶的时候,要选择纯天然的茶叶,避免饮用市面上加糖或者加入果味剂的茶饮料,且需要适量饮茶。如果过量饮茶,尤其是浓茶容易导致贫血。建议糖尿病患者适量喝茶,但是不要以茶代水。

运动篇

糖尿病已成为全球范围内的常见慢性疾病，影响着越来越多人的健康。糖尿病治疗的"五驾马车"包括糖尿病教育、饮食治疗、运动治疗、自我血糖监测及药物治疗。在血糖保卫战中，正确驾驭控制血糖的"五驾马车"，让"五驾马车"齐头并进、相互协调、步调一致，才能快速有效地达到控制好血糖的目的。运动治疗是不可或缺的一驾马车，经济且环保，科学有效的运动可以让控糖事半功倍，还有助于预防和改善糖尿病的相关并发症。那就"迈开腿"吧！但如何根据自身情况运动，并不是每一位糖尿病患者都清楚，不少患者对一些运动治疗心存困惑，糖尿病患者该选择什么运动，在运动中有什么注意事项呢？本篇参阅了大量国内外有关资料，将着重于糖尿病患者面临的这些实际问题，向患者提供糖尿病的运动医学科学知识，以便糖尿病患者可以进行合理、科学、安全、有效的运动，助力患者血糖控制，从而长久获益。

合理运动是关键

1. 运动的原因

生命在于运动,健康也在于运动。运动疗法是糖尿病治疗的"五驾马车"之一,是治疗糖尿病的重要的、必不可少的手段之一,表现在以下几个方面。

(1)帮助控制血糖:运动能够帮助糖尿病患者提高胰岛素敏感性,还能够增强肌肉对葡萄糖的吸收和利用,让身体堆积的脂肪和热量被消耗,从而起到降低血糖的效果。一般来说,一次中等量的运动能够帮助维持12小时的降糖效果。

(2)增强胰岛素敏感性:适当的运动可以促进糖异生,提高胰岛素敏感性,减轻胰岛素抵抗,提高药物疗效。

(3)降低血脂和血压:运动能够增加血管弹性,降低血清胆固醇、低密度脂蛋白的含量,提高高密度脂蛋白含量,有效预防和治疗高血压、高血脂及冠心病。

(4)改善心肺功能:运动有助于提高最大摄氧量,使循环和呼吸功能得到改善,并能增加血管弹性,增强体质。

(5)改善骨代谢:增加骨密度、肌肉量和肌力,减少老年糖尿病患者跌倒受伤的可能性,避免骨质疏松甚至骨折的发生。

（6）有助于心理健康：运动能提高心理健康水平，显著改善患者的生活质量。

—— 适当运动 锻炼身体 ——

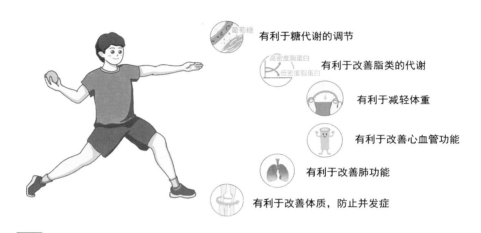

有利于糖代谢的调节

有利于改善脂类的代谢

有利于减轻体重

有利于改善心血管功能

有利于改善肺功能

有利于改善体质，防止并发症

2. 劳动≠运动

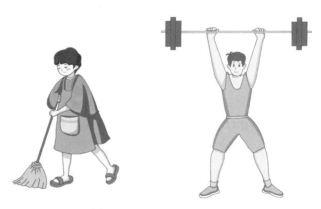

劳动≠运动

不少糖尿病患者问："我不喜欢体育锻炼，但我每天做家务活 1 个多小时，和跑步、快走一样能出汗，这样还需要另外运动锻炼吗？家务劳动是不是就可以代替运动了?"首先,做家务有助于患者血糖控制,家务劳动中如洗衣、刷碗、洗菜、拖地等都对降低血糖水平有好处,比躺着刷手机肯定是好多了。但家务劳动并不能代替运动锻炼。这是因为家务劳动虽然烦琐、累人,但实际上消耗的热量是很少的,属于一种轻体力劳动。调查发现,家庭主妇真正处于运动状态的时间每天大多不足两小时,而且运动强度较低。其次,家务劳动是一种劳动所需要的特定工作,有一定的局限性。比如说洗衣服,是活动双臂,身体其他部位得不到锻炼,而且这种身体单一部位的劳动时间长了,还会导致腰酸背痛等不良后果。对于肥胖糖尿病患者来说,做家务很难达到减轻体重并降糖的效果。因此,糖尿病患者在做家务劳动之余,也应该安排一些单独时间做运动锻炼。

3. 运动原则

运动效果与运动强度、运动时间密切相关,需遵循以下原则。

(1)个体化原则:每位糖尿病患者的病程、血糖控制、并发症等不同。运动计划的制订要遵循个体化原则,安全、科学、有效,达到最佳运动效果。

(2)由少到多原则:刚开始运动时运动时间控制在 10 ～ 15 分钟。待身体适应后可将运动时间逐渐增至每次至少 30 分钟,达到推荐的能量消耗标准。

(3)由轻至重原则:运动强度需从低强度开始,1 周后增加至中等强度运动,6 周后可逐渐增加至高强度运动。

(4)由简至繁原则:制订运动频率要参考运动强度和持续时间,同时还要考虑身体状况。如果运动强度小、持续时间短,可以从每天 1 次逐步过渡到每天多次。如果采用中等到较大强度的运动,而且持续时间达 30 分钟,推荐每天 1 次,每周至少 3 次,然后逐渐增加频率至每周 5 次或每天 1 次。

(5)周期性原则:经过一段时间运动,身体会对同样运动强度产生适应,此时需要调整方案,逐渐增加运动量。因此,需要制订周期性的训练计划。

(6)适度恢复原则:进行强度过大、时间过长的有氧运动或抗阻训练后容易产生疲劳、肌肉酸痛。因此,应适当休息,使得身体得以恢复。

4.适合运动的患者

运动对于控制血糖有重要意义,然而,并非所有患者均适合运动。运动需要强调安全性,是指在通过运动治疗改善血糖、血脂水平的同时,避免发生不恰当的运动形式或强度所造成心血管疾病、血糖代谢紊乱、关节与韧带的损伤。哪些糖尿病患者适合运动呢? 一般来讲,运动适用于病情控制稳定的 2 型糖尿病患者、体重超重或肥胖的 2 型糖尿病患者、病情稳定的 1 型糖尿病患者和稳定期的妊娠糖尿病患者,以及仅有微量白蛋白尿、无眼底出血的单纯性视网膜病变、无明显自主神经病变等轻度并发症的糖尿病患者。

5.不适合运动的患者

运动对于糖尿病患者来说非常重要,但是运动一定要确保安全,并非所有的糖尿病患者在任何情况下都适合运动。要记住以下情况不建议运动:①严重糖代谢紊乱,即空腹血糖在 13.9 毫摩尔/升以上且尿酮体阳性,或尿酮体虽阴性而空腹血糖 16.7 毫摩尔/升以上;②由于糖尿病视网膜病变所引起的、新鲜的眼底出血;③糖尿病肾病,尿蛋白在(++)以上,肾功能异常,不适合过量运动;④患有严重末梢神经病变,或合并有严重的自主神经病变(如引起体位性低血压)等;⑤有心肺功能不全或心律失常;⑥有下肢或足部坏疽,或有溃疡、感染;⑦合并其他的急性感染性疾病;⑧有新近发生的血栓。

十一 找到适合自己的运动方式

1. 有效降糖的运动

人体血液中的葡萄糖是我们日常热量的重要来源,无论呼吸、心跳、血压、消化等最基本的生理活动,还是思考、运动等,都需要热量。当人体运动时,肌肉收缩需要消耗更多的热量,这些热量是通过代谢肌肉中的糖原进行糖异生来供给能量。当糖原被消耗后,就会利用葡萄糖作为原料再次合成糖原,从而帮助降低血糖。这就是运动降糖的基本原理。那么什么样的运动才能有效降糖呢? 运动要达到一定的量和强度,才能够起到消耗肌肉中糖原的目的,从而促进血糖的代谢。"不痛不痒"的运动,达不到有效控糖的目的。能够起到降低血糖作用的运动包括有氧运动以及有氧运动与无氧运动的混合运动。

2. 有氧运动和无氧运动的区别

以糖的有氧代谢为主要供应能量的运动就是有氧运动,而无氧运动是指人体肌肉在无氧供能代谢状态下进行的运动。两种运动均有益降糖。有氧运动可增加糖尿病患者肌肉对胰岛素的敏感性,改善胰岛素抵抗,增加骨骼肌葡萄糖摄取进而降低血糖。无氧运动可提高肌肉力量、爆发力,增加肌肉体积,在减少脂肪和改善形体方面有显著作用。

有氧代谢是缓慢但持久的供能系统,主要燃料是碳水化合物和脂肪。静息时,身体有持续的氧气供应用来产生能量,维持基础代谢率。当开始运动,能量需求会增加,呼吸、心跳略加快。只要运动强度增加不是太大,有氧代谢仍然能保持身体的能量所需,就不会感觉太疲惫。有氧运动的特点是强度中等、有节奏、可以持续较长的时间,典型有氧运动包括慢跑、游泳、健身操、太极拳等。

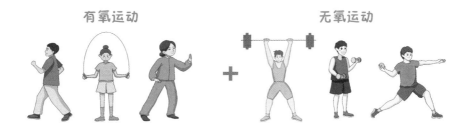

有氧运动　　　　无氧运动

3. 推荐的有氧运动与无氧运动

一般来说,推荐糖尿病患者选择有氧运动与无氧运动结合。

(1)有氧运动推荐

●游泳:水对皮肤的刺激可使皮肤血管不断收缩和舒张,进而改善血管功能。同时游泳还可减轻心脏负担,对防治糖尿病合并高血压有一定的帮助。建议不要立刻下水,要做好热身,对于容易抽筋的小腿、脚趾等部位,游泳前要拍打、按摩等,避免发生意外。

●打太极拳:太极拳动作柔和,可以平衡阴阳,导气行意,疏通经络,平衡人体的代谢功能,从而促使血糖下降。

●快走:快走最好一气呵成,保持一定的频率,90～120步/分。快走的步幅因每个人的身高有所不同,一般控制在65厘米较为合适,65厘米宽大约是过马路时一步至少迈过一条白色斑马线的宽度。快走30分钟以上的中等强度运动,有助于改善心肺功能、降糖、减重。

●健身操：健身操能够消耗热量，减轻体重，增加组织细胞对胰岛素的敏感性，减轻胰岛素抵抗。

●跳绳：跳绳方便开展，短时间内消耗的体力比较多，适合年轻糖尿病患者。这项运动能增强人体心血管、呼吸和神经系统的功能。跳绳前，先做15分钟热身运动，尤其是肩膀、手臂、手腕、脚踝，以免运动中出现肌肉拉伤。

（2）无氧运动推荐

●哑铃：哑铃简单易行，但患视网膜病变或重度高血压的人群要谨慎，锻炼前请咨询医生。如果没有哑铃，可以改成矿泉水瓶，可强化局部肌肉的锻炼，运动建议：刚开始根据体重和手臂力量，先举很轻的哑铃，训练可以做上举、侧平举、弯举、直立哑铃交替前平举、耸肩等动作，反复10~15次，每一种动作完成后，休息几秒再继续下一种。

●立式俯卧撑：首先找一面墙，面对立正站好，身体离墙一臂距离，双手平衡于肩，手掌按在墙上，脚跟抬起重心向墙倾斜，每组20下，3~4组。

●仰卧起坐：首先仰卧于垫子上，两腿屈膝稍分开，大小腿屈膝约90度；两手交叉放于脑后或耳侧，另一人压住脚踝关节，或用脚背勾住专用器械，起坐时收腹抬上体前屈，以两肘触及或超过两膝为完成1次。继续仰卧至两肩触垫，接着完成下一次动作。运动过程中注意保持颈部肌肉放松，注意呼吸配合，把握运动频率，建议每组30个，2~3组。

4. 室外运动与室内运动

室外运动的优点包括简单易行，不受时间、地点控制，强度小，对心脏刺激不大，容易坚持，特别适合年龄大、身体较弱以及不爱运动的患者，如快走、慢跑、骑自行车等。推荐几种室外运动。

（1）健步走：属于有氧运动，走路对于糖尿病患者而言，没有场地限制，无需额外花费，这种随时随地都能进行的运动，控糖效果很不错。运动建议：建议老年糖尿病患者可选择三餐后健步走，每次走15分钟，这样一天可以轻松完成45分钟健步走。建议选择公园、体育场、绿地等视野开阔、地面平坦的场所进行健步走。

（2）慢跑：属于有氧运动，是中等强度运动，适合年轻、身体较好，有一定锻炼基础，无并发心血管疾病的糖尿病患者。运动建议：可选择 100 ~ 200 米/分的慢跑，建议先选择 100 米/分的速度，在身体能耐受的情况下，可增加至 200 米/分。跑步前要做好热身运动，要注意循序渐进，逐渐加量。

（3）骑自行车：属于有氧运动，相比跑步，骑车减少了对脊柱的冲击力，更适合老年患者或有脊柱疾病的患者。运动建议：骑车应该选择平坦路面，可以有坡度，同时人和障碍物较少，亦要做好热身和恢复运动。

（4）打太极拳：属于有氧运动，有助于改善血糖控制，这一项运动还能帮助增加神经系统的灵敏性，改进柔韧性、肌力和耐力，提高心肺功能等，好处颇多。运动建议：选择公园、小区等僻静的环境进行练习，打太极拳要掌握正确的姿势，否则容易损伤关节。

室内运动的优点包括环境安全稳定，适合炎热夏季、寒冷冬季以及户外空气质量不佳的时候进行运动锻炼。推荐几种适合在家练习的运动。

（1）座椅坐立运动：两只手臂叉腰，背部挺直，在椅子上进行反复坐和立。时间依自己的体力而定，比较适合年纪比较大的糖尿病患者。

（2）踮脚尖运动：将手扶在椅背上，踮脚尖，坚持 10 秒，再放下，重复进行；或左右交替足跟，持续 10 分钟左右。

（3）原地快走运动：血糖控制比较稳定的糖尿病患者可以原地小步快走，病情较重者则需步速稍慢。注意走时手臂大幅摆动，手脚协调配合。住楼房的糖尿病患者建议垫个瑜伽垫，可以减少声响，以免对楼下邻居造成不良影响。

（4）手臂上举运动：两只手臂前伸，与地面保持平行，肩关节外展两只手臂向外平伸，上举，手臂在头部两侧。运动锻炼 10 次。

（5）抬腿运动：腰背挺直，坐在椅子上，缓慢抬起一条腿，保持与地面平行，停止 1~2 秒，再缓慢放下；之后，换另一条腿进行，两条腿各做 10 次。体力比较好的糖尿病患者可以在腿上绑一个重物，运动效果更佳。

总之，糖尿病患者坚持运动受益匪浅，上述运动项目各有千秋，糖尿病患者要根据自己的实际情况，选择适合自己的运动形式和运动量，量力而行,循序渐进。运动中如出现不适,应立即停止运动,症状无缓解要及时就医。

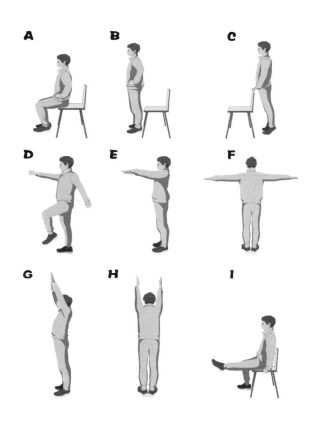

室内运动示例

A、B. 座椅坐立运动;C. 踮脚尖运动;D. 原地快走运动;E~H. 手臂上举运动;I. 抬腿运动

5. 常见运动热量消耗

运动消耗人体内的热量取决于多方面因素,如同样的运动体重大的人消耗的热量比体重小的人多。此外,不同的运动类型及强度,运动量各不相同,消耗的热量也有很大差异,具体内容见下表。

常见运动热量消耗(千卡)

运动类型＼体重	40千克	45千克	50千克	55千克	60千克
慢走(4千米/小时)	101	109	116	124	132
快走(6千米/小时)	130	140	150	160	170
太极拳	130	140	150	160	170
乒乓球	130	140	150	160	170
瑜伽	130	140	150	160	170
羽毛球、排球	130	158	169	180	191
健身操	153	165	176	188	200
室内脚踏车	163	175	188	200	213
篮球	192	207	221	236	251
广场舞	192	207	221	236	251
走跑交替	254	207	221	236	251
网球	254	242	259	276	293
爬楼梯	254	273	293	321	332
慢跑(8千米/小时)	254	273	293	321	332
游泳(自由泳)	254	273	293	321	332
中速户外自行车(19.0~22.4千米/小时)	254	273	293	321	332
爬山	254	273	293	321	332
跳绳(60~80下/分)	293	315	338	360	383
划船机	309	333	356	380	404
游泳	325	350	375	400	425

6. 如何把握运动强度

运动强度的大小关系糖尿病患者的锻炼效果。依据强度不同又分为低强度运动、中等强度运动和高强度运动。强度较低的运动,能量代谢以利用脂肪为主;强度中等的运动,则具有明显的降低血糖的作用;而高强度运动,可促使升糖激素分泌增加进而升高血糖;因此,中等及中等以下强度的运动更适合糖尿病患者。

衡量运动强度是否合适的最简单的方法就是主观感觉。糖尿病患者运动后自觉微微出汗,稍微有点累即可。运动后很快就可以恢复体力,第 2 天起床时也没有明显的疲乏感,这说明运动强度没有过大。但是有些糖尿病患者本身就已经有自主神经病变,可能无法分辨日常出汗和运动后出汗。血糖高的患者经常会有疲乏感,与运动后疲乏感无法鉴别。因此可以通过测心率或者脉搏这种更加准确的方法来把握运动强度。最大运动强度的心率(次/分)= 220-年龄,一般来讲,糖尿病患者运动时间应保持的心率为最大运动强度的心率×(60% ~ 70%),简易计算公式为 170-年龄 = 目标心率(次/分),运动时将运动强度控制在此目标心率上下波动即为适宜心率。为了确保安全有效,糖尿病患者的运动强度必须控制在已确定的有效范围内。对于老年糖尿病患者或合并心脏病的糖尿病患者,运动时心率达最大运动强度的心率的50%左右即可。

糖尿病患者的运动方式以有氧运动为主,辅以适当的抗阻训练,且运动间隔时间不超过 3 天。糖尿病患者应该每周至少进行中等强度有氧运动 150 分钟。对没有禁忌证的糖尿病患者,鼓励每周进行 3 次抗阻运动,强度为最大运动强度的心率的 60% ~ 70% 。

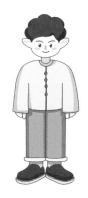

强度	较高	中等	较低
心率 (次/分)	125~165	110~135	90~110
可选择运动	快跑 游泳 跳绳	平地慢跑 打羽毛球 做操	打太极拳 做家务 散步

不同强度运动项目推荐

7. 如何安排运动频率和时间

　　虽然高频率的运动可能带来更多获益,但也可能影响工作和生活,使原本丰富多彩的生活变得过于枯燥乏味。那么选择合适的运动频率和运动时间可兼顾两者,尽量在不影响或少影响工作及生活的同时又能获得运动效果。

　　运动时间可自 10 分钟开始,逐步延长至 30~40 分钟,其中可穿插必要的间歇时间,但达到目标心率的累计时间一般以 20~30 分钟为宜。运动频率:每周锻炼 3~5 次为宜,若运动间歇超过 3 天,运动效果及蓄积作用将减弱。

　　此外,运动频率的选择还应参考糖尿病患者自身的身体状况。尽管对于体力不佳的糖尿病患者每周 3 次运动仍可能改善心肺功能,但对于精力和耐力的提高意义不大。对于条件允许的糖尿病患者,建议每周运动次数不低于 3 次。

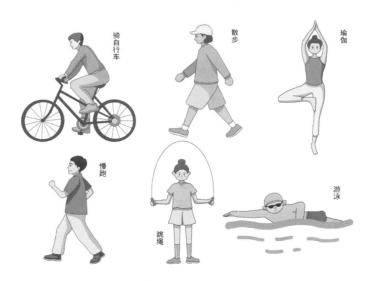

运动多多,健康快乐多多!

骑自行车　散步　瑜伽　慢跑　跳绳　游泳

适合糖尿病患者做的运动

8. 运动时机

除了运动的强度、种类和持续时间以外,运动时机的选择也十分重要。时机选择不当,既容易诱发低血糖,损害健康,也可能因为错过了血糖的高峰期,导致运动的效果大打折扣。人体血糖波动的总体规律是,餐前血糖低,餐后血糖升高。在人体进食后,食物被吸收,血糖开始升高,在 $0.5 \sim 1.0$ 小时血糖会达到最高点。而运动可使肌肉组织中毛细血管扩张,血流加速,促进肌肉对糖的摄取和利用,从而使血糖下降。因此餐后运动通过降低餐后血糖峰值,这样会使血糖更平稳,减少血糖波动,对整体血糖更有利。另一方面,因为进食碳水化合物的刺激,胰岛素分泌增多,此时进行运动,可以提高胰岛素的敏感性,改善胰岛素抵抗,降低血糖。俗话说,饭后百步走,活到九十九。对于糖尿病患者,餐后 $30 \sim 45$ 分钟就是运动的好时机,即血糖达到峰值前的 $15 \sim 30$ 分钟比较合适。由于血糖达到峰值的时间因人而异,也因食物不同而异,所以只能给出一个大概时间,由于一般餐后血糖达峰时间在 1 小时左右,所以,餐后 $30 \sim 45$ 分钟是开始运动的合理时间时机。

9. 如何坚持运动

(1)制订严格的作息时间表:包括起床时间、进食时间、进餐量、运动时间、运动种类及持续时间、入睡时间。每天按照时间表执行,形成良好作息运动习惯。

(2)对血糖进行监测观察和记录:首先,了解血糖规律,适当调节运动时间及强度;其次,根据血糖监测情况适当调整降糖方案;再次,运动后观察到血糖可以下降,树立继续运动的决心和信心。

(3)寻求帮助:寻求家人及朋友的支持与鼓励,尤其是家人的帮助与配合。

（4）定期复诊:通过检验结果直观感受运动后血糖的变化,督促自己坚持锻炼。

（5）医生鼓励:将自己的锻炼计划告诉医生,获得专业人士的鼓励和医疗配合。

十二

运动注意事项

1.运动前注意事项

（1）运动前准备工作：在医院做一次全面的检查，了解自己目前的身体状况；同医生讨论选择最适合的运动处方，包括运动方式、运动强度及运动频率。寻找合适的运动伙伴，告诉家人运动时间和地点。

（2）选择合适的着装：①衣服，宽松舒适，夏天注重选择透气性好的运动服，冬天则注重保暖防冻。②鞋子，选择合脚、轻便、舒适、鞋底有弹性的运动鞋，还需注意鞋子的透气性和密闭性，不能进沙子和碎石子，否则容易造成皮肤损伤。③袜子，最好选择吸湿透气、松紧适宜的棉袜。

（3）选择合适的场地：①选择安全的运动场地，如选择在平坦有一定弹性的木地板、塑胶地板或草地上运动，避免水泥地、地面不平坦、地面过滑或有障碍物等场地，以防止发生运动损伤。②了解运动时的天气，在雾天及气候恶劣时，宜选择室内运动。

（4）携带好运动三宝：①血糖仪，在运动处方刚刚开始时，应监测运动前、运动中和运动后血糖水平。②准备好饼干、糖果等可快速升高血糖的食物，以便运动中补充能量或发生低血糖时可及时进食；带饮用水，最好是温开水，以备运动中及时补充出汗所丢失的水分。③急救卡，外出运动时应随身携带一张急救卡，根据自己病情制作，将自己的姓名、所患糖尿病的类型、使用的降糖药物、家人的联系方式等写在上面,以防止发生晕倒等突发情况,便于他人知晓病情,方便救治,及时脱离危险。

（5）运动前监测血糖:当血糖偏低或过高时运动可能有损健康,甚至发生危险。运动前如果血糖偏低,则运动时发生低血糖风险就会较高;如果运动前血糖就已较高,在运动量较大的情况下,可能诱发酮症。运动开始前血糖水平及准备见下表。

运动前血糖水平及准备

运动前血糖水平/ （毫摩尔/升）	运动前准备
<5	摄入 10~20 克碳水化合物,直到血糖超过 5 毫摩尔/升再进行运动
5.0~6.9	摄入 10 克碳水化合物后可以开始有氧运动;可以直接开始无氧运动或高强度间歇训练
7~15	可以直接开始有氧运动;可以直接开始无氧运动或高强度间歇训练,但血糖浓度可能会上升（需要监测血糖变化）
>15	血酮<0.6 毫摩尔/升:可进行低中强度有氧运动 血酮 0.6~1.4 毫摩尔/升:可进行低强度有氧运动（<30 分钟） 血酮≥1.5 毫摩尔/升（或尿酮≥2+或 4.0 毫摩尔/升）:禁止运动

（6）运动前热身:为确保运动安全,运动前的热身是必不可少的步骤。热身运动:运动前先做 5~10 分钟的低强度有氧热身运动,例如,在跑步前先做些伸展运动,如伸腰、抬腿,然后慢走 5~6 分钟,再逐渐加快步频。

2. 运动中注意事项

（1）不合理的运动可能发生的不良反应:具体如下。①血压波动:表现为运动中血压升高,运动后又发生直立性低血压,是老年人晕厥和晕倒的一个重要危险因素。②血糖波动:在运动量过大又没有及时加餐的时候出现低血糖,此外还可能发生应激性血糖升高。③心脏缺血加重:有诱发心律不齐、心肌梗死或者心力衰竭的风险。④微血管并发症加重:如尿蛋白增多、视网膜出血等。⑤运动器官病变加重:退行性关节病以及下肢溃疡的发生或加重。

(2)身体不适时及时停止运动:运动一定要量力而行,在运动过程中注意心率变化及感觉,以轻微喘息、出汗为宜。若出现以下情况应立即停止运动,必要时立即就医:①出现心脏不适的症状,如心慌、心前区不适、疼痛等。②出现胸部、上臂、咽喉部沉重的感觉,特别是这些感觉发生于老年人或合并心脏疾病的患者。③出现头晕,轻度头痛或身体任何一部分突然疼痛或麻木,可能是脑卒中表现。④出现上腹部区域疼痛或感到烧心,出现一过性失明或失语,出现关节疼痛,均应停止运动。⑤夏季运动避免中暑,一旦出现中暑症状,立即到阴凉通风处坐下,喝些凉开水,切忌饮用汽水、果汁等甜饮料,尽量呼吸新鲜空气。

3. 运动后注意事项

(1)运动后监测血糖:运动后监测血糖可以观察运动的效果。对于初次运动或初次调整运动计划的糖尿病患者更是如此。如果运动后血糖仍偏高,可以增加运动量并进行适当饮食控制。如果运动后发现血糖总是偏低,可以调整运动量,也可以适当进食。

(2)检查双足:在每次运动结束后,应仔细检查双足。如果发现红肿、青紫、水疱、血疱、感染等,应及时请专业人员协助处理。

(3)运动后不宜马上洗澡:刚刚运动完,身体的体温比较高,毛细血管处于扩张状态,出汗较多,不宜马上洗冷水澡或热水澡。

(4)运动后避免低血糖:运动量大或者运动比较激烈时应调整食物及药物,以避免发生低血糖。

(5)运动后注意环境温度:运动后不宜立即走进冷空气房间或在风口纳凉小憩,或图凉快用冷水冲洗,可能引起生理功能失调、免疫功能下降而导致感冒、腹泻等。

（6）运动后不要马上吃饭：一般人做完运动后，可能会感觉比较饥饿。在运动的影响下，管理内脏活动的副交感神经系统此时对消化系统活动存在一定的抑制作用。此外，在运动时全身血液亦进行重新分配，而且比较集中地供应了运动器官，而消化器官的供应相对减少。

（7）运动后不要马上喝冷饮：运动时人体的消化系统处于被抑制状态，消化功能较弱，如果马上"咕咚、咕咚"喝冷饮，求一时爽快，很可能会引起胃胀、腹痛、呕吐等不适症状，诱发急性胃肠炎。

（8）适当调整运动量：注意运动后的感觉，若出现持续性疲劳、运动当日失眠、运动后持续性关节酸痛等不适，则表示运动量过大，应当在之后的运动中进行调整。

特殊人群运动须谨慎

1. 青少年 1 型糖尿病患者

规律的运动对青少年 1 型糖尿病患者具有重要的健康和社交益处。应鼓励这些个体参加多种体力活动,尽可能不对其进行限制,但应进行仔细管理,以防相关的低血糖和高血糖风险。

1 型糖尿病患者可以参加体育课,活泼好动是孩子的天性。不上体育课,不做课间操,长期静卧养病对糖尿病患者是有害无利的。糖尿病患者在血糖获得较好控制之后可以根据年龄和个人爱好选择适当的运动。

(1)糖尿病患者运动选择:运动可以增加胰岛素的敏感性,使胰岛素更好地发挥作用。但由于 1 型糖尿病患者不能生成胰岛素,这就导致 1 型糖尿病患者的运动时间、运动方式、运动强度、胰岛素治疗方案的调整与 2 型糖尿病患者有所不同。

1 型糖尿病患者选择有氧运动方式与 2 型糖尿病患者无差异,应该避免短时间、高强度的抗阻力运动,如举重、拳击等。因 1 型糖尿病患者发生低血糖的可能性更大,应避免一些特殊的情况,如独自运动、无法接受监督的深水运动和高空运动等。体育锻炼的娱乐性也很重要,有趣的体育活动便于患者长期坚持。较适宜的运动包括骑车、蹬滑板、跑步、打羽毛球、打乒乓球、踢足球、跳皮筋、踢毽子、跳绳等,这些都是很好的体育锻炼方式。在锻炼中值得注意的是运动适量,青少年自制力比较差,有时玩上瘾了就会忘记按时注射胰岛素、吃饭,这是不利于血糖控制的。另外,青少年糖尿病患者在参加体育锻炼时,更应注意避免低血糖的发生。天气太热,运动时间过长时,还要防止脱水。运动时最好随身带上一点食物、糖果和饮用水,以便在发生低血糖或口渴时进食。注射胰岛素的患者在胰岛素作用高峰期应避免有危险的运动,如攀高或游泳等,以免出现低血糖而发生不测。

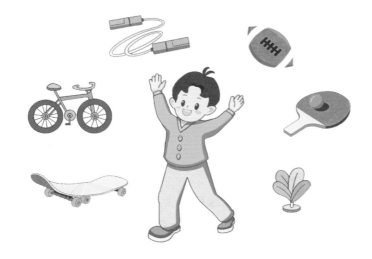

(2)容易发生低血糖的时间:可能发生于运动期间和运动后不久,或者延迟至运动后数小时,甚至出现在睡眠中。因此注意运动后血糖监测。

(3)运动时可能会引起高血糖:尤其是在进行高强度无氧运动时(如全速跑),以及在血糖控制不佳的个体中。有时,比赛时的情绪应激也能诱发高血糖。

(4)预防运动期间低血糖和高血糖发作:预防运动期间低血糖的干预措施包括以下几点。①在运动前和运动过程中摄入额外的碳水化合物;②运动前减少基础胰岛素剂量;③针对餐后运动,减少餐前胰岛素注射剂量;④应当根据患者的基线血糖水平、运动的持续时间和强度,以及患者既往对运动的血糖反应来选择这些干预措施。

运动期间,应大约每30分钟监测1次血糖,并相应地调整碳水化合物摄入及胰岛素剂量,以维持血糖水平正常。许多青少年1型糖尿病患者在下午进行运动后会出现迟发型低血糖,或者夜间低血糖。可通过以下方法减少该风险:增加运动恢复期和睡前的血糖监测频率;在某些情况下减少夜间基础胰岛素的注射量。

运动时发生的高血糖可通过小剂量的速效胰岛素进行纠正。有一点需要额外注意,由于运动会增加胰岛素的敏感性,因此追加胰岛素也可能增加迟发型低血糖的风险。

1 型糖尿病又被称为脆性糖尿病,血糖波动很大。频繁的监测指尖血糖不易执行,最为理想的情况是佩戴动态血糖监测仪进行锻炼,以便实时了解血糖情况,根据运动前后血糖水平,相应调整饮食、胰岛素剂量及运动量,为青少年 1 型糖尿病患者运动保驾护航。

2. 妊娠糖尿病患者

运动能降低妊娠糖尿病的发病风险,而且对妊娠糖尿病患者来说,运动是治疗与管理糖尿病的重要措施之一。运动不仅能帮助妊娠糖尿病患者控制体重、改善血糖水平,还有助于预防不良妊娠结局,降低子痫前期、巨大儿和剖宫产等概率。

(1)适用人群:①建议所有无运动禁忌证的女性在妊娠前、妊娠期间及妊娠后将运动作为健康生活的一部分,并长期坚持。②建议妊娠糖尿病孕妇、既往缺乏运动的健康孕妇、超重或肥胖的孕妇在孕期进行规律的运动。③建议有运动习惯的妊娠糖尿病孕妇在无妊娠并发症的情况下,可继续既往的日常锻炼,或者妊娠后开始新的运动。④伴有妊娠糖尿病运动绝对禁忌证的孕妇可继续其日常活动,但不应进行较剧烈的活动;伴有妊娠糖尿病运动相对禁忌证的孕妇可在产科医护人员的指导下适度活动。

(2)运动注意事项:妊娠前无规律运动的孕妇,妊娠期运动时应由低强度开始,循序渐进。运动期间,孕妇应保证水量摄入充足,穿宽松的衣物,并避免在高温和高湿度环境中运动。当孕妇运动时出现以下情况应立即停止运动:阴道流血、规律并有痛觉的宫缩、阴道流液、呼吸困难、头晕、头痛、胸痛、肌肉无力影响平衡等,并需立即就医。

（3）运动强度：①建议妊娠糖尿病孕妇进行中等强度的有氧运动和/或低至中等强度的抗阻训练。②建议妊娠糖尿病孕妇根据个体差异调整初始运动强度，可由低强度逐渐过渡至中等强度。③运动强度可通过交谈测试、靶心率和运动感知量表进行监测。

（4）运动形式

1）建议有氧运动作为妊娠糖尿病孕妇的主要运动方式，包括步行、游泳、固定自行车、慢跑、改良后的瑜伽、普拉提、太极运动和低冲击的球拍类运动等。

2）建议妊娠糖尿病孕妇进行低负荷的抗阻训练，如利用弹力带进行训练。

3）建议妊娠糖尿病孕妇进行盆底肌锻炼。

4）妊娠期糖尿病孕妇应避免：①对抗性运动，如冰球、拳击、足球和篮球；②具有较高跌倒或撞击风险的运动，如滑雪、滑水、冲浪、越野自行车等；③潜水；④跳伞；⑤高温瑜伽或高温普拉提；⑥重负荷的力量训练；⑦仰卧运动。

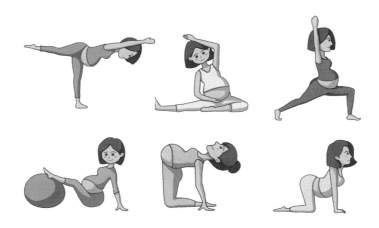

走路作为一种有氧运动，是孕期最安全、方便的运动方式，绝大多数孕妇乐于接受且简单易于执行。如有下坠感也可坐位行上肢运动。下面向大家介绍一种简单的六步走路法。

第一步：轻松走。对于缺少运动经验的孕妇，初期可进行轻松走，保持良好心情。

第二步:增大幅度。

第三步:增大摆臂。经过一段时间适应后,保持一定速度的情况下,步幅至最大幅度,同时增大摆臂幅度。

第四步:两步一呼,两步一吸;或三步一呼,三步一吸。

第五步:上肢运动起来,可在步行过程中配合上肢运动。

第六步:手拿2瓶250毫升的矿泉水或同等重量的哑铃,从摆臂开始,逐渐配合扩胸和肩绕环等动作。

3. 糖尿病合并冠心病患者

冠心病是因冠状动脉狭窄、供血不足而引起的心肌功能障碍和/或器质性病变,是糖尿病患者常见的心血管疾病。尽管运动不当会诱发或加重心肌缺血,但糖尿病合并冠心病并不是运动的绝对禁忌,对于糖尿病合并冠心病的患者,适当规律的运动,比单纯药物治疗有更好的疗效。

(1)运动强度:近年国内外一致认为,糖尿病合并心脏病患者锻炼的趋势是采用低强度运动,运动强度取决于病情,必须个体化,所以糖尿病合并冠心病患者要请医生订制个体化的运动强度。

(2)运动时间:较低的运动强度长期进行锻炼既安全又有效,一般每次20~45分钟,最长不超过1小时,每周3~4次。运动过程应循序渐进,并根据运动过程中的反应,调整运动强度及持续时间。

(3)运动形式:冠心病患者不适宜进行强度过大、速度过快的激烈运动,要选节奏较缓慢,能使上、下肢大组肌群适当活动的项目,如太极拳、步行、骑车等。

4. 糖尿病合并高血压患者

高血压是糖尿病患者的常见合并症,糖尿病患者的血压要求控制在

130/80 毫米汞柱以下,血压≥180/120 毫米汞柱是未被控制的高血压,列入运动禁忌的范畴,此时不能运动;当血压控制在≤160/100 毫米汞柱时,建议在专业人员的指导下进行放松训练运动。

(1)运动强度:应为低至中等的运动强度,中等强度有氧运动为40% ~ 70%最大运动强度心率(最大运动强度心率的计算为220−年龄)。

(2)运动时间:一周中进行至少4天的运动,以每天都进行运动为佳,运动时间不少于30分钟,或一天中的运动时间累计达30分钟。

(3)运动形式:高血压患者要避免做憋气动作或高强度的运动,防止血压过度升高而发生危险,所以多进行放松训练(如太极拳、瑜伽等)和有氧运动(如步行、功率自行车、游泳)。

5. 糖尿病合并外周动脉疾病患者

下肢动脉硬化闭塞症好发于60岁以上老人,糖尿病患者则发病较早,男性多于女性。病变多发生在血管分支处,引起管腔狭窄或闭塞,导致病变远端血液供应不足,主要表现为间歇性跛行。

间歇性跛行有两种表现,只要您出现一种情况,就要高度怀疑:①在行走一段路程后患侧肌肉痉挛、紧张、疼痛及乏力,以致跛行,休息后迅速缓解,再次行走又复发。②休息痛,尤其是夜间疼痛,患者常抱腿而坐,不能入睡,在患肢下垂或受冷时减轻。亦可有足部冰冷、感觉异常、皮肤苍白或青紫、皮下脂肪萎缩等表现,甚至可以出现小腿及足部干性坏疽或溃疡。一些糖尿病患者间歇性跛行后变得不敢运动,还有一些患者不知道如何进行运动。

由于患者的下肢出现病变,不适宜进行下肢运动,所以患者可以进行上肢和躯干肌的运动锻炼。也可在专业医生的指导下进行平板训练和下肢抗阻训练,以增加患者的运动功能。建议每天一次的中等强度运动。

6. 糖尿病合并周围神经病变患者

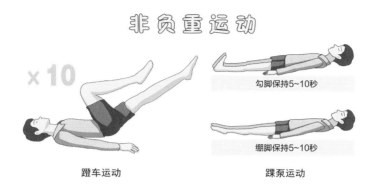

非负重运动

勾脚保持5~10秒

绷脚保持5~10秒

蹬车运动　　　　　　　　　　踝泵运动

糖尿病合并周围神经病变表现为神经性疼痛、感觉消失,增加了足部损伤和溃疡的发生风险;累及运动神经时可出现肢体瘫痪。但是研究表明运动治疗可以预防周围神经病变的发生,并且恢复神经的传导速度,显著改善糖尿病周围神经病变。要注意足部有神经病变者,对疼痛和不适的感觉减弱,因此要特别保护足部。

(1)伴有急性足部溃疡:进行非负重的上肢运动训练。非负重运动是指髋、膝、踝关节不负载任何重量,肢体远端自由活动的一项运动。比如患者卧床休息期间,可以行空中踩单车运动,具体步骤为仰卧位做膝关节和髋关节的屈伸运动,形似骑单车,这个动作可通过规律运动产生肌肉压迫作用,改善足部血供,有利于血液回流。

(2)没有急性足部溃疡:进行中等强度的负重运动(如快走、慢跑等),进行负重运动时,压力作用于骨骼上,会使骨细胞数量增加,有助于增加骨密度。需要注意的是:选择合适的鞋子和袜子,保持双脚干燥。每天应对脚部进行检查,评估是否有外伤和红肿迹象。需要限制可能造成足部创伤的运动,如长时间的徒步旅行、慢跑或在不平整的地面上行走。非负重运动(如骑自行车、游泳)也很适合此类患者。

7. 糖尿病合并视网膜病变患者

（1）轻、中度视网膜病变患者：可选择低、中强度的有氧运动，避免剧烈、高强度的活动，包括屏气运动（如提举重物）或将重物举过头顶，避免需要低头（如瑜伽、体操）或让头部不舒服的运动。

（2）重度视网膜病变患者：因存在眼底出血危险需严格限制运动。待病情稳定后方可进行一些低、中强度的运动。

运动日常小·误区

运动别踩坑

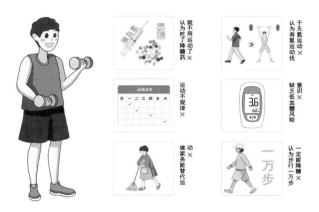

1. 误区一：早上空腹剧烈运动

有些糖尿病患者习惯一早起床空腹锻炼。认为清晨是一天中最好、最可控的锻炼时间,起床后空气清新,锻炼后一天都精力充沛。其实,对于糖尿病患者来说,这种做法是十分危险的,清晨空腹运动容易诱发低血糖。健康人的空腹血糖(禁食 8 ~ 10 小时后,次日早餐前的血糖)在 3.9 ~ 6.1 毫摩尔/升,一天中血糖的最低点一般在凌晨 3 点左右。若清晨空腹进行大量活动,就容易发生低血糖,而糖尿病患者的低血糖风险远高于普通人。

在患者空腹运动时,机体维持血糖的能力有限,体内能量主要来自脂肪分解,肌肉还会分解肌糖原以供需要。能量补充不及时可能引起低血糖,出现头晕、心跳加速、出冷汗等症状。而且,人体的血液在早晨时黏度高,血栓形成的危险性相应增加,是心脏病发作的高峰期。因此,清晨空腹锻炼极易诱发低血糖,甚至诱发急性心脑血管疾病发生。糖尿病患者最佳运动时间,应在进食30~45分钟后进行为宜,注射胰岛素与运动间隔时间至少为1小时。运动时可携带糖果、饼干等,以备低血糖时服用。

2. 误区二:吃降糖药就不用运动了或运动了就不用吃降糖药

有人认为"吃得少或者吃着药,那就可以不运动了",或者"每天都运动,就可以不用药了"。

事实上,治疗糖尿病需从运动、饮食、药物等多方面进行综合管理。血糖很高的情况下,单纯用其中一种方式不足以将血糖控制下来。而且这三者各自的作用也非其他可以替代。

体育锻炼不仅能够消耗热量、降低血糖、减轻体重,还可以降低血压、改善胰岛素抵抗、降低心脑血管疾病的发生风险、减少糖尿病并发症的发生、增强肌力,这绝非单纯吃药或者控制饮食可以达到。但运动也不能完全代替药物。部分糖尿病患者血糖很高,不宜立即运动,盲目运动很有可能加重病情。单纯运动并不能完全控制血糖,需要糖尿病的五驾马车并行,才能更好地管理糖尿病。

3. 误区三:运动强度过低或过高

运动强度过低或时间过短,脸不红、气不喘,三五分钟就完事,能量消耗不充分,起不到降糖的作用。研究表明,通常在运动最初10分钟内,主要消耗的是肝和肌肉里贮存的能量。10分钟之后到30分钟,才开始大量消耗血液中的糖。如果运动量不足,运动不到 10 分钟就停止了,那么消耗的血糖少,就可能达不到运动降糖的目的。高强度的运动,会使胰岛素拮抗激素分泌增多,增加胰岛素抵抗,导致血糖增高,同时使氧化应激程度加重,加重并发症。

中等强度运动则会使葡萄糖利用率增加,增加胰岛素敏感性,改善胰岛素抵抗,从而达到降低血糖的目的。运动强度并非越大越好。强度太大,心脏负荷过重,对身体有害;运动强度过小,则达不到预期效果。糖尿病患者的运动强度简易计算:运动中适宜心率＝170－年龄。如果心率超过指标,说明运动强度过大;反之,则运动强度过小。一般以运动后微微出汗,有轻度疲劳感但不气喘吁吁,运动过程中心率达到(170－年龄)为宜。

4. 误区四:有氧运动优于无氧运动

不管是有氧运动还是无氧运动,都需要消耗能量,它们根本的不同在于供能方式不同。有氧运动就是身体组织在有氧供能下的运动,通常低强度、能长时间进行的运动都属于有氧运动,比如快走、慢跑、骑行、游泳、有氧操等。规律的有氧运动可改善糖尿病患者血糖水平,使糖化血红蛋白下降 0.5% ~ 0.7%。无氧运动就是身体组织在"缺氧"供能状态的运动,通常是高速、剧烈、持续时间短的运动,如举铁、短跑、仰卧起坐、俯卧撑等。规律的抗阻运动可以使得肌肉力量、骨密度提升,也能够改善胰岛素敏感性及血压、血脂水平。《中国 2 型糖尿病防治指南》(2022 年版)建议联合进行抗阻运动和有氧运动健康获益更大。

5. 误区五:运动不规律,三天打鱼,两天晒网

规律运动是糖尿病防治管理的基石。有的糖尿病患者在运动时间安排上比较随意,运动没有规律,想运动就运动,不想运动就不运动。还有的糖

尿病患者工作日的时候不运动,周末有空的时候便进行突击训练,运动不能持之以恒。

《中国糖尿病运动治疗指南》及《中国2型糖尿病防治指南(2020年版)》均指出,糖尿病患者每周应至少进行150分钟中等强度以上有氧运动以及2~3次抗阻运动。分解开来,糖尿病患者们可以根据自己的情况来进行,运动频率以1周3~7天为宜,具体视运动量的大小而定:如果每次运动量较小且患者身体允许,则每天坚持运动1次最为理想。如果每次的运动量较大,可间隔1~2天,但不要超过3天,如果运动间歇超过3天,已经获得的胰岛素敏感性会降低,运动效果及积累作用就会减少,不规律的运动仅仅对运动当天血糖(尤其是前一餐餐后血糖)的控制有利,并不能持久改善血糖控制,还会导致血糖波动增加,对血糖控制不利。因此,运动应该持之以恒,不能"三天打鱼,两天晒网",要做到生活有条理,运动有规律。

6.误区六:运动后血糖越低越好

在糖尿病诊治中,高血糖的危害已经引起很多人的高度重视,在治疗过程中,有些人对于降低血糖有着非常执着的目标,从而忽视了低血糖的影响,其实低血糖比高血糖的危害更大!

如果说高血糖的危害是以年计算,那低血糖的危害是按秒计算的。大脑对血糖十分敏感,一旦血糖供应不足,就会出现心慌、手抖、出汗,甚至休克。运动前血糖偏低、空腹运动、高强度运动或运动时间太长都可导致糖尿病患者发生低血糖。此外,应用胰岛素治疗的患者应将注射部位选在腹部,因为若在四肢注射,由于肌肉运动会加快胰岛素的吸收,容易导致低血糖。为安全起见,糖尿病患者要随身携带糖果、饼干等含糖食物,并且要熟悉低血糖的症状,以便低血糖发作时及早察觉和有效应对。

应对低血糖需要注意以下几个方面:空腹时,不要进行大量的体力活动。建议容易低血糖的人,随身携带糖果。在发生低血糖时,立即嚼1~2粒糖果,或吃5~6块饼干,若不见好转,及时就医。

7. 误区七：认为步行 10 000 步肯定能降糖

　　步行是糖尿病患者喜爱的一项运动,有人认为每天步行达到 10 000 步肯定能降糖。实际上,很多人每天步行的这 10 000 步,除了运动步数,也包括了生活步数,如办公室中走动、如厕、上下楼,累积总量不少,但强度都偏低,达不到运动降糖的要求。因此,糖尿病患者要把生活步数和运动步数分开,10 000 步不是目标,每天快走 6 000 步就有降糖效果。

附 录

附录一

谷薯杂豆类食物交换表（份）

食物种类		质量/克	提供能量和营养成分				食物举例
			能量/千卡	蛋白质/克	脂肪/克	碳水化合物/克	
谷物（初级农产品）		25	90	2.5	0.5	19.0	大米、面粉、玉米面、杂粮等（干、生、非加工类制品）
主食制品	面制品	35	90	2.5	0.4	18.0	馒头、花卷、大饼、烧饼、面条（湿）、面包等
	米饭	75	90	2.0	0.2	19.4	粳米饭、籼米饭等
全谷物		25	90	2.5	0.7	18.0	糙米、全麦、玉米粒（干）、高粱、小米、荞麦、黄米、燕麦、青稞等
杂豆类		25	90	5.5	0.5	15.0	绿豆、赤小豆、芸豆、蚕豆、豌豆、眉豆等
粉条、粉丝、淀粉类		25	90	0.3	0.0	21.2	粉条、粉丝、团粉、玉米淀粉等
糕点和油炸类		20	90	1.4	2.6	13.0	蛋糕、江米条、油条、油饼等
薯芋类[a]		100	90	1.9	0.2	20.0	马铃薯、甘薯、木薯、山药、芋头、大薯、豆薯等

a. 每份薯芋类食品的质量为可食部质量。

附录二

蔬菜类食物交换表ª（份）

食物种类		质量/克	提供能量和营养成分				食物举例
			能量/千卡	蛋白质/克	脂肪/克	碳水化合物/克	
蔬菜类（综合）ᵇ		250	90	4.5	0.7	16.0	所有常见蔬菜（不包含干、腌制、罐头类制品）
嫩茎叶花菜类	深色ᶜ	300	90	7.3	1.2	14.0	油菜、芹菜、乌菜、菠菜、鸡毛菜、香菜、萝卜缨、茴香、苋菜等
	浅色	330	90	7.2	0.5	14.2	大白菜、奶白菜、圆白菜、娃娃菜、菜花、白笋、竹笋等
茄果类		375	90	3.8	0.7	18.0	茄子、番茄、柿子椒、辣椒、西葫芦、黄瓜、丝瓜、南瓜等
根茎类		300	90	3.2	0.5	19.2	红萝卜、白萝卜、胡萝卜、水萝卜等（不包括马铃薯、芋头）
蘑菇类	鲜	275	90	7.6	0.6	14.0	香菇、草菇、平菇、白蘑、金针菇、牛肝菌等鲜蘑菇
	干	30	90	6.6	0.8	17.0	香菇、木耳、茶树菇、榛蘑等干制品
鲜豆类		250	90	6.3	0.7	15.4	豇豆、扁豆、四季豆、刀豆等

a. 表中给出的每份食品质量均为可食部质量。

b. 如果难以区分蔬菜种类（如混合蔬菜），可按照蔬菜类（综合）的质量进行搭配。

c. 深色嫩茎叶花菜类特指胡萝卜素含量≥300毫克/100克的蔬菜。

附录三

水果类食物交换表^a（份）

食物种类	质量/克	提供能量和营养成分				食物举例
		能量/千卡	蛋白质/克	脂肪/克	碳水化合物/克	
水果类（综合）^b	150	90	1.0	0.6	20.0	常见新鲜水果（不包括干制、糖渍、罐头类制品）
柑橘类	200	90	1.7	0.6	20.0	橘子、橙子、柚子、柠檬
仁果、核果、瓜果类	175	90	0.8	0.4	21.0	苹果、梨、桃、李子、杏、樱桃、甜瓜、西瓜、黄金瓜、哈密瓜等
浆果类	150	90	1.4	0.5	20.0	葡萄、石榴、柿子、桑葚、草莓、无花果、猕猴桃等
枣和热带水果类	75	90	1.1	1.1	18.0	各类鲜枣、杧果、荔枝、桂圆、菠萝、香蕉、榴梿、火龙果等
果干类	25	90	0.7	0.3	19.0	葡萄干、杏干、苹果干等

a. 表中给出的每份食品质量均为可食部的质量。

b. 如果难以区分水果种类（如混合水果），可按照水果类（综合）的质量进行搭配。果汁、果脯等加工水果制品不能代替鲜果。

附表四

肉蛋水产品类食物交换表[a]（份）

食物种类	质量/克	提供能量和营养成分				食物举例
		能量/千卡	蛋白质/克	脂肪/克	碳水化合物/克	
畜禽肉类（综合）[b]	50	90	8.0	6.7	0.7	常见畜禽肉类
畜肉类（脂肪含量≤5%）	80	90	16.0	2.1	1.3	纯瘦肉、牛里脊、羊里脊等
畜肉类（脂肪含量6%～15%）	60	90	11.5	5.3	0.3	猪里脊、羊肉（胸脯肉）等
畜肉类（脂肪含量16%～35%）	30	90	4.5	7.7	0.7	前臀尖、猪大排、猪肉（硬五花）等
畜肉类（脂肪含量≥85%）	10	90	0.2	8.9	0	肥肉、板油等
禽肉类	50	90	8.8	6.0	0.7	鸡、鸭、鹅、火鸡等
蛋类	60	90	7.6	6.6	1.6	鸡蛋、鸭蛋、鹅蛋、鹌鹑蛋等
水产类（综合）	90	90	14.8	2.9	1.7	常见淡水鱼、海水鱼、虾、蟹、贝类、海参等
鱼类	75	90	13.7	3.2	1.0	鲤鱼、草鱼、鲢鱼、鳙鱼、黄花鱼、带鱼、鲳鱼、鲈鱼等
虾蟹贝类	115	90	15.8	1.5	3.1	河虾、海虾、河蟹、海蟹、河蚌、蛤蜊、蛏子等

a. 表中给出的每份食品质量均为可食部的质量，必要时须进行换算。

b. 如果难以区分畜禽肉类食物种类（如混合肉），可按照畜禽肉类（综合）的质量进行搭配。内脏类（肚、舌、肾、肝、心等）胆固醇含量高，食物营养成分差异较大，如换算每份相当于 70 克，换算后需复核营养素的变化是否符合要求。

附录五

坚果类食物交换表^a（份）

坚果类食物交换表[a]（份）

食物种类	质量/克	提供能量和营养成分				食物举例
		能量/千卡	蛋白质/克	脂肪/克	碳水化合物/克	
坚果（综合）	20	90	3.2	5.8	6.5	常见的坚果、种子类
淀粉类坚果（碳水化合物≥40%）	25	90	2.5	0.4	16.8	板栗、白果、芡实、莲子
高脂类坚果（脂肪≥40%）	15	90	3.2	7.7	2.9	花生仁、西瓜子、松子、核桃、葵花子、南瓜子、杏仁、榛子、开心果、芝麻等
中脂类坚果（脂肪为20%～40%）	20	90	3.2	6.5	5.3	腰果、胡麻子、核桃（鲜）、白芝麻等

a. 表中给出的每份食品质量均为可食部的质量。

附录六

大豆、乳及其制品食物交换表（份）

食物种类		质量/克	提供能量和营养成分				食物举例
			能量/千卡	蛋白质/克	脂肪/克	碳水化合物/克	
大豆类		20	90	6.9	3.3	7.0	黄豆、黑豆、青豆
豆粉		20	90	6.5	3.7	7.5	黄豆粉
豆腐	北豆腐	90	90	11.0	4.3	1.8	北豆腐
	南豆腐	150	90	9.3	3.8	3.9	南豆腐
豆皮、豆干		50	90	8.5	4.6	3.8	豆腐干、豆腐丝、素鸡、素什锦等
豆浆		330	90	8.0	3.1	8.0	豆浆

续表

食物种类		质量/克	提供能量和营养成分				食物举例
			能量/千卡	蛋白质/克	脂肪/克	碳水化合物/克	
液态乳	全脂	150	90	5.0	5.4	7.4	全脂牛奶等
	脱脂	265	90	9.3	0.8	12.2	脱脂牛奶等
发酵乳（全脂）		100	90	2.8	2.6	12.9	发酵乳
乳酪		25	90	5.6	7.0	1.9	奶酪、干酪
乳粉		20	90	4.0	4.5	10.1	全脂奶粉

附录七

油脂交换表（份）

食物种类	质量/克	提供能量和营养成分				食物举例
		能量/千卡	蛋白质/克	脂肪/克	碳水化合物/克	
油脂类	10	90	0	10.0	0	猪油、橄榄油、菜籽油、大豆油、玉米油、葵花籽油、稻米油、花生油等

附录八

特征脂肪酸的油脂来源

特征性脂肪酸	含量水平	油脂来源举例
饱和脂肪酸	≥70%	椰子油、棕榈仁油、类可可脂(65%)等
	≥45%	棕榈液油、猪油、牛油等
不饱和脂肪酸	≥70%	米糠油、稻米油、花生油等
单不饱和脂肪酸	≥70%	茶籽油、橄榄油等
	≥60%	菜籽油等
多不饱和脂肪酸	≥70%	亚麻籽油、核桃油、红花油、葡萄籽油等
	≥50%	大豆油、玉米油、葵花籽油等
DHA+EPA	—	以DHA为特征的鱼油等

附录九

调味料类盐含量换算表(份)

食物种类		重量/克	盐含量/克	钠含量/毫克	主要食物
食用盐		1.0	1	400	精盐、海盐等
鸡精		2.0	1	400	鸡精类
味精		4.8	1	400	味精类
酱类	豆瓣酱等(高盐)	6.0	1	400	豆瓣酱、辣椒酱、蒜蓉辣酱等
	黄酱等(中盐)	16.0	1	400	黄酱、甜面酱、海鲜酱等
酱油		6.5	1	400	酱油、生抽、老抽等
蚝油		10.0	1	400	蚝油类
咸菜类		13.0	1	400	榨菜、酱八宝菜、腌雪里蕻、腌萝卜干等
腐乳		17.0	1	400	红腐乳、白腐乳、臭腐乳等

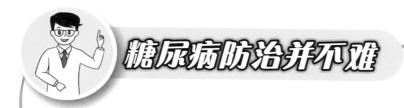

糖尿病防治并不难

降糖药物
攻略

主编 秦贵军 田晨光 赵艳艳

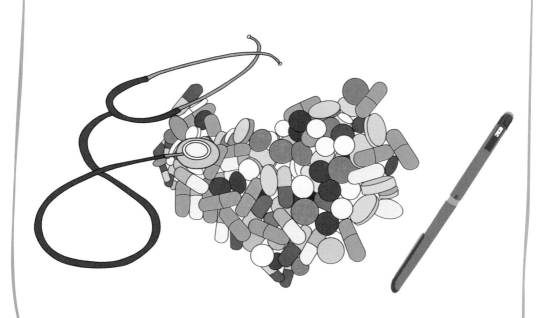

郑州大学出版社

图书在版编目(CIP)数据

降糖药物攻略 / 秦贵军,田晨光,赵艳艳主编. --
郑州:郑州大学出版社,2024.7
(糖尿病防治并不难)
ISBN 978-7-5773-0313-0

Ⅰ.①降… Ⅱ.①秦… ②田… ③赵… Ⅲ.①糖尿病
-药物疗法 Ⅳ.①R587.105

中国国家版本馆 CIP 数据核字(2024)第 079208 号

降糖药物攻略
JIANG TANG YAOWU GONGLÜE

策划编辑	陈文静	封面设计	苏永生
责任编辑	陈 思　苏靖雯	版式设计	苏永生
责任校对	侯晓莉	责任监制	李瑞卿

出版发行	郑州大学出版社	地　　址	郑州市大学路 40 号(450052)
出 版 人	孙保营	网　　址	http://www.zzup.cn
经　　销	全国新华书店	发行电话	0371-66966070
印　　刷	河南瑞之光印刷股份有限公司		
开　　本	710 mm×1 010 mm　1 / 16		
本册印张	7.75	本册字数	121 千字
版　　次	2024 年 7 月第 1 版	印　　次	2024 年 7 月第 1 次印刷

书　　号	ISBN 978-7-5773-0313-0	总 定 价	268.00 元(全四册)

本书如有印装质量问题,请与本社联系调换。

主编简介

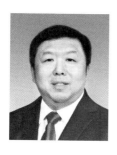

秦贵军，主任医师、二级教授、医学博士，博士研究生导师。郑州大学第一附属医院内分泌与代谢病医学部主任。中华医学会内分泌学分会常委兼性腺病学组组长、中国医师协会内分泌代谢科医师分会常委、中华医学会糖尿病学分会委员、河南省医学会糖尿病学分会主任委员。中原学者、河南省优秀专家、国之名医·卓越建树等。主持国家自然科学基金项目7项，获河南省科技成果进步一等奖1项。担任本科生教科书《内科学》第8、9、10版编委，主编内分泌专业图书10余部。发表SCI论文100余篇、中文论文200余篇，担任 *Diabetes Care*（中文版）、《中华糖尿病杂志》副总编辑。

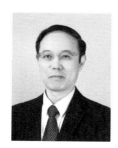

田晨光，主任医师、二级教授，硕士研究生导师。郑州大学第二附属医院内分泌科主任、上街院区副院长。英国 Leeds 大学访问学者。河南省高血压研究会内分泌专业委员会主任委员、河南省医学会糖尿病专科分会副主任委员、河南省医师协会内分泌分会副会长、中国医疗保健国际交流促进会临床营养健康学分会常委。国家健康科普专家库成员，河南省卫生科技领军人才、首席科普专家、医德标兵、优秀医师。获得河南省科学技术进步奖二等奖、医学科技一等奖等，发表SCI等40余篇。

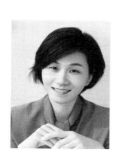

赵艳艳，主任医师、三级教授、医学博士，博士研究生导师。郑州大学第一附属医院内分泌及代谢病医学部副主任、河南省糖尿病防治中心办公室主任、河南省糖尿病慢性并发症早期筛查及精准诊疗工程研究中心主任。美国埃默里大学访问学者。河南省医学会糖尿病学分会副主任委员、中华医学会内分泌学分会青年委员、河南省糖尿病肾病学会副主任委员。河南省中原医疗卫生领军人才、河南省教育厅学术技术带头人。《中华糖尿病杂志》通讯编委。

作者名单

主　编　秦贵军　田晨光　赵艳艳

副主编　任高飞　李　冲　李　俊
　　　　王崇贤　冯志海

编　委　（以姓氏笔画为序）

马晓君（郑州大学第一附属医院）

王　路（郑州大学第二附属医院）

王少阳（郑州大学第二附属医院）

乐　昊（郑州大学第二附属医院）

刘双双（郑州大学第一附属医院）

刘彦玲（郑州大学第一附属医院）

安淑敏（郑州大学第一附属医院）

吴丽娜（郑州大学第一附属医院）

张　利（郑州大学第二附属医院）

张亚伟（郑州大学第一附属医院）

张园园（郑州大学第二附属医院）

张鹏宇（郑州大学第一附属医院）

周海姗（河南中医药大学第一附属医院）

郑　鑫（郑州大学第一附属医院）

赵　霖（郑州大学第一附属医院）

赵琳琳（郑州大学第一附属医院）

黄凤姣（郑州大学第一附属医院）

崔利娜（郑州大学第二附属医院）

楚晓婧（郑州大学第二附属医院）

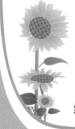

绘　图　常恩铭

前言

糖尿病作为一种慢性代谢性疾病,患病率逐年升高且发病年龄逐渐年轻化。有的患者觉得血糖高无关紧要,不影响生活工作;有的患者却焦虑过度,担心血糖高,出现并发症,不敢吃、不敢喝。糖尿病患者究竟应该如何正确认识糖尿病,如何管理血糖,才能延缓并发症的发生发展,提高生活质量呢?现在网络发达,人们接收信息的方式很多,但网络上的知识良莠不齐,糖尿病患者经常无从判断哪些是伪科普,哪些是真正能帮助控糖的宝贵建议。经常有患者带着错误的观念来就诊:西药不能吃,胰岛功能都吃坏了;胰岛素不能打,打上就会依赖。每当看到因为不重视血糖控制而眼底出血、足部溃烂的患者前来就诊,或者要反反复复纠正他们的错误观念时,在痛心之余深感医学科普之路漫长,意义深远。鉴于此,我们组织长期从事糖尿病治疗的资深专家一起编写了这套"糖尿病防治并不难"科普丛书。丛书共四个分册,分别为《如何远离糖尿病》《饮食运动有妙招》《降糖药物攻略》《糖尿病并发症知多少》。希望能成为帮助糖尿病患者预防和管理糖尿病的有效参考,为糖尿病患者的健康保驾护航。

本书作为丛书分册之一,《降糖药物攻略》着重从糖尿病的治疗药物出发,不仅包括了糖尿病治疗中大家耳熟能详的常用口服降糖药、胰岛素、胰高血糖素样肽-1(GLP-1)受体激动剂,还详细介绍了中医中药、营养补充剂的辅助治疗。针对在临床过程中遇到的用药误区,我们也给出了专门的篇章做出了详尽的解答。也列举了临床工作中的典型例子,力求通俗易懂,让大家不害怕药,不乱用药,规范用药,真正从治疗中受益。

在编写的过程中,我们非常重视内容的科学性与严谨性,参考了国内外权威的糖尿病防控指南、最新的研究成果,但不足和疏漏之处仍在所难免。希望大家多提宝贵意见,深表感谢!

愿本书能够成为您和家人、朋友的健康指南,让我们一起迈向无糖的未来!

编者

2024 年 2 月

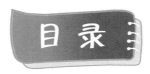

目录

一　口服降糖药

1. 双胍类药物 …………………………………………………… 001

2. α-葡糖苷酶抑制剂 ……………………………………………… 007

3. 胰岛素促泌剂 …………………………………………………… 010

4. 噻唑烷二酮类药物 ……………………………………………… 015

5. SGLT-2 抑制剂 ………………………………………………… 018

6. DPP-4 酶抑制剂 ………………………………………………… 024

7. 葡萄糖激酶激动剂 ……………………………………………… 026

二　降糖利器——胰岛素

1. 动物家族的大贡献：胰岛素的发展史 …………………………… 028

2. 品种繁多的胰岛素 ……………………………………………… 029

3. 合适胰岛素的选择 ……………………………………………… 031

4. 胰岛素的不良反应 ……………………………………………… 032

5. 正确使用胰岛素 ………………………………………………… 036

6. 胰岛素的储存方法 ……………………………………………… 044

三　降糖减重两不误——GLP-1 受体激动剂

1. 肥胖糖尿病患者的福音 ………………………………………… 047

2. GLP-1受体激动剂没有依赖性 ················ 048

3. 意志薄弱好帮手:高效安全减重 ·············· 048

4. 跨界作业:对代谢相关疾病都有益 ············ 049

5. 合理选择所需GLP-1受体激动剂 ·············· 051

6. 肝肾功能损伤患者使用方法 ················ 054

7. 茶饭不思,倾泻如注:需要关注的不良反应 ······ 055

8. 复合制剂,强强联手,一针双效 ·············· 057

9. 药物联用,注意药物相互作用 ·············· 059

四　糖尿病的中医治疗

1. 中医治疗糖尿病的方法 ···················· 060

2. 糖尿病是否能够逆转 ······················ 061

3. 治疗糖尿病的常用中药材 ·················· 062

4. 辨证准确助力中医降糖 ···················· 062

五　有的放矢——降糖药物的选择

1. 选择降糖药物前的准备 ···················· 064

2. 服药前肝功能检查的重要性 ················ 066

3. 服药前肾功能检查的重要性 ················ 066

4. 降糖药物的使用时机 ······················ 067

5. 不同类型糖尿病选择降糖药物 ·············· 068

6. 糖尿病前期患者选择降糖药物 ·············· 069

7. 肥胖糖尿病患者选择降糖药物 ·············· 071

8. 消瘦糖尿病患者选择降糖药物 ·············· 072

9. 儿童糖尿病选择降糖药物 ·················· 073

10. 特殊时期女性选择降糖药物 ··············· 074

11. 老年人选择降糖药物 ····················· 076

12. 肝功能损伤患者选择降糖药物 ············· 078

13. 肾功能损伤患者选择降糖药物 ·· 080

14. 糖皮质激素导致的高血糖选择降糖药物 ························· 081

六　营养补充剂

1. 钙剂 ··· 083

2. B 族维生素 ··· 085

3. 维生素 C ··· 086

4. 维生素 D ··· 087

5. 维生素 E ··· 089

6. 鱼油、磷虾油 ··· 090

7. 蛋白质粉 ··· 092

8. 卵磷脂 ··· 093

9. 益生菌 ··· 094

10. 铬元素 ··· 096

11. β 胡萝卜素 ··· 097

12. 辅酶 Q10 ··· 098

七　降糖药用药常见误区

1. 误区一：是药三分毒，吃口服药不如打胰岛素 ·············· 100

2. 误区二：吃降糖药就不必控制饮食了 ························· 101

3. 误区三：今天吃得多，药就多吃两片，胰岛素多打 2 个单位
   ··· 102

4. 误区四：血糖现在总也控制不好，肯定是这药吃得时间长，
   耐药了 ··· 103

5. 误区五：我邻居吃的那个药可管用了，我也换那个药吃 ······· 105

6. 误区六：中药降糖好，偏信广告和推销根治糖尿病 ········· 106

7. 误区七：有糖尿病的家族史，提前吃上降糖药预防 ········· 107

8. 误区八：需要用一辈子的降糖药 ································· 108

9. 误区九：血糖高就一定得吃药 ····································· 110

10. 误区十：多吃几种药，多打点胰岛素，糖尿病就能好了 ……… 111

11. 误区十一：饭前饭后吃药都一样，忘了补上就行 …………… 111

12. 误区十二：吃着降糖药物就不用监测血糖了 ………………… 112

13. 误区十三：打上司美格鲁肽，体重就能降 …………………… 112

口服降糖药

2 型糖尿病是进展性的疾病,为使血糖控制达标,临床上多数患者需药物治疗。口服药使用方便,便于携带,是 2 型糖尿病患者的首选治疗方式。目前上市的共有七类口服降糖药物。

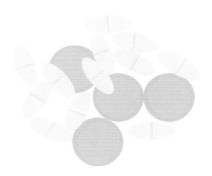

各种口服药

1. 双胍类药物

(1)一株山羊豆造就的传奇:提起口服降糖药物,可能大部分糖尿病患者心里想到的第一个药物就是二甲双胍了。二甲双胍自 1957 年问世以来,应用于临床已有 60 多年的历史,是糖尿病治疗中最基本的用药之一,这个经典老药获得了国内、国外专家共识的一致认可。

二甲双胍的发现源于一株随处可见的牧草山羊豆。在 1891 年,山羊豆被作为饲料带到了美国,人们发现食用山羊豆的牲畜出现肺水肿、低血压、麻痹等症状,这是为什么呢?原来在山羊豆中含有大量活性极强的胍类物质,有降糖功效,但毒性也极强,不适合临床。

1944 年,在研制抗疟疾药物时动物实验发现抗疟疾药物氯胍能降低血糖,所以二甲双胍问世后首先作为抗疟疾药物并用于治疗流感。1950 年,法国糖尿病学家开始深入研究双胍类似物,发现了它对因胰腺部分破坏导致糖尿病的动物具有较强的降糖效果,在非糖尿病动物中没有降糖的作用,在此基础上逐步确定了它的有效剂量范围。终于在 1957 年,首次将二甲双胍应用于糖尿病临床治疗,并获得了很大的成功。

把二甲双胍一举推至治疗 2 型糖尿病降糖药物巅峰的是一项从 1977 年开始到 1997 年结束并随访十年的英国糖尿病前瞻性研究(UKPDS),它是二甲双胍以及人类糖尿病治疗史中里程碑式的研究,它奠定了二甲双胍在 2 型糖尿病治疗中不可撼动的地位。至此,二甲双胍在降糖药物史上的灿烂旅程才刚刚开始。

双胍类药物包括苯乙双胍、二甲双胍、丁双胍,由于苯乙双胍和丁双胍临床不良反应大,已基本不用。

二甲双胍具有可靠的短期和长期降糖疗效,并且具有良好的安全性和耐受性,且不受体重限制。而且在单药治疗疗效不佳的患者,随意联合其他种类的口服降糖药,可进一步获得明显的血糖改善作用。另外,不可忽视的是,二甲双胍经济实惠,跟其他药物相比,患者经济负担更小。有这么多优点加持,二甲双胍成为糖尿病患者的首选真的是水到渠成。

(2)意外之喜——二甲双胍减重:经常有患者服用二甲双胍后出现体重下降,那么二甲双胍为什么能减重呢? 一方面是二甲双胍的胃肠道不良反应,可以使服用者食欲下降;另一方面,二甲双胍可以增加周围组织的胰岛素敏感性,简单来说就是让胰岛素降糖的能力更快、更好,不用使劲儿去分泌那么多。因为胰岛素是一个合成代谢的激素,它在体内存在过多也容易导致肥胖。

二甲双胍的减重效果目前在实验研究中也获得了证实,中国新诊断 2 型糖尿病患者经二甲双胍单药治疗 16 周,体重正常、超重及肥胖患者的体重分别下降 1.47 千克、2.81 千克及 2.92 千克;体重越重、腰围越大的患者,使用二甲双胍治疗后体重下降越多。磺脲类、噻唑烷二酮类、胰岛素等降糖药物可增加体重,联合二甲双胍可减轻上述药物对体重增加的影响。

减肥似乎是现代人永恒的话题,但是不管怎样,药物终究是辅助手段,良好的生活习惯、健康的饮食和适当的运动才是应该坚持的。

（3）二甲双胍的不良反应：在工作中，医生们经常建议患者使用二甲双胍控制血糖，患者的头立刻摇得像拨浪鼓一样，哎呀大夫，我邻居说二甲双胍吃了胃痛，我的胃不太好，能不能换个药啊？

1）药物都是两面性的，二甲双胍虽好，但它也有不良反应。最常见的就是消化道反应。二甲双胍最常见的不良反应是恶心、呕吐、腹泻、腹痛和食欲缺乏，多发生于治疗早期，随着治疗时间的延长，大多数患者通常可以自行缓解。通过进餐时服药，小剂量开始，逐渐增加剂量或者改用缓释制剂可提高胃肠道耐受性。

2）都说二甲双胍是不会引起低血糖的，因为它并不直接刺激胰岛素分泌，但有的患者仍说口服二甲双胍有时会有头晕、出汗等低血糖反应，这种情况可能是与胰岛素或促胰岛素分泌剂联合使用时出现的。出现这种情况时需要及时调整降糖方案。

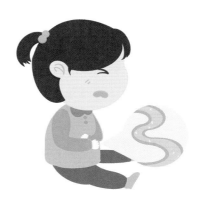

肚子好难受呀！

不知道糖尿病患者有没有印象，一旦出现酮症了，医生们会第一时间让患者停止使用二甲双胍。那么为什么不能使用二甲双胍降糖了呢？这是因为二甲双胍有一种很罕见但后果最为严重的不良反应——乳酸酸中毒，会导致体温过低、低血压和心律失常，如果不妥善处理甚至可能会引起死亡。乳酸酸中毒症状包括身体不适、肌痛、呼吸窘迫、嗜睡和腹痛，抽血时血液乳酸水平升高（>5 毫摩尔/升）。虽然这个不良反应在普通患者中一般不会出现，但在肾功能不好或者缺氧状态下的患者中发生风险会增加。原因可能是治疗期间二甲双胍排泄不良积聚而引起。如果怀疑患者乳酸酸中毒，应停用二甲双胍并在医院采取一般支持措施。建议及时进行血液透析。

长期使用二甲双胍的患者在复查时可能会被要求检测维生素 B_{12}，不要小瞧了这个项目，贫血和周围神经病变都跟它相关。因为二甲双胍会干扰维生素 B_{12} 的吸收，所以建议维生素 B_{12} 摄入或吸收不足的患者在开始服用二甲双胍治疗前及治疗后每年监测 1 次维生素 B_{12} 水平,若缺乏应适当补充,尤其是合并贫血和周围神经病变的患者。

最后是任何药物都可能出现的皮肤过敏反应,出现症状后需要停药观察,必要时使用抗过敏药物改善症状。

(4)服用二甲双胍也要饮食控制和运动:总有患者问吃了降糖药后是不是就能敞开了吃,不用控制饮食了吗? 很可惜,糖尿病的控制是需要多方面共同努力的,饮食、运动对于血糖的影响也应当得到重视。

那么在服用二甲双胍时,该怎么把握自己的饮食和生活呢? 有三大方面糖尿病患者要牢记! ①合理饮食:主食适量,蛋白质和蔬菜、水果要保证,少油少盐。②控制体重:肥胖的患者胰岛素抵抗更重,有研究表明对于糖尿病前期的人群来说,如果能在 3~6 个月内,把体重减少 3%~5%,就有可能"逆转"。③戒烟限酒:严格戒烟并限制酒精摄入量,女性一天饮酒酒精量不超过 15 克,男性不超过 25 克。

有一句老话叫运动是良医,此话不假! 运动可以提高人体胰岛素敏感性,是管理血糖的有效办法。二甲双胍是 2 型糖尿病的基础用药和首选药物。最近的一篇研究显示,在服用二甲双胍之后,晨练 30 分钟,降糖效果更佳。研究人员认为,"二甲双胍+晨练"带来的血糖改变可能与人体的昼夜节律有关。一方面,餐前服用二甲双胍的生物利用度更高;另一方面运动也对二甲双胍的服用效果产生积极影响。

在临床上存在通过严格控制饮食并保持运动的糖尿病患者,口服药物剂量越来越少,甚至甩掉降糖药物的例子。所以,请糖尿病患者保持信心,在医生的帮助下使用最佳组合打败糖尿病!

(5)二甲双胍使用须知:如何服用最佳? 在临床工作中有时会碰到患者咨询:"二甲双胍是好药,那我多吃一点是不是血糖就控制得更好了呢?"答案当然不是如此简单,适合自己的剂量才是最好的。

关于服药时间,不同的剂型有不同的服药时间。二甲双胍肠溶片需要在饭前半小时服用,而二甲双胍片则需要在饭后或饭中服用。如果你不注意这一点,可能会增加胃肠道相关的不良反应。

为什么肠溶片要空腹吃呢？因为如果在饭后服用，由于胃里面含有食物，药物和食物混合在一起，会延长药品在胃里的滞留时间，增加肠溶片在胃里溶解的风险，从而增加对胃肠道的刺激。

最常见的二甲双胍片剂或普通胶囊一般从小剂量 0.25 克起始，根据疗效逐渐加量，最多每日不超过 2 克，而且为了胃肠道刺激小一些，药物最好分次服用。对于肠溶片或者肠溶胶囊，最大推荐剂量是 1.8 克。对于缓释片或者控释片，记住必须整片吞服，不得碾碎或咀嚼后服用，否则就跟二甲双胍片没有区别了，通常随晚餐单次服药。为了减少胃肠道不良反应的发生，也为了使用最小剂量的药物使患者的血糖足以控制，应从小剂量开始服用，逐渐增加剂量。

（6）二甲双胍新研究和潜在用途：二甲双胍除了降糖这个本职工作干得不错外，它的临床适应范围仍在不断拓展。如常见的通过降低血糖或者降低胰岛素抵抗，从而达到调节内分泌，治疗多囊卵巢综合征的作用。

近些年来，关于二甲双胍的前沿研究如雨后春笋般冒出，人们逐步了解到二甲双胍还有保护心血管、抗肿瘤、抗焦虑、抗衰老等益处。

糖尿病被认为是冠心病的等位症，降低糖尿病患者的心血管风险一直是各类降糖药物的研究重点，目前已有可靠的研究结果表明二甲双胍对心血管系统也有明显的保护作用，其作用机制包括改善血糖、减轻体重、调节肠道菌群、调节凝血功能、减少炎症和氧化应激、改善血管内皮功能以及其他代谢指标等。

已有研究显示，2 型糖尿病与结直肠癌、肝细胞癌、胆囊癌、乳腺癌、子宫内膜癌、胰腺癌等恶性肿瘤发生风险增高相关。抗肿瘤方面，已有研究表明二甲双胍可重塑肿瘤微环境，抑制癌症的发生发展。

老年痴呆一直备受人们关注，近期有研究发现二甲双胍再现神效，可以通过调节肠道菌群来减少促炎细胞因子的发生，最终结果能改善认知功能，助力延缓衰老。

另外，牙齿健康也严重影响 2 型糖尿病患者的生活质量。有研究表明，二甲双胍通过控制口腔和体内的炎症因子水平，呈现出显著的预防牙齿钙质流失和与年龄相关的钙质流失作用，进而预防和改善牙周病。

（7）二甲双胍是否伤肝：在临床工作中经常有患者说："听别人说二甲双胍伤肝啊，我不想用。"看来是肝解毒的理念太深入人心啦，但总要公平地说一句，抛开剂量谈毒性的说法都是不科学的！

根据二甲双胍的药物代谢动力学，二甲双胍不经过肝代谢，几乎不增加肝功能损害风险。但肝功能严重受损时会明显限制乳酸的清除能力，这时再服用二甲双胍会进一步减缓乳酸的排泄，乳酸酸中毒可是临床大夫们严防死守避免出现的重症，所以建议血清转氨酶超过正常上限3倍或有严重肝功能不全的患者避免使用二甲双胍。轻中度肝损伤患者可以在医生的指导下谨慎使用。

（8）二甲双胍是否伤肾：浙江大学有一项研究指出在小鼠发生急性肾损伤后，使用二甲双胍会进一步加重肾病情。该研究引发了小范围的恐慌，更多的人开始对二甲双胍的使用顾虑重重。这个问题又该怎么看待呢？

二甲双胍以原形从肾排泄，所以在临床上会格外注意患者的肾功能。那再来看浙江大学这项研究，该研究是在急性肾损伤动物模型中开展的，但小鼠的急性肾损伤并不是由二甲双胍诱导引起的。后续研究人员又进一步探讨了二甲双胍与肾损伤或疾病之间的相关性，结果显示二甲双胍不会增加肾损伤或疾病风险。如此一来，恐慌解除！

临床上对于已出现肾功能不全的患者，二甲双胍蓄积和发生乳酸酸中毒的风险均会增加，所以医生建议在开始治疗前以及治疗后应至少每年检查1次肾功能，根据患者的估算肾小球滤过率（eGFR）水平调整二甲双胍的使用剂量。国内二甲双胍说明书推荐 eGFR<45 毫升/（分·1.73 平方米）时禁用二甲双胍。

所以，如果医生经过深思熟虑后让您使用二甲双胍的话，就放心服用吧！

2. α-葡糖苷酶抑制剂

(1) α-葡糖苷酶抑制剂——您的糖分守门员：糖代谢异常者中餐后血糖异常者占 80%，餐后血糖高是 2 型糖尿病患者的主要表现。食物中的糖终究是从肠道中吸收，让这一过程变慢是不是可以降糖呢？有没有这样的降糖药物呢？答案是，当然有！这就是神奇的 α-葡糖苷酶抑制剂。

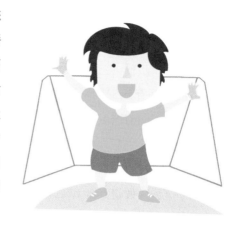

在小肠绒毛膜刷状缘上皮细胞处，存在这么一类酶——α-葡糖苷酶，它们由麦芽糖酶、异麦芽糖酶、α-临界糊精酶、蔗糖酶和乳糖酶等组成，帮助食物中大分子的复合糖分解为葡萄糖和果糖被吸收。

α-葡糖苷酶抑制剂就是抑制酶的活性，使碳水化合物在小肠的降解及吸收延缓，从而降低人体对糖类的吸收。该机制不受自身胰岛功能的影响。目前有 3 种 α-葡糖苷酶抑制剂用于临床。

第一种是阿卡波糖。1975 年，德国拜耳公司的科学家在研究酵母菌的酶抑制剂时，意外发现了阿卡波糖的化合物。之后拜耳公司经过多年的临床试验和研究，得出结论：阿卡波糖在抑制糖消化和吸收方面表现出色。

第二种是日本武田研发的伏格列波糖，该化合物与阿卡波糖相比有分子链更短、酶抑制强度更高、结构更稳定的特点。

第三种是拜耳公司研发的第二代 α-葡糖苷酶抑制剂：米格列醇，其与葡萄糖结构更为相似，对各种 α-葡糖苷酶均有强烈的抑制作用。

自此以来，α-葡糖苷酶抑制剂已经被广泛应用于糖尿病患者的治疗中,以帮助控制血糖水平,尤其是以淀粉等富含多糖食物为主食的人群出现的餐后高血糖。α-葡糖苷酶抑制剂虽是在欧洲发现,却在亚洲东部发扬光大,结合两个区域人们的主食差异:欧洲食用肉食更多,亚洲东部则以碳水化合物为主。可以说α-葡糖苷酶抑制剂是特地为亚洲东部地区人民准备的降糖药。

(2)阿卡波糖与食物作战的方式:在工作中,我们经常能遇到这样的糖尿病患者:一日三餐,主食顿顿不能少,而且饭量惊人。面对这样的患者,阿卡波糖(α-葡糖苷酶抑制剂)经常作为首选降糖药物被推荐给他们。

为什么不首选其他降糖药物呢? 这是因为患者的主食摄入量偏大,主食进入消化道后会先水解为更好吸收的小分子单糖,然后通过小肠上皮细胞吸收,而α-葡糖苷酶是分解淀粉的重要角色。应用α-葡糖苷酶抑制剂后,淀粉的分解变慢造成单糖的吸收变慢,从而使糖尿病患者的餐后血糖上升速度变缓,以达到降低餐后血糖的目的。所以对于常吃米饭、面条、馒头的人来说,α-葡糖苷酶抑制剂是理想的降糖药,而阿卡波糖因作为α-葡糖苷酶抑制剂的杰出代表被大众所熟知。

然而在现实中,用着阿卡波糖但血糖仍居高不下的大有人在,主要是因为:阿卡波糖,服用时间很讲究!

阿卡波糖的正确服用时间和方式是与第一口饭同服,且嚼碎服用效果更好。而不是像二甲双胍一样餐前服用的。如果进食前过早服用,药物尚未起作用就很快从肠道排出;如果餐后服用,食物中的碳水化合物已被吸收,药物同样不能发挥作用。

那么如果患者更喜欢吃肉而吃主食不多,吃阿卡波糖还有降糖效果吗? 只要饮食中有碳水化合物,阿卡波糖就有降糖效果,碳水越多、效果越强,反之则减少。而在使用阿卡波糖途中出现了低血糖又要怎么办呢? 这时要及时进食蜂蜜或葡萄糖水,而糖块、饼干、馒头等食物对于缓解吃阿卡波糖导致低血糖效果差。

(3)阿卡波糖令人尴尬的不良反应——放屁:在临床工作中,经常有患者反应:"大夫,我吃阿卡波糖后总是放屁,这是怎么一回事呢?"放屁多是阿卡波糖最常见的不良反应。

阿卡波糖进入体内后,仅有小部分(<2%)被机体吸收,大部分以原形在肠道中发挥作用。而且阿卡波糖对糖苷酶的抑制是可逆的,降血糖作用持续三四个小时,随后逐渐在肠道中降解或以原形随粪便排泄。所以阿卡波糖在安全性方面相当出色,体重 70 千克的男性在 13 天内吃完 3 920 毫克才会达到最低中毒剂量,长期服用不会在体内积蓄。

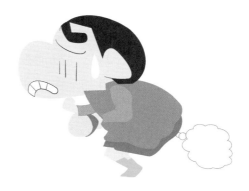

总是放屁,让人尴尬!

但是,阿卡波糖延缓了肠道对糖类的吸收,大量糖类物质堆积在结肠内,被肠道细菌摄取发酵后产气增多而导致胃肠胀气。可能引起腹胀、腹泻、腹痛、恶心、呕吐症状,也可出现胃肠痉挛性疼痛、顽固性便秘等症状。这也就是为什么吃阿卡波糖后放屁明显增多。正因为如此,该药在胃肠功能紊乱、严重疝气、肠梗阻、肠溃疡的患者中禁用。虽然大多数症状会在两周后逐渐缓解,但也有极少数患者仍然无法耐受。

从小剂量开始,逐渐加量是减少不良反应的有效方法。在服药的同时合理调整饮食结构,减少含蔗糖食物,如饼干、糕点等也有助于减少腹部不适的症状。由于 α-葡糖苷酶抑制剂里的三种常见药物对不同葡糖苷酶的抑制程度不同,胃肠道反应也有程度差异,其中以伏格列波糖较轻,患者可在医师指导下根据血糖和不良反应情况选择不同种类的药物。

如果患者本人非常介意排气增多这件事的话,跟医生好好沟通,还有很多其他的降糖方案可选择。

(4)阿卡波糖可能耐药:阿卡波糖是治疗 2 型糖尿病很常见的口服药,它能够抑制 α-葡糖苷酶功能,延缓碳水化合物在小肠的水解和吸收,以达到稳定餐后血糖、减少血糖波动的作用。

但是在实际应用中,能发现不同患者服药后的疗效差别相当大。

近期,中国科学院上海生命科学研究院植物生理生态研究所和郑州大学第一附属医院科学团队发文,在疗效较差的患者肠道内发现了一种能够降解阿卡波糖的格氏克雷伯菌 TD1，TD1 对阿卡波糖的代谢效率十分高，能够在 4 小时内降解 0.5 毫克/毫升阿卡波糖。并鉴定出其中含有的阿卡波糖偏好的葡萄糖苷酶（Apg）。Apg 能够将阿卡波糖降解为小分子，导致药物失效。此外，Apg 的最适作用条件为 pH 值 7.5、温度 37 摄氏度，这正符合人体肠道的环境。

通过基因序列鉴定，研究者发现 Apg 在人群中的存在相当广泛，健康人中 14.2% 携带表达 Apg 的肠菌，而在使用阿卡波糖的 2 型糖尿病患者中，这个数字达到了 98.4%。

跟其他国家人群相比，中国人中表达 Apg 的肠菌是最常见的，分布达到 48%，加拿大和丹麦人仅有 3.6% 和 3.7%。这意味着中国人更可能对阿卡波糖耐药，在药物选择上应当有更多考虑。

另外，研究者们还发现，阿卡波糖对 Apg+ 菌也有"筛选"作用，长期用药的患者中，TD1 明显富集。研究者认为，这种"诱导降解失活"可能是导致非抗生素耐药的主要原因之一，这提示微生物在药物代谢中的重要性。在今后的临床工作中，了解微生物，对于构建个性化和有效的治疗策略是非常关键的。

综上所述，如果糖尿病患者在服用阿卡波糖后发现剂量太大但降糖效果仍不好，大概率就是格氏克雷伯菌 TD1 搞的鬼。但是请不要太担心，与医生多沟通，针对性调整降糖方案。

3. 胰岛素促泌剂

（1）最"古老"的口服降糖药：在新型口服降糖药不断问世的今天，糖尿病患者的降糖选择越来越多，但在 20 世纪 40 年代就投入临床应用的口服降糖药物——胰岛素促泌剂，因其非常确切的降糖效果和逐步提升的安全性，目前仍然很受大家的青睐。这类药物根据结构的不同被分为磺脲类和非磺脲类促泌剂。

磺脲类药物是伴随着战争来到这个世界上的。在第二次世界大战时期，医生们为了拯救伤寒患者，选择磺胺类抗菌药给患者服用，发现大多数患者在用药后出现震颤、神经失调、发抖、出汗、饥饿等症状,甚至个别病例死亡。但同时又发现,对这些急症患者静脉注射50%葡萄糖注射液,患者又恢复正常。经过研究发现这些症状与低血糖发作很像。在之后的动物实验中,发现一些磺酰脲类药可使狗的血糖水平下降,但切除胰腺后再给予磺酰脲类药,血糖却没下降,提示此类药物通过调节胰岛功能来发挥降糖作用。

第一代磺脲类降糖药降糖效果太强,而且还具有明显的肝功能损害、导致抗利尿激素不适当分泌等不良反应,临床早已不用。

为了克服这些缺陷,科学家们不断探索,第二代磺脲类降糖药物接踵而来。格列苯脲是最早应用于临床的第二代磺脲类药物,其降糖效果强、半衰期长,但低血糖频发。此后,第二代磺脲类药物进一步的发展,其药物作用方式、代谢方式,以及药物相互作用均得到不断改进。

之后,科学家们又不断钻研减少低血糖风险的方法,以格列美脲为代表的第三代磺脲类药物走上舞台。第三类磺脲类降糖药物发挥作用时用到的结合蛋白分子量更小,有利于受体的迅速结合和解离。结合迅速能更快、更有效地刺激胰岛素分泌,解离迅速又使低血糖发生概率及严重程度明显减低。出于减少低血糖风险的目标,科学家开发出了非磺脲类促泌剂,该药促胰岛素分泌更加具有选择特异性,胰岛素的早期时相分泌也能直接改善。

从胰岛素促泌剂发现至今已有近60年,现其已经成为口服降糖药中种类最丰富的一员,在口服降糖药中亦占有举足轻重的地位。随着新一代药物的研发,其不良反应、降糖效果、药代动力学均在不断改进,现仍作为2型糖尿病患者控制血糖的一线用药。

(2)胰岛素促泌剂是否影响胰岛功能:胰岛素抵抗和胰岛β细胞胰岛素分泌缺陷是2型糖尿病发病的两大因素,而胰岛β细胞胰岛素分泌功能缺陷是2型糖尿病发病的中心环节之一,因此,胰岛素促泌剂在国内外2型糖尿病治疗中占据着非常重要的地位。

胰岛素促泌剂,顾名思义,该类药物主要通过促进胰岛素分泌而发挥降糖作用,根据化学结构不同,又分为磺脲类和非磺脲类(格列奈类)两类。它们就像打开胰岛分泌的钥匙,胰岛 β 细胞遇见它就像点开了隐藏关卡按钮,在原有胰岛素分泌的基础上再把产量提高一节,这样身体内的胰岛素水平上升,血糖顺利进入细胞利用。

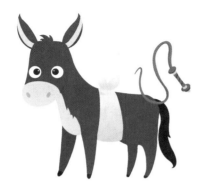

与胰岛素和二甲双胍相比,胰岛素促泌剂应用的前提是患者的胰岛功能尚存,也就是胰岛 β 细胞存在,而 2 型糖尿病患者的胰岛功能是受损的,此时若给予磺脲类药物其实是增加了残存胰岛细胞的负担,加速残存细胞的凋亡。就好像用一根鞭子不停地抽打一头生病的驴,驴刚开始能加快速度跑,但渐渐就跑不动了。

患者在服用胰岛素促泌剂类药物初期血糖控制往往比较满意,但随着时间的延长,部分患者对血糖控制逐渐不满意,即使在加用剂量的情况下也不能达到有效的控制效果,因为此时可能残存的胰岛细胞已经被完全耗竭。

胰岛素促泌剂有着显著的降糖能力及不错的性价比,需要患者跟医生好好沟通,仔细把握用药适应证,所以该类药物在实际临床工作中仍不失为一种好的选择。

(3)选择最适合胰岛素促泌剂的方法:胰岛素促泌剂这个大家族已经有了数十种成员,那么它们之间有何不同,又该如何选择对自己更合适的药物呢?那就要好好对比各个成员的特长了。

对于老年患者或餐后血糖高为主者,一般推荐选择短效类胰岛素促泌剂,即格列奈类及部分短效磺脲类如格列吡嗪、格列喹酮,它们起效迅速,可以有效地降低餐后血糖,一般每天服用 2 ~ 3 次,餐前服药。

如果是空腹血糖高的,一般推荐选择磺脲类的中长效制剂,如格列苯脲、格列美脲、格列齐特及格列吡嗪控释片,这些药作用较持久,能明显降低空腹和餐后血糖,一般每天服用 1 次即可;空腹血糖和餐后血糖都高的患者,也比较适合这中长效磺脲类制剂,或联用其他类型的降糖药。

需要注意的是:磺脲类都需要在饭前 10 ~ 30 分钟服药,可以有效降低血糖。磺脲类降糖药在降糖的同时具有一定的低血糖风险,需要密切监测血糖的变化,尤其是老年患者,尽可能避免使用长效的磺脲类药物。

格列奈类仅在进餐时促进胰岛素的分泌,从而避免了空腹期间对胰岛 β 细胞的不必要的刺激,因而又被称为"餐时血糖调节剂",不容易引起低血糖。一般在餐前 15 分钟内,也可于餐时或餐后即刻服用,不进餐不服药。

(4)忘记吃胰岛素促泌剂的解决方法:糖尿病是慢性病,时间一长,糖尿病患者不可避免会出现忘记吃药的情况。那么,如果漏服的是磺脲类降糖药物,处理方式如下。

1)短效磺脲类药物(如格列吡嗪、格列喹酮)餐时漏服立即补服,并将进餐时间往后推半小时;两餐之间发现漏服需立即测血糖,若血糖轻微升高(<10 毫摩尔/升),可以增加活动量而不再补服;若血糖明显升高(>13.9 毫摩尔/升),可以减量补服,但不能把漏服的药物加到下一次一起服;下一餐前发现漏服则不用补服。

2)中效、长效磺脲类药物(如格列齐特缓释片、格列美脲)在午餐前发现漏服,根据血糖情况(若餐后血糖明显升高>13.9 毫摩尔/升),按原剂量补服;午餐后发现漏服,视情况半量补服;晚餐前或晚餐后发现漏服,可通过运动和减少晚餐量控制血糖,不必补服,以免造成夜间低血糖。

对于非磺脲类的格列奈类药物,它的使用注意事项则略有不同:该类药物均为短效制剂,应该在餐前 15 分钟之内服用;餐时漏服应立刻补服,不用特地推后进餐时间;误餐或者加餐的情况,应针对此餐相应减少或增加服药;不进餐不服药。

(5)胰岛素促泌剂联合用药安全小技巧:胰岛素促泌剂可以联合其他任何类型的不同降糖机制的降糖药,如二甲双胍、α-葡糖苷酶抑制剂、噻唑烷二酮类、DPP-4 酶抑制剂、GLP-1 受体激动剂、钠-葡萄糖耦联转运体 2(SGLT-2)抑制剂及胰岛素,但注意不可以同时使用两种胰岛素促泌剂。

由于二甲双胍、GLP-1 受体激动剂、SGLT-2 抑制剂等具有减轻体重的作用,对于超重或肥胖患者,胰岛素促泌剂与此类药物联合使用更加适合,可减少胰岛素促泌剂类药物带来的体重增加的风险。

胰岛素促泌剂多在肝中代谢,所以,在肝功能不全时,有必要停用胰岛素促泌剂。肝功能不全者原则上禁用磺脲类药物;严重肝损害糖尿病患者禁用格列奈类。

肾功能不全者原则上禁用磺脲类药物,但格列喹酮例外,因其代谢产物主要自胆道排泄,仅有少量从肾排泄;另外,格列喹酮可有效降低蛋白尿水平,延缓或逆转糖尿病肾病的进一步发展,因此,对于轻、中度肾功能不全者,格列喹酮仍可使用。瑞格列奈其代谢产物绝大部分经过胆汁排泄,很少经肾排泄,肾功能不全者无须调整剂量。

如果患者以胰岛素抵抗为主,则不宜选择胰岛素促泌剂,而应用胰岛素增敏剂。胰岛素促泌剂禁用于 1 型糖尿病患者以及胰岛功能完全衰竭的 2 型糖尿病患者。

(6)服用胰岛素促泌剂的注意事项:磺脲类降糖药与磺胺药物结构类似,有可能发生交叉过敏,对磺胺类药物过敏的患者应慎用磺脲类药物。格列奈类药物化学结构与磺脲类不同。因此,对磺脲类药物过敏者可以采用格列奈类药物治疗。

各种磺脲类胰岛素促泌剂虽存在作用强度的差别,但相同片数的各种磺脲类胰岛素促泌剂临床效能大致相似,各种磺脲类胰岛素促泌剂最大剂量时降糖作用也大致一样。

建议从小剂量开始,早餐前半小时一次服用,根据血糖逐渐增加剂量,剂量较大时改为早、晚餐前两次服药,直到血糖达到良好控制。特殊剂型格列吡嗪控释片和格列齐特缓释片,每天服药一次。

一般来说,格列苯脲药效强、价廉,但容易引起低血糖,老年人及肝、肾、心、脑功能不好者慎用;格列吡嗪、格列齐特和格列喹酮作用较温和,较适用于老年人;轻度肾功能减退时几种药物均仍可使用,中度肾功能减退时宜使用格列喹酮,重度肾功能减退时格列喹酮也不宜使用。氯磺丙脲、格列苯脲对肥胖患者体重影响较大,格列美脲和格列齐特缓释片对患者体重影响较小。格列齐特和格列美脲可降低 2 型糖尿病患者的全因死亡风险。格列齐特治疗的心血管事件死亡率均低于格列苯脲。应强调不宜同时使用 2 种或 2 种以上磺脲类胰岛素促泌剂,也不宜与非磺脲类促泌剂合用。

格列奈类胰岛素促泌剂常见不良反应是低血糖和体重增加,但低血糖的发生率和严重程度较磺脲类轻,米格列奈出现低血糖症状的概率最低,其次为那格列奈。格列奈类药物可在肾功能不全的患者中使用。

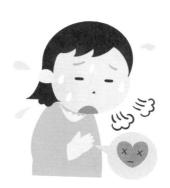

(7)特殊人群用胰岛素促泌剂的安全性:在特殊情况下,胰岛素促泌剂的应用有哪些需要注意的地方呢?

1)肝肾功能不全的糖尿病患者:胰岛素促泌剂多在肝中代谢,代谢产物通过胆道和肾排泄。若肝出了毛病,药物及其代谢产物将在体内蓄积,易引起低血糖。所以,在肝、肾功能不全时,有必要停用胰岛素促泌剂。磺脲类药物:肝肾功能不全者原则上禁用磺脲类药物,但格列喹酮例外,因其代谢产物主要自胆道排泄,仅有5%从肾排泄,所以,该药可用于早期糖尿病肾病、轻度肾功能不全者。格列奈类:有严重肝损害糖尿病患者禁用,严重肾损害糖尿病患者慎用,轻、中度肾功能不全的患者在医生的指导下可以选择格列奈类药物中的瑞格列奈。

2)本类药物禁用妊娠或哺乳期妇女、12岁以下儿童及糖尿病酮症酸中毒的糖尿病患者。

3)老年糖尿病患者:磺脲类药物使用不当容易导致低血糖,又以格列苯脲为甚,因为它的降糖作用最强而且半衰期较长,导致低血糖的风险最高,故老年人应当慎用。为安全起见,老年人最好选择药效缓和、半衰期较短的磺脲类降糖药,如格列吡嗪、格列喹酮片和格列奈类药。

4.噻唑烷二酮类药物

(1)胰岛素增敏专家——噻唑烷二酮类:噻唑烷二酮类降糖药,糖尿病病程较长的糖尿病患者可能并不陌生,但是新糖尿病患者就不一定认识它了。作为胰岛素增敏剂,有着其他降糖药不可取代的降糖机制,但致膀胱癌风险导致了它退居三线外，但是这个优点和缺点都很突出的降糖药，在临床应用的降糖药物中仍有一席之地。

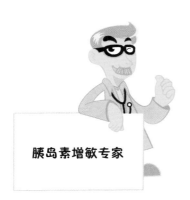

胰岛素增敏专家

吡格列酮，噻唑烷二酮类降糖药的代表，同类药物还有罗格列酮，可单用，也可与其他药物联合，用于 2 型糖尿病的治疗。其主要的作用机制为激活脂肪、骨骼肌和肝等胰岛素所作用组织的氧化物酶增殖因子激活剂的 γ 型受体，从而调节胰岛素应答基因的转录，控制血糖的生成、转运和利用。

简单说就是主要通过增加靶细胞对胰岛素作用的敏感性降低血糖。在这里有个形象的比喻：原来没用吡格列酮前，一个细胞每次只让一个胰岛素在细胞里面发挥作用，作用强度低，现在用了吡格列酮，就像使用了金钥匙，一个细胞每次能让 2 个以上的胰岛素都进入细胞工作，降糖作用就得到了增强。

（2）噻唑烷二酮类药物的用法：噻唑烷二酮类药物在临床中最常见的是吡格列酮，每天只需服用一次，且服药与进食无关，饭前饭后均可，单独服用也不会增加低血糖风险。

除了降糖之外，吡格列酮还能改善糖尿病患者的异常血脂，降低患者发生动脉粥样硬化的风险并延缓其进展，能减少脑卒中和心肌梗死再发生的风险，甚至在一些研究中还展示出了降血压的功效。

这么好的药物为什么会让新糖尿病患者感到陌生呢？那是因为在国外开展的流行病学研究中，观察到与糖尿病患者使用吡格列酮相关的膀胱癌风险，长期服用吡格列酮有风险增加的趋势。目前已经进行了说明书修订，要求在现有或既往有膀胱癌病史的患者或存在不明原因的肉眼血尿的患者禁用本药，并建议服药时注意关注各类排尿异常并及时就医。

此外，吡格列酮常见的不良反应包括轻中度水肿、增加体重、增加皮下脂肪、增加骨折的发生风险，因此在心力衰竭患者中应用需要格外注意。但是，总有峰回路转。目前，SGLT-2 抑制剂已被证明可降低伴有或不伴有糖尿病的患者因心力衰竭住院的风险，吡格列酮对体重增加和体液潴留的不良反应可能被SGLT-2抑制剂诱导的血浆收缩所抵消,两者联用可通过不同的机制改善心血管预后。

因胰岛素增敏剂的独特作用机制无可取代,目前噻唑烷二酮类药物的发展仍在积极向前。由中国自主研发的新一代胰岛素增敏剂"西格列他钠"已经上市,它不仅能有效降低血糖,还有调节血脂的作用,期待它或许能开辟噻唑烷二酮类药物的新篇章。

(3)盐酸吡格列酮片的禁忌证:①对盐酸吡格列酮片及其成分过敏的人群。②现有或既往有膀胱癌病史的患者或存在不明原因肉眼血尿的患者。③不应将盐酸吡格列酮片用于糖尿病酮症酸中毒或1型糖尿病的治疗。④盐酸吡格列酮片不宜用于18岁以下的人群。⑤心力衰竭或有心力衰竭病史的患者禁用吡格列酮。⑥严重肝肾功能障碍的人群禁用吡格列酮。⑦严重感染、手术前后、严重创伤的患者禁用。⑧孕妇或有可能妊娠的女性禁用。

(4)盐酸吡格列酮片与其他药物联用的注意事项:①与其他降糖药物合用,可能引起低血糖,应注意使用剂量。②β受体阻滞剂、单胺氧化酶抑制剂、华法林、水杨酸制剂、贝特类衍生物的高血脂治疗药可增强降血糖作用。③肾上腺素、肾上腺皮质激素、甲状腺激素可减弱降糖药物的降血糖作用。④利福平可使吡格列酮的降糖作用降低(诱导吡格列酮代谢)。⑤吉非罗齐可使吡格列酮的降糖作用增强(抑制吡格列酮代谢,与吉非罗齐合用,吡格列酮最大剂量不超过15毫克/天)。

(5)常用的罗格列酮和吡格列酮的区别:虽然罗格列酮和吡格列酮都被称为噻唑烷二酮类药物,但两者在分子结构上有很大的不同,在作用上也有很大的不同。从分子结构上的不同,也可以解释其临床效益。

罗格列酮:初始剂量为4毫克/天,1次/天。最大日剂量为8毫克。

吡格列酮:成人每次口服15~30毫克,1次/天。最大日剂量为45毫克。

除了降糖之外,罗格列酮会增加低密度脂蛋白胆固醇(LDL-C)及甘油三酯水平;而吡格列酮,所有的相关研究都显示它对LDL-C影响不明显,但能显著降低甘油三酯水平。所有的研究都显示吡格列酮升高高密度脂蛋白胆固醇(HDL-C)的作用是罗格列酮的两倍。所以从调脂作用来说,这两者是完全不同的。

从临床角度看,很多的研究显示罗格列酮增加心血管风险,而吡格列酮降低心血管风险。对于非酒精性脂肪性肝炎,现有的研究显示吡格列酮可以改善肝损伤,但罗格列酮并不会改善肝损伤。所以,对于合并冠心病、脂肪肝的患者,选择具体的噻唑烷二酮类药物要有所区别。

(6)吡格列酮对体重的影响:治疗糖尿病提倡控制饮食,控制体重,但吡格列酮吃了体重增加,这可怎么是好? 这么反常的现象据说还有利于健康,这又是为什么呢?

首先看体重增加,临床研究结果表明,吡格列酮/罗格列酮治疗后体重增加越多,实际相应的降糖效果越好;体重增加越明显,胰岛素敏感性的改善越好、β 细胞功能改善越明显、其心血管危险因素的降低越明显。所以,这是个很奇怪的现象。通常来说,体重增加是有害的,但是吡格列酮治疗中有一点与众不同,那就是存在着脂肪的溶解。噻唑烷二酮类药物的治疗促进脂肪重新分布,使脂肪从肝、胰腺、肌肉中转移出来,可使所有相关代谢向好的方面改善,从这个机制来看是不会影响体重的。

那么,这些使用吡格列酮的患者为什么会出现体重增加呢?

因为在人的下丘脑存在PPARγ受体,使用PPARγ激动剂(如吡格列酮)会刺激食欲中枢。因此,噻唑烷二酮类药物会使得患者有饥饿感,进而过多地进食,所以造成多数患者体重的增加,这种饥饿感主要存在于初始治疗的2~3个月。所以应该告知患者,吡格列酮激活 PPARγ 相应刺激食欲中枢作用以后促进食欲,患者体重相应增加,建议患者在营养师的指导下进食,最大限度减少体重增加。PPARγ 也存在于许多其他组织,噻唑烷二酮类药物进入人体后会使得脂肪重新分布,其中在肌肉、肝的脂肪含量明显下降,所以用吡格列酮治疗使体重增加也不完全是一桩坏事。

5. SGLT-2 抑制剂

(1)关注尿糖而来的惊喜——SGLT-2 抑制剂发现史:人们对糖尿病的认知是消瘦、口渴、尿糖高,所以一开始糖尿病被认为或许是一种肾疾病,但当切除动物胰腺得到糖尿病模型后,研究转向了胰腺。近年肾在高血糖中的作用研究逐渐深入。每天人体大约有180克糖滤过肾小球,但在常规尿液中是无法检测到尿糖的,都被重吸收了。只有当血糖过高,钠-葡萄糖耦联转运体饱和,才能在尿液中检测到尿糖。那么,增加肾排糖的能力用来降糖可行吗?

基于这个想法,科学家们开始不断寻找合适的化合物。根皮苷于1835年被分离,最先被用于治疗发热和感染性疾病,特别是疟疾。但它在动物实验中,表现出胰岛素增敏效应,增加尿糖但又不会致低血糖。但其口服利用度低,并可导致腹泻等不良反应。经过科学家们的努力,基于根皮苷结构改造的SGLT-2抑制剂随后开发上市。

SGLT-2抑制剂药物是新型的治疗2型糖尿病药物,它们通过抑制SGLT-2,使得肾排出糖尿增多,从而起到降糖作用。自2013年批准达格列净以来,该类药物成员在不断增加,目前达格列净、恩格列净、卡格列净和艾托格列净已经先后在中国上市。

SGLT-2抑制剂药物的跨界研究也越来越广泛,自2012年上市以来,达格列净的适应证已从降糖方面,成功跨入心力衰竭和慢性肾病方面,成为真正的跨界明星,被越来越多的糖尿病患者所接受。

(2)用好SGLT-2抑制剂的方法:最近有糖尿病患者咨询,听说吃一片达格列净,等于"尿出去"一个馒头所含的糖分,是不是真的? 可能大家觉得有点夸张和好笑了,但是事实上,以达格列净为代表的SGLT-2抑制剂类药物可能真的会达到这种降糖效果。

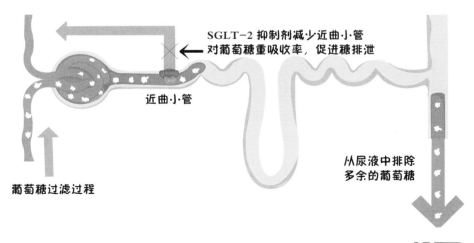

SGLT-2抑制剂减少近曲小管对葡萄糖重吸收率,促进糖排泄

近曲小管

从尿液中排除多余的葡萄糖

葡萄糖过滤过程

首先我们要知道为什么这类药物能从肾排糖。SGLT-2抑制剂，通过抑制近段肾小管管腔侧细胞膜上的SGLT-2的作用而抑制葡萄糖重吸收，降低肾糖阈、促进尿葡萄糖排泄，从而达到降低血糖的作用。SGLT-2抑制剂降低糖化血红蛋白0.5%～1.0%，还具有减轻体重和降血压作用。另外，SGLT-2抑制剂可降低尿酸水平，减少尿蛋白排泄，改善血脂。

SGLT-2抑制剂药物因其独特的降糖作用，目前适用于2型糖尿病、心力衰竭、慢性肾病的患者，并不适用于1型糖尿病或糖尿病酮症酸中毒的患者。但需要注意的是达格列净、恩格列净、艾托格列净的口服不受饮食的限制，餐前餐后都行，通常在早晨服用，患者也可以根据自身血糖高峰期来服用，而卡格列净需要在当天第一餐前服用。因药物有一定的半衰期，所以建议每天定点服用。中老年人需要在医生的指导下适量减少药量。

另外，SGLT-2抑制剂药物主要通过肾把体内葡萄糖直接排出体外，因此对于存在糖尿病肾病的糖尿病患者选择此药时需要评估患者的肾功能。早期的研究中恩格列净在3种药物中，降糖作用最温和，同时在中度肾功能不全[eGFR≥45毫升/（分·1.73平方米）]无须调整剂量。卡格列净在中度肾功能不全时须调整剂量。在对达格列净最新的研究中，对eGFR的要求已经降至>25毫升/（分·1.73平方米），所以达格列净和恩格列净比卡格列净更适合糖尿病肾病的糖尿病患者。

糖尿病视网膜病变应该用哪种药物呢？糖尿病视网膜病变与糖尿病肾病同属微血管病变，建议同样选择相对温和的SGLT-2抑制剂，也就是达格列净和恩格列净。

糖尿病足患者又该选用那种SGLT-2抑制剂药物？糖尿病足是糖尿病重症并发症，患者血糖水平往往控制不佳。而SGLT-2抑制剂药物降糖作用是中度偏弱，不适合此重症，建议使用胰岛素严格控糖。此外，卡格列净明确提出可导致截肢危险，虽然其他2种药物没有提及此事，但不等同不会发生，因此糖尿病足患者须谨慎使用3种SGLT-2抑制剂药物。

合并心力衰竭的糖尿病患者宜选择哪种呢？目前多个临床研究均表明，虽然达格列净、恩格列净及卡格列净均能改善心血管结局，但仅达格列净和恩格列净说明书上的适应证包括心力衰竭。卡格列净说明书仅用于 2 型糖尿病,用于心力衰竭时为超说明书用药。因此,心力衰竭患者优先选择使用达格列净或恩格列净。

(3)SGLT-2 抑制剂的禁忌证:SGLT-2 抑制剂药物最近非常热门,在各国糖尿病指南中一跃成为可以与二甲双胍并肩的一线药物,但也不是所有糖尿病患者都能用它,那么哪些患者禁用 SGLT-2 抑制剂药物呢? 主要有下列 7 种禁忌人群:①对该类药品有严重超敏反应病史的患者。②重度肾损害、终末期肾病或透析患者。③1 型糖尿病患者、糖尿病酮症酸中毒患者。④重度肝损害患者。⑤妊娠期和哺乳期妇女。⑥18 岁以下儿童。⑦低血压和血容量不足患者。

虽然单独应用 SGLT-2 抑制剂药物时药理上是不会出现低血糖症状,仍建议定期监测血糖和肾功能,如果服用期间出现血糖波动较大和/或肾功能下降,就需要及时调整。

除此之外,联合使用降糖药能够减少不良反应,提高降糖效果,新型药物达格列净也能与其他降糖药联合使用,达格列净可以与二甲双胍、格列美脲、胰岛素等药物联合使用,可以显著降低 2 型糖尿病患者的糖化血红蛋白和空腹血糖。

控制血糖降糖药固然重要,但是想要稳定控制血糖,还需要严格把控生活方式。

(4)SGLT-2 抑制剂不良反应及预防措施:即使是这么好的药物,也存在着不容忽视的不良反应。最常见的不良反应有以下几种。

1)霉菌性阴道炎或龟头炎:是此类药物常见不良反应。多为轻到中度感染,常规抗感染治疗有效。女性较男性生殖道感染发生率稍高,最为常见的生殖道感染疾病女性为外阴阴道真菌感染、阴道念珠菌病和外阴阴道炎,男性为念珠菌性龟头炎和阴茎包皮炎。

建议半年内反复发生泌尿生殖感染的患者不推荐使用;在使用过程中,如果发生感染并需要抗感染治疗时建议暂停该类药物。感染治愈后,可继续使用。同时建议注意个人外阴部卫生。

2)脱水:发生率低。由于 SGLT-2 抑制剂具有一定的利尿作用。其结果就是减少了血容量,也同时降低了血压。建议用药前需评估患者血容量状态。血容量减少的患者,应在血容量得到纠正后再开始治疗,治疗期间应严密监测血压。

3)糖尿病酮症酸中毒:非常少见,症状不典型。诱因多为手术、过度运动、心肌梗死、极低碳水化合物摄入等应激事件或有些联用胰岛素的患者胰岛素减量过快。建议在手术、剧烈体力活动前停用SGLT-2抑制剂;服药期间避免过多饮酒及极低碳水化合物饮食。治疗期间如患者出现和糖尿病酮症酸中毒相关的症状,如腹痛、恶心呕吐、乏力、呼吸困难等,应及时就诊。

4)下肢截肢风险:卡格列净在临床研究中观察到下肢截肢风险升高。既往有截肢病史、外周血管病变和神经病变的受试者截肢风险最高。尚不清楚这是否为SGLT-2抑制剂的作用。对于有上述情况的患者,在服用该类药物时,建议加强下肢及足部护理。

5)坏死性筋膜炎:美国食品药品监督管理局(FDA)报道SGLT-2抑制剂与罕见严重的会阴及外生殖器坏死性筋膜炎(也被称为富尼埃坏疽)的发生有关。FDA建议,服用SGLT-2抑制剂的患者若出现生殖器压痛、发红或肿胀或生殖器到直肠的区域温度高于38摄氏度,应立即就医。医务人员应评估患者是否患有富尼埃坏疽。如果怀疑是富尼埃坏疽,应立即开始使用广谱抗菌药,必要时进行外科清创。并停用SGLT-2抑制剂,仔细监测患者的血糖水平,换成其他降血糖药物。

FDA调查发现,从2013年3月至2018年5月,12例糖尿病患者在服用SGLT-2类降糖药数月后出现富尼埃坏疽。这些患者均接受了住院手术治疗,其中1人甚至死亡。

看完这些希望糖尿病患者不要被吓到,科学用药的前提是认真评估风险和受益,该用时不要因噎废食,不该用时不要滥用。

(5)SGLT-2抑制剂降糖外的其他作用:最初用于降糖的SGLT-2抑制剂,逐渐发现了越来越多的降糖外作用,比如减重、降血压、降尿酸、降血脂等。近期它又在治疗心力衰竭、慢性肾病甚至在1型糖尿病治疗等方面有所突破。

1)利尿、降压、治疗心力衰竭:最新的治疗心力衰竭四大类推荐药物包括：SGLT-2 抑制剂、血管紧张素脑啡肽酶抑制剂（ARNI）/血管紧张素转化酶抑制剂（ACEI）/血管紧张素Ⅱ受体阻滞剂（ARB）、β 受体阻滞剂和盐皮质激素受体拮抗剂。那为什么 SGLT-2 抑制剂能入选这四类推荐药物呢？

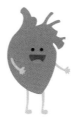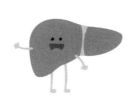

因 SGLT-2 抑制剂在减少肾葡萄糖吸收的同时，也减少了钠离子和水的重吸收，产生渗透性利尿作用。因此除降糖作用外，SGLT-2 抑制剂类药物还可以通过利尿减轻心血管负担。

此外研究还发现其有改善内皮功能、抗心肌纤维化、抑制氧化应激等作用，保护心脏，可降低心力衰竭患者急性就诊和住院风险。如无禁忌证，应尽早用于心力衰竭患者的全程治疗。

2）治疗慢性肾病：大量临床研究发现，SGLT-2 抑制剂降糖药在降糖的同时，还有肾保护作用。卡格列净进行的临床研究已证实了 SGLT-2 抑制剂对糖尿病患者具有明确的肾保护作用。

2021 年 FDA 批准达格列净用于慢性肾病，以降低 eGFR 持续下降、进展为终末期肾病的风险。也就是说，达格列净可用于慢性肾小球肾炎，比如 IgA 肾病、膜性肾病等，高血压性肾病以及有蛋白尿的其他肾病的治疗。达格列净用于非糖尿病的慢性肾病治疗适应证的获批，使 SGLT-2 抑制剂类降糖药的临床地位得到了进一步提升，称其为"神奇"一点都不为过。

3）降血脂，改善脂肪肝：在临床治疗中，观察到使用达格列净治疗 2 型糖尿病患者高糖时，患者的血脂指标有改善。这可能都得益于患者体重下降。研究表明，达格列净能减少低密度脂蛋白、甘油三酯的表达水平，且效果优于二甲双胍。

同时可以显著减少肝脂肪沉积、炎症反应。因此，达格列净能在降糖、降低体重同时，可减少肝脂肪堆积、改善肝脂肪变性等功能。

6. DPP-4 酶抑制剂

（1）DPP-4 酶抑制剂发现史。1902 年，科学家在动物肠胃中发现了一种能刺激胰液分泌的神奇物质，命名为促胰液素。后来发现在狗身上应用该肠道分泌物可诱发低血糖，进而将该物质命名为肠促胰素。人体内主要有 2 种肠促胰素：胰高血糖素样肽-1（GLP-1）和抑胃肽（GIP）。

人体摄入食物后，会刺激小肠细胞分泌 GLP-1 和 GIP，这两种激素诱导胰岛素分泌，达到降低血糖的目的。其中 GLP-1 在这一过程起主要作用。GLP-1 和 GIP 具有肠促胰素效应，对 2 型糖尿病患者体内糖代谢的恢复有益。但是研究发现，GLP-1 的活性形式只能在体内维持很短时间，两分钟后即被二肽基肽酶-4（DPP-4）酶迅速降解，失去降糖作用。DPP-4 酶抑制剂的作用就是抑制 DPP-4 酶的活性，保护并增强 GLP-1 的生物功能，达到降血糖的目的。

2006 年美国默沙东公司合成了西格列汀，是世界第一个 DPP-4 酶抑制剂，2009 年该药进入我国，由于安全性及耐受性高等诸多优势，在我国迅速被患者接受。

迄今为止，全球范围内上市了多款 DPP-4 酶抑制剂，进入国内市场的 DPP-4 酶抑制剂有利格列汀、曲格列汀、提格列汀、沙格列汀、维格列汀、西格列汀等。可以预见，DPP-4 酶抑制剂药物领域仍有广阔的发展空间。

（2）DPP-4 酶抑制剂的降糖效果：DPP-4 酶抑制剂降糖药，能够抑制 GLP-1 和 GIP 的失活，促进胰岛 β 细胞释放胰岛素，抑制胰岛 α 细胞分泌胰高血糖素，从而提高胰岛素水平，降低血糖。

研究表明，单独使用 DDP-4 抑制剂可使糖化血红蛋白降低 0.5%～1.0%。此外还不易诱发低血糖和体重增加，对体重影响是中性的，不增加体重也不减少体重，消瘦型糖尿病患者也可以用，也不增加心肾负担，肝安全性也较高。

DPP-4 酶抑制剂降糖药物，服用简便，目前在国内上市的有 5 种，包括沙格列汀、西格列汀、维格列汀、利格列汀、阿格列汀。其中西格列汀降糖效果略强于其他4种。除维格列汀须每日2次服用外,其他DPP-4酶抑制剂药物均每日1次服用,每次1粒。可以单药使用,或与其他口服降糖药物或胰岛素联合应用。肾功能不全的患者在使用时,除了利格列汀,其他4种应注意根据估算肾小球滤过率调整药物剂量。

相较于其他降糖药物,DPP-4酶抑制剂药物的禁忌证或不适应证相对较少。需要注意的是孕妇、儿童和对DPP-4酶抑制剂有超敏反应的患者禁用,且不适用于1型糖尿病或糖尿病酮症酸中毒患者的治疗。

DPP-4酶抑制剂药物总体不良反应发生率低。可能出现头痛、超敏反应、转氨酶升高、上呼吸道感染、胰腺炎、关节痛等不良反应,大部分症状轻微可耐受。

(3)使用DPP-4酶抑制剂的注意事项:DPP-4酶抑制剂虽然药效温和,但还是有一些需要注意的地方。

1)注意严格遵医嘱规律服药。最好在每天的同一时间用药,以免因遗忘而漏服。万一漏服了该怎么办呢? 一旦漏服可以直接补服,但如果已经接近下一次服药的时间,可不用补服,直接按时正常服药就可以了。需要注意的是,不要一次服用2剂药物,以免导致低血糖风险。

2)存在心力衰竭或危险因素的患者,在沙格列汀和阿格列汀治疗期间,应观察是否出现心力衰竭的症状和体征,一经发现,应立即停药并及时处理。

3)存在半乳糖不耐受、Lapp乳糖酶缺乏或葡萄糖-半乳糖吸收不良的患者,不宜使用沙格列汀、维格列汀,因为这2种DPP-4酶抑制剂均含有乳糖。

4)1型糖尿病、18岁以下儿童和青少年2型糖尿病、糖尿病酮症酸中毒、妊娠期和哺乳期、有胰腺炎病史或高风险的患者,均不建议使用DPP-4酶抑制剂降糖药。

5)关于能否与GLP-1受体激动剂(如利拉鲁肽、艾塞那肽、司美格鲁肽等)联用的问题,因两者药理作用有所重叠,并非绝对不能联用,只是不推荐。

（4）DPP-4酶抑制剂的主要不良反应及禁忌：常见的不良反应是头痛、低血糖、上呼吸道感染、皮疹。DPP-4酶抑制剂对肝肾功能比较安全，肝肾功能损伤的发生率与安慰剂相比无明显升高，尤其是利格列汀，对肝肾功能更友好，重度肝肾功能损伤患者也可以用，且不需减量服用。此类药物严禁用于1型糖尿病及糖尿病酮症酸中毒患者。对于确定有胰腺炎或近期有胰腺炎病史的患者也不建议使用，因为此类药物会增加胰腺炎发病风险。

7. 葡萄糖激酶激动剂

（1）国产新秀的降糖效果：在去年由国家药品监督管理局发布最新通知，批准我国华领医药资助研发的新药——葡萄糖激酶（GCK）激动剂"多格列艾汀片"上市，主要用于治疗2型糖尿病。而我国华领医药的多格列艾汀是在我国完成临床研究的全球首个原研糖尿病新药。在这个赛道上，国产药物率先出线，独领风骚。

葡萄糖激酶是人体内保证血糖稳定的一种重要的物质，具体作用相当于一个双向开关，当血糖升高时，它能促进胰岛素释放、肝糖原合成，使血糖降至正常范围；当血糖下降时，它能刺激胰高血糖素释放、肝糖原分解，使血糖升高到正常范围。而多格列艾汀则是一种葡萄糖激酶激活剂，旨在通过恢复2型糖尿病患者的血糖稳态来控制糖尿病渐进性、退变性疾病的发展。通过修复葡萄糖激酶的葡萄糖传感器功能的缺陷，多格列艾汀具有恢复2型糖尿病患者受损的胰岛素和GLP-1分泌，改善2型糖尿病患者血糖稳态失调的潜力，有望成为该疾病源头治疗的基石药物。

在治疗期内，多格列艾汀能够快速起效，持续、有效降低糖化血红蛋白，显著降低餐后2小时血糖值，具有良好的安全性和耐受性。可以持续改善β细胞功能和胰岛素抵抗，能够在一定程度上逆转2型糖尿病。

对于胰岛功能尚可，或者胰岛素抵抗比较重的2型糖尿病患者，可以用这种药物，看看效果。

（2）多格列艾汀服用方法：多格列艾汀适用于改善成人2型糖尿病患者的血糖控制，可单药使用或与其他降糖药物联用。

不适用于治疗1型糖尿病、糖尿病酮症酸中毒或高血糖高渗状态。

该药的服用方式也很简单，每次75毫克（1片），每日2次，早餐前和晚餐前1小时内任何时间服用。如果漏服，餐后无须补服。

该药在肾功能不全的患者中，是很安全的，不需要调整或者减少用量。但对于肝功能不全患者则需要注意。因为葡萄糖激酶主要分布在肝，所以这个药物也主要在肝起作用，轻度肝损伤无须调整剂量，中重度肝损伤患者则不推荐使用。老年患者无须调整剂量。但妊娠或哺乳期妇女、18岁以下儿童及青少年，不推荐使用。

多格列艾汀整体安全性良好，主要不良反应为高甘油三酯血症及转氨酶升高，无严重低血糖发生，也不会增加体重或大幅度降低体重。

（3）多格列艾汀与其他药物联用注意事项：多格列艾汀会通过肝发挥作用，所以通过肝代谢的药物联用时需要多注意。以下是常见的联用药物注意事项总结。

CYP3A4酶诱导剂：利福平、卡马西平、苯妥英钠等，可降低多格列艾汀体内暴露量，联用须谨慎。

CYP3A4酶抑制剂：伊曲康唑、酮康唑、克拉霉素等，可增加多格列艾汀体内暴露量，联用须谨慎。

糖尿病治疗药物：二甲双胍、西格列汀、恩格列净，联用时无须调整多格列艾汀剂量。

质子泵抑制剂：艾司奥美拉唑，联用时无须调整多格列艾汀剂量。

注意：葡萄柚汁也可抑制CYP3A4酶，患者服用多格列艾汀期间须避免饮用葡萄柚汁。

多格列艾汀与既往降血糖药物机制互补，成为控制血糖的新型"武器"，疗效确切、安全性佳，为糖尿病患者提供了新的治疗思路与选择。

降糖利器——胰岛素

1.动物家族的大贡献:胰岛素的发展史

　　100年前,医生们不知道糖尿病的病因是什么,尤其是1型糖尿病,患病就意味着死亡,只是时间问题。有的人可能会说,如果患者在中国就没事了,因为早在古代的《黄帝内经》上就记载有消渴症,中医也有完整的理论和实践用于治疗这种病症,但你可能不了解,消渴症并不等于糖尿病。无论是中医还是西医,在当时并不知道胰腺(胰岛素)和糖尿病的关系。经过多位科学家上百年的研究,直到科学家用狗做实验,才搞清楚了1型糖尿病的病因是胰腺不产生胰岛素或产生的胰岛素不够用。

　　知道了胰岛素与糖尿病的关系,问题并没有解决。因为人们不可能从狗身上提取到足够的胰岛素用于救治成千上万的患者。科学家们经过反复

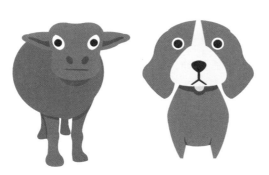

研究,发现猪和牛的胰岛素不但和人的结构更相似,而且量大。所以,20世纪80年代以前,糖尿病患者使用的胰岛素都是从动物胰腺中提取的。

　　最近30年来,科学家们利用基因工程技术,生产纯度更高的胰岛素针剂。并通过改变

天然胰岛素的结构,来改变胰岛素吸收和作用的时间,从而满足不同血糖特点的需求。现在,人胰岛素和胰岛素类似物是市场上的主流,虽然动物胰岛素使用的份额越来越少,但是,动物家族对人类的贡献不能被遗忘。

2.品种繁多的胰岛素

胰岛素主要有两种分类方法,按来源分类和按作用时间分类,其中按作用时间长短分类与胰岛素的治疗方案密切相关,是最常使用的胰岛素分类方法,以下将按顺序逐一介绍。

(1)根据胰岛素的来源不同分类:可分为动物胰岛素、重组人胰岛素和胰岛素类似物 3 类。

1)动物胰岛素:动物胰岛素是第一代应用于糖尿病治疗的胰岛素,是从猪、牛等动物的胰腺中分离并纯化的胰岛素。因为动物胰岛素注射体内后可能产生免疫反应,少数患者可能出现过敏反应。目前较少使用。

2)重组人胰岛素:重组人胰岛素利用重组生物技术合成胰岛素,其结构与人胰岛素成分完全相同,注射后全身免疫反应、局部过敏反应等的发生率均显著减少,是目前常用的皮下注射胰岛素种类。

3)胰岛素类似物:胰岛素类似物是利用基因工程生产的胰岛素,通过对胰岛素结构的修饰或改变其理化性质,使其更符合生理需要。

(2)根据胰岛素的作用时间不同分类:分为速效胰岛素、短效胰岛素、中效胰岛素、长效胰岛素及预混胰岛素 5 类。

1)速效胰岛素:属于胰岛素类似物。起效时间 10～15 分钟,作用高峰 1～2 小时,持续时间 3～5 小时,须在餐前立即皮下注射,也可用于临时高血糖的降糖治疗。

2)短效胰岛素:起效时间 30～60 分钟,作用高峰 2～4 小时,持续时间 6～8 小时,须在餐前 30 分钟皮下注射。

3）中效胰岛素：起效时间 2～4 小时,作用高峰 4～10 小时,持续时间 10～16 小时,可单独使用或作为基础胰岛素与速效或短效胰岛素混合餐前使用。

4）长效胰岛素：起效时间 2～4 小时,注射后体内药物浓度相对稳定,无明显高峰,低血糖风险低,持续时间 24～36 小时,作为基础胰岛素使用,每日注射 1～2 次。

5）预混胰岛素：预混,顾名思义,是预先混合的意思。此类药物在出厂前预先将速效或短效胰岛素与中效胰岛素按一定比例混合而成,静置一段时间后,胰岛素的上层无色透明,下层乳白色,摇匀后为乳白色混浊液体。短效成分可快速降低餐后血糖,中效部分缓慢持续释放,起到代替基础胰岛素的作用。药品上的数字代表了短效和中效胰岛素各种所占的比例,30 代表短效胰岛素 30%,中效胰岛素 70%,25 代表短效胰岛素 25%,中效胰岛素 75%,50 则代表短效和中效胰岛素各占 50%。

常用胰岛素种类汇总

作用特点	胰岛素类型	通用名	商品名（常用）
速效	胰岛素类似物	门冬胰岛素注射液 赖脯胰岛素注射液 谷赖胰岛素注射液	诺和锐、优泌乐、艾倍得、锐秀霖、优倍灵
短效	动物胰岛素	胰岛素注射液	—
	人胰岛素	生物合成人胰岛素注射液 重组人胰岛素注射液	诺和灵 R、优泌林 R、甘舒霖 R 等
中效	动物胰岛素	低精蛋白锌胰岛素注射液	—
	人胰岛素	低精蛋白生物合成（重组）人胰岛素注射液 精蛋白锌重组人胰岛素注射液	诺和灵 N、优泌林 N、甘舒霖 N 等
长效	动物胰岛素	精蛋白锌胰岛素注射液	—
	胰岛素类似物	甘精胰岛素注射液 地特胰岛素注射液 德谷胰岛素注射液	来得时、长秀霖、优乐灵、诺和平、诺和达等

续表

作用特点	胰岛素类型	通用名	商品名（常用）
预混	动物胰岛素	精蛋白锌胰岛素注射液（30R）	—
	人胰岛素	精蛋白生物合成人胰岛素注射液（预混30R） 精蛋白锌重组人胰岛素混合注射液30/70 30/70混合重组人胰岛素注射液 50/50混合重组人胰岛素注射液	诺和灵30R、优泌林70/30、甘舒霖30R、重合林M30、诺和灵50R、甘舒霖50R等
	胰岛素类似物	门冬胰岛素30注射液 门冬胰岛素50注射液 精蛋白锌重组赖脯胰岛素混合注射液（25） 精蛋白锌重组赖脯胰岛素混合注射液（50）	诺和锐30、诺和锐50、优泌乐25、优泌乐50、锐秀霖30、优倍灵30等
		德谷门冬双胰岛素注射液	诺和佳

（3）需要胰岛素治疗的糖尿病患者类型：毫无疑问，1型糖尿病患者需要胰岛素终身替代治疗。2型糖尿病患者对胰岛素治疗的态度应该是"该出手时就出手"，在血糖过高，口服药治疗效果不佳，或者胰岛功能大幅度减退，或者合并急性并发症、感染等情况，也建议及时使用胰岛素治疗。不论是1型糖尿病患者还是2型糖尿病患者，都会从胰岛素治疗中获得巨大收益。至于每个糖尿病患者是否需要胰岛素治疗使用哪种胰岛素、多少剂量，应征求糖尿病专科医生的建议。

3.合适胰岛素的选择

胰岛素是控制高血糖的重要和有效手段。现在临床上应用的胰岛素有30余种，那又该怎么选择最适合的胰岛素呢？原则是根据糖尿病诊断的分型以及血糖增高的情况，来进行胰岛素的选择。

胰岛素是体内主要的降血糖激素，如果胰岛素作用不敏感也就是胰岛素抵抗，或者胰岛素分泌量减少，都有可能血糖增高，出现糖尿病。

使用胰岛素来控制血糖,用于 1 型糖尿病是替代治疗,2 型糖尿病是补充治疗。

1 型糖尿病:往往使用基础胰岛素联合餐时胰岛素,也就是常说的"三短一长"方案或者胰岛素泵持续皮下注射来模拟正常人体胰岛素分泌的方式,如使用长效胰岛素、中效胰岛素来提供 1 型糖尿病基础胰岛素的补充,但是同时 1 型糖尿病又缺乏餐时胰岛素的分泌,因此 1 型糖尿病在餐前也使用短效、速效胰岛素类似物。

2 型糖尿病:常见的是使用基础胰岛素来降低空腹血糖,因此如果 2 型糖尿病患者空腹血糖明显的增高,建议选择长效胰岛素或中效胰岛素睡前注射。如果是餐后血糖明显增高,建议选择短效或速效胰岛素,降低餐后血糖的效果相对比较理想。如果 2 型糖尿病患者空腹、餐后血糖同时升高,口服药往往疗效不佳,这个时候可以选择预混胰岛素、长效+短效胰岛素方案、长效+口服降糖药方案、胰岛素和 GLP-1 受体激动剂复合制剂来帮助控制空腹和餐后血糖。

胰岛素如何选择,剂量如何掌握,需要患者在日常生活中做好血糖监测,根据监测结果与医生充分沟通,医生结合患者的病情,帮其选用相应的胰岛素种类和服用剂量。

4. 胰岛素的不良反应

(1)胰岛素不会依赖:需要使用胰岛素的患者,不必担心使用之后会形成依赖。高血糖与患者是否使用胰岛素治疗不是因果关系,更不是依赖关系,好比雨伞和天下雨之间的关系一样。下雨了打伞,不打伞雨也会下! 行色匆匆的人们不是依赖伞,是需要伞! 你也可以不打伞而是穿雨衣、坐车等避免淋雨。胰岛素能控制高血糖,如果停止使用胰岛素,血糖还会再高起来,而不是因为依赖了胰岛素血糖才居高不下的,而是因为患了糖尿病的原因。胰岛素就是保护糖尿病患者免受高血糖危害的那把伞,别冤枉了"好人"!

（2）胰岛素越用越多——胰岛素抵抗：胰岛素抵抗又称胰岛素敏感性下降，是指肌肉及脂肪组织摄取分解利用葡萄糖的能力下降，胰岛素调节血糖的作用减弱。它是机体对能量过剩的一种代偿反应。长期摄入高糖、超重或肥胖会使胰腺超负荷工作、分泌更多的胰岛素以降低血糖。

但是有很多 2 型糖尿病患者在使用胰岛素降糖过程中，出现胰岛素越用越多，血糖却控制不好的情况，这是因为发生了胰岛素抵抗。引起胰岛素抵抗的因素种类繁多，包括肥胖、年龄增长、运动不足、营养失衡、葡萄糖毒性、脂毒性、药物（包括糖皮质激素、抗精神病药物、蛋白酶抑制剂等）等。

1）如何判断胰岛素抵抗程度：胰岛素剂量、血浆或血清胰岛素水平可用于胰岛素抵抗的评估及 2 型糖尿病胰岛素抵抗的分级。

胰岛素抵抗程度判断

项目类型	一般	严重	极度
空腹胰岛素水平/（毫单位/升）	20～70	>70	>70
口服葡萄糖耐量试验（OGTT）/（毫单位/升）	150～350	>350	>350
胰岛素剂量/[单位/（千克·天）]	1～2	2～3	>3
日胰岛素总量/单位	<200	200～300	>300

注：1 毫单位/升=6.00 皮摩尔/升。

2）如何改善胰岛素抵抗：①积极减轻体重。②调整膳食结构：控制总热卡可有效改善胰岛素抵抗，提倡多摄入水果、蔬菜、全谷物、低脂奶，减少甜食、油脂类（特别是富含饱和脂肪酸的动物性油脂）、红肉及加工肉制品、低钠饮食。各种间歇性禁食也能改善胰岛素抵抗。③加强运动：运动可显著改善胰岛素敏感性。运动的效应与运动量及运动强度有关。一般认为，每周坚持 150 分钟以上的中等强度运动即可改善胰岛素抵抗。④药物治疗：在应用胰岛素的基础上，可以加用其他降糖药物来增加胰岛素敏感性，主要包括 5 类：二甲双胍、噻唑烷二酮（吡格列酮、罗格列酮）、过氧化物酶体增殖物激活受体泛激动剂（西格列他钠）、GLP-1 受体激动剂（利拉鲁肽、度拉糖肽、司美格鲁肽等)、SGLT-2 抑制剂(达格列净、恩格列净、卡格列净等)。⑤养成良好的生活习惯:戒烟限酒、保持充足睡眠。

(3)心慌、多汗——低血糖:低血糖也是一种胰岛素的常见不良反应。出现这种情况,在排除不恰当的饮食运动后,则可能是患者选择的胰岛素种类、应用胰岛素的剂量与疾病的情况不符合,所以在治疗过程中就会出现低血糖。在低血糖发生时要尽快纠正低血糖,防止低血糖昏迷等危急情况发生。发现血糖低时,要立刻进食高糖易吸收的食物,如含糖饮料、巧克力、糖块等。但是进食不能从根本上解决问题,最终是需要调整降糖方案的,也就是调整胰岛素的剂量或者更换胰岛素的种类。

对于低血糖风险高,且低血糖容易诱发其他严重疾病的患者,应尽量使用低血糖发生风险低的长效或超长效胰岛素,或者使用长效胰岛素与GLP-1 受体激动剂的复合制剂。如果糖尿病患者频繁出现低血糖,且在调整运动及饮食习惯后仍没有改善,就应尽快前往医院告知医生,并让医生根据自己的情况来调整降糖方案。

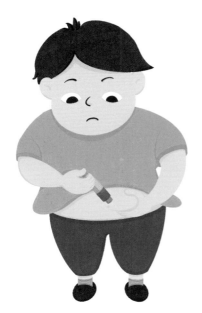

(4)肚子越来越大——腹型肥胖:体重增加是胰岛素的另一主要不良反应。长期使用胰岛素会导致体重增加,尤其是腹部脂肪。随着使用长时间使用胰岛素,会出现肚子越来越大,而四肢越来越瘦的情况,那么这样的情况是为什么呢?

胰岛素导致发胖是因为胰岛素的作用并非仅仅是降低血糖,胰岛素还有促进身体蛋白质、脂肪合成的作用。因此,在外源性补充胰岛素时,身体对于脂质的合成会增多,而由于血糖得到了良好的控制,脂质分解糖异生的问题也就大大减少,在这样的情况下,身体就更容易出现脂质的堆积而造成发胖的问题。也有其他情况,当开始胰岛素治疗时,有的患者害怕会发生低血糖,因此多吃一些食物来预防,摄入增加也会影响体重。

胰岛素导致肥胖的另一个原因,是因为胰岛素的作用并非仅仅是降低血糖,胰岛素还有促进身体蛋白质、脂肪合成的作用。因此,在外源性补充胰岛素时,脂质的合成会增多,而由于血糖得到了良好的控制,脂质分解及糖异生也大大减少,在这样的情况下,身体就更容易出现脂质的堆积而造成腹部肥胖的问题。

长期打胰岛素可能会让人的体重增加,尤其是腹部肥胖。这种状况在2型糖尿病患者中多见。在注射胰岛素后引起腹部肥胖,为胰岛素抵抗的表现,可以加服口服降糖药如二甲双胍、吡格列酮来增加胰岛素敏感性,用来削减胰岛素的使用量。

要知道,体重增加是可以人为控制的。通过多学习血糖管理的知识、监测体重、调整胰岛素、饮食和运动间的平衡,而使体重增加的幅度降至最小,并可能保持在合理体重之内。

(5)胰岛素过敏:众所周知,在使用抗生素前,大夫都会让先做个皮肤试验,来判断是否会过敏,那么胰岛素注射没听说过需要皮肤试验,胰岛素也可能出现过敏反应吗?答案是会的。

过敏有局部症状和全身症状,局部症状就是注射的部位会出现红肿、瘙痒、硬结,通常在注射2~12小时会出现。全身症状则较复杂,表现也多种多样,如荨麻疹、腹痛、呕吐、哮喘,严重者可出现喉头水肿、呼吸困难、休克甚至死亡。

胰岛素作为一种肽类激素,本质是蛋白质。作为蛋白质,本身就可以成为一种变应原,从而引起过敏反应。胰岛素本身引起的过敏较少见,通常是其中的辅料成分引起。目前胰岛素的提纯工艺越来越成熟,过敏的概率已经有所下降,但仍然会有过敏的现象出现。出现过敏可以在医生的指导下更换胰岛素的种类,如果确实对所有的胰岛素都过敏,则只能选择口服降糖药物治疗。

如果是1型糖尿病患者必须应用胰岛素降糖治疗,可以选择胰岛素脱敏疗法。随着胰岛素泵的不断改进,如今持续皮下胰岛素输注技术已成为一种较方便的脱敏治疗方法。所以也可以选择用胰岛素泵来进行脱敏治疗。

（6）注射部位皮肤改变：常听到患者说，胰岛素注射这么多年，肚皮上的针眼多到都能绣花了，有时候都能感觉肚皮上的脂肪被扎坏了一样，硬硬的，甚至出现凹陷，这又是怎么一回事呢？这可能是皮下脂肪增生。

皮下脂肪增生是在使用胰岛素注射的患者中比较常见的一种不良反应。许多糖尿病患者长期注射胰岛素后，注射部位的皮下组织出现增厚的"橡皮样"病变，质地硬，或呈"瘢痕样"改变，这些病变称为皮下脂肪增生。糖尿病患者会出现这种皮肤病变是因为皮下的脂肪细胞增大，或者脂肪组织出现肿胀和/或硬结。

如果糖尿病患者注射胰岛素部位已经出现脂肪增生，而仍然在脂肪增生部位注射胰岛素，那么会使胰岛素吸收缓慢，胰岛素吸收波动性增大，胰岛素峰值水平降低，血糖控制效果下降。因此定期切换注射部位是预防胰岛素注射部位脂肪增生的有效措施，如果发现一些部位出现皮下脂肪增生，应切换到其他注射部位。

还有一种可能是脂肪萎缩。胰岛素注射部位发生脂肪萎缩比较少见，主要是由于胰岛素结晶，可以引发机体对脂肪细胞产生局部的免疫反应。脂肪萎缩可以随着时间而消退，可能与未进行注射部位的轮换以及针头重复使用相关。

建议如果患者发生脂肪萎缩，应该改变胰岛素的剂型、改变注射部位或者是换为胰岛素泵治疗，有报道认为脂肪萎缩可以发生在所有的注射部位。另外，在患有其他自身免疫病的年轻女性患者中，发生脂肪萎缩的风险可能会更高。

5. 正确使用胰岛素

正确的胰岛素注射方法对于糖尿病患者来说非常重要。如果注射不当，不仅浪费胰岛素，还可能受罪不讨好，会导致血糖控制不良，甚至可能引起严重的并发症，如低血糖或高血糖。因此，使用胰岛素前必须学会正确的注射方法。

（1）胰岛素的注射装置:20世纪注射胰岛素都是用简易注射器。注射器注射针头粗且长,疼痛度高,不方便更换,缺点明显。目前上市的胰岛素都配有专门的注射装置——笔型的胰岛素注射装置,此外还有配套的通用针头。

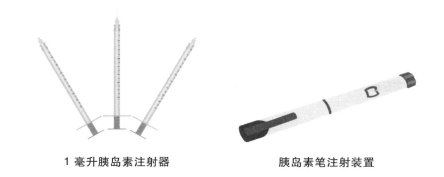

1毫升胰岛素注射器　　　　　　胰岛素笔注射装置

胰岛素笔构造图

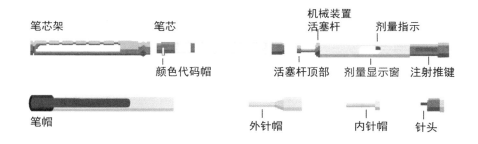

1)胰岛素笔:胰岛素以笔芯的方式放在笔中,可随身携带,使用时只需拔下笔帽,装上通用的胰岛素针头,就可进行胰岛素注射,操作上极为方便。

注射时所使用的胰岛素是专门的笔芯式胰岛素,每种品牌的胰岛素都有专门的胰岛素笔适配。不同品牌的胰岛素和不同品牌的胰岛素笔一般不通用。常用的有诺和笔、秀霖笔、优伴笔、联邦笔等。

胰岛素注射笔设置有精确的剂量显示窗,通过旋转胰岛素笔,观察剂量处小窗口的读数,可以精准调节需要注射的用量。

此外,胰岛素笔应专人专用,不应多人同时使用一个胰岛素注射笔,反复拆卸安装胰岛素笔芯可能导致胰岛素注射剂量不准确,减少胰岛素笔使用寿命,且可能增加交叉感染机会。

2)胰岛素注射针头:胰岛素笔用针头是通用的。其针头十分细小,粗细为 0.20 ~ 0.25 毫米,长短为 4 ~ 6 毫米。为了降低疼痛度,针头十分细小,因此胰岛素注射针头更容易弯折、损毁、堵塞,所以建议注射一次换一个针头。

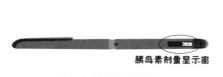

胰岛素笔剂量显示窗

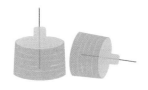

胰岛素注射针头

3)无针注射器:目前市面上还有一种无针注射器,也被称为气动注射器,是一种非侵入性的注射装置,用于将药物推送到人体组织中,而无须使用传统的针头。

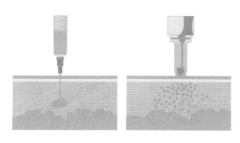

两种注射装置注射药物

传统注射器(左),无针注射器(右)

无针注射器的工作原理基于压缩空气或电力系统。当被注射的药物通过一个非常小的孔洞喷射出来时,产生的高速流动会在皮肤表面形成微小的孔洞,从而将药物传递到皮下组织中。这种注射方式与传统的皮下注射相比,具有以下优点。

减少恐惧感:无针注射器没有尖锐的针头,因此不会对皮肤造成疼痛或刺激感。对于害怕注射的患者来说,可以减轻他们的恐惧和焦虑,提高用药依从性。

减少感染风险:传统的注射器需要使用针头穿透皮肤,这可能导致细菌感染的风险。而无针注射器避免了这个问题,因为药物被喷射到皮下而不是通过刺破皮肤。

提高药物吸收效率:无针注射器能够将药物以更高的速度和压力送入皮下组织中,从而提高药物的吸收效率。

尽管无针注射器有很多优点,但也存在一些局限性。首先,由于技术和材料成本的限制,无针注射器的价格较高。其次,对一些需要深层注射的药物来说,无针注射器的穿透深度可能不够。而且,由于无针注射器是一种新型技术,对其长期安全性和可靠性的研究仍在进行中。

(2)胰岛素注射时间有讲究:在临床上,根据类型和分类确定胰岛素注射时间。

1)不同种类胰岛素注射时间:①速效胰岛素类似物和预混胰岛素类似物,宜在进餐前即刻注射。②双胰岛素类似物(如德谷门冬双胰岛素),因含有速效胰岛素成分,宜在进餐前即刻注射。③短效胰岛素和预混胰岛素,宜在餐前15~30分钟注射。④中效胰岛素,宜在睡前注射。⑤长效胰岛素,与饮食无关,应固定时间注射,一般选择在晚上9点到10点。

2)如果漏打了,是否可以补打呢? 所有的胰岛素漏打后,均要评估漏打时间后,再决定是否需要补打,具体方法如下。

短效及速效胰岛素,如果餐中发现漏打,可以及时按原剂量补打,如果餐后半小时内发现漏打,可以在原来注射量的基础上适当减少注射剂量进行补打。如果饭后半小时以后才发现漏打,就不建议再补打。

长效胰岛素是每日固定时间注射,一般在当日3小时内发现漏打都可以照原量补打,如果漏打时间超过3小时,建议在原来注射量的基础上适当减少注射剂量进行补打,漏打时间越长,需要补打的剂量越少。

预混胰岛素,因成分较多,对餐后血糖及基础血糖均有影响,补打胰岛素建议更加谨慎。如果餐中发现漏打,可以及时按原剂量补打,如果餐后半小时内发现漏打,可以在原来注射量的基础上适当减少注射剂量进行补打。如果餐后半小时以后才发现漏打,就不建议再补打。

(3)胰岛素注射前的准备

1)注射前准备:若一人同时使用多种胰岛素,每次注射胰岛素时,一定要核对胰岛素的名称,不要用错。建议使用便笺纸标记分清,最好使用不同颜色的标签纸做记号,同时确认胰岛素的注射剂量。

未开封的胰岛素使用前,提前从冰箱拿出,等复温后再使用。且每次胰岛素笔更换新的笔芯后需要将其中的气体排出,否则不仅会影响注射量,还有可能会导致气体进入体内而引起一些不良反应。在排气时可将胰岛素笔笔尖向上垂直竖立,然后将注射旋钮调至1单位处,按压注射使其归零,如果气体仍未排尽需要重复进行,直到笔尖有液体溢出为止。

中效胰岛素、预混胰岛素或预混胰岛素类似物,注射前应充分混匀。注射胰岛素前要检查胰岛素的性质、质量、有效期等。应选择75%乙醇消毒注射部位。待消毒部位干燥后方可注射,以免消毒液沿针眼进入皮下组织,造成刺激。

2)胰岛素注射程序:注射前洗手→拆下笔芯架→将胰岛素笔芯装入笔芯架内→若为混悬液要先混匀→组装胰岛素笔,并装上新的针头→按上针头,取下针帽→注射前排气→拔出注射推键并调整注射剂量→进行注射,注射后至少停留10秒→取下针头放到专门放尖锐物的容器里。

(4)胰岛素注射部位

1)胰岛素常见注射部位:胰岛素注射是皮下注射,不可注射到肌肉层,人体适合注射胰岛素的部位都需要皮下脂肪丰富、易于操作且无较多神经、血管分布的部位进行注射,避开皮下脂肪增生、炎症、水肿、溃疡或感染部位。推荐部位:腹部、大腿外侧、上臂外侧和臀部外上侧(如下图)。腹部:不能靠近两侧腰部,靠近腰部的位置皮下组织的厚度变薄,容易注射到肌肉。大腿:不能靠近膝盖,大腿上端外侧的皮下组织较厚,且远离大血管和坐骨神经。臀部:该部位的皮下组织丰富,肌内注射风险低。上臂:同样该部位皮下组织较厚。

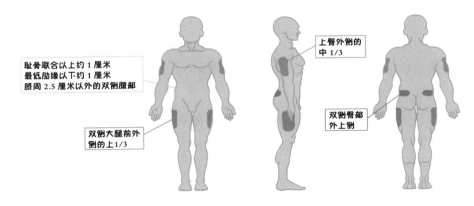

耻骨联合以上约1厘米
最低肋缘以下约1厘米
脐周2.5厘米以外的双侧腹部

双侧大腿前外侧的上1/3

上臂外侧的中1/3

双侧臀部外上侧

胰岛素常用注射部位

2)不同注射部位宜每月进行轮换:同一注射部位可分为多个等分区域,每周使用一个等分区域并始终按同一方向轮换(如下图),连续两次注射的部位间隔应大于 1 厘米。

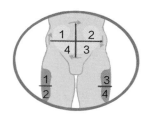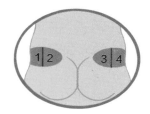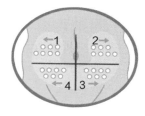

不同情况下的胰岛素注射部位选择

不同情况		注射部位
胰岛素剂型	餐时短效胰岛素	腹部
	中效或长效胰岛素	臀部、大腿
特殊人群	妊娠中期	腹部外侧远离胎儿的区域
	妊娠晚期	腹部(使用捏皮技术)、大腿、上臂
	儿童	臀部、大腿

(5)胰岛素注射针头的选择:胰岛素注射针头有多种品牌和规格,但可以通用,区别只是针头长短不同,目前市场上常见的针头有 4 毫米、5 毫米、6 毫米和 8 毫米长的规格,很多患者喜欢选择短的针头,但是具体选择需要根据患者的皮层厚度而定。对于普通患者或是儿童来说,一般可选择 4 毫米,如果是肥胖的患者需要根据情况选择稍长的针头,如果是 6 毫米以上的针头,需要捏起皮肤进行注射。不管选择任何型号的注射针头均需要注意掌握正确的注射技术。

针头选择还需要考虑针头的粗细,由英文字母 G 表示,G 前面的数值越大,代表针头越细。比如:32 G(直径 0.23 毫米)的针头比 31 G(直径 0.25 毫米)的针头更细一些,一般而言,针头越细给患者带来的疼痛感越轻。粗细和长度的搭配就构成针头的规格,比如 0.23 毫米×4.0 毫米,或者 0.25 毫米×6.0 毫米。除了这些,还需要考虑针头的锐利程度、光滑程度、坚固程度等因素。

（6）胰岛素针头不能重复使用：大部分糖尿病患者在使用胰岛素的时候，医务人员都会嘱咐胰岛素针头要一次一换，不能重复使用。然而相信很多糖尿病患者就有疑问了，这针头用过一次还好好的，怎么就不能重复使用了呢？

1）增加针头断入体内的风险：胰岛素针头十分细小和精微，重复使用容易导致针头折断在体内，折断的针头会在体内游走，不易取出，威胁患者健康。

2）增加注射疼痛感：胰岛素针头相对较细，同时会涂抹一层有润滑作用的硅化层，能够减轻患者疼痛感，但是如果重复性使用，硅化层会被破坏，容易有不同程度的弯曲、毛刺及倒钩等情况出现，这会导致注射部位出血、擦伤，还会加剧疼痛感。

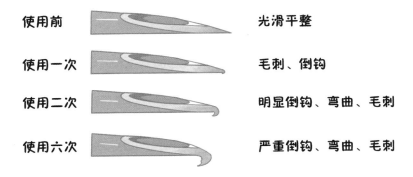

使用前		光滑平整
使用一次		毛刺、倒钩
使用二次		明显倒钩、弯曲、毛刺
使用六次		严重倒钩、弯曲、毛刺

3）易堵塞针头，妨碍注射：使用过的针头内会有残留的胰岛素结晶，反复使用后会堵塞针头，影响下一次注射时药液的排出。

4）增加注射部位感染的风险：笔用针头两端均为针尖，一端用于刺破胰岛素笔芯，与药液相通；另一端用于皮下注射。每次注射完如果不拆下针头，下次再使用，就等于给笔芯开放了通路，导致空气中以及针尖上的细菌通过针管进入笔芯，既污染了药液，也增加了患者注射部位感染的风险。

5）影响胰岛素的浓度和注射剂量：胰岛素注射完成后拔针时，重复使用导致针头出现的毛刺可能会将注入的胰岛素带出来，降低胰岛素注射剂量，导致患者血糖控制不佳。

6）增加刺伤概率：胰岛素针头针尖非常细，其针帽也非常小。如果重复使用又为了防止针头暴露而回套针帽,这就大大增加了针刺伤的概率,针刺伤可传播多种血源性传染病,这严重威胁到患者和医务人员的健康。

正是由于重复使用针头有这么多的危害,针头不能重复使用,要记住一次一换。同时注意,注射后的针头属于医疗污染锐器,不能随意丢弃,应提前准备一个不易被针头刺穿的容器来放置废弃针头。

(7)胰岛素打过量的解决方法:胰岛素是人体内降血糖的唯一激素,胰岛素一旦注射过量,就应该及时采取措施防止低血糖发生。

1)一旦出现低血糖症状,应迅速进食至少 10～15 克可快速吸收的碳水化合物,如 3～5 块糖果、2～3 块食糖、一杯含糖果汁,甚至白糖水或含糖高的饮料(雪碧、可乐)等,以阻止低血糖的发展,必要时在 15 分钟内重复一次。

2)如果低血糖发作离下次进餐还有较长一段时间(1 小时以上),在纠正低血糖之后,还需进食少量吸收较慢的食物,如半个面包、几块饼干或一小块馒头。

3)如进食后仍不能缓解低血糖症状或出现昏迷,需拨打 120 尽快将患者送到医院,并告诉医务人员患者的用药情况。患者经抢救苏醒后,应吃些甜食或糕点。根据实际情况决定是否停用胰岛素,并监测血糖情况 2～3 天,老年患者尤其要注意这一点。然后根据血糖及饮食情况调整胰岛素剂量及剂型。

(8)胰岛素注射减少疼痛小技巧:总听到很多糖尿病患者说,注射胰岛素的时候感觉很疼,所以不想扎针。事实上,掌握正确的注射方法,即可避免这些困扰。克服心理问题,坦然面对、加入病友队伍,听取他们的经验分享,吸取技巧。寻找机会参与科普讲座,听取正规的科学指导。结合自身情况选择合适的注射部位和针头型号。注射部位常评估和常轮换。掌握注射技巧,进针拔针快,注射药物时慢。切记胰岛素复温事项。

(9)糖尿病患者海外旅行胰岛素注射注意事项:使用胰岛素注射的糖尿病患者,由于出国旅行存在时差问题,需要注意时间的改变。注射胰岛素也往往是旅途中最困扰糖尿病患者的事情。由于长效胰岛素的药效持续时间基本可以维持 1 天,患者没有必要更改胰岛素的注射时间,可以按照既往的习惯使用。如果使用短效胰岛素的，在南北飞行航线，或东西向飞行、目的地与所在地时差未超过3小时的地区，基本上也不需要依时差而改变注射时间，一切按原来的治疗方针。

一天注射两次胰岛素的患者糖尿病患者也依照同样的方法计算。

当然，对于东西向旅行的糖尿病患者，如果时差超过3小时的话，最好在旅行前向医师询问胰岛素注射时间的变更，医师可以为您提供更加个性化的调整方案。

海外旅行时，为了防止某种原因导致的返程日期变更，出发前需要准备充足的药物。这里所说的充足的胰岛素，不是指刚刚够的量，而是希望您携带预计使用量的两倍。并且，为了防止药物遭窃或遗失，最好分两处保管。

旅行过程中的药物保存也有讲究。旅行携带的胰岛素不宜放入托运的行李箱内，这样有时会因货舱的温度而冻结。最好放在要带进机舱内的手提行李中。

在出发前，别忘了随身携带一份医师出具的糖尿病诊断证明书，并用英文或旅行目的地的语言记录使用药品的名称。万一药物不幸遗失，可以及时请当地医师开具处方相同的药物。

另外，有时会因气流关系，延误机舱发餐，或者旅行的活动安排，影响规律进食，出发前最好准备一些点心，防止误餐引发低血糖。

在此温馨地提醒患者们，每次注射胰岛素时，一定要核对胰岛素的名称，检查胰岛素的性质，以确保胰岛素的疗效。

针对以上情况，要防止胰岛素注射过量。首先看清胰岛素类别和剂量，核对胰岛素名称，尤其是胰岛素强化治疗患者，千万不能将短效当成长效注射，要引起注意。还有就是误将胰岛素当其他药注射，也要重视。

6. 胰岛素的储存方法

正确地储存胰岛素是减少浪费的主要方法。因胰岛素属于肽类激素，本质是蛋白质，储存不当很容易导致胰岛素变质。变质的胰岛素可能引起严重过敏,还可能导致降糖效果下降。因此,正确的胰岛素储存方法,也是糖尿病患者需要学习的知识。

1)避免阳光直射,胰岛素应避免阳光直射,因为紫外线会使其分解。因此,存放胰岛素的地方应远离阳光直射的位置,如直接暴露在阳光下的窗户。另外,也要避免将胰岛素暴露在高温的环境中,如暖气旁、火炉旁。

2)避免振动,振动会对胰岛素的分子结构产生影响,导致其失去活性。因此,在存放胰岛素时,要尽量避免剧烈振动或抛掷胰岛素瓶。特别是对于随身携带胰岛素的糖尿病患者来说,应该注意将胰岛素瓶放置在稳定的位置,避免在行走或运动时对其产生过多的振动。

3)未开封的胰岛素在有效期内应该将其放在冰箱中,温度控制在 2～8 摄氏度。同时也应注意储存温度并不是越低越好,千万不能放在 0 摄氏度以下的冷冻室,胰岛素是一种小分子蛋白质,经冷冻后降糖作用会被破坏,而且不宜长时间储存。

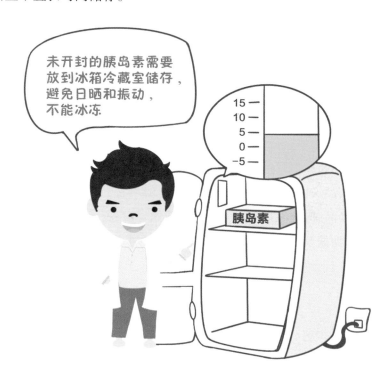

4）已开封的胰岛素或携带备用的胰岛素，不要放于冰箱保存，通常可在室温下（不超过 30 摄氏度）存放 4 周，需避光保存，避免高温。如果需要外出携带胰岛素，也要保持在 2～25 摄氏度，避免暴晒。

5）当外出乘坐飞机或者火车，请随身携带胰岛素，不要把胰岛素和热饮、平板电脑等散发热量的热源放在一起。千万不能放在旅行包或者行李中托运，因为托运的温度常常低于冷冻点。驾驶车辆的糖尿病患者离开车辆时，同样应随身携带胰岛素，避免把其留在车中，以免周围环境造成车内高温，影响胰岛素的药效。

6）注意有效期，胰岛素瓶上通常会标明有效期和储存条件，这些信息非常重要。在购买胰岛素时，要仔细检查有效期，并确保在有效期内使用，过期胰岛素千万不能使用。

7）储藏在冰箱冷藏的胰岛素，在初次使用之前应先让胰岛素回暖至室温，等胰岛素接近常温以后再注射，可避免注射时的不适感对皮下组织的刺激。

8）含有胰岛素笔芯的胰岛素笔，不能放回冰箱冷藏室。由于针头没有拔出的情况，注射笔多次从冰箱中取出放入，胰岛素笔芯的药液由于热胀冷缩吸入空气而形成气泡，造成注射剂量不准。因此，每次使用胰岛素笔芯注射完成后，只需将针头取下，室温保存即可。

合理的胰岛素保存方法非常重要，可以延长药物保质期和药效。需要注意的是，不同胰岛素品种的保存方法及注意事项可能不同，建议在使用之前详细阅读药品说明书，并咨询医生或药师的意见。如果出现药品不良反应或突然更换品牌，应及时咨询医生，以确保安全使用。当然，除了正确储存胰岛素外，糖尿病患者还需要定期监测血糖水平，以便及时调整胰岛素剂量。

三 降糖减重两不误——GLP-1 受体激动剂

1. 肥胖糖尿病患者的福音

"医生,听说有个降糖药能减肥,我能用吗?"不少减重门诊的患者会直接来咨询这个降糖又减重的药,试图"躺瘦"。这个被广大患者口口相传的药究竟是什么,又有什么特别之处呢?

GLP-1 是人体肠道 L 细胞分泌的一种肽类激素。它的主要作用器官是胰腺,对胰岛 β 细胞和胰岛 α 细胞进行双重调节,而且降糖效应还是"智能型"的,血糖越高,降糖作用越强,当血糖正常或者偏低的时候,就不发挥降糖效应,避免了低血糖的发生。GLP-1 还具有促进胰岛素原合成和胰岛素基因表达,诱导新生胰岛 β 细胞形成和抑制胰岛 β 细胞凋亡的作用,起到保护胰岛功能的作用。

此外,GLP-1 受体不仅存在于胰腺细胞,在胃肠道、心脏、皮肤、神经系统等也有表达。因此,GLP-1 可以作用于胃肠道,抑制胃酸分泌,延缓胃排空,作用于神经中枢,使人食欲下降,增加饱腹感,以减少食物摄入,实现多种途径的体重控制。

这 GLP-1 虽好,但很容易就被体内的 DPP-4 降解而失去活性。目前,科学家们通过基因重组技术、化学合成技术开发生产出了各种短效、长效和超长效的 GLP-1 受体激动剂,更好地服务于人类。这使得众多的糖尿病患者、肥胖患者或正在研究中的其他适应证患者得以受益终生。

2. GLP-1 受体激动剂没有依赖性

GLP-1 受体激动剂的降糖效果好，是进口药，价格也比较贵。患者可能会担心：用了这种药以后再用口服药或者便宜的药还有效吗？现在必须用这种药吗？会有依赖性吗？

GLP-1 受体激动剂可以作为 2 型糖尿病患者（尤其是超重或肥胖的患者）起始降糖治疗药物选择之一，如果其他降糖药物治疗效果不好也可以加用 GLP-1 受体激动剂治疗。推荐合并动脉粥样硬化性心血管疾病或者心血管风险高危的 2 型糖尿病患者，不论糖化血红蛋白是否达标，只要没有禁忌证，都应在二甲双胍基础上加用 GLP-1 受体激动剂或者 SGLT-2 抑制剂。合并慢性肾病的 2 型糖尿病患者，如果不能使用 SGLT-2 抑制剂，可考虑选用 GLP-1 受体激动剂。

如果患者经济条件允许，可以长期使用。如果经济条件有限，在体重和血糖得到有效控制后，可以改用有辅助减重和心肾保护作用的口服药，比如二甲双胍、达格列净。不用担心用了这种进口药后再服用其他药物会失效，其他降糖药物仍然是有效的。

也不用担心此类药物会有依赖，此类药物没有成瘾性，也没有依赖性，随时可以停用改用其他降糖药。但降糖方案的调整是需要考虑整体情况的，如果使用这种药物获益更多，还是尽量选择此类药物。

3. 意志薄弱好帮手：高效安全减重

平常吃的食物，最终要转化为能量被消耗掉。如果吃进来的和消耗掉的能够平衡，体重就维持不变，如果消耗得少，就会变成脂肪和糖原储存起来，体重增加。减重，就是要少吃多动，让摄入的能量不够消耗，然后机体消耗储存的能量，体重才能减轻。可是这真的是挺难的一件事，烤串、火锅、冰激凌、蛋糕、奶茶、方便面,每一个都在向我们招手,哎,一顿大餐重三斤。怎么办,怎么办?

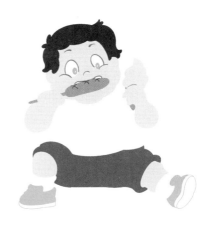

GLP-1 受体激动剂和胃肠道上的 GLP-1 受体结合,可以抑制胃排空,不让胃肠蠕动得那么快,抑制胃酸分泌,减弱消化能力来增加饱腹感。和下丘脑调节摄食区域的 GLP-1 受体结合,增加下丘脑弓状核饱食信号的水平,并抑制弓状核饥饿信号的增加,从而增加饱腹感,使食欲下降,避免过多的进食,同时还能增加能量消耗。这真是抑制食欲的好帮手,直接让你对诱惑说拜拜。

临床研究显示,与安慰剂相比,GLP-1 受体激动剂可使 2 型糖尿病患者体重下降 1.34 千克,腰围缩小 1.28 厘米;与未加用 GLP-1 受体激动剂相比,加用 GLP-1 受体激动剂治疗可使超重或肥胖的 2 型糖尿病患者体重下降 2.8 千克。

对于减重这件事,饮食控制和运动永远是前提条件,GLP-1 受体激动剂只是减重过程中的好帮手,但绝对依赖于药物,肯定是不可取的。切记,它是药物! 是药物,就存在不良反应、适应证、禁忌证和慎用人群,切勿听信他人,自行购买应用,请谨遵医嘱。

4. 跨界作业:对代谢相关疾病都有益

GLP-1 受体激动剂不仅降糖减重是一把好手,还有明确的心肾获益,同时,在其他疾病领域也表现出有益的一面。

（1）非酒精性脂肪性肝病:非酒精性脂肪性肝病与代谢综合征密切相关。对于 2 型糖尿病合并非酒精性脂肪性肝病的患者,专家共识推荐使用 GLP-1 受体激动剂（如司美格鲁肽、度拉糖肽、利拉鲁肽等）,实现降脂和控制体重的综合管理目标,降低非酒精性脂肪性肝病的进展。研究发现GLP-1 受体激动剂可改善非酒精性脂肪性肝病患者的肝组织学特征,比如度拉糖肽、司美格鲁肽可降低患者肝内的脂肪含量。

(2)阿尔茨海默病和帕金森病:糖尿病也会引起神经退行性变性疾病,阿尔茨海默病和帕金森病都属于这一类疾病。而且 2 型糖尿病患者发生轻度认知障碍的风险高达 60%。GLP-1 受体激动剂具有保护神经的机制,有临床证据证明 GLP-1 受体激动剂具有治疗阿尔茨海默病和帕金森病的效果。

(3)多囊卵巢综合征:GLP-1 受体激动剂治疗可以解决多囊卵巢综合征的各种合并症,比如改善胰岛素抵抗,提高胰岛素敏感性,降低心血管疾病风险,控制体重等。对多囊卵巢综合征患者的研究表明,艾塞那肽和利拉鲁肽单独使用,或者与二甲双胍联用是一个良好的选择。联用二甲双胍,治疗效果优于单用二甲双胍。

(4)抗骨质疏松作用:2 型糖尿病会导致骨量丢失、骨骼脆性增加,容易引起骨折。然而,越来越多的证据表明,GLP-1 受体激动剂治疗 2 型糖尿病的同时具有骨保护作用。GLP-1 受体分布于人体众多组织和细胞,骨细胞膜上也有 GLP-1 受体分布,表明 GLP-1 可能对骨细胞有直接影响。研究表明,使用 GLP-1 受体激动剂可显著降低骨折风险。动物实验还表明,利拉鲁肽治疗能显著改善大鼠骨密度和骨微观结构,并通过减少骨吸收和促进骨形成,逆转糖皮质激素性骨质疏松。GLP-1 受体激动剂可能对老年骨质疏松也有改善作用。但所有的这些改善骨质疏松的详细机制仍须进一步阐明。

随着临床应用的增多及研究的深入,以后可能还会发现 GLP-1 受体激动剂更多的降糖以外的益处。

5. 合理选择所需 GLP-1 受体激动剂

GLP-1 受体激动剂的好处这么多,再加上肥胖及糖尿病的高发病率,各大药业公司的降糖药物中都有此类药物,它们分别有各自不同的特点及使用方法。

(1)物理特性不同:根据作用时长的差别,GLP-1 受体激动剂可分为短效、长效及超长效制剂。短效制剂包括贝那鲁肽、艾塞那肽及利司那肽,需要每天皮下注射 1 ~ 3 次;长效制剂包括利拉鲁肽、德谷胰岛素利拉鲁肽注射液,一般是每天皮下注射 1 次;超长效制剂包括度拉糖肽、司美格鲁肽、艾塞那肽微球(周制剂)及聚乙二醇洛塞那肽,只需每周皮下注射 1 次。

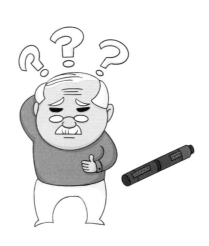

(2)心肾保护作用不同:利拉鲁肽、度拉糖肽和司美格鲁肽在心血管结局试验中显示出了心血管保护作用,能降低伴有心血管疾病的 2 型糖尿病成人患者的主要心血管不良事件的发生风险,包括为心血管疾病死亡、没有导致死亡的心肌梗死或脑卒中事件。利司那肽和艾塞那肽对心血管疾病既没有保护也没有负面影响。贝那鲁肽和聚乙二醇洛塞那肽目前还没有相关研究数据。

在研究中同样发现了这类药对肾的保护作用——可以减少 2 型糖尿病患者的尿白蛋白排泄量,避免肾功能损伤,或者因肾功能进一步下降而导致的肾功能衰竭或死亡。大多数 GLP-1 受体激动剂类药物可显著降低 2 型糖尿病患者尿蛋白量,改善 eGFR 下降或肌酐升高的情况,降低进展为终末期肾病的概率或因肾病导致的死亡率。但利司那肽的研究数据表示它只能降低白蛋白尿,而不能改善肾的滤过功能。同样,贝那鲁肽、聚乙二醇洛塞那肽和德谷胰岛素利拉鲁肽注射液缺少临床试验数据的证实。

如果有心血管疾病和肾疾病或者有高危因素,建议选择度拉糖肽、司美格鲁肽或者利拉鲁肽。

（3）减重效果不同：GLP-1 受体激动剂火热,更多的是熟悉它的减重作用。除了贝那鲁肽没有研究数据外,GLP-1 受体激动剂类药物都可以不同程度地减轻患者的体重。洛塞那肽对体重、血压、血脂影响最为微弱。但截止到现在,中国已经上市的 GLP-1 受体激动剂类药物中,只有华东医药制造的利拉鲁肽注射液获得国家药品监督管理局批准用于减肥治疗,其他药物都还没有。美国批准用于减重的药物只有利拉鲁肽和司美格鲁肽。不过它们在用于减重治疗时和治疗糖尿病的剂量是不一样的。利拉鲁肽在美国也被批准用于 10 周岁以上儿童的减重治疗,但是在国内都没有此类适应证。因此,糖尿病患者,上述的 GLP-1 受体激动剂都可以选择,对于单纯性肥胖的患者来说只能选择国产利拉鲁肽。

（4）用法用量不同：具体如下。

艾塞那肽注射液：起始剂量为每次 5 微克,每日 2 次,在早餐和晚餐前60 分钟内皮下注射,或者于每天的 2 顿主餐前给药,给药间隔大约 6 小时或更长,不应在餐后注射本品。根据临床反应,在治疗 1 个月后剂量可增加至每次 10 微克,每日 2 次。

利拉鲁肽注射液：起始剂量为每天 0.6 毫克。根据临床应答情况,剂量可增加至 1.8 毫克。推荐每日剂量不超过 1.8 毫克。每日 1 次,可在任意时间注射,无须根据进餐时间给药。

贝那鲁肽注射液：起始剂量为每次 0.1 毫克（5 微升）,每日 3 次,餐前5 分钟皮下注射,注射部位可选腹部、大腿或者上臂。治疗 2 周后,剂量可增加至 0.2 毫克（10 微升）,每日 3 次。

利司那肽注射液：起始剂量为 10 微克,每日 1 次,应用 14 天。根据临床情况,可于第 15 天开始 20 微克,每日 1 次。给药时间在每日任何一餐前1 小时内。

艾塞那肽微球（周制剂）：每次 2 毫克,每 7 天（每周）皮下注射 1 次。可在一天中的任何时间注射,空腹或进食后均可。

度拉糖肽注射液：起始剂量为 0.75 毫克,每周 1 次,皮下注射。为进一步改善血糖控制,剂量可增加至 1.5 毫克,每周 1 次。最大推荐剂量为 1.5 毫克,每周 1 次。

聚乙二醇洛塞那肽注射液:推荐起始剂量为 0.1 毫克,每周 1 次,皮下注射。为进一步改善血糖控制,剂量可增加至 0.2 毫克,每周 1 次。可在一天中任意时间使用,和进餐与否无关。

司美格鲁肽注射液:起始剂量为 0.25 毫克,每周 1 次,皮下注射。4 周后,应增至 0.5 毫克,每周 1 次。在以 0.5 毫克每周 1 次治疗至少 4 周后,剂量可增至 1 毫克,每周 1 次,以便进一步改善血糖控制水平。不推荐每周剂量超过 1 毫克。可在一天中任意时间注射,无须根据进餐时间给药。

这些长效和超长效制剂,使用方便,但也依然容易遗忘,如果遗漏了怎么办呢?

德谷胰岛素利拉鲁肽:若遗漏用药,一经发现,马上补药,并恢复常规的每日 1 次给药方案。两次注射之间应至少保证间隔 8 小时。

利司那肽注射液:若遗漏一次用药,应在下一餐前 1 小时内注射。

艾塞那肽微球、度拉糖肽、聚乙二醇洛塞那肽:若遗漏给药,如果距下一次预定给药至少为 3 天(72 小时),应尽快给药;如果距下一次预定给药少于 3 天(72 小时),应放弃这次给药,且定期进行下一次计划给药。

司美格鲁肽注射液:若遗漏给药,应在遗漏用药后 5 天内尽快给药。如遗漏用药已超过 5 天,则应略过遗漏的剂量,在正常的计划用药日接受下一次用药。

(5)储存条件不同:所有 GLP-1 受体激动剂未开封时需 2~8 摄氏度冷藏保存。第一次使用后,利拉鲁肽、司美格鲁肽需 30 摄氏度以下或 2~8 摄氏度保存(利拉鲁肽可保存 1 个月,司美格鲁肽可保存 56 天);德谷胰岛素利拉鲁肽需 30 摄氏度以下(可保存 3 周)或不超过 25 摄氏度保存(含 2~8 摄氏度,可保存 4 周);洛塞那肽、贝那鲁肽需 2~8 摄氏度冷藏保存,利司那肽需 30 摄氏度以下保存(可保存 14 天);度拉糖肽可置室温但不超过 30 摄氏度保存(可保存 14 天);艾塞那肽需不超过 25 摄氏度保存(可保存 30 天);艾塞那肽微球需 20~25 摄氏度保存(可保存 4 周)。所有 GLP-1 受体激动剂须避光保存,注意密封,不可冷冻,若冻结禁止使用,确保药物的活性和稳定性。

6.肝肾功能损伤患者使用方法

（1）肝功能不全患者：利司那肽和度拉糖肽可用于肝功能不全的患者，无须调整剂量。利拉鲁肽、德谷胰岛素利拉鲁肽、司美格鲁肽用于轻中度肝功能不全的患者，重度肝功能不全的患者使用司美格鲁肽时要注意减量，或者慎用。

（2）肾功能不全患者：对于 eGFR≥30 毫升/（分·1.73 平方米）的，除了聚乙二醇洛塞那肽外，均无须调整剂量，也就是说只要不是肾功能特别差，肌酐特别高的，这类药物都比较安全，尤其是利拉鲁肽、德谷胰岛素利拉鲁肽、司美格鲁肽和度拉糖肽，可用于轻、中、重度肾功能不全的患者，只要 eGFR≥15 毫升/（分·1.73 平方米），均无须调整剂量。对于终末期肾病，eGFR<15 毫升/（分·1.73 平方米）的患者均不推荐使用。

（3）特殊人群

1）儿童和妊娠、哺乳期的妇女：美国 FDA 批准了利拉鲁肽用于 10 岁以上 2 型糖尿病儿童的治疗，艾塞那肽用于青少年（10～17 岁）2 型糖尿病的治疗。但是目前，GLP-1 受体激动剂类药物尚未在我国获批用于治疗 18 岁以下儿童和青少年 2 型糖尿病患者。

因为妊娠和哺乳期妇女的特殊性，在妊娠和哺乳期间使用 GLP-1 受体激动剂类药物的临床证据不足，因此禁止在此期间应用这类药物治疗。如果计划备孕，最好停用 2 个月以上再备孕。

2）老年患者：老年人使用 GLP-1 受体激动剂类药物较为安全。一项多中心、Ⅲ期试验研究表明，对于≥65 岁的老年人使用利拉鲁肽治疗，其发生低血糖的比例与<65 岁的患者群体相似。使用度拉糖肽的老年患者的低血糖和胃肠道不良反应的发生率均较低。对不同年龄段老年人使用利司那肽的有效性和安全性研究发现，利司那肽单药组患者的低血糖发生率与安慰剂组相似；但当联合使用胰岛素或磺酰脲类药物时，利司那肽组患者的低血糖发生率增加。可见，老年人单独使用 GLP-1 受体激动剂类药物不会增加

低血糖的风险,安全性较高。

（4）禁忌和慎用

1）药物过敏:无论是对 GLP-1 受体激动剂过敏还是对药物的辅料过敏,都是不能用的。

2）说明书黑框警告: 甲状腺 C 细胞肿瘤风险 。因为在啮齿类动物中,这类药物可以引起甲状腺 C 细胞发生肿瘤,但没有研究证据来确定在人类中是否有一样的不良反应。因此,对于有甲状腺髓样癌或者有髓样癌家族史,或者患有多发性内分泌肿瘤综合征Ⅱ型的 2 型糖尿病患者,均不得使用。如果在使用过程中出现了颈部肿大、声音嘶哑、呼吸困难、发音改变,则需要及时查看甲状腺情况。

如果不知道有没有甲状腺癌或者甲状腺结节,那还能用吗？研究结果提示甲状腺髓样癌风险较标准治疗组无差异,且发生率极低,不用特别担心,而且也并未发现其他甲状腺疾病风险增加。但还是建议在用药前先咨询临床医师评估甲状腺病情后再使用。

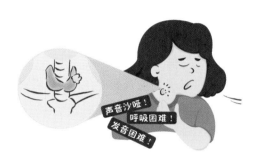

3）有慢性胰腺炎或者有胰腺炎病史:应谨慎使用 GLP-1 受体激动剂类药物。在使用这类药物的时候可能导致胰腺炎再发,引起胰岛功能进一步衰退。要密切注意腹部症状,如果考虑胰腺炎,则应该立即停用。

7. 茶饭不思,倾泻如注:需要关注的不良反应

GLP-1 受体激动剂类药物的优势明显,但是,排除那些有禁忌证不能使用的情况,使用者还得能耐受该类药的不良反应。

（1）胃肠道反应:GLP-1 受体激动剂最常见的不良反应就是胃肠道反应,但每个人的反应程度都不一样,对不同剂量的耐受程度也不一样。有的

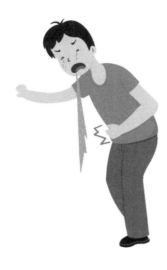

患者使用起始剂量就有明显的恶心、呕吐,吃不下任何东西的症状。有的患者就是腹泻拉肚子,一天十几次,甚至是水样便。与腹泻相反,一些患者也可能出现便秘问题,例如排便不畅、大便干燥。这些反应是可以慢慢耐受的,多是在药物起始应用或者增加剂量阶段发生,持续数周(一般不超过 8 周)。从最小剂量起始,适应后缓慢逐渐加量,一般这些胃肠道症状都可以随着使用时间的延长而逐渐减轻。长期应用此类药物治疗时,若在所需剂量时仍存在不良反应,可减至耐受的剂量。饮食上推荐易消化的食物,少吃硬、辣的食物。但是对于本身就合并严重胃肠道疾病(如胃轻瘫、炎症性肠病)的患者则不推荐使用。

(2)胆囊系统及胰腺疾病:有研究报道,GLP-1 受体激动剂可能增加使用人群的胆囊或胆道疾病发生风险。原因可能是降低了胆囊的运动能力从而导致了胆汁淤积和胆结石形成。因此需要注意关注相关症状,以及时发现由结石阻塞胆囊管所致的急性胆囊炎。若有明显的症状,如右上腹持续性疼痛、阵发性加剧,向右肩背放射,或者伴发热、恶心、呕吐、黄疸等需要及时停药并就诊。

此类药物还会增加胰腺炎发病风险。在临床工作中要注意有慢性胰腺炎或者有胰腺炎病史或者高风险(甘油三酯高或其他类型高脂血症)患者应谨慎使用 GLP-1 受体激动剂类药物。在使用这类药物的时候要密切注意急性胰腺炎的症状,如腹痛、腹胀等,有这些症状的时候一定要排除急性胰腺炎;如果诊断为急性胰腺炎,则应该立即停用。

(3)低血糖:GLP-1 受体激动剂单用一般是不会引起低血糖的,且随着剂量的增加,低血糖的风险也不会增加。但是当它和胰岛素或者胰岛素促泌剂联用而不减少促泌剂或者胰岛素的剂量时,就容易引起低血糖。与其他种类低血糖风险小的降糖药联用,也会增加低血糖风险。或者短时间内进行大量剧烈运动,也会有低血糖风险。因此,出现以上情况要注意监测血糖。

（4）心率升高：有人会出现不同程度的心率增快，但不会导致心律失常，需要监测心率。对于合并有心血管基础疾病，尤其是心力衰竭风险增加的 2 型糖尿病患者，心率增快可能会导致心肌耗氧量的增加而导致不良影响。研究结果显示 GLP-1 受体激动剂平均增加心率 2～4 次/分，但未增加心律失常、心力衰竭入院风险。其中对心率影响较小的多为短效 GLP-1 受体激动剂，如利司那肽、艾塞那肽，它们对心血管疾病影响的研究结果多为中性，就是既不增加风险，也不降低风险；而利拉鲁肽、度拉糖肽、司美格鲁肽等长效制剂，尽管增加心率，但长期的心血管事件研究结果提示可以降低心血管不良事件风险。贝那鲁肽治疗不增加心率，但没有心血管事件研究结果。临床应用中如患者心率显著增加，可尝试联合调节心率的药物。不推荐用于心功能分级为Ⅳ级的心力衰竭患者。

（5）注射部位反应：GLP-1 受体激动剂采用皮下注射的方式时，可能会出现注射部位反应。注射部位反应与抗体阳性可能相关，但目前没有研究验证其关联发生率。除此之外，注射部位反应可能与 GLP-1 受体激动剂分子结构中连接子、固形剂、微粒构型等相关。主要的注射部位反应包括红斑、结节和瘙痒，而超敏反应或血管性水肿极其罕见。局部注射反应多数相对轻微，持续时间 1～2 周，建议在每次注射时选用不同的部位注射。

（6）糖尿病视网膜病变：仅有司美格鲁肽的研究发现，司美格鲁肽治疗后视网膜病变增加，在其他 GLP-1 受体激动剂的临床研究中未见类似风险。推测视网膜病变增加的原因，首先与治疗 16 周内血糖快速下降相关，如 1 型糖尿病相关研究里，在初期的强化治疗组也有视网膜病变增加，但目前尚不能确定这种不良反应的真正原因。

8. 复合制剂，强强联手，一针双效

患者糖尿病病程长，胰岛功能差，长期使用每天 4 次的胰岛素治疗方案。天天说自己的肚皮已经被扎的"千疮百孔"。根据他的情况，大夫把方案调整为了长效胰岛素联合 GLP-1 受体激动剂每天 1 次皮下注射，配合口服药物,血糖控制得特别好。这么多年了,终于摆脱了每日 4 次的胰岛素注射,患者高兴得不得了。

针对 2 型糖尿病的多重病理生理特征和不同降糖药物之间的协同作用,不少公司都在研发各种复合制剂。目前已经在国内上市的基础胰岛素和 GLP-1 受体激动剂的复合制剂有 2 种:①赛益宁,是甘精胰岛素和利司那肽注射液的复合制剂;②诺和益,是德谷胰岛素和利拉鲁肽注射液的复合制剂。

这两种药物通过机制互补,既保证了胰岛功能较差的患者可以在基础胰岛素作用下维持稳定的基础血糖,同时 GLP-1 受体激动剂具有多效性的降糖作用。复合制剂整体降糖效果更佳,同时降低了低血糖风险,减少了胰岛素用量,避免长时间大剂量胰岛素应用引起的体重增加,也减少了单纯使用 GLP-1 受体激动剂时胃肠道不良反应的发生率,兼顾有效性与安全性。

赛益宁里搭配的利司那肽为短效制剂,其增加餐时胰岛素分泌和延缓胃排空的作用较强,可以明显降低餐后血糖,而诺和益里的利拉鲁肽为长效制剂,对空腹血糖的作用更强。因此,两种复合制剂在使用时间上有区别。诺和益每日 1 次任意时间皮下给药,而赛益宁需要每日 1 次,同一餐前 1 小时内皮下注射。

诺和益每剂量单位含 1 单位德谷胰岛素和 0.036 毫克利拉鲁肽。一次注射 1 至 50 剂量单位。最大日剂量为 50 剂量单位(包含 50 单位德谷胰岛素和 1.8 毫克利拉鲁肽)。

两种复合制剂的禁忌和对肝肾功能的要求与单独使用两种 GLP-1 受体激动剂是一样的。同时不推荐用于 1 型糖尿病、18 岁以下儿童和青少年、妊娠或哺乳期妇女、糖尿病酮症酸中毒患者、纽约心脏病学会心功能分级为 IV 级的心力衰竭患者。

9. 药物联用,注意药物相互作用

(1)与胃肠道关系密切的药物:GLP-1 受体激动剂类药物可以延缓胃排空。一些使用这类药物过程中做胃肠镜的患者,在过夜空腹后,仍可以看到不易消化的食物残留,说明使用这类药物,胃肠蠕动减慢,食物消化慢。这本身也是它增加饱腹感减重的机制。因此,与易影响胃排空的药物应谨慎合用。如第一代 H_1 受体拮抗剂(如苯海拉明、氯苯那敏、赛庚啶等)、具有抗胆碱作用的药物(如阿托品、东莨菪碱、丙米嗪等)、DPP-4 酶抑制剂(如西格列汀、利格列汀等)。

胃排空变慢可能会影响一些口服药物的吸收速率,在使用时需要考虑到有些药物口服后需要胃肠道快速吸收的,会影响服用后的起效时间。因为胃液的环境是酸性的,胃排空慢,药物在胃内停留时间延长,不耐酸的药物可能会受到影响。

(2)心血管疾病常用药物:2 型糖尿病患者常合并心血管疾病,在这种情况下大多数都需要同时服用很多种药物,比如降压药、控制心率药、抗凝药、降脂药等。这么多药可以同时服用吗?

在同时服用华法林的患者中,除了贝那鲁肽注射液没有明确说明,其他GLP-1 受体激动剂均无须调整剂量。同时服用地高辛的患者,仍旧是贝那鲁肽尚不明确,其余无须调整剂量。在同时使用他汀类药物时,需注意艾塞那肽注射液与艾塞那肽微球制剂可使洛伐他汀效果减弱,对于其他他汀类药物无明显影响。其余药物与他汀类药物合用时,也无须调整剂量。目前还未发现降压药、控制心率药物与 GLP-1 受体激动剂有明显的相互影响。大量的药物相互作用影响还需要临床应用过程中长期的观察。

(3)退热药对乙酰氨基酚:与退热药对乙酰氨基酚合用时,艾塞那肽注射液与艾塞那肽微球制剂可使对乙酰氨基酚的生物利用度下降,两者应错开 1 小时使用。贝那鲁肽与聚乙二醇洛塞那肽无研究数据。

四 糖尿病的中医治疗

1. 中医治疗糖尿病的方法

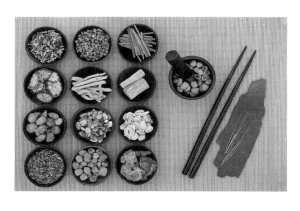

（1）清热法：糖尿病患者阴虚内热型，可选用清热去火、生津的中药调理，常用到黄连类方。

（2）开郁法：对于肝郁气滞型患者，则多选用疏肝解郁、肝脾同调类中药，长选柴胡类方。

（3）补法：依据患者气血阴阳的偏盛和偏衰，选用补阴、补阳、补气养血等不同的中药调理。

（4）通法：疏通，畅达气机、血行等不同方面。依据个体不同，便秘者，选用润肠通便；血瘀者，选用活血化瘀，通经活络类中药调理；依据气机的病变不同，选用畅达气机类中药调理。

（5）化浊：包括调理机体津液代谢，祛痰化浊，依据不同患者辨证情况，选用健脾祛湿、利水渗湿、化浊等不同的中药。

2.糖尿病是否能够逆转

（1）抓住"脾瘅"逆转期：从肥胖发展到糖尿病，会经历糖尿病前期阶段，中医叫作脾瘅。脾瘅的核心病机是脾虚，很多人长期营养过剩，导致脾胃的负担过重，出现了胃强脾弱的情况，食物未能正常运化，就会形成食积，长期囤积在体内，又会生湿、生热、生痰，如果不加控制，膏脂痰浊等影响代谢的有害物质长期影响机体，就很可能会引起糖尿病。

调理脾胃要首先控制饮食。每顿饭最好吃七八分饱。饮食过饱、甜食、肥甘厚味、熬夜、吃夜宵，易加重脾胃负担，而且食后不运动，营养物质堆积，使脾虚更重。吃饭前可先喝热汤，增加对食物咀嚼的时间，有利于增加饱腹感和消化吸收。饭后1小时运动半小时，促进食物的消耗，早睡早起，生活规律，饮食定时定量，忌暴饮暴食，保持心情舒畅，减少生活压力，不吃或少吃冷饮，冷饮会损伤脾胃阳气，使脾虚更重，也会令脾胃过度运养。肥胖者减重也是预防糖尿病的有效方法。

（2）糖尿病患者的缓解：最新的《中国2型糖尿病缓解专家共识》提出，采用"ABCD"4个维度评估2型糖尿病患者的缓解机会。

1）糖尿病自身抗体：糖尿病自身抗体阴性的患者，说明体内没有胰岛的自身免疫反应，就有机会获得缓解。

2）体重指数：如果患者的BMI≥25千克/平方米（或腰围男性>90厘米、女性>85厘米），说明超重或肥胖患者更有机会获得缓解。

3）C肽：如果患者的空腹C肽≥1.1纳克/毫升、餐后2小时C肽≥2.5纳克/毫升时，说明还有一定的胰岛β细胞功能的患者，有2型糖尿病缓解的基础。

4）病程：病程≤5年的2型糖尿病患者，获得缓解的概率会更高。

缓解2型糖尿病的核心手段是生活方式干预为主，加上医生指导下的减重药物、手术干预，以及中医药治疗。

3. 治疗糖尿病的常用中药材

中草药具有温阳散寒、清热利湿、健脾益气等功效,可以辅助调节体内的阴阳平衡。据《本草纲目》记载,枸杞子、山药、天花粉、山茱萸、人参、丹参、玉米须、葛根、黄芪、地黄、沙参、西洋参、茯苓、麦冬、玉竹、黄精、石斛、三七、白芍、罗汉果、鱼腥草、莱藤子、白茅根、决明子、绞股蓝、杜仲、党参、灵芝、肉桂、葫芦巴、薄荷、淡竹叶、菊花、桔梗、马齿苋、桑葚等很多中药材都具有降低血糖的功效。

4. 辨证准确助力中医降糖

在中医辨证论治的基础上,选用中成药调理也可以提高降糖效果。降血糖的中成药虽可降糖,但是辨证准确很关键。

(1)金芪降糖片

1)治法:清热化湿。

2)适应病证:糖尿病前期湿热蕴结证。

3)用法用量:2~3片/次,3次/天,饭前半小时口服,12周为1个疗程。

4)组成:黄连、黄芪、金银花。

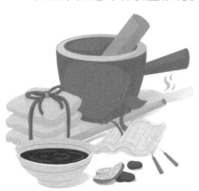

(2)津力达颗粒

1)治法:益气养阴,健脾运津。

2)适应病证:糖尿病前期气阴两虚证。

3)用法用量:1袋/次,3次/天,8周为1个疗程。

4)组成:人参、黄精、苍术、苦参、麦冬、地黄、何首乌、山茱萸、茯苓、佩兰、黄连、知母、淫羊藿、丹参、葛根、荔枝核、地骨皮。

（3）参芪降糖颗粒

1）治法：益气养阴，滋脾补肾。

2）适应病证：糖尿病前期气阴两虚证。

3）用法用量：1 克/次，3 次/天，4 周为 1 个疗程，效果不显著或治疗前症状较重者，每次用量可达 3 克，3 次/天。

4）组成：人参茎叶总皂苷、五味子、黄芪、山药、地黄、覆盆子、麦冬、茯苓、天花粉、泽泻、枸杞子。

（4）糖脉康颗粒

1）治法：养阴清热、益气固肾。

2）适应病证：糖尿病前期气阴两虚证。

3）用法用量：1 袋/次，3 次/天。

4）组成：黄芪、地黄、赤芍、丹参、牛膝、麦冬、黄精等。

（5）天麦消渴片

1）治法：滋阴，清热，生津。

2）适应病证：糖尿病前期气阴两虚证。

3）用法用量：第 1 周 2 片/次，2 次/天，之后 1～2 片/次，2 次/天。

4）组成：五味子、麦冬、天花粉、吡考啉酸铬等。

（6）消渴丸

1）治法：滋肾养阴，益气生津。

2）适应病证：2 型糖尿病之气阴两虚证。

3）用法用量：1 次 5～10 丸，每日 2～3 次，饭前温开水送服，或遵医嘱。

4）组成：葛根、地黄、黄芪、天花粉、玉米须、南五味子、山药。每 10 丸含格列本脲 2.5 毫克。

5）禁忌证：孕妇、哺乳期妇女不宜服用；1 型糖尿病患者，2 型糖尿病患者伴有糖尿病酮症酸中毒、昏迷、严重烧伤、感染、严重外伤和重大手术者禁用；肝、肾功能不全者，对磺胺类药物过敏者，白细胞减少者禁用。

五 有的放矢——降糖药物的选择

前面已经介绍了各种口服降糖药及降糖针剂,降糖药物繁多,针对不同的患者需要制订个体化的治疗方案才能更突出治疗的合理性。下面主要介绍针对不同的患者该怎样选择降糖药物及如何联用降糖药物,还会简单地介绍降糖药物与其他种类药物联用时的注意事项。以确保糖尿病患者更了解自身疾病、治疗方案以及日常生活中何时需要复诊,做好自我保护,提高自身生活质量。

1. 选择降糖药物前的准备

临床上的降糖药物多种多样,让人眼花缭乱,到底哪一款才是适合的呢? 不同的糖尿病患者有不同高血糖特点和身体条件,需要根据自己的情况选择合适的降糖药物。在选择降糖药物前需要充分了解个人情况,做好准备工作,才能有备无患。

(1)了解个人病史:在选择药物前需要先了解自身病史,比如胃肠道肿瘤、胰腺炎、心血管疾病等病史。如果有严重的胃肠道疾病,就建议选择胃肠道不良反应较小的药物,如磺脲类药物及 SGLT-2 抑制剂药物,同时尽量避免二甲双胍、阿卡波糖等胃肠道不良反应较大的药物。如果有胰腺炎病史,要注意避免 DPP-4 酶抑制剂及 GLP-1 受体激动剂,此类药物可能会导致胰腺炎发病风险升高。对于有心血管疾病、心力衰竭或者心血管疾病高危因素的患者,可以选择有心血管保护作用的药物,比如双胍类、SGLT-2 抑制剂及 GLP-1 受体激动剂等,尽量避免低血糖风险高的胰岛素促泌剂以及可能会加重心力衰竭风险的药物,比如噻唑烷二酮类。

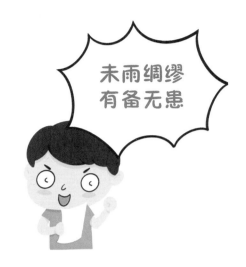

未雨绸缪
有备无患

（2）了解自身情况:在选择药物前还需要了解自身情况。需要了解自身体形、血压、心率等。消瘦的患者(体重指数<18.5 千克/平方米),不建议选择能够减轻体重的药物,而超重或者肥胖的患者则建议选择能够减轻体重的药物,比如双胍类、SGLT-2 抑制剂及能够减重的 GLP-1 受体激动剂。血压较高患者可以选择对血压有改善作用的 SGLT-2 抑制剂降糖药。平均心率较快的患者尽量避免低血糖风险高或者会引起心率增快的药物,比如磺脲类药物、GLP-1 受体激动剂等。

（3）服药前需要进行相关检查:除了解个人病史及个人情况,还需要进行糖化血红蛋白、血糖、空腹胰岛素、空腹 C 肽、肝功能、肾功能、尿常规、血常规、糖尿病自身抗体等检查,了解血糖高低、胰岛素功能情况、肝肾功能情况、是否有尿路感染等,这些都关系到降糖药物的选择。这些相关检查结果决定了患者选择降糖药物的范围,并用来排除药物禁忌证。在用药前进行这些检查是必要的。

通过以上这些情况,基本上可以比较全面地了解病情,根据个人情况选择合适的、安全的降糖药物,既能稳定控制血糖,又不增加其他严重的不良反应,这才是最好的方案。

当然,除了以上这些情况,也需要考虑服药是否方便、经济代价等,先根据病情确定降糖药物种类,之后在选定的范围中再挑选服药方便、经济代价小的药物,这样才能面面俱到。

2.服药前肝功能检查的重要性

很多糖尿病患者在用药前都担心使用降糖药物会导致肝损伤,那么肝到底是起什么作用的器官,为什么药物会引起肝损伤呢?

肝是人体内最大的内脏器官,承担着许多重要的生理功能,包括药物代谢和解毒。药物通过口服或注射进入体内后,首先经过胃肠道吸收,然后通过肝进行代谢和解毒作用,最后再进入血液循环系统。如果药物用量过大,或者药物毒性过大,则会超出肝功能的代谢和解毒能力,引起肝损伤。因此,肝是最先接触和代谢药物的器官之一。一旦肝功能出现问题,诸多药物应用都会受到限制。

肝功能检查是通过检测血液中的一系列指标来评估肝的功能状态。常见的肝功能指标包括丙氨酸转氨酶、天冬氨酸转氨酶、碱性磷酸酶、总胆红素、直接胆红素、间接胆红素和血清白蛋白、球蛋白。这些指标可以反映肝的代谢、解毒和合成功能。

药物治疗前进行肝功能检查可以帮助医生评估肝状态,预防药物损伤,调整药物剂量,并避免药物相互作用。这对于确保药物治疗的安全性和有效性非常重要。如果患者需要进行药物治疗,请务必遵循医生的建议,在用药前进行肝功能检查,保护肝健康。

3.服药前肾功能检查的重要性

使用降糖药物前患者同样也会担心肾损伤的问题。糖尿病本身对肾功能有影响,且糖尿病导致透析的概率更高,糖尿病肾病患者中有约 1/3 患者最终会发展为肾衰竭。因此,可能比肝损伤担心更多。进行药物治疗前肾功能检查同样具有重要的意义。

肾是人体重要的排泄器官,类似于人体的下水道,负责滤过代谢废物并排出体外,调节体液平衡和维持内环境稳定等。药物在体内经过肾的滤过、分泌和重吸收等过程进行排泄,因此对肾功能进行评估可以帮助医生更好地选择合适的药物剂量和给药方案,确保药物的安全性和疗效。

肾功能的评价指标包括:尿素氮、肌酐、碳酸氢盐、尿酸等,这些指标可以反映肾的排泄和调节电解质的功能。

药物治疗前进行肾功能检查可以评估肾状态,预防药物积聚和肾毒性,调整药物剂量,并避免药物相互作用。这对于确保药物治疗的安全性和有效性非常重要。同时,养成良好的生活习惯、避免不良的药物使用也有助于维护肾健康。

4. 降糖药物的使用时机

降糖药物是用于治疗糖尿病的药物,它们可以帮助控制血糖水平,减轻症状,并预防并发症的发生。然而,并不是一发现血糖高就需要用降糖药,也不是一开始就需要用胰岛素,该使用降糖药时拒绝使用更加不正确。正确的应用时机对于降糖的疗效和安全性非常重要。

(1)生活方式干预优先:无论是否需要使用降糖药物,生活方式干预都应作为首要的治疗方法,生活方式干预是控制糖尿病的基础。这包括通过饮食控制、适量运动、减轻体重、戒烟限酒等方式改善生活习惯,以促进血糖控制和整体健康。对于初发2型糖尿病患者,初始血糖并不太高,没有多饮、多食、多尿、体重下降等"三多一少"的症状,也没有急性并发症的表现,建议先不使用降糖药,先控制饮食、加强运动治疗。

(2)口服药物的应用时机:对于初发2型糖尿病患者,如果生活方式干预能够达到血糖控制目标,可以继续控制饮食、加强运动,不需要药物干预,毕竟是药三分毒,能不吃药最好不吃药。但如果生活方式干预无法达到血糖控制的要求,或者病情进展较快,则建议尽快开始使用降糖药物。一般而言,在生活方式干预3~6个月后,如果血糖仍然超过目标范围,可以考虑药物治疗。

（3）胰岛素的应用时机：①对于 1 型糖尿病,初始血糖就有可能极高,并出现明显"三多一少"症状。对于 1 型糖尿病,主要表现为胰岛功能绝大部分被破坏,自身不能产生胰岛素,病情进展快,并发症出现早,血糖高且波动大。因此,一旦发现建议立即开始使用胰岛素。②部分 2 型糖尿病患者,发现时也可能有明显的"三多一少"症状,且血糖极高,这种情况有可能是发现太晚,并不代表发病时间短。对于此种情况,胰岛素也是必需的治疗手段。③还有部分 2 型糖尿病患者,可能刚开始使用口服药血糖都能控制稳定,但随着患病时间延长,胰岛功能逐渐下降,服用两种或者两种以上口服药还是不能把血糖控制稳定,这种情况下也建议开始使用胰岛素。④还有某些情况,如糖尿病酮症酸中毒、糖尿病急性并发症、妊娠糖尿病、重度感染等,降糖药物也是必须使用的,且胰岛素通常是首选药物。

（4）合理搭配多种药物：在选择降糖药物时,医生通常会根据患者的具体情况综合考虑,可能会采用单药或联合用药。病情较轻并单一的情况下可以选择单药治疗。在血糖过高的情况下,或者合并冠心病、心力衰竭、肾病等的患者,单用降糖药通常达不到控制目标,需要联合用药才能稳定控制血糖,并且要考虑患者长期获益,建议初期即开始联合用药。

总之,降糖药物的应用时机应该个体化,根据自身的具体情况来确定。合理的应用时机和正确的用药方式能够有效控制血糖水平,减少并发症的风险,提高生活质量。建议糖尿病患者与医生密切合作,制订个性化的治疗方案。同时,坚持健康的生活方式也是降糖治疗的关键。

5. 不同类型糖尿病选择降糖药物

每个人对药物的反应不一样,别人用着效果好的药物自己用着效果不一定好,也不一定适合自己,用了之后可能还会病情加重。根据临床特点及胰岛功能情况,糖尿病可分为 1 型糖尿病、2 型糖尿病,除此之外还有妊娠糖尿病及特殊类型糖尿病。不同类型的糖尿病治疗目标有差别,治疗方法及降糖药物的选择也不一样。

　　1 型糖尿病患者,发病年龄小,病情进展快,胰岛功能几乎完全丧失,血糖波动大,治疗时应使血糖尽量接近正常值,延缓并发症发生。且因 1 型糖尿病患者胰岛功能几乎完全丧失,治疗应以补充胰岛素为主,胰岛素是 1 型糖尿病患者的主要治疗药物。此外,根据血糖波动情况可以在使用胰岛素的同时适当加用阿卡波糖等口服药。禁止使用胰岛素促泌剂等口服药,可能会导致病情延误,出现急性并发症。

　　2 型糖尿病患者胰岛功能部分丧失且合并有胰岛素抵抗,治疗可以选择口服药,也可以选择胰岛素治疗,或者是口服药联合胰岛素治疗。口服药的选择可以根据自身特点、血糖高低、胰岛素功能情况、肝肾功能情况、是否有尿路感染等进行选择。治疗以减轻胰岛素抵抗、延缓并发症发生为主要目的。

　　妊娠糖尿病患者,血糖高低及用药情况关系到胎儿发育、孕产程是否顺利等,因此血糖控制目标更严格(空腹血糖 3.3～5.3 毫摩尔/升,餐后 1 小时血糖 5.6～7.8 毫摩尔/升,餐后 2 小时血糖 4.4～6.7 毫摩尔/升)。降糖治疗首选胰岛素,在大量胰岛素仍不能有效控制血糖的情况下可以加用二甲双胍。其他口服降糖药孕期是不能用的。

　　其他特殊类型的糖尿病患者,因比较少见且分类较多,因此不再一一赘述,总的降糖治疗原则就是根据胰岛功能并参考用药禁忌确定,胰岛功能不佳的患者需要长期使用胰岛素治疗,胰岛功能尚可的患者可以使用口服药物或者与胰岛素联合使用。

6. 糖尿病前期患者选择降糖药物

　　门诊有类患者血糖高于正常范围,但是又不是太高,比如空腹血糖 6.8 毫摩尔/升,餐后 2 小时血糖 9.0 毫摩尔/升。算不上是糖尿病但也不正常,大多数患者会比较焦虑,门诊就诊的时候就问医生:"我一定会得糖尿病吗?这种情况需要用药吗?该怎么治疗?"相对的,还有一部分患者会不放在心上,觉得血糖并不高,根本不需要在意。那对于这类患者到底该怎么办呢？是不管不顾还是立刻开始药物治疗呢？

此类患者的情况是糖尿病前期。糖尿病前期指血糖已经超过正常范围，但未达到糖尿病诊断标准，血糖介于正常与糖尿病之间的状态，包括空腹血糖受损及糖耐量减低，或者两者同时存在。

空腹血糖受损诊断标准：空腹血糖≥6.1毫摩尔/升且<7.0毫摩尔/升，服糖后2小时血糖<7.8毫摩尔/升。

糖耐量减低诊断标准：空腹血糖<6.1毫摩尔/升，服糖后2小时血糖≥7.8毫摩尔/升且<11.1毫摩尔/升。

空腹血糖受损+糖耐量减低诊断标准：空腹血糖≥6.1毫摩尔/升且<7.0毫摩尔/升，服糖后2小时血糖≥7.8毫摩尔/升且<11.1毫摩尔/升。

糖尿病前期的治疗目标是通过适当的干预方法使其血糖逆转为正常，至少是维持在糖尿病前期，从而预防或延缓其进展为糖尿病。生活方式干预应作为预防糖尿病的基石并贯穿于糖尿病前期干预的始终。

根据糖尿病前期进展为糖尿病的风险高低、个体的健康需求、经济和医疗条件进行分类管理。饮食运动干预6个月后未达到预期干预目标、高血糖进展和/或无法严格饮食控制和运动，可考虑启动药物干预。高风险者或具有健康需求、有经济和医疗条件者，可考虑在生活方式干预的同时启动药物干预。

临床研究显示，二甲双胍、α-葡糖苷酶抑制剂、噻唑烷二酮类、GLP-1受体激动剂、奥利司他等药物干预可以降低糖尿病前期人群发生糖尿病的风险。其中二甲双胍和阿卡波糖在糖尿病前期人群中长期应用既有效又安全。

大部分糖尿病前期患者经过适当的治疗都是可以恢复正常的，可以逆转的，不要自暴自弃，也不要放任自流。一定要有信心有毅力，长期按照医生的医嘱进行自我控制和适当的治疗。

7.肥胖糖尿病患者选择降糖药物

在糖尿病患者中肥胖很常见。肥胖多见于早期2型糖尿病患者,或者糖尿病前期患者,以胰岛素抵抗为主要特点,合并有部分胰岛素缺乏。早期的肥胖2型糖尿病患者是可以通过严格的饮食控制、运动及合适的降糖药物治疗逆转糖尿病,此类患者治疗目的主要在于减重,尤其是减轻腹型肥胖。通过减重、控糖、改善胰岛素抵抗,进而逆转糖尿病,并保护心血管,防止并发症发生。

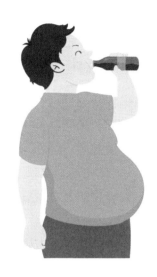

目前能够减轻体重、改善胰岛素抵抗并有心血管保护作用的药物有双胍类、SGLT-2抑制剂及能减重的GLP-1受体激动剂。

双胍类:可以促进人体糖的无氧酵解,增加肌肉、脂肪等外周组织对葡萄糖的吸收和利用,同时抑制肠道吸收葡萄糖,并抑制肝糖原异生,进而减少肝糖原的输出,降低空腹和餐后血糖。大部分患者服药后会不同程度影响食欲,减少能量摄入。所以糖分吸收减少、食欲被抑制,体重会有一定程度的下降。

SGLT-2抑制剂:可通过减少糖类重吸收,使大部分糖通过肾以尿的形式排出体外,起到降糖作用。尿中糖分高还会有一定的利尿作用。热量排出多且水分排出多就导致体重下降。

GLP-1受体激动剂:能够使大脑产生饱腹感,延缓胃排空,降低食欲,并有一定的促进胰岛素分泌的作用,抑制胰岛β细胞凋亡保护胰岛功能,还可以抑制胰高血糖素释放,减少肝糖原输出,起到降糖及减重作用。

肥胖患者因以胰岛素抵抗为主,多数都存在高胰岛素血症,在早期强化降糖治疗中可以使用胰岛素,但院外长期治疗需要尽量避免使用增加胰岛素水平的药物,比如胰岛素促泌剂和胰岛素。

总的来说,对于肥胖糖尿病患者,治疗应以控制饮食,加强运动,控制体重为基础治疗,选择能够减重、改善胰岛素抵抗的药物。具体的治疗方案应该根据每个患者的情况进行个体化选择,以达到最佳的糖尿病控制效果。

8. 消瘦糖尿病患者选择降糖药物

前面提到肥胖是一种不好的现象,会导致很多代谢病的发生。那是不是越瘦就越好、越健康呢?当然不是了。过于消瘦代表的是营养不良、抵抗力低下、体质差。实际上,在糖尿病患者中体形消瘦的并不少见,此类患者并不适合使用具有减重作用的降糖药。

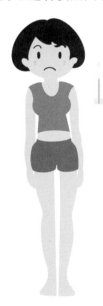

考虑消瘦患者的自身营养状态及个人治疗意愿,不建议给此类患者使用能够明显减重的降糖药,比如上文中提到的双胍类、SGLT-2抑制剂及能减重的GLP-1受体激动剂。阿卡波糖在某些患者中也可能会引起体重下降,体形过于消瘦患者不建议用。此外DPP-4酶抑制剂药物,在某些患者中也有可能会导致体重下降,虽然研究结果表明对体重影响不大,但对于消瘦患者仍建议慎重使用。

消瘦的诊断标准是体重指数<18.5千克/平方米。消瘦患者大多是病史较长、过于严格控制饮食或者合并其他消耗性疾病的患者,处于营养不良状态。胰岛素总的作用是促进合成代谢,其能够促进组织细胞对葡萄糖的摄取和利用,促进糖原合成;促进脂肪酸合成和脂肪储存,减少脂肪分解;促进氨基酸进入细胞,推进蛋白质合成的各个环节以增加蛋白质合成。因此补

太瘦了也不好

充胰岛素,能够改善患者营养不良状态。胰岛素促泌剂——磺脲类药物和格列奈类药物可以促进内源性胰岛素分泌,而注射胰岛素治疗可以增加体

内外源性胰岛素水平,均能够改善患者合成代谢,促进体重增加。因此胰岛素促泌剂及胰岛素更适合此类患者。此外,对于消瘦患者仍然可能存在胰岛素抵抗,因此可以使用噻唑烷二酮类降糖药,增加胰岛素敏感性同时不降低体重,也适合此类患者。

总之,对于消瘦糖尿病患者,饮食中需注意饮食均衡,适当补充优质蛋白,改善营养状态。除了改善饮食和生活方式外,治疗应以提高胰岛素水平,促进合成代谢为主,并定期复诊,监测体重、肌容量、血糖等,及时调整治疗方案。

9. 儿童糖尿病选择降糖药物

全球大约有 3.7 亿人患有 2 型糖尿病,其中约 191 000 例儿童糖尿病,主要致病因素是肥胖。其次还有 1 型糖尿病患儿,全世界有超过 120 万儿童和青少年患有 1 型糖尿病。超过一半(54%)的患者年龄在 15 岁以下。随着生活方式的改变,儿童糖尿病将不再是少见病。

儿童处于快速生长发育期,身高体重在不断发生变化,体内多种激素也随生长发育逐渐变化,且考虑药物安全性,大多数药物在儿童中应用受到限制。这些特殊性决定了在选用降糖药物时需要更加谨慎。

(1)生活方式干预优先:无论是 1 型糖尿病还是 2 型糖尿病,生活方式干预都是治疗的基础。儿童糖尿病患者应通过健康饮食、适量运动和保持合理的体重来控制血糖水平。家庭成员的积极配合对患儿来说也很重要,要为患儿提供健康膳食和正确的体育锻炼方法。同时,家庭成员的情感支持也同等重要,要注意患儿在控制疾病时的心理健康。口服降糖药物或胰岛素治疗属于二线治疗。

(2)1 型糖尿病的治疗:儿童 1 型糖尿病患者几乎都需要使用胰岛素治疗。胰岛素治疗对于儿童而言是必要且安全的,它可以帮助维持稳定的血糖,且无影响生长发育的不良反应。但是一般都需要每日多次注射,经济条件好的家庭,使用胰岛素泵会使患儿更加配合治疗,达到更好的血糖控制目标。儿童患者的胰岛素剂量应根据血糖监测结果和生长发育情况随时进行调整,以确保血糖水平在正常范围内,延缓并发症出现时间。

(3)2 型糖尿病的治疗:儿童 2 型糖尿病的治疗与成人有所不同,一般首选的治疗方法是生活方式干预和饮食控制,尽量少用药,以避免对儿童生长发育造成影响。如果生活方式改变无法满足血糖控制的要求,可考虑某些口服降糖药物或胰岛素的应用。考虑用药安全性,胰岛素仍为首选治疗药物,尽量避免使用口服药。对于儿童来说可选择的口服降糖药仅有二甲双胍,且仅限 10 岁以上儿童使用。10 岁以下儿童 2 型糖尿病只能选择胰岛素。

二甲双胍可以帮助提高细胞对胰岛素的敏感性,并降低肝释放葡萄糖的量。它通常是 2 型糖尿病治疗的首选药物。然而,儿童使用二甲双胍时需要密切监测,可能引起胃肠道反应,如恶心和腹泻等,从而导致营养不良,影响生长发育。

总之,儿童糖尿病患者的治疗需要个体化选择,并且生活方式干预是治疗的基础。医生在选择降糖药物时会综合考虑患儿的年龄、病情、生长发育情况等因素,制订最佳的治疗方案。

10. 特殊时期女性选择降糖药物

月经期、妊娠期和哺乳期是特殊的生理状态,对于这些时期的糖尿病女性来说,尤其是妊娠期和哺乳期女性,血糖控制是否稳定与孕产过程是否顺利及胎儿的健康联系密切,所以降糖药物的选择需要更谨慎。

(1)月经期:由于卵巢周期性排卵引起性激素(主要是雌激素、孕激素)周期性波动,子宫内膜受性激素的影响出现周期性脱落形成了月经。雌激素可以提高胰岛素敏感性,促进葡萄糖的利用,从而降低血糖水平;雌激素还可以抑制肝糖原的释放,减少肝对葡萄糖的产生,有助于进一步降低血糖水平。但整体来说性激素对血糖影响较小,导致的血糖波动也较小,因此在月经期要注意监测血糖即可,一般降糖方案不需要根据月经期进行调整。

此外,月经期基本无用药禁忌,口服药或者胰岛素均可使用。月经期可继续之前的降糖方案,且无须进行调整用量。

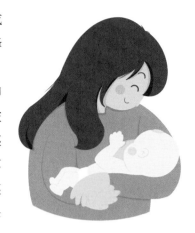

(2)备孕期及妊娠期:备孕期决定了卵子最初的质量,在备孕期乱用药或者血糖控制不佳可能会影响卵子发育、后期受精及胚胎着床过程。妊娠期血糖控制不佳或用药不恰当可能会引起流产、妊娠高血压、子痫、胚胎发育不良、巨大儿等。因此制订适当的降糖方案对此期女性很重要。

胰岛素治疗:对于备孕期和妊娠糖尿病患者而言,胰岛素治疗是首选的降糖方法。胰岛素是安全且有效的,可以通过胰岛素注射帮助控制血糖水平。在妊娠期,胰岛素不会穿过胎盘,不会对胎儿产生不良影响。

口服降糖药物的使用:除二甲双胍外,其他口服降糖药物均不适宜备孕期及孕期使用。目前专家指南建议备孕期可使用二甲双胍,但在妊娠期存在一定的争议和风险。二甲双胍也属于小分子药物,也会通过胎盘,对胚胎也会有一定影响。因此仅在大量使用胰岛素仍控制不好血糖的情况下可考虑使用。总之,备孕期和妊娠糖尿病的治疗一般不推荐使用口服降糖药物。

(3)哺乳期:具体内容如下。

胰岛素治疗:对于哺乳期糖尿病女性,胰岛素仍是最安全有效的降糖治疗选择。胰岛素不会通过乳汁分泌,且口服没有效果,因此哺乳期妇女可以通过胰岛素来控制血糖,并且胰岛素不会对母乳质量和婴儿产生不良影响。

口服降糖药物不能用:目前的口服降糖药均会通过乳汁分泌,从而影响婴幼儿血糖水平,还可能出现其他不良反应。因此在哺乳期不建议使用口服降糖药物。如果评价患者情况必须使用口服降糖药,建议立即停止母乳喂养。

在使用任何药物之前,请咨询医生的意见,根据个体情况制订适当的治疗方案。及时监测血糖、定期复诊,并与医生保持密切沟通是确保母婴健康的关键。

11. 老年人选择降糖药物

老年人在选择降糖药时,需要考虑多个因素,包括身体状况、合并症、药物安全性和个体差异、家庭照护条件等。个人身体状态越好、合并症越少、肝肾功能越好、胰岛功能越好、家庭照护条件越好,可选择的药物就越多。如果存在个体体质较差、独居等情况,降糖药物选择就比较受限。总体来说,老年人血糖控制目标可适当放宽,选择降糖药物主要关注药物安全性,包括肝肾功能安全性及低血糖风险等。

(1)饮食和运动是管理血糖的基础:老年人应该遵循均衡饮食原则,限制高糖、高脂肪的食物,增加蔬菜、水果、全谷类和蛋白质的摄入,适量的有氧运动如散步、慢跑、游泳等中等强度运动有助于降低血糖水平。不建议进行高强度的剧烈运动。

(2)胰岛功能不佳老年患者:因多数老年患者病史较长,很可能出现胰岛功能衰竭。这种情况患者需使用以胰岛素为主的治疗方案。胰岛素治疗不会增加肝肾负担,不必担心肝肾功能损伤,但需要关注低血糖风险。使用胰岛素时尽量选择长效胰岛素(甘精胰岛素)或者超长效胰岛素(德谷胰岛素),或者长效胰岛素与GLP-1受体激动剂的复合制剂(德谷利拉鲁肽,甘精利司那肽等),低血糖风险相对较小,且不良反应少。

(3)胰岛功能较好的老年患者:口服药物应该作为首选。考虑到老年患者视力不佳、学习能力差、记忆能力差,操作注射制剂困难较大,依从性差,院外很容易出现私自停用针剂的情况,导致患者血糖波动大及并发症出现。口服降糖药更方便使用,患者能够长期坚持,可选择以下几种药物。

●二甲双胍:是一种广泛使用的口服降糖药物,因其低血糖风险低,对于肝肾功能完全正常的老年人,它应作为首选药物。与其他降糖药物联用时低血糖风险增加,对于肝肾功能中重度损伤的老年患者,不建议使用。

●磺脲类药物、格列奈类(胰岛素促泌剂):可以刺激胰岛素的分泌,低血糖风险高,非必要不建议选择此类药物。尤其在肾功能不佳老年人中使用时,可能出现严重低血糖和其他不良反应的风险,应避免使用。

●α-葡糖苷酶抑制剂:通过延缓碳水化合物的消化和吸收来减少血糖升高。这类药物一般不会引起低血糖,但可能会导致严重腹胀、腹痛、腹泻,老年人使用时应特别注意胃肠道不良反应。

●噻唑烷二酮类:此类药物在肾功能损伤患者中无须减量或停药,且低血糖风险较小,对老年患者比较安全。但要注意,水肿、心脏病、心力衰竭及肝功能损伤患者应避免使用,且与其他降糖药物联用会增加低血糖风险。

●DPP-4酶抑制剂:低血糖风险小,老年患者应用较安全,且年龄对此类药物代谢无临床意义,因此无须根据年龄减量或者停用。其中利格列汀对肝肾功能最安全,除利格列汀外的其他DPP-4酶抑制剂药物,严重肾功能损伤须减量使用,严重肝功能损伤尚无研究经验,不建议应用。有胰腺炎病史老年患者使用后可能增加胰腺炎风险,建议谨慎使用。

●SGLT-2抑制剂:特点类似DPP-4酶抑制剂药物,低血糖风险小,也无须根据年龄减量或者停用。但要注意肝肾功能重度损伤不能使用,且此类药物会增加泌尿生殖道感染风险,反复尿路感染病史患者不建议使用。

●GLP-1受体激动剂:低血糖风险小,也无须根据年龄减量或者停用,但要注意肝肾功能安全性、胃肠道不良反应及其在胰腺炎、甲状腺疾病方面的风险。严重的肝肾功能损伤、胰腺炎病史、甲状腺髓样癌病史患者应避免使用。甲状腺结节及甲状腺肿患者也应谨慎使用。

老年人用药需要注意药物的安全性和耐受性。老年人的身体功能通常会随着年龄的增长而减弱,因此对药物的反应和代谢可能会有所变化。在选择降糖药物时,需要注意剂量的调整、潜在的药物相互作用以及用药安全性。最重要的是,老年人在选择降糖药物时应咨询专业医生的意见,医生会根据老年人的具体情况进行评估,并给出适当的降糖方案。同时,老年人需要定期进行血糖监测、遵循医嘱,及时向医生报告任何不适或异常情况。

12.肝功能损伤患者选择降糖药物

肝功能损伤的常见原因:①病史较长的糖尿病患者大多数有并发症及合并症,需要多种药物联合使用。尤其是治疗高脂血症的他汀类药物,使用非常广泛,他汀类药物对肝功能的影响非常普遍。②肝本身疾病也是导致肝损伤的重要原因。目前全球有约 2.57 亿人存在乙型肝炎病毒慢性感染,除此之外还有酒精性脂肪肝、非酒精性脂肪肝等,其中以非酒精性脂肪肝所致的肝功能异常最为常见。

肝可通过合成肝糖原并把过多的糖转变为脂肪等途径降低血糖,是控制人体糖代谢的中枢器官。肝疾病与糖代谢异常有着密切的关系,50%~80%的慢性肝病患者都存在糖耐量异常。口服降糖药物多数经过肝代谢,然后再由肾排泄。当患者肝功能不好时,势必会影响药物代谢,进而影响药物的疗效或增加药物的不良反应。肝功能损伤可从以上两方面影响患者血糖,此外降糖药物使用不合适,有可能加重肝损伤,严重的话可能导致肝衰竭。因此对于糖尿病伴有肝功能不全的患者来说,降糖方案的选择至关重要。

●二甲双胍:作为糖尿病的基础用药,如果无禁忌证和不耐受,应一直置于治疗方案中。其不经过肝代谢,主要以原形经肾排泄,无肝毒性,可用于 2 型糖尿病合并脂肪肝、肝功能轻度异常的患者。由于肝功能不全会限制乳酸的清除能力,可能导致乳酸酸中毒,因此在重度肝损伤(转氨酶超过正常值上限的 3 倍)时应避免使用。

●磺脲类药物:此类降糖药物主要经过肝代谢,轻中度肝功能不全者可以使用,用药期间应定期监测肝功能,重度肝损害(转氨酶超过正常值上限3 倍)患者禁用。

●格列奈类:瑞格列奈,轻度肝功能异常者能用,中度肝功能异常者慎用,重度肝功能异常患者禁用。那格列奈,轻中度肝病患者可以用且无须调整剂量,重度肝病患者慎用。

●α-葡糖苷酶抑制剂:常用的有阿卡波糖、伏格列波糖,轻度的肝功能异常并非使用禁忌,中重度肝功能不全禁用。米格列醇肝功能异常者无禁忌。

●噻唑烷二酮类:吡格列酮可以增加肝对胰岛素的敏感性和改善胰岛素抵抗,减少脂肪在内脏的堆积,因此,可用于 2 型糖尿病合并脂肪肝的患者。但若患者有活动性肝病、转氨酶超过正常上限 2.5 倍,不宜服用吡格列酮。

●DPP-4 酶抑制剂:西格列汀、沙格列汀、阿格列汀,轻中度肝功能受损的患者无须调整剂量,重度肝功能不全不推荐使用。利格列汀,在轻度、中度和重度肝功能不全时均可使用且不须调整剂量。维格列汀,转氨酶超过正常上限 3 倍的患者不宜使用。

●SGLT-2 抑制剂:轻、中度肝功能不全时可以使用,无须调整剂量。在重度肝功能不全的 2 型糖尿病患者中使用经验有限,不建议使用。

●GLP-1 受体激动剂:GLP-1 受体激动剂适用于合并脂肪肝、肝功能轻中度异常的糖尿病患者,且无须调整剂量。重度肝损害患者利司那肽、度拉糖肽不需要调整剂量。

●胰岛素:对于肝损伤的患者来说,最安全的仍然是胰岛素。胰岛素对肝功能无影响,其代谢也不增加肝负担。但肝功能损伤会影响胰岛素灭活,可能延长胰岛素作用时间,因此胰岛素需要量可能减少,使用过程中应注意监测血糖。

总结来说,对于大部分轻中度肝功能受损的糖尿病患者,有许多降糖药物可供选择,而且不仅不会影响肝功能,反而会改善肝功能。然而合并慢性病毒性肝炎(活动期)、肝硬化等疾病的糖尿病患者,原则上最好是选择胰岛素,或尽可能选择那些不经过肝代谢,重度肝功能损伤也无须调整剂量的降糖药物,如米格列醇、利格列汀、利司那肽、度拉糖肽等。

13. 肾功能损伤患者选择降糖药物

糖尿病患病率逐年增加,糖尿病作为慢性肾脏病(CKD)最重要的危险因素,很多糖尿病患者均会出现肾功能损伤。2020 年一项研究显示,中国 2 型糖尿病患者中糖尿病肾病(DKD)的患病率为 21.8%,已超过肾小球肾炎等所致的慢性肾病,成为我国慢性肾脏病住院治疗的首要原因。除此之外,合并慢性肾脏病的糖尿病患者死亡率及心血管相关死亡率风险也大大升高,且低血糖风险增加,这也导致在降糖药物的选择上受到了很大限制。

合并 DKD 的糖尿病患者可选择的降糖药物主要包括双胍类、α-葡糖苷酶抑制剂、磺脲类药物、格列奈类、噻唑烷二酮类、胰岛素等传统药物及 SGLT-2 抑制剂、DPP-4 酶抑制剂、GLP-1 受体激动剂等新型药物。

●二甲双胍:二甲双胍结构稳定,不与血浆蛋白结合,吸收后不经肝代谢,以原形随尿液排出。推荐肾病 2 期可以安全使用;肾病 3a 期须减量使用;肾病 3b 期须慎重使用;肾病 4~5 期为禁忌。轻中度肾功能损害(肾病 2~3a 期)的患者使用二甲双胍其益处大于弊端。

●磺脲类药物(磺脲类胰岛素促泌剂):格列喹酮,仅 5% 经肾代谢,其余经粪便排泄,对于肾功能不全患者无药物积蓄问题,轻度、中度及重度肾损伤患者均可正常使用,无须减量。因此,世界卫生组织一直推荐格列喹酮作为治疗轻度至中度肾功能损害的糖尿病患者的一线药物。格列齐特及格列吡嗪,肾病 1~2 期可安全使用,肾病 3 期须减量使用,肾病 4~5 期患者禁止使用。格列美脲,肾病 1~2 期可安全使用,肾病 3a 期须减量使用,肾病 3b~5 期患者禁止使用。

●格列奈类(短效胰岛素促泌剂):那格列奈主要经肝代谢,约 85% 代谢产物从尿中排出,其中 16% 以原形自肾排出。瑞格列奈 90% 代谢产物经胆汁排泄进入粪便,仅 8% 的代谢产物经肾排泄进入尿液,因此肾安全性较高,各期肾功能损伤患者均可以使用。

●α-葡糖苷酶抑制剂:阿卡波糖及伏格列波糖主要在消化道直接发挥作用,并在肠道中由微生物分解代谢,全身不良反应少,肾病 2~3 期患者可以安全使用,肾病 4~5 患者禁止使用。米格列醇血浆浓度相对于肾功能不全的程度成比例增加,因此不推荐肾功能不全患者使用米格列醇。

●噻唑烷二酮类:主要包括吡格列酮及罗格列酮,该类药物主要经胆道和肾排出体外,部分从粪便排泄,慢性肾脏病患者使用无禁忌。

●DPP-4 酶抑制剂:利格列汀对肾功能影响很小,慢性肾脏病患者无使用禁忌。该类药物除利格列汀外,肾病 1~3a 期可安全使用,肾病 3b~5 期患者须减量使用。

●SGLT-2 抑制剂:肾病 1~3a 期可安全使用,肾病 3b~5 期的患者禁止使用。

●GLP-1 受体激动剂:1~3a 期可安全使用,肾病 3b~5 期的患者禁止使用。

●胰岛素:糖尿病合并慢性肾脏病变的患者是胰岛素使用的适应证,与胰岛素种类无关,但慢性肾脏病患者可导致胰岛素排泄减慢,导致在体内蓄积,应注意调整剂量,防止发生低血糖。

14. 糖皮质激素导致的高血糖选择降糖药物

糖皮质激素是人体的应激激素,是维持正常生理功能不可缺少的。人体的肾上腺皮质可持续分泌糖皮质激素。糖皮质激素对机体的生长发育、新陈代谢以及免疫功能有重要的调节作用,属于体内的胰岛素拮抗激素,可引起胰岛素抵抗。但糖皮质激素在多种疾病中发挥抗感染、抗免疫作用,应用十分广泛,比如自身免疫病、肾病、重度感染、皮肤病、内分泌疾病等患者都可能需要大量应用糖皮质激素。

长期大量应用糖皮质激素可导致糖代谢障碍,研究表明使用糖皮质激素后糖尿病发病率在 10%~40% 。主要发病原因与 2 型糖尿病类似,包括胰岛素抵抗和胰岛 β 细胞功能减退。因此总的治疗原则与 2 型糖尿病类似。

对于使用糖皮质激素导致的糖尿病,控制血糖是至关重要的,能够更好地提高免疫力,保证能量代谢稳定,促进基础疾病恢复。可选择的药物有以下几种。

●胰岛素:对于严重的糖皮质激素性糖尿病,初始治疗阶段可能需要使用胰岛素治疗。胰岛素可以快速有效地降低血糖水平,稳定内环境,恢复正常的糖脂代谢。

●二甲双胍:这类药物可以减少肝对葡萄糖的输出,促进血糖转化为肝糖原降低血糖,还可以增加胰岛素的敏感性。双胍类的降糖机制正好覆盖了糖皮质激素引起高血糖的机制,因此对糖皮质激素性糖尿病患者来说二甲双胍是比较适宜的,如果没有应用禁忌,应首先考虑使用二甲双胍。

●α-葡糖苷酶抑制剂:这类药物可以延缓碳水化合物的消化和吸收,从而降低餐后血糖水平,例如阿卡波糖等。

●DPP-4 酶抑制剂:这类药物能够增加胰岛素的分泌和减轻胰岛素抵抗,例如西格列汀、利格列汀等。

●SGLT-2 抑制剂:这类药物通过减少原尿中葡萄糖的重吸收,导致大量的葡萄糖通过尿液排出体外,从而降低血糖。有一定的减轻体重的作用,并可以减轻胰岛素抵抗。

●GLP-1 受体激动剂:这类药物可以刺激胰岛素的分泌和延缓胃肠道的排空,从而减慢血糖的上升速度,例如利拉鲁肽、艾塞那肽等。

每个患者的情况是不同的,选择合适的降糖药物需要考虑患者的年龄、病情严重程度、肾功能以及可能的药物相互作用等因素。

总之,对于使用糖皮质激素导致的糖尿病,除了改善饮食和生活方式外,口服降糖药物和胰岛素治疗都可以用于控制血糖,但以选择能够改善胰岛素抵抗的药物为主。具体的治疗方案应该根据每个患者的情况进行个体化选择,以达到最佳的糖尿病控制效果。一定要在医生指导下进行治疗,并定期复诊以监测病情和调整治疗方案。

六 营养补充剂

营养补充剂,可在日常饮食无法满足身体所需的营养需求时提供额外的营养支持。

但是营养补充剂不能代替正常的三餐饮食,它可以在特定情况下提供额外的营养支持,但并非每个人都需要补充。对于糖尿病患者来说,很多存在偏食、过度节食、营养结构不均衡或因糖尿病胃肠病变导致吸收不良等情况,因此糖尿病患者在某些情况下需要营养补充剂改善健康状态。

1. 钙 剂

钙质不仅是骨骼健康的保障,而且还影响着机体许多重要器官组织的功能,血液凝固、神经肌肉兴奋性以及细胞代谢功能的维持和多种多肽激素的分泌均需要钙离子的参与。且相较于普通人而言,糖尿病患者更易缺钙,这与患者排尿量增多有很大关系。因为血糖浓度较高,糖尿病患者比正常人排尿量高出 2～3 倍,肾在排出过多葡萄糖的同时,对钙离子的滤过率也随之增加。据测定,健康人 24 小时从尿中排出的钙质为(104±20)毫克,而糖尿病患者却要排出

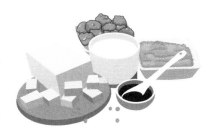

含钙量较高的豆制品

（195±106）毫克。除此之外，骨骼中的磷、镁也随之丢失，因此更容易引起骨质疏松。而一旦发生骨折，糖尿病患者伤口愈合更加缓慢，发生感染的概率也相应显著提高。因此关注糖尿病患者体内钙质含量就显得尤为重要。

糖尿病患者应深刻意识到补钙的重要性。应以饮食疗法为主，药物疗法为辅。之所以如此，是因为天然食物较为安全，除了钙质之外还有其他丰富的营养素，可以宏观地平衡调养人体健康。多吃富含钙元素的食品，以脱脂、低脂牛奶为佳，少吃饱和脂肪，高脂饮食也会影响钙的吸收。除了要注意饮食补充之外，还可在医生指导下服用钙片、维生素 D、维生素 K、双膦酸盐、降钙素、雌激素等。大于 65 岁的老年男性每天钙的推荐用量是 1.5 克，绝经后的女性每天钙的推荐用量为 1.0～1.5 克。

常用的钙剂有碳酸钙、乳酸钙、醋酸钙、柠檬酸钙、葡萄糖酸钙等多种类型，下面逐一介绍各种钙剂的优缺点以及易吸收性问题。

（1）碳酸钙：碳酸钙是一种常见的钙补充剂，可以直接口服或者与食物一起食用。它易于购买并且价格相对便宜，是使用最为广泛的一种钙剂。优点：价格相对便宜，可以与食物同服，服用方便。缺点：吸收率较低（30%左右）；会与饮食中的草酸结合，影响吸收。

（2）乳酸钙：乳酸钙是由牛奶或其他乳制品中提取出来的钙，它比碳酸钙更易吸收。乳酸钙通常被认为是最适合老年人和婴儿使用的一种钙剂。优点：易于吸收，不易与食物中的草酸结合。缺点：价格相对较高。

（3）醋酸钙：醋酸钙是醋酸盐形式的钙，可以促进胃酸的分泌，增强钙的吸收效果，同时醋酸也可以帮助防止钙在体内沉积。优点：促进胃酸分泌，易于吸收，不易沉积。缺点：摄入高剂量时可能会引起腹泻、恶心等胃肠道不适症状。

（4）柠檬酸钙：柠檬酸钙由柠檬酸盐形式的钙组成，其吸收率比碳酸钙高出 20% 左右，同时还有利于维生素 D 的吸收。优点：易于吸收；有利于维生素 D 的吸收。缺点：摄入高剂量时可能会引起腹泻、恶心等胃肠道不适症状。

（5）葡萄糖酸钙：葡萄糖酸钙是一种高度可溶的钙盐，可以作为食品添加剂使用，成为是常见的钙补充剂。葡萄糖酸钙与其他钙补充剂的主要区别在于它的化学结构和易溶性。优点:易于吸收,可能具有更高的生物利用率。缺点:价格相对较高。

对于糖尿病患者,切记补钙的同时必须控制好血糖。空腹血糖、餐后血糖以及糖化血红蛋白都要达标,这是糖尿病患者预防骨质疏松的基本要求。对于老年人而言,因为胃酸分泌减少,胃肠蠕动减慢,消化功能减退,所以在选择钙剂时尽量选择水溶性较好、吸收好的醋酸钙和柠檬酸钙。在食补与药剂补充的同时,也要适度锻炼与多晒太阳,促进钙质的吸收,延缓骨质疏松。

2. B 族维生素

B 族维生素属于水溶性营养元素,不仅参与人体内三大营养物质的代谢,还可以作为新陈代谢过程中的辅酶或辅酶的前体,参与多种关键的代谢反应,与多种疾病的发生发展息息相关。

对于糖尿病患者来说,B 族维生素能够带来很大的益处。

(1)维生素 B_1(硫胺素):是维持糖代谢和神经系统正常功能所必需的。糖尿病患者容易出现维生素 B_1 缺乏,导致周围神经系统受损,产生神经病变,因此需要适当补充。

(2)维生素 B_6(吡哆醇/吡哆醇磷酸酯):可以促进胰岛素代谢,维持神经系统正常功能,并预防与糖尿病有关的代谢性疾病发生。糖尿病患者可通过适当补充维生素 B_6 来改善血糖和血脂水平。研究发现,维生素 B_6 还有助于预防糖尿病所引起的视网膜病变,可以清除体内的自由基,护肝明目。

(3)维生素 B_{12}(钴胺素):是一种含有金属元素的生物碱,通常在动物肝、肾中较多见。被人体吸收后,参与核酸、脂肪、蛋白质与糖类的合成代谢过程,除此之外还可以促进人体对铁元素的吸收,维生素 B_{12} 还是合成叶酸的关键物质,帮助维持神经系统和造血系统的正常功能,而糖尿病患者往往存在胃肠道吸收不良。机体缺乏维生素 B_{12},从而导致身体出现一系列不适反应,如情绪暴躁、记忆力下降、食欲缺乏,还可能引发各种疾病,比如贫血、神经炎、脊髓损伤等,严重威胁到人体健康。临床研究发现,长期服用二甲双胍会阻止维生素 B_{12} 吸收,尤其服用二甲双胍 3 年以上和 60 岁以上的老年糖尿病患者,更容易缺乏维生素 B_{12},出现不适症状。

事实上,B 族维生素对于糖尿病患者的血糖控制并没有非常明显的裨益,但因为维生素有营养神经作用,对于糖尿病周围神经病变有一定的帮助,如维生素 B_{12},也就是甲钴胺,可以营养神经。临床上建议糖尿病周围神经病变患者,可以长期口服甲钴胺营养神经,改善四肢末梢麻凉、疼痛等症状。由于糖尿病患者长期服用二甲双胍会导致 B 族维生素的缺乏,所以可以适量补充 B 族维生素,缓解不适。除此之外,患者还应该注意饮食调整,多食用富含维生素的食品,以及定期检测机体维生素含量,避免过量补充给机体带来伤害。

3. 维生素 C

维生素 C,别称 L-抗坏血酸、维生素 C,是一种水溶性维生素。作为众所周知的抗氧化剂,维生素 C 可保护细胞免受氧化应激的伤害,能够美白皮肤、增强机体免疫力、参与蛋白质合成以及促进铁离子的吸收等。

(1)维生素 C 对糖尿病患者的益处:研究显示,适量补充维生素 C 可以降低 2 型糖尿病的发病风险,改善胰岛素抵抗、炎症,同时可延缓糖尿病肾病的发生发展和降低心血管疾病的发生风险。根据欧洲一项研究结果表明,血浆中维生素 C 浓度高的个体患糖尿病的风险较低。国内相关研究也发现当维生素 C 的摄入量大于 140 毫克/天时,患糖尿病的风险小于 5%。维生素 C 对糖尿病患者产生的积极作用,可能是通过改善机体氧化应激,抑制脂肪生成和脂肪变性来改善胰岛素敏感性,从而改善胰岛素抵抗及炎症状态。另外维生素 C 可以降低 2 型糖尿病患者增高的血浆脂质过氧化物,降低血总胆固醇、甘油三酯,提高高密度脂蛋白胆固醇,降低低密度脂蛋白胆固醇,减少微量蛋白尿及缓解早期的糖尿病视网膜病变等。

除此之外,维生素 C 能够促进骨胶原的生物合成,利于组织创伤口更快愈合;促进胶原蛋白的合成,防止牙龈出血;促进牙齿和骨骼的生长,防止牙床出血、关节痛、腰腿痛等。

维生素 C 还可以改善糖尿病患者免疫功能。当细菌、病毒侵入人体时,白细胞发挥主要作用。维生素 C 能增强白细胞的作战能力,这一观点早已被医学界证实。但要注意维生素 C 不能代替药物治疗,仅作为辅助用药,维持免疫功能。

(2)药物维生素 C 与食物中天然维生素 C 不同:许多人错误地认为多服用一些维生素 C 药片,不吃水果与蔬菜也能达到同样效果。事实上,这种做法不仅不能有效利用维生素 C,还会产生不良后果。美国一项研究发现,过去被视为可保护脱氧核糖核酸(DNA)的维生素 C,也会诱导产生某些成分破坏 DNA。维生素 C 并不具有防癌功能。水果和蔬菜中的天然维生素 C 与人工合成维生素 C 相比,有一个不容忽视的优点,那就是很多水果和蔬菜中存在的维生素 C 是以维生素 C 与维生素 P 组合的状态存在的,维生素 P 能协助维生素 C 发挥作用。人工维生素 C 作为纯药物制剂,其效果远不如天然维生素 C。健康人群每日维生素 C 的推荐摄入量为 100 毫克,糖尿病患者可以补充 100～500 毫克。维生素 C 过量摄入可能会导致恶心、呕吐、腹痛、腹泻等消化道症状,长期服用可在体内生成大量草酸,成为肾结石的物质基础,严重的还可能会导致溶血,甚至危及生命。而水果、蔬菜中的维生素 C 并不会使尿中草酸过高。维生素 C 摄入过量以后要立即停止服用,同时多喝水促进维生素 C 的代谢、排泄。还可以服用 B 族维生素予以拮抗,同时建议到医院进一步就诊和治疗。

因此,糖尿病患者补充维生素 C 还应该以食物中的天然维生素 C 为主,注意饮食多样化。不建议长期服用维生素 C 药片。

4. 维生素 D

糖尿病患者因尿量偏多,钙排泄率比正常人高,更容易脱钙引起骨质疏松。因此糖尿病患者应注意补钙。维生素 D 是促进钙吸收的主要元素,因此糖尿病患者也要格外关注维生素 D 水平。

一般来说,日光暴露是人体天然合成维生素 D 的主要途径。此外,食物中也含有少量的维生素 D,如鱼肝油、牛奶、奶酪等。一些食品也被添加了维生素 D,如饮料、谷物、酸奶等。挑食和偏食人群很容易合并维生素 D 缺乏。

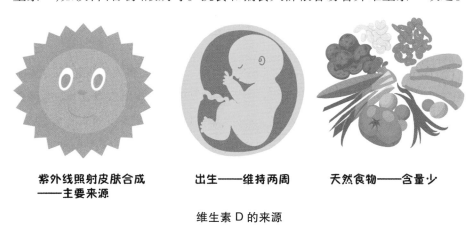

紫外线照射皮肤合成
——主要来源　　　　出生——维持两周　　　　天然食物——含量少

维生素 D 的来源

糖尿病患者则更容易发生维生素 D 缺乏。①糖尿病患者可能存在并发症如神经病变或下肢循环问题,导致活动受限,户外活动和日光暴露的机会减少。缺少日光暴露会影响皮肤合成维生素 D 的能力。②糖尿病患者中,高血糖状态会对肾造成损害,特别是肾小球滤过功能下降。肾功能受损会影响维生素 D 的正常代谢和激活,导致维生素 D 水平下降。③糖尿病患者常常伴随着血脂异常,其中甘油三酯水平升高较为常见。甘油三酯水平增加会影响肝中维生素 D 的代谢,使其转化为非活性形式,进而降低维生素 D 的生物活性。④糖尿病患者常常需要注意饮食的控制,以控制血糖和体重。但过于严格的饮食限制可能导致营养摄入不足,包括脂肪、鱼、奶制品等。⑤糖尿病患者通常需要使用多种药物来控制血糖、血压、血脂等,其中一些药物可能会影响维生素 D 的代谢或吸收。因此,糖尿病患者需要更注意维生素 D 的补充。

对于糖尿病患者而言,维生素 D 不足可损害葡萄糖稳态,导致 2 型糖尿病风险升高。有研究显示,2 型糖尿病患者摄入维生素 D>500 单位/天较<200 单位/天降低 13% 的患病风险,低水平维生素 D 人群更易发生糖尿病。

维生素 D 是生理条件下刺激胰岛素的分泌和维持正常糖耐量所必需的物质。缺乏维生素 D,会造成胰岛素分泌相对不足或者缺乏,导致血糖升高,进而出现糖尿病。2 型糖尿病患者补充维生素 D 最小剂量 4 000 单位/天可有效降低空腹血糖、糖化血红蛋白、胰岛素抵抗。维生素 D 可以降低糖毒性,还可以使胰岛素中的细胞死亡减少,有利于控制血糖,糖尿病患者适当的补充维生素 D 可以对胰岛功能起到改善作用。除此之外,维生素 D 可以预防糖尿病患者出现骨质疏松,相较于血糖正常人群来说,糖尿病患者发生骨质疏松的年龄段要比普通人群提前 10 年,且出现骨质疏松后,患者伤口愈合更加缓慢,发生感染的概率也相应显著提高。补充维生素 D 以后可以促进肠道中的钙摄入,同时使血中的钙沉积到骨头上,对于预防骨质疏松和治疗骨质疏松都是十分有利的。

总之,适当补充维生素 D 对糖尿病患者是有益的,但是在服用维生素 D 的过程中,要检查血钙和维生素 D 的浓度,避免吃得过多造成不利的影响。过量服用维生素 D,可能会导致结石、钙化等问题。要注意在医生指导下正确服用维生素 D。

5. 维生素 E

维生素 E 是一种脂溶性维生素,是最主要的抗氧化剂之一,富含维生素 E 的食物包括植物油、麦胚、坚果、种子、豆类及其他谷类胚芽等。作为有效的抗氧化剂,维生素 E 能够干扰单糖氧化,减少氧化应激和炎症,这是糖尿病并发症发病机制中的关键因素。维生素 E 的两个主要成分是生育酚和三烯酚生育,具有优越的降血糖、抗胆固醇、抗感染、神经保护和心脏保护特性。

(1)维生素 E 对糖尿病患者的益处:糖尿病患者最主要的死因是心脑血管疾病,二者密切相关。维生素 E 突出的抗氧化作用,能够清除机体内的自由基,改善血脂水平以及软化血管,维生素 E 还可以抑制血小板聚集,通过促进血液循环来改善机体供血,改善血黏度,降低血浆胆固醇水平,预防各种心脑血管疾病,包括冠心病、脑血管硬化等。此外,维生素 E 有一定的降血脂和降血压的功效,对于保护心脑血管健康也是有帮助的。

除此之外,糖尿病患者下肢血管病变的危害尤其严重且较常见,糖尿病足大多不可逆,此类患者很可能因为大血管病变而致残,是糖尿病患者截肢的主要原因,严重威胁着患者的生活质量以及远期预后。研究指出,血清维生素 E 含量的降低可能与 2 型糖尿病患者下肢血管疾病的发生发展有关系,适量补充维生素 E 有可能延缓糖尿病下肢血管病变的进展。

(2)维生素 E 的选择:有研究结果证明,糖尿病患者体内维生素 E 水平低于正常人群,且伴随年龄增加而下降。正常人维生素 E 每日推荐摄入量为 10 毫克,糖尿病患者为预防心脑血管疾病等并发症,每天可以补充维生素 E 100～200 毫克。在选择维生素 E 时,常常面临的问题是应该选择天然维生素 E 还是合成维生素 E。天然维生素 E 是天然植物提取而成,比合成维生素 E 安全性高,且其生物活性是合成维生素 E 的 3～8 倍,吸收率比合成维生素 E 要好 3～5 倍,在体内保持时间较合成维生素 E 长得多,所以天然维生素 E 肯定是明智之选。当然也可以适当食用坚果、豆类等食物补充维生素 E。补充维生素,丰富的饮食结构是非常必要的。

维生素 E 对其他脂溶性维生素有拮抗作用,过量服用会影响其他脂溶性维生素的吸收和功能,反而会影响身体健康。因此患者应在专业医师的指导下服用维生素 E 制剂,避免盲目自行服药。

6. 鱼油、磷虾油

(1)鱼油:鱼油是鱼体内全部油脂类物质的总称,包括鱼的肝油、体油与脑油。其内富含不饱和脂肪酸 ω-3 型多烯脂肪酸,是人体必需的脂肪酸,主要包括 α-亚麻酸(α-linolenic acid,α-LNA)、二十碳五烯酸(eicosapentenoic acid,EPA)以及二十二碳六烯酸(docosahexenoic acid,DHA)。

这类脂肪酸主要作用是改善血脂异常。鱼油能减少和消除食物内动物脂肪对人体的危害,有效促进体内饱和脂肪酸的代谢,防止脂肪沉积在血管

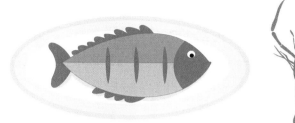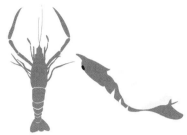

鱼油、磷虾油主要来自深海鱼虾

壁内,抑制动脉粥样硬化的形成和发展,还可增强血管的韧性和弹性,促进代谢功能,防止血栓的形成。糖尿病患者患有心脑血管疾病的风险是非糖尿病患者的数倍,糖尿病与心脑血管疾病有着许多的共同危险因素,特别是脂代谢异常,补充鱼油可以改善葡萄糖耐受,降低甘油三酯和胆固醇水平,预防心脑血管疾病的发生。

EPA 和 DHA 还是大脑调节神经系统的重要成分,坚持每日补充,糖尿病神经病变症状能够明显改善。除此之外,鱼油还能促进血液循环、缓解疲劳,帮助预防痛风和风湿性关节炎。研究发现,鱼油可能有轻微的稀释血液作用,如患者同时服用华法林、肝素等需要遵循医嘱。

(2)磷虾油:磷虾油以野生磷虾为原料,富含丰富的磷脂与 ω-3 多不饱和脂肪酸。

1)磷脂:是组成人体的必需成分,可在人体内发挥许多重要作用,能够分解机体内部分血脂和胆固醇,降低血液黏稠度,从而保持血管通畅,防止血管栓塞的发生。除此之外,磷脂还能够促进中性脂肪与胆固醇代谢,增加水溶性,使其容易经肾排出体外。磷脂还可以通过以下 3 种途径防治糖尿病以及由糖尿病引起的糖尿病肾病:①抑制醛糖还原酶活性,减少还原型烟酰胺腺嘌呤二核苷酸磷酸消耗,提高机体自身的抗氧化能力;②抑制脂质过氧化形成,清除自由基,减少自由基代谢产物的释放,防止细胞内发生脂质过氧化及细胞膜的损害;③直接抑制晚期糖基化终末产物的生成。

2)ω-3 多不饱和脂肪酸主要包括天然的 EPA 和 DHA,可以改善血脂、维持细胞膜健康平衡,抵御毒性、氧化和炎症攻击。由于磷虾油所含的为磷脂脂肪酸,所含生物活性物质的利用度高达95%~98%,远高于鱼油。

对于糖尿病患者来说,二者都富含ω-3脂肪酸EPA及DHA,在体内都可以维持心血管健康,降低胆固醇,对抗炎性因子,可适当补充。二者的主要差异在于:磷虾油含有一个具有高效抗脂质过氧化功能的类胡萝卜素成分——虾青素。

7. 蛋白质粉

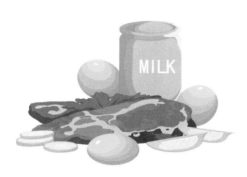

蛋白质的主要来源

蛋白质是一类重要的营养素,作为人体氮元素的主要来源,参与人体的各种生物活动。它不但能提供日常消耗的能量,还能用来合成新的结构,参与各项生物功能,尤其是免疫功能。体液免疫主要依靠免疫球蛋白和相关抗体发挥作用,其本质都是蛋白质。

蛋白粉通常是大豆蛋白、乳清蛋白、卵磷脂等营养物质制作而成,是一种针对特定人群的营养性食品补充剂。可以补充机体所需蛋白质,提高基础代谢,辅助免疫功能维持在正常水平。蛋白粉对糖尿病患者通常是有好处的,当糖尿病患者出现体质虚弱或者蛋白水平偏低时,可以适当补充一些蛋白粉,增强自身免疫力,且并不会对血糖造成太大的影响。

除此之外,蛋白粉还有一定的预防疾病的作用,糖尿病患者常常合并有心脑血管疾病,而血浆胆固醇含量高是导致心脏病的主要原因。饮食中的动物脂肪可以升高血浆胆固醇含量,是导致动脉粥样硬化并诱发心脏病的重要因素。饱和脂肪酸、胆固醇过多与心脏病有着直接联系,如减少血浆胆固醇,能够减少心脏病的发病危险。有研究证明,大豆蛋白质可以降低高胆固醇患者的血脂对心脏的不利影响。因此糖尿病患者适当补充蛋白粉对于降低心脑血管疾病风险有一定效用。

蛋白质摄入过多，不但是一种浪费，而且对人体健康也是有危害的，因为蛋白质在体内的分解产物氨、尿素、肌酐等含氮物质需要经过肾排泄，聚积过多会影响正常的肾功能和造成免疫力低下，其中动物性蛋白质摄入过多还会诱发心脏病。因此，蛋白质绝不是多多益善。《中国居民膳食指南》（2022年版）提出的最高蛋白质摄入量是每天每千克体重0.92克，如果超过这个量，就有可能损害人体健康。且有关数据表明，糖尿病患者每增加1克蛋白质摄入，就会导致1.75毫克左右的钙元素从尿中流失，所以糖尿病患者摄入蛋白质过多会增加骨质疏松的风险。

8. 卵磷脂

卵磷脂，又称为蛋黄素，被誉为与蛋白质、维生素并列的"第三大营养素"。它广泛存在于鸡蛋、鹌鹑蛋、鹅蛋的蛋黄中，牛奶，动物的肝、心脏、肾中，还有大豆及豆制品中。由于擅长为大脑提供活力，也因此得名"脑白金"。人体肝可以分泌少

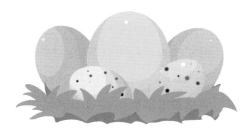

蛋类是卵磷脂的主要来源

量的卵磷脂，但年龄超过30岁之后，卵磷脂则基本依赖于从食物中摄取。

人体所需的外源性胆碱90%是由卵磷脂提供。对于糖尿病患者而言，适当地补充卵磷脂有很大的益处。

（1）改善血液循环，降低糖尿病、心脑血管疾病的概率：卵磷脂能够帮助乳化、分解油脂，改善血清脂质，清除过氧化物，降低血液中胆固醇及中性脂肪含量。人体中胆碱不足就会影响体内脂肪代谢，从而造成身体内脂肪堆积，而适当地补充卵磷脂就可以避免这种现象发生，促进粥样硬化斑块的消散，防止由胆固醇引起的血管内膜损伤，也可以有效减少心脏病发生概率。

（2）有益大脑发育：卵磷脂的充分供应保证胆碱与人体内的乙酰合成为乙酰胆碱，乙酰胆碱作为大脑内的一种信息传导物质，能够提高脑细胞的活性化程度，提高记忆与智力水平，改善糖尿病相关的认知功能障碍。

（3）调节患者情绪：经常补充卵磷脂，可以及时为大脑神经补充营养，还可以消除疲劳，改善患者因精神紧张引起的急躁、易怒、失眠等症状，从而阻止这一途径引起的交感神经兴奋所致的升糖作用。

（4）辅助保肝、降糖作用：肝在储存能量、排泄废物、供应体内某些重要的酶时需要消耗大量的卵磷脂。如果缺乏卵磷脂就很容易导致肝功能异常。卵磷脂还可以促进肝细胞的活化和再生、增强肝功能、降低血胆固醇、保护肝，减少因这些情况所致的血糖代谢紊乱。此外，卵磷脂有滋阴、清热、生津作用，能够改善糖尿病口渴等不适症状。

（5）其他：卵磷脂还能够柔润肌肤，改善脱发，延缓衰老，修复受损的脑细胞，预防或推迟老年痴呆的发生。

特别需注意的是，吃卵磷脂宜适量，同时其他降糖措施一定要落实到位。糖尿病患者每天食用20克以上的大豆卵磷脂，对于糖尿病患者的恢复是相当明显的。对糖尿病坏疽及动脉硬化等并发症患者，更为有效。所以糖尿病患者可以根据自己的情况选择适量的卵磷脂进行服用，但是用量一定要遵医嘱或者说明书，因为含甘油的卵磷脂会导致胆汁过量分泌，而卵磷脂含有的磷酸与肌醇过量服用也会对身体有严重破坏作用，因此不能盲目地使用。

9. 益生菌

益生菌是指能够对宿主健康产生有益作用的活的微生物，它们是一大类细菌的总称。目前国内使用的益生菌有20多种，主要有双歧杆菌、乳杆菌、酪酸梭菌、布拉酵母菌、肠球菌、地衣芽孢杆菌和蜡样芽孢杆菌等。

补充益生菌有助于平衡肠道菌群及恢复正常的肠道 pH 值，缓解腹泻症状。益生菌还可以通过与有害细菌竞争氧、营养和定植位点，抑制有害菌在肠内的繁殖,减少毒素,使肠道环境得到净化,促进肠道蠕动,从而提高肠道功能,改善排便状况。

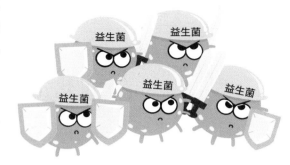

对于糖尿病患者而言,益生菌可有助于减少机体对血糖的摄取,继而降低胰岛的压力,更好地控制血糖。益生菌是葡萄糖的消耗大户,肠道内的益生菌善于利用葡萄糖,吞噬葡萄糖对于益生菌而言毫不费力,且肠道益生菌数量与多样性与人体糖耐量息息相关。当肠道中有大量益生菌存在时,在肠道的上皮细胞上形成一层防护层,阻止大量的葡萄糖被肠道吸收,因而大大减少血液中的葡萄糖含量,血糖浓度就会降低。近年研究发现,对 2 型糖尿病患者采取益生菌制剂进行辅助治疗,患者的血糖、血脂水平出现明显改善,空腹血糖、糖化血红蛋白水平明显降低,血液中的高密度脂蛋白胆固醇增加,还体现在肠道菌群的平衡性的调整方面,可降低肠道 pH 值,有助于抑制腐败菌(如大肠杆菌、梭状芽孢杆菌)生长,促进患者康复。

菌群失调造成内毒素入血所致的慢性炎症,是糖尿病等代谢性疾病发展的重要因素。菌群紊乱失衡所导致的全身慢性炎症,使胰岛 β 细胞损伤和胰岛素抵抗,影响机体对糖分的吸收,最后引发一系列并发症。研究证明,益生菌制剂可以调节机体胃肠道的微生物群,增加乙酸、丙酸、丁酸水平,改善肠道菌群的表达,增加有益菌落的数量,抑制致病菌数量,帮助消化道正常摄取糖分、脂肪,减少血糖积蓄,降低代谢性内毒素血症。此外,益生菌能降低脂多糖浓度,减少炎症反应,提高胰岛素敏感性,改善胰岛素抵抗,进而达到防治糖尿病的目的。因此,常规控制血糖药物联合益生菌治疗具备更为理想的效果。这些研究中使用的益生菌主要为乳酸杆菌属和双歧杆菌属。所以益生菌作为一种新的干预方式,逐渐成为相关领域的研究热点。

虽然益生菌的有效性确切,但市面上益生菌制剂种类众多,不同种类益生菌效果有差异,且最佳剂量并不明确,如患者需服用益生菌制剂建议在医生指导下进行。

10. 铬元素

近些年来,随着对糖尿病的深入研究,人们发现某些微量元素和 2 型糖尿病的发病密切相关。铬是一种和 2 型糖尿病关系密切的微量元素。科学家通过研究发现了葡萄糖耐量因子是一种含铬化合物,可以对糖耐量发挥作用。分别对糖尿病患者和健康人进行血清铬含量测定,显示 2 型糖尿病患者血清铬含量明显降低。在胰岛素抵抗人群中发现尿铬含量上升。血清铬含量降低或尿铬含量增高均可以引起体内铬含量下降,这可能成为 2 型糖尿病发病的一个诱因。

铬元素具有控制血糖,保护心血管,控制体重等作用。①铬对血糖的代谢比较重要,可以提高胰岛素敏感性,使葡萄糖顺利进入人体的各个组织细胞,进行各种新陈代谢以及产生能量。如果患有糖尿病,可以通过铬元素调节人体中葡萄糖的代谢。②保护心血管:铬能够有效地降低胆固醇,并且预防、促进和改善动脉硬化,预防高血压等疾病。③控制体重:铬能够降低体脂含量,增加肌肉组织,从而有效地促进人体的各种新陈代谢,使体重维持在理想状态。

当然对于糖尿病患者而言,最关注的还是铬元素对于血糖的影响。铬元素对血糖控制比较有利,它作为胰岛功能的增强剂,可以通过提高胰岛素与受体结合力,来增强胰岛素的作用,使胰岛素在小剂量时可以发挥更高的生物学效应,起到辅助降血糖的作用。目前研究表明,铬可以从多种途径调节糖代谢,包括铬可以激活胰岛素受体激酶的活性,使磷酸酶活性被抑制;使胰岛素受体磷酸化增强,上调胰岛素信号转导分子水平。

除此之外,有研究发现,血清铬和高密度脂蛋白水平呈正相关性,补充铬元素能升高高密度脂蛋白,还能抑制胆固醇的生物合成,降低总胆固醇和甘油三酯的水平,所以对于糖尿病患者的血脂控制也是有利的。铬元素作为维持人体生命活动必需的元素,在促进蛋白质代谢和生长发育方面也有比较好的作用。

含铬量比较高的食物主要是一些粗粮,如小麦、花生、蘑菇等,另外胡椒、动物的肝、牛肉、鸡蛋、红糖、乳制品等都含铬元素比较高。多吃这些食品,就能保证人体铬元素的摄入。当然,前提是保证铬元素流失不会过多。在糖尿病患者中有一种说法:"南瓜可以降糖。"主要就是因为南瓜中含有较丰富的铬元素,但其实南瓜并不降糖,甚至还很影响血糖。

所以糖尿病患者补充铬元素可以改善血糖、血脂状况,对糖尿病的微血管和大血管病变也有很好的改善作用。但需要注意的是,若使用不当容易引起重金属中毒,食用过多会导致人体出现贫血、消化道出血以及黏膜溃疡、皮肤过敏等,且糖尿病患者平时摄入的食物中已有足够铬元素,故使用铬治疗容易导致肾疾病。因此,在补充铬元素前需要咨询医生。

11. β 胡萝卜素

β 胡萝卜素是常见的类胡萝卜素之一,通常广泛存在于胡萝卜、菠菜、木瓜、杧果、绿叶蔬菜这些食物中。它属于一种抗氧化剂,能够清除自由基、保护血管、抗肿瘤、护肤、增强免疫功能、保护神经系统以及预防心血管疾病的发生。此外,它还具有解毒功效,而且在一定程度上能够缓解由人体衰老带来的各种退化性疾病。β 胡萝卜素在人体内

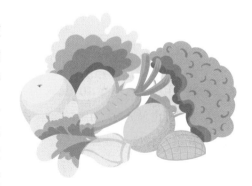

含有大量 β 胡萝卜素的食物

可以转化成维生素 A,有较好的抗氧自由基的能力。而糖尿病患者抗氧化系统失衡,体内的自由基会破坏胰岛素的活性,补充 β 胡萝卜素能够帮助维持胰岛 β 细胞功能以及机体的脏器功能,有利于控制糖尿病的发展,防止糖尿

病并发症。同时,β 胡萝卜素转换为维生素 A 后,对糖尿病患者的皮肤、眼睛、指甲等也有一定的保护作用,有糖尿病眼病风险的患者要适当补充。

在糖尿病患者中,心血管疾病是最主要的死亡原因,抗氧化被认为是预防心血管疾病的方式之一。因此,提高抗氧化分子的水平被认为是心血管疾病风险降低的一个标志物。有研究发现,β 胡萝卜素能充分提高一氧化氮的水平和生物利用度,舒张血管,保护血管,同时还能抑制氧自由基水平,保持机体抗氧化能力和不断产生的氧自由基之间的动态平衡,预防动脉粥样硬化等的发生。

除此之外,糖尿病患者氧自由基的增加,还会损伤肾小球微血管,引起糖尿病肾病,适当补充 β 胡萝卜素可以有效延缓糖尿病肾病的进展。在补充 β 胡萝卜素时,还可以同时补充维生素 E,维生素 E 能够保护 β 胡萝卜素免于被氧化,两者有协同作用。

服用 β 胡萝卜素应该注意不要与降脂药及脂肪吸收抑制剂(奥利司他)同服,可能会降低血液中的 β 胡萝卜素含量。所以,糖尿病患者必须注意现在服用药物和 β 胡萝卜素的相互作用。建议咨询医生,切忌自行用药。

12. 辅酶 Q10

辅酶 Q10,又名泛醌 10,其属于一个大的辅酶家族。胰岛素的最初形式为胰岛素原,由胰岛 β 细胞的颗粒内质网合成,在高尔基体内呈颗粒形,由细胞内释出时转变为胰岛素。此种合成、转运和释放过程需耗费能量,所耗费的能量由线粒体电子传导源提供,需要辅酶 Q10 的参与。故胰岛 β 细胞线粒体的辅酶 Q10 不足可造成能量匮乏,导致胰岛素合成和分泌减少。

研究发现,糖尿病患者前期体内就已出现体内总辅酶 Q10 浓度降低,辅酶 Q10 水平的下降将降低机体对氧化应激的抵抗,使高耗能组织线粒体受损,最终导致胰岛 β 细胞耗竭殆尽,机体胰岛素不足,血糖升高。提高血液中辅酶 Q10 浓度能大大增加机体的抗氧化能力,从而保护胰岛 β 细胞,增加胰岛素的分泌,更有效地控制血糖。糖尿病患者还有一个重要的血糖控制标志,即糖化血红蛋白,它能反映近期血糖控制良好与否,血糖控制良好时糖化血红蛋白降低。研究表明,血液中辅酶Q10水平与糖化血红蛋白呈明显负相关,也证明补充辅酶Q10可以降低糖尿病患者血糖水平。糖尿病患者适当补充辅酶Q10不仅对糖尿病本身具有改善作用,而且对于延缓糖尿病并发症的发生发展具有辅助治疗作用。

糖尿病患者常合并心脏大血管病变,严重的导致心肌梗死或心力衰竭等症状,严重影响患者的寿命与生活质量。血糖控制稳定的糖尿病患者常规口服辅酶Q10能够改善糖尿病心脏大血管病变,起到保护心肌,改善心脏供血的作用,同时可以减少心绞痛发作次数,改善患者预后。但如果糖尿病患者血糖控制差或血糖波动大,再口服辅酶Q10对于冠心病的益处较为有限。辅酶Q10还可以改善2型糖尿病早期左心室舒张功能障碍,其机制也与调控氧化应激和炎症反应有关。

糖尿病周围神经病变是糖尿病极其常见的并发症,一般先出现肢端感觉异常,伴肢体麻木、针刺感、灼热、寒冷或踩棉花感,继而出现疼痛,后期可见肌肉萎缩表现。辅酶Q10通过改善线粒体的功能障碍和增强其抗氧化功能,能够保护神经系统,改善甚至逆转传导速度。所以,服用辅酶Q10可以缓解糖尿病性神经病变。

由此可见,补充辅酶Q10对于糖尿病患者有许多显而易见的益处,且辅酶Q10口服简单方便、安全,辅酶Q10应用于糖尿病的临床治疗具有广阔的前景。

七 降糖药用药常见误区

1. 误区一：是药三分毒，吃口服药不如打胰岛素

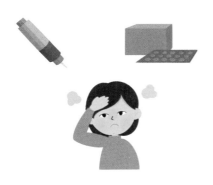

有人不想打胰岛素，怕依赖；也有人非要打胰岛素，觉得口服的药物是人体外来的物质，需要肝肾代谢，会伤肝伤肾。这两种极端的想法都不可取。再次重申，国家允许销售的药物都是经过严格审核的，而且治疗慢性病的药物已经使用了很多年，一般不良反应很少而且在允许的范围内。很多药物的确是要经过肝肾代谢的，对于肝肾功能正常的人来说，只要没有长期过量服用药物还是很安全的；对于肝肾功能不全的患者，药物代谢障碍，其代谢产物在体内容易蓄积，加重肝肾负担，或者药效时间延长，易引起其他不良反应，需要遵守医嘱，在医师的指导下用药，不能随意使用。

胰岛素虽是人体产生的必需激素，它的代谢不会影响肝肾功能，但是胰岛素也并不是万能的，也并不是所有的糖尿病患者都适合打胰岛素。例如，肥胖的患者就不适合打胰岛素，因为胰岛素是促进血糖储存的激素，过多的糖分最终转化为脂肪引起肥胖。肥胖的患者越打越胖，体重增加导致胰岛素抵抗，胰岛素越用越多，恶性循环，血糖反而不容易控制。

另外,有一些2型糖尿病患者或者特殊类型的糖尿病患者,血糖升高的原因是并不是体内缺乏胰岛素,反而胰岛素水平很高。这类患者之所以出现血糖异常,是因为胰岛素作用的靶器官因为各种各样的原因对胰岛素不敏感,胰岛素起不到相应的降血糖作用。那么,对于这类患者,再增加外源胰岛素,也只是让体内的胰岛素水平更高而已,降糖的作用微乎其微,反而使高胰岛素血症的危害突显。高胰岛素血症是2型糖尿病患者大血管并发症产生的重要诱因。控制血糖的目的就是为了避免各种各样的并发症危害健康,那怎么还能选舍本逐末的降糖治疗方案呢?

使用胰岛素也存在过敏、容易造成低血糖等不良反应。有些2型糖尿病早期的患者也不适合打胰岛素,因为早期的患者胰岛素释放延迟,这种情况下过多的胰岛素容易导致低血糖,反而不利于血糖控制。

但是,该用胰岛素的时候也不能不用。例如,1型糖尿病的患者,体内胰岛素绝对缺乏,或者2型糖尿病患者,病程已经到了晚期,胰岛功能已经不能分泌出足够的胰岛素来配合其他方式或者药物控制血糖的时候,必须加用胰岛素,因为最终的目的是控制血糖达标。

2. 误区二:吃降糖药就不必控制饮食了

好多患者都有这样的误区,觉得吃着降糖药就万事大吉了,就可以敞开了吃。那肯定不行!降糖药的作用也是有限的。降糖药可没有自主功能,看血糖高了多少,就降多少,也不能替代人的胰腺!能够按需作业,需要多少胰岛素,就分泌多少胰岛素。各种药物的作用最大效果,需依赖自身的胰岛功能和对葡萄糖的代谢能力。循证医学证据显示,二甲双胍的降糖疗效使糖化血红蛋白下降 $1.0\% \sim 1.5\%$,磺脲类药物能使糖化血红蛋白下降 $1.0\% \sim 1.5\%$,格列奈类药物使糖化血红蛋白下降 $0.5\% \sim 1.5\%$,噻唑烷二酮类可使糖化血红蛋白下降 $0.7\% \sim 1.0\%$,α-葡糖苷酶抑制剂可以使糖化血红蛋白降低 0.5%,DPP-4酶抑制剂降低糖化血红蛋白 $0.4\% \sim 0.9\%$,SGLT-2抑制剂单药治疗能降低糖化血红蛋白 $0.5\% \sim 1.2\%$。

每个药物降低血糖的幅度是不一样的,没有一个药能直接把血糖降到正常,因为影响血糖的因素太多了。糖尿病的治疗,饮食运动,生活方式的调整始终是放在第一位的。即使是健康的人,饮食原则也是要控制总热量,结构均衡。糖尿病患者更是建议在控制总量,要素均衡的原则下就餐。饮食本身就是治疗的方式。想吃什么都可以,关键是掌握方法,如同类交换,热量对等;谷薯类,米、面、烧饼相互替换,蛋白质中的鸡鸭牛羊肉也完全可以换成海产品的鱼、虾、蟹、贝。

3. 误区三:今天吃得多,药就多吃两片, 胰岛素多打 2 个单位

首先,每类药物的服药方法是不一样的。药物的服用方法牵涉到它们的作用机制、吸收代谢时间、不良反应等,不按规定服药,不仅可能降低疗效,还会增加不良反应,产生不良后果。比如,格列奈类和磺脲类药物,都是促进胰岛素分泌的药物,都应该在餐前服用,但是它们的起效时间不同,因此服药时间又有区别,格列奈类是餐前即刻服用就行,而磺脲类药物是在餐前半小时服用。如果随意改变服药时间把这两个药放在餐后吃,那么药物的作用高峰就会往后推迟,可能压不住餐后的血糖高峰,反而在下一餐前引起低血糖。二甲双胍可以在进餐的任何时间服用,但是如果想尽量避免胃肠道的不良反应,一般可以放在餐后。α-葡糖苷酶抑制剂,如阿卡波糖,作用机制是抢占多糖吸收的位点,餐前或者进餐时和第一口主食一起嚼碎了服用效果是最好的。如果随意改变服药时间,把阿卡波糖放在了餐后吃,那么这个药就没作用了,因为冲锋兵冲不到阵地的最前沿了。

其次,每个药物的服用剂量也是有说法的。有的药一天只需要吃一粒,吃多了并不能增加降糖效果,有的药需要一天吃两次,才能达到稳定的血药浓度,患者三天两头忘记,或者只吃一次,效果怎么能稳定呢?有的药每天最多只能吃 4 粒,有患者觉得血糖不好,就随意加量,或者用其他药物来替代,偶尔为之,或许目前看不到危害,长期如此,肝肾功能会受到影响。胰

岛功能受损,血糖忽高忽低,如滔滔波浪,如果再来一次危险的低血糖,诱发了急性心脑血管事件,那这危害就大了,生命不能承受之重啊!

再次,药物存在一个剂量效应关系,随着药物剂量的增加,药物达到最大效能后,即使再增加剂量,药物效应也不会增加,增加的只是毒性反应,所以说明书上会说明药物的用法与剂量,而不是说吃得越多越好。

最后,胰岛素种类繁多,患者不能简单地根据吃的饭量就随意调整用量或根据血糖高低就调整胰岛素剂量。对于药物的使用,都应始终保持着敬畏之心,别让危害无可挽回。

4. 误区四:血糖现在总也控制不好,肯定是这药吃得时间长,耐药了

耐药是一个生物学术语,又称抗药性,经常用于抗感染药物或者抗肿瘤药物的使用过程中,指的是生物(指病原微生物)对抗生素等药物产生耐受和抵抗能力。抗药性产生后,正常剂量的药物就发挥不出应有的杀菌效果,甚至完全无效。还有就是肿瘤细胞出现受体或者基因突变,对化疗药物出现耐受性,耐药性一旦产生,药物的化疗作用就明显下降。

糖尿病患者说自己对降糖药耐药,其实也是想表达自己的血糖控制不如刚开始使用的时候效果好了。但是吃降糖药产生耐药性这个说法并不准确。

根据药物的作用机制来说,有些药物是使用时间长了,可能血糖控制就不如原来的情况。一般是出现在胰岛素促泌剂中,如磺脲类和格列奈类。因为这类药物的作用依赖于有功能的胰岛 β 细胞,是促进胰岛 β 细胞分泌胰岛素的,如果这部分胰岛细胞分泌胰岛素的能力下降了,那这种药物的作用也就下降了,巧妇难为无米之炊,最终的结果是出现血糖控制不如原来的情况。但是这种现象不应该被称作耐药。在这种情况下,是需要更换另外的药物或者使用胰岛素来降糖治疗的。

那经常换换药物,是不是就会让血糖控制得好呢?

再来了解一下血药浓度的问题。任何药物进入体内都会有吸收、代谢、清除的过程,药物吸收后在血浆内的总浓度就是血药浓度,简单说就是在血浆中的含量。任何药物肯定是要达到一定的含量才能发挥治疗效果的,就跟带兵打仗一样,10 个兵和 1 000 个兵的战斗力能一样吗?但是这个药物在体内肯定还会代谢清除掉,它们在血浆中最高浓度降低一半所需的时间就是药物半衰期。每种药物的半衰期是不一样的,所以有的药要1 天吃 3 次,而有的药只需要 1 天吃 1 次,甚至有的降糖针剂可以 1 周只用1 次。任何一种药物要起效,要达到最佳的治疗效果,都需要在体内达到一定的浓度并且维持该浓度,它们的战斗力才能持久。有些药物需要持续应用 1 周,甚至 1 个月,才能让药物的治疗效果达到最佳。如果只用3 天,就觉得效果不好,频繁更换,都没来得及让药物发挥它的最佳作用,就没法儿看到药物真正的疗效,而血糖持续处于波动的状态,加重并发症的进展。

如果用药的过程中出现了血糖的波动,或者血糖控制不好,需要先考虑一下药物以外的原因。糖尿病的治疗,是多种方式并驾齐驱的,就像赶马驾车一样。只驱赶药物这一匹马,车子是跑不快的,只有并驾齐驱,才能最快到达目的地。首先是生活方式的管理,包括营养治疗和运动治疗,这是生活方式管理的核心,也是控制高血糖的基础。如果这些做得挺好的,那药物服用有没有什么不规范的呢,如药物服用时间对不对,药物剂量有没有用够,有没有漏服药物,或者药物过期的情况呢?如果排除该因素后实在找不出来什么原因,那么可能真的需要调整治疗方案了。因为 2 型糖尿病是一种进展性疾病,随着病程的进展,血糖有逐渐升高的趋势,治疗强度也需要随之加强。所谓的药物失效,不是人体对药物产生了耐药,而是病情变化,需要调整用药了。但是,请在医师的指导下调整降糖药物,不要盲听盲选。

5. 误区五：我邻居吃的那个药可管用了，我也换那个药吃

　　用药要根据患者的病情和身体状况，还有药物的作用机制，人和人的病情是不一样的，降糖药的使用尤其如此。这么多种降糖药，每个药物的作用机制是不同的，有只降餐后血糖的，有既能控制空腹又能控制餐后的，有促进胰岛素分泌的，有增加胰岛素敏感性的，有延缓食物吸收的。有的胰岛素成分是两种药物混合的，有的胰岛素成分是单一的，有的胰岛素能作用24小时，有的胰岛素只能作用3～4小时，不能随便打。每个人的血糖波动情况也不一样，有的人餐前血糖低、餐后血糖升高明显，像一条摆动的波浪线，有的人整体血糖都高。那这些人都能用一样的降糖药吗？餐前血糖低的人使用促进胰岛素分泌的药物，或者其他控制空腹血糖的药物，不就造成了餐前低血糖吗？低了就加餐，餐后血糖就更高了，血糖反而更糟糕。有的人每餐米面粮食吃得比较多，有的人顿顿饭不能离开大鱼大肉，高脂高油，不同的饮食结构对血糖的影响肯定不一样，选用的降糖药物当然不一样。米面多的可以用 α-葡糖苷酶抑制剂延缓吸收，降低餐后血糖，可这样的药物对高蛋白、高脂肪引起的血糖高可不起作用，它不能让油脂和蛋白质吸收得慢一些，所以吃了也没用。此外，不同的药物对机体的肝肾功能也是有要求的。

　　比如 SGLT-2 抑制剂类药物挺好的，但是它增加了尿糖排泄，尿里糖分高，很容易滋生细菌，如果患者原来经常出现尿路感染，还能放心使用吗？

　　所以，药物是根据个人情况选择的，如果靠别人给自己推荐药物而不是根据病情选择，大概率是要出问题的。世上没有后悔药，药不能随便吃。

6.误区六:中药降糖好,偏信广告和 推销根治糖尿病

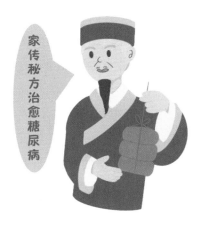

家传秘方治愈糖尿病

现实生活中很多 1 型糖尿病的患者,发病年龄小,当家属听说自己的孩子胰岛功能衰竭,需要终身依靠胰岛素治疗时,都不愿相信,于是四处求医,到处打听"特效药"。这些特效药,很多都是一些所谓的中医熬好的汤药。于是他们停了胰岛素,改喝汤药,最终因为糖尿病酮症酸中毒再次入院接受西医的治疗。

也有 2 型糖尿病的患者,服用很多西药,觉得效果不好,转而求助中医中药。

不少患者拿着药店销售人员推荐的苦瓜降糖丸来咨询:"大夫你看,这是人家药店的人推荐的,说效果可好了,有的人吃后糖尿病都治好了,可对我咋一点用都没有,花了好几千呢。"

中药是我国传统的医疗方式之一,具有多种功效,如治疗疾病、调节机体功能和保健养生等,在很多疾病的防治中起着积极的作用。

糖尿病很早就被我国的古代医家所认识,早在两千多年前的汉代,《黄帝内经》《难经》等中医经典中就有关于"消渴"的记载,将其归为"消渴、烦渴、遗溺、多尿"的范畴。继《黄帝内经》之后,各个朝代的医书也都有对消渴症的描述和治疗方法。在《神农本草经》《本草拾遗》等药物学经典中也有关于"消渴"症状的描述,并且提出了很多中药治疗方案。在古代,中医治疗消渴症的方法多种多样,包括饮食疗法、草药治疗、针灸疗法等。中医药对症下药,通过滋阴补肾,生津止渴,达到降血糖,同时缓解伴随症状、控制改善并发症等效果。即使现在,也有很多降糖的中成药,例如参芪降糖胶囊、天麦消渴片、津力达颗粒等,这些药在糖尿病的治疗中起到了很好的辅助作用。

中药重视辨证施治和整体调理,能够改善患者的口干、倦怠、乏力等症状,但是建议在医生的指导下辨证服用中药,根据不同的证型选择不同的药物。能不能只服用中药呢? 在调整生活习惯,积极的饮食和运动管理的情况下,单纯的中药治疗也可以达到控制血糖的目的。

消渴丸是大家耳熟能详的降糖中药,不少患者说自己查出高血糖后吃上这个药,效果很好,血糖值立刻下降。可又过了一段时间后,血糖就不好了,消渴丸由每顿4粒,增加到每顿8粒、10粒,血糖仍然控制不住。大家可能不知道,消渴丸里面真正起作用的是西药格列苯脲。格列苯脲是第一代胰岛素促泌剂,促进胰岛素分泌的作用相当强。所以患者在一开始吃上消渴丸的时候,血糖控制得还可以,因为胰岛在使尽全部的力气来工作,分泌胰岛素降糖。当这残存的力气被消耗殆尽的时候,再加量,也不起作用了。现在临床治疗上基本已经不再使用这个药物了。

所以很多自制的降糖药里,说效果显著的,可能都是这个药物在起作用,成本低,效果好。服用这样的中药治疗糖尿病,百害而无一益。大家可一定要擦亮双眼。

7. 误区七:有糖尿病的家族史,提前吃上降糖药预防

凡事预则立,不预则废。疾病的防治也一样,早预防、早发现、早治疗的"三早"原则是降低疾病风险和危害的有效措施。认识到糖尿病的危害,知道提前预防,这是非常好的健康认知。的确,有直系亲属罹患糖尿病的家族史是危险因素之一,与糖尿病患者有血缘关系的人,尤其是一级亲属,要高度注意患病风险,定期体检,尽早发现。但是糖尿病不是"遗传病",不是说有家族史的人就一定会患上糖尿病。那如何预防呢? 药物肯定不是首选,而是要改变生活习惯,减少罹患糖尿病的风险。

(1)热量摄入过多:治疗措施为控制总热量,改变饮食结构,做到少油、少糖、少盐和限酒。

（2）久坐的生活或办公方式:治疗措施为坚持每周 150 分钟的规律运动。在办公室每坐 30 分钟,起来活动一会儿。

（3）超重或肥胖:治疗措施为减掉体重的 5%~10%,使腰围达到 90 厘米(男性)或 85 厘米(女性)。

（4）吸烟:治疗措施为戒烟。

（5）代谢综合征患者:治疗措施为控制高血压、高血脂,积极治疗脂肪肝、高尿酸血症或痛风。做到治必达标,吃药不是为了应付,不能"掩耳盗铃"或"五十步笑百步"。

（6）睡眠剥夺:治疗措施为早睡、早起、不主动熬夜,若有失眠,需要治疗。

8.误区八:需要用一辈子的降糖药

医生经常在门诊碰上来复诊的患者,说自己最近测血糖很高。医生很疑惑,住院期间调整的治疗方案,血糖控制得非常好,咋就突然一朝回到解放前了呢? 原来回家后看血糖挺好的,带的药吃完就停了,也不注意饮食运动,血糖自然而然就会再高起来。很多人都有这样的误区,住院治病,出院就是病治好了,就不用管了。也有的人说是药买不到,也有的是听别人说这个药不良反应很多,不能多吃。总之,就是有各种各样的理由不吃药。所以需要明确,有很多疾病是慢性病,是需要长久靠药物来维持病情稳定的,例如糖尿病、冠心病、高血压、高尿酸、慢性阻塞性肺疾病、哮喘、肿瘤等。

血糖更是如此。

糖尿病患者有没有可以停药的时候呢? 有! 但是有前提! 依据在哪里? 2017 年,著名医学专业期刊 Lancet 上发布了重磅研究结果:全代餐能够使超重/肥胖的糖尿病患者病情缓解,持续 1 年不用药的患者人数高达 46%,体重降幅越大,缓解率越高。体重降低<5 千克的为 7%、5~10 千克的为 34%、11~15 千克的为 57%,减重>15 千克的患者,其缓解率高达 86%。

由于结果振奋人心,研究者就把这个研究继续深入。到了2023年,研究结果再次令人瞩目:参与研究的患者,有23%的人病情缓解的时间可以持续5年!

研究还发现,减重在2型糖尿病"缓解"治疗中发挥着极为重要的作用,但是缓解不代表"一劳永逸","体重反弹"会将患者重新拉入高血糖的深渊。

这里所指的"缓解",就是指患者在至少3个月时间段内,不用药的情况下,血糖能稳定在达标范围内。糖尿病"逆转"是其中"最好"的结局,可以被认为是较长时间的缓解,"更好"是血糖水平的缓解状态。但是,缓解、逆转并不是"治愈"!不是可以永久停药,持续停药缓解的前提是患者需要长期坚持生活方式管理,否则将前功尽弃。

减重为什么能使糖尿病患者的血糖控制有这么好的效果?可能的原因是肥胖增加内脏脂肪含量,像脂肪肝影响肝功能一样,胰腺的脂肪堆积会导致"脂毒性",进而影响胰岛 β 细胞的分化和成熟,不能生产足够多的胰岛素,造成血糖水平失控。通过调整饮食减掉内脏脂肪后,胰腺的去分化状态会恢复正常。

2021年,由国际糖尿病联盟副主席纪立农教授等全国20多位糖尿病专家联合制定并发布了《2型糖尿病逆转中国专家共识》。该共识明确指出2型糖尿病可以实现逆转(缓解)。同时明确了2型糖尿病缓解的定义及方法,包括多学科专家联合管理、营养/运动处方、强调个性化科学管理实现逆转。这标志着中国学术界认可并对糖尿病逆转治疗进行规范化管理的开始。

所以,糖尿病患者是有希望经过治疗而达到停药目标的。

什么样的糖尿病患者有机会被"逆转"?

首先,病程不是太长,最好在发病的5年内。其次,体重超标(BMI≥25千克/平方米,或腰围男性>90厘米、女性>85厘米),以及没有"自发消瘦",这样的患者成功率相对比较高;当然,要排除1型糖尿病,糖尿病相关抗体阴性,不存在破坏自身胰岛细胞的自身免疫反应。最后,胰岛存在一定的功能,C肽水平最好在1.1微克/升以上。

天上不会掉馅饼！要停药要"逆转"就要做出努力。

停药后依然要注意血糖的监测，关注血糖的波动，发现血糖回升的苗头，及早寻找原因加强干预。

9.误区九：血糖高就一定得吃药

经常有患者拿着体检单子来看，血糖栏那里提示血糖升高，但只是稍高，没有超过7毫摩尔/升。那么这种情况下，可以不吃药吗？可以！

血糖高了，空腹血糖到7.5毫摩尔/升了，可以不吃药吗？可以！

做口服葡萄糖耐量试验，2小时血糖12毫摩尔/升，可以不吃药吗？可以！

不吃药的前提是什么？"管住嘴，迈开腿。"

糖尿病患者与健康人最大的区别在哪里？那就是血糖高。血糖为什么会居高不下，主要原因是用不了和存不起来。

血糖用不了的原因是：吃得太多或者细胞消耗的太少。所以，管住嘴、迈开腿就是解决办法，如果这个办法可以奏效，那不必吃药。

血糖存不起来的原因是：胰岛素少或者胰岛素不管用（抵抗、敏感性不好）。这样的话，多余的血糖就没办法合成脂肪和糖原储存起来，进入细胞利用也成了困难。减体重、运动、戒烟限酒、降血脂等能够增加胰岛素敏感性，如果坚持做好这些，血糖控制变好，也不用吃药；如果这些都尝试了，效果依然不理想，则需要药物治疗。

到目前为止，人们罹患糖尿病的根本原因还不十分清楚。但是，比较清楚的是，有很多因素与糖尿病的发生确定有关，比如家族史、肥胖、油腻饮食、体力活动少、抽烟、喝酒等，虽然这些因素都不是一对一的根本病因，但仍需要注意。

10. 误区十：多吃几种药，多打点胰岛素，糖尿病就能好了

血糖高不能忌讳吃药，但也不是药物用得越多越好。药物用得多，胰岛素用得多，低血糖的风险相对就高。药物多，对肝肾功能的要求就高，因为药物毕竟都要通过肝肾代谢。不少人抱着多吃几种药，就可以多吃饭的心态，这肯定是不可取的。

有时候，并不是药吃得越多、胰岛素用得多，血糖越好。尤其是当出现低血糖的时候，机体会调动体内的升糖激素，升高血糖，维持机体正常的稳态，这是反应性高血糖。特别典型的就是苏木杰现象，表现为夜间低血糖，早餐前高血糖，简单地说，也就是"先低后高"现象。这就是由于口服降糖药或胰岛素使用过量，出现了夜间低血糖反应后，通过负反馈调节机制，使具有升高血糖作用的激素（如胰高糖素、生长激素、皮质醇等）分泌增加，血糖出现反跳性升高，晨起空腹血糖明显升高。如果你只看到了空腹的高血糖，而不断增加降糖药或者胰岛素时，只会引起夜间更低的血糖，和降不下去的空腹高血糖。夜间的低血糖甚至会诱发低血糖昏迷，或者急性心脑血管疾病，甚至危及生命。

有时通过监测血糖，发现多加一种口服药和不加口服药的血糖控制效果是一样的，所以并不是药越多越好，适合的才是合理的。

11. 误区十一：饭前饭后吃药都一样，忘了补上就行

每种降糖药都有自己的作用机制和代谢特点，因此决定了它们的服药方法不能随意。降糖药服用时间错误，可能会导致血糖波动，不是影响降糖效果，就是容易诱发低血糖，切忌按照自己的意愿随意服药。

二甲双胍饭前饭后服用都可以,饭后服用可以减少胃肠道不良反应。

胰岛素促泌剂当然建议饭前服用,因为该药起效,促进胰岛素分泌需要时间,磺脲类最好在饭前半小时,格列奈类可以在饭前5分钟服用。

α-葡糖苷酶抑制剂一定要在餐前服用,可以与主食一同嚼服。

DPP-4酶抑制剂每日一次,可与或者不与食物一起服用。

SGLT-2抑制剂类每日一次,可与或者不与食物一起服用。

速效胰岛素餐前即刻皮下注射即可,短效胰岛素餐前半小时皮下注射。

12. 误区十二:吃着降糖药物就不用监测血糖了

只吃降糖药,不监测血糖,就像无头的苍蝇乱飞一样,没有路线引导着调整药物,没有方向。持续的高血糖,危害在未来,会引起各种各样的并发症;间断的低血糖,危害就在现在。随时一次的低血糖,可能抵消掉长久血糖控制带来的获益,低血糖容易诱发急性心脑血管事件、猝死等。

降糖药物的治疗效果之一就是血糖达标,不监测血糖,怎么知道服用的降糖药物是否适合。监测血糖有很多种方式,除了针刺手指末梢取血,即刻出结果的便携式血糖仪,还有动态血糖连续监测系统,连续监测皮下组织间液葡萄糖浓度,更好地反映全天连续的血糖波动情况。随着科技的发展,原本需要间断校对的血糖连续监测系统也变成了扫描式,基本上没有任何痛苦,只有在佩戴探头的瞬间会扎上那么一针。当然,这种监测系统的价格也会比较高。但是,对于生活稳定,因害怕针刺监测血糖,而对血糖控制情况一无所知的糖尿病患者来说,还是利远远大于弊的。

13. 误区十三:打上司美格鲁肽,体重就能降

GLP-1受体激动剂的减重作用风靡一时,不少患者奔着这个作用,强烈要求使用。某患者糖尿病,肥胖,且有血脂异常,那么根据指南,他使用了这

个药物。一个月的时间过去了,他来到诊室复诊。"大夫,为什么别人使用这个药都能减重,我却没啥效果呢?"大夫细致地向他询问原因,"那你用上这个药后有没有恶心,不想吃饭,饱胀的感觉呢?""有恶心,不想吃饭的感觉。""那你吃饭的量减少了吗?""那倒没有,我刚开始恶心的时候确实少吃了,但是后来发现吃了也没有呕吐,或者腹泻,就还按照以前的吃饭习惯吃饭了。"患者虽然打上了这个针,但是他却并没有减少饮食的摄入,也没有更多的增加运动消耗。GLP-1 受体激动剂减重很重要的机制就是增加饱腹感,减少胃肠蠕动,抑制食欲,从而减少能量摄入。患者摄入的食物没有减少,能量摄入还同从前一样,也没有增加运动去消耗,体内的代谢还同从前一样,维持在一个平衡状态,那体重肯定没有下降。要想获得理想的减重效果,一定是要消耗>摄入才行,控制饮食和运动永远是减重的最佳法宝。其他任何药物或者措施都是辅助这两个法宝的。

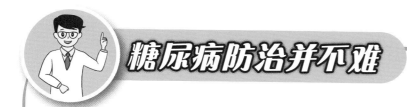

糖尿病并发症知多少

主编 秦贵军 田晨光 赵艳艳

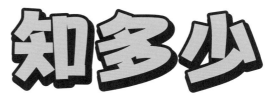

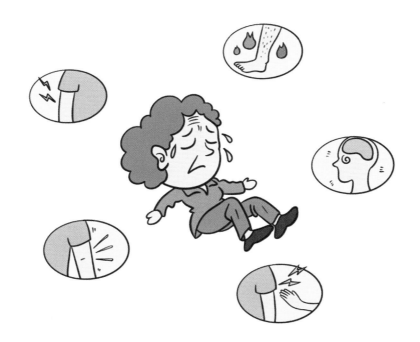

郑州大学出版社

图书在版编目(CIP)数据

糖尿病并发症知多少／秦贵军，田晨光，赵艳艳主编. -- 郑州：郑州大学出版社，2024.7

（糖尿病防治并不难）

ISBN 978-7-5773-0313-0

Ⅰ．①糖… Ⅱ．①秦… ②田… ③赵… Ⅲ．①糖尿病-并发症-防治 Ⅳ．①R587.2

中国国家版本馆 CIP 数据核字(2024)第 079202 号

糖尿病并发症知多少

TANGNIAOBING BINGFAZHENG ZHI DUOSHAO

策划编辑	陈文静	封面设计	苏永生
责任编辑	陈 思　苏靖雯	版式设计	苏永生
责任校对	许久峰	责任监制	李瑞卿

出版发行	郑州大学出版社	地　　址	郑州市大学路40号(450052)
出 版 人	孙保营	网　　址	http://www.zzup.cn
经　　销	全国新华书店	发行电话	0371-66966070
印　　刷	河南瑞之光印刷股份有限公司		
开　　本	710 mm×1 010 mm　1 / 16		
本册印张	9.25	本册字数	144 千字
版　　次	2024 年 7 月第 1 版	印　　次	2024 年 7 月第 1 次印刷
书　　号	978-7-5773-0313-0	总 定 价	268.00 元(全四册)

本书如有印装质量问题,请与本社联系调换。

主编简介

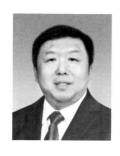

秦贵军，主任医师、二级教授、医学博士，博士研究生导师。郑州大学第一附属医院内分泌与代谢病医学部主任。中华医学会内分泌学分会常委兼性腺病学组组长、中国医师协会内分泌代谢科医师分会常委、中华医学会糖尿病学分会委员、河南省医学会糖尿病学分会主任委员。中原学者、河南省优秀专家、国之名医·卓越建树等。主持国家自然科学基金项目7项，获河南省科技成果进步一等奖1项。担任本科生教科书《内科学》第8、9、10版编委，主编内分泌专业图书10余部。发表SCI论文100余篇、中文论文200余篇，担任 *Diabetes Care*(中文版)、《中华糖尿病杂志》副总编辑。

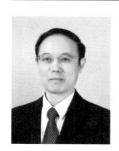

田晨光，主任医师、二级教授，硕士研究生导师。郑州大学第二附属医院内分泌科主任、上街院区副院长。英国Leeds大学访问学者。河南省高血压研究会内分泌专业委员会主任委员、河南省医学会糖尿病专科分会副主任委员、河南省医师协会内分泌分会副会长、中国医疗保健国际交流促进会临床营养健康学分会常委。国家健康科普专家库成员、河南省卫生科技领军人才、首席科普专家、医德标兵、优秀医师。获得河南省科学技术进步奖二等奖、医学科技一等奖等，发表SCI等40余篇。

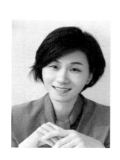

赵艳艳，主任医师、三级教授、医学博士，博士研究生导师。郑州大学第一附属医院内分泌及代谢病医学部副主任、河南省糖尿病防治中心办公室主任、河南省糖尿病慢性并发症早期筛查及精准诊疗工程研究中心主任。美国埃默里大学访问学者。河南省医学会糖尿病学分会副主任委员、中华医学会内分泌学分会青年委员、河南省糖尿病肾病学会副主任委员。河南省中原医疗卫生领军人才、河南省教育厅学术技术带头人。《中华糖尿病杂志》通讯编委。

作者名单

主　编　秦贵军　田晨光　赵艳艳
副主编　任高飞　李　冲　李　俊
　　　　王崇贤　冯志海
编　委　（以姓氏笔画为序）
　　　　马晓君（郑州大学第一附属医院）
　　　　王　路（郑州大学第二附属医院）
　　　　王少阳（郑州大学第二附属医院）
　　　　乐　昊（郑州大学第二附属医院）
　　　　刘双双（郑州大学第一附属医院）
　　　　刘彦玲（郑州大学第一附属医院）
　　　　安淑敏（郑州大学第一附属医院）
　　　　吴丽娜（郑州大学第一附属医院）
　　　　张　利（郑州大学第二附属医院）
　　　　张亚伟（郑州大学第一附属医院）
　　　　张园园（郑州大学第二附属医院）
　　　　张鹏宇（郑州大学第一附属医院）
　　　　周海姗（河南中医药大学第一附属医院）
　　　　郑　鑫（郑州大学第一附属医院）
　　　　赵　霖（郑州大学第一附属医院）
　　　　赵琳琳（郑州大学第一附属医院）
　　　　黄凤姣（郑州大学第一附属医院）
　　　　崔利娜（郑州大学第二附属医院）
　　　　楚晓婧（郑州大学第二附属医院）

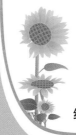

绘　图　王泽媛

前言

众所周知,糖尿病已经成为危害人类健康的一大杀手,每个人周围或多或少都会存在血糖高的人,有需要服用降糖药的,有需要注射胰岛素的。为了使大家对糖尿病有正确的认识,对糖尿病的危害有足够的重视,各种科普文章、视频、讲座也是层出不穷,关于什么是糖尿病,糖尿病患者该怎么吃、怎么运动的相关知识在各种信息平台频繁出现。人类对于知识的渴望总是无止境的,尤其是关系到自身健康长寿以及生活质量的提高,更是亘古不变的追求。各种糖尿病基础知识的普及宣传越来越无法满足人民群众日益增长的知识需求。

人们不满足停留在掌握得了糖尿病该怎么办这一阶段,不满足于只做医嘱的执行者,而是想要知道糖尿病到底损坏了身体的哪个"零件",为什么会损坏这个"零件",有没有修复的可能,该怎样修复,其他的"零件"需不需要保养,该怎么保养。与过去相比,患者更愿意主动参与到疾病治疗的过程中,希望成为自己身体机器维修方案制订的参与者。因此糖尿病患者除了配合医生进行治疗以外,出现了了解、掌握更深层次、更专业的相关知识的需求。

人民群众有需求,医务工作者就有义务。基于此,我们编纂了这本关于糖尿病并发症的科普图书,内容囊括了糖尿病的各种急、慢性并发症及糖尿病常见的伴发疾病。从糖尿病对身体不同"零件"的损害入手,将糖尿病并发症划分成心脑血管并发症、眼底病变、肾病、神经病变、糖尿病足等,对我们在临床工作中观察到的糖尿病患者感兴趣的问题以及大家容易走入的误区一一进行阐述,让糖尿病患者能够明确并发症对身体造成了哪些损害,为什么要积极预防并发症,从而使大家真正地重视糖尿病并发症。在此基础上详细介绍了不同并发症是如何发生发展,针对各种并发症有哪些有效的治疗方法,糖尿病患者在日常生活中又该如何预防各种并发症的出现,通过对各种并发症深入浅出的剖析,帮助大家消除对糖尿病并发症的恐惧,掌握战胜并发症的武器。除此之外,书中也给大家介绍了一些并发症相对应的特殊饮食,不同病情该如何选择运动方式,以及应对突发情况的小技巧。在这本书里,你也许会发现一个与你想象中完全不一样的糖尿病。你以为的一些无足轻重的症状,竟是糖尿病在悄悄地攻击你的眼、肾、神经、血管,不知不觉间导致身体出现不可逆的损伤;你以为的一些无药可医只能听天由命的病情,原来已经有了更先进的诊疗技术。希望能对大家有所帮助。

在本书的编写过程中,我们参考专业书籍,征求专家意见,不断去芜存菁。同时,顾及本书的受众大多没有医学知识,我们尽量将生僻的专业术语及复杂的专业理论转化成浅显直白的语言,使读者能读到一本有趣且有用的科普书籍,但仍可能有不尽如人意的地方,欢迎批评指正。

编者
2024 年 2 月

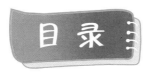

目 录

一　悄声无息的并发症

1. 糖尿病并发症的种类 ·· 001

2. 糖尿病并发症出现的时间 ·· 002

3. 高血糖不可怕,就怕并发症 ······································ 002

4. 糖蒜与"糖人":同样都是高血糖,并发症的种类和

   轻重却不同 ·· 004

二　糖尿病心脑血管并发症

1. 糖尿病是冠心病的等危症 ·· 006

2. 冠心病临床症状 ··· 006

3. 无痛性心肌梗死 ··· 007

4. 冠心病糖尿病患者的注意事项 ··································· 080

5. 糖尿病患者疑似发生心肌梗死,在家急救的措施 ········ 008

6. 心肌梗死后放支架不是必须的 ··································· 009

7. 放心脏支架后需要长期服用的药物 ···························· 009

8. 糖尿病患者心脏支架手术后日常生活的注意事项 ········ 009

9. 糖尿病引起老年痴呆的原因 ······································ 010

10. 消失的脑血管 ··· 010

11. 脑血管病变与介入治疗 ·· 011

12. 糖尿病患者突然嘴歪、眼斜的原因 ··························· 012

1

13. 糖尿病患者更易并发脑梗死的原因 …………………………………… 012

14. 糖尿病患者预防脑梗死发生的方法 …………………………………… 013

15. 糖尿病患者脑梗死过还会再次发生脑梗死 …………………………… 014

16. 糖尿病患者突发心肌梗死了,不能抽根烟冷静的原因 ……… 014

17. 糖尿病患者脑梗出院了,不能喝点酒压压惊的原因 ……… 015

18. 年轻的糖尿病患者发生心肌梗死的风险增加的原因 ……… 015

19. 心电图正常也可能心肌梗死 …………………………………………… 017

三 糖尿病眼底病变

1. 戴上老花镜还是看不清 ………………………………………………… 018

2. 糖尿病患者视力正常 ≠ 眼底正常 …………………………………… 019

3. 糖尿病视网膜病变可以导致失明 ……………………………………… 020

4. 糖尿病患者与白内障 …………………………………………………… 021

5. 突发的眼前红障 ………………………………………………………… 022

6. 糖尿病患者需要去眼科就诊的情况 …………………………………… 022

7. 失明了,透析了,可怜的糖尿病患者 ………………………………… 023

8. 得了糖尿病视网膜病变运动时的注意事项 …………………………… 023

9. 糖尿病患者应正确使用电子产品 ……………………………………… 024

10. 规律复查眼底,防治糖尿病视网膜病变 ……………………………… 024

四 糖尿病肾病

1. 糖尿病肾病 ……………………………………………………………… 026

2. 糖尿病肾病分期 ………………………………………………………… 026

3. 尿白蛋白与尿肌酐的比值可以诊断早期糖尿病肾病 ……… 027

4. 糖尿病肾病饮食的注意事项 …………………………………………… 027

5. 尿蛋白阳性与肾功能的关系 …………………………………………… 028

6. 糖尿病肾病有时也需要肾穿刺来帮忙确诊 …………………………… 028

7. 糖尿病肾病终末期肾脏连续性替代治疗

　——透析那些事儿 ………………………………………… 028

8. 糖尿病肾病与"性福" ………………………………… 029

9. 糖尿病肾病的预防 …………………………………… 030

五　糖尿病神经病变

1. 糖尿病神经病变的临床症状 ………………………… 031

2. 用开水洗脚的人 ……………………………………… 032

3. 糖尿病患者经常便秘的原因 ………………………… 032

4. 反复恶心、呕吐的人——糖尿病胃轻瘫 …………… 033

5. 糖尿病患者起床引起的低血压 ……………………… 034

6. 不一样的"心动" …………………………………… 035

7. 迈不过门槛的老先生 ………………………………… 035

8. 无数次起夜的老太太 ………………………………… 036

9. 眼睑下垂伴复视——动眼神经麻痹 ………………… 037

10. 糖尿病可影响"性福" ……………………………… 037

11. 不能盖被子的怪病 …………………………………… 038

12. 查了心电图还查肌电图的原因 ……………………… 039

六　糖尿病足

1. 糖尿病足知多少 ……………………………………… 040

2. 脚上流脓了,虽然不发热,但感染可能很重 ………… 041

3. 无痛的钉 ……………………………………………… 042

4. 变形的脚 ……………………………………………… 043

5. 碳化的脚底板 ………………………………………… 045

6. 像碳一样的脚趾头 …………………………………… 047

7. 修脚修出来的糖尿病足 ……………………………… 048

8. 暖气片和暖水袋也能烫伤 …………………………… 049

9. 持续流脓的洞 …………………………………………… 050

10. 糖尿病患者出现间歇性跛行的应对方法 ……………… 051

11. 特制鞋垫可保护糖尿病患者的双脚 …………………… 054

12. 上次脚烂自己好的，这次也没问题 …………………… 054

13. 糖尿病患者小腿上的黑斑 ……………………………… 055

14. 糖尿病与"老烂腿" …………………………………… 055

15. 负压封闭引流术治疗糖尿病足 ………………………… 056

16. 神奇的脊髓电刺激疗法 ………………………………… 057

17. 以己之血，疗足之伤 …………………………………… 058

18. 糖尿病足小帮手——轮椅使用二三事 ……………… 059

19. 六旬老人差点截肢，竟是洗脚惹的祸 ……………… 061

20. 糖尿病足常见的危险因素 ……………………………… 062

21. 剪趾甲、穿鞋袜，小小细节防糖尿病足 ……………… 062

22. 糖尿病足与"吃啥补啥" ……………………………… 064

23. 患糖尿病足时运动也不能丢 …………………………… 065

24. 中医治疗糖尿病足的方法 ……………………………… 066

七　低血糖

1. 糖尿病患者心慌、手抖的原因 ………………………… 067

2. 反复发生低血糖，却被医生诊断糖尿病 ……………… 070

3. 低血糖时不一定有心慌、手抖 ………………………… 071

4. 测血糖 7.0 毫摩尔/升仍可出现低血糖症状 ………… 072

5. 胰岛素越用越多，空腹血糖却越来越高 ……………… 073

6. 吃保健品也会出现低血糖 ……………………………… 075

7. 低血糖不同水平的急救 ………………………………… 076

8. 糖尿病患者外出要常备葡萄糖块 ……………………… 077

9. 血糖高还越吃越饿 ……………………………………… 077

10. 糖尿病患者吃阿卡波糖出现低血糖时用馒头纠正效果差 … 078

11. 需要去医院处理的低血糖 ……………………………… 079

八 糖尿病酮症酸中毒

1. 糖尿病患者腹痛也可能是糖尿病酮症酸中毒 …………… 080

2. 糖尿病患者常见的口腔异味 …………………………… 080

3. 烦躁的高血糖 ………………………………………… 082

4. 血糖正常，尿酮体也会呈现阳性 …………………… 083

5. 血糖正常，尿糖也可以阴性 ………………………… 084

6. 同样三天没用药，1 型糖尿病和 2 型糖尿病结局
   是不一样的 ………………………………………… 085

7. 糖尿病患者住院期间输液也常用葡萄糖
   注射液配伍 ………………………………………… 086

九 糖尿病与高血脂

1. 血脂的成员及作用 …………………………………… 088

2. 血脂的来源与去路 …………………………………… 089

3. 糖尿病患者血脂正常，也要吃降脂药 ……………… 089

4. 血脂升高的常见原因 ………………………………… 091

5. 糖尿病患者眼睑周围黄色的"瘤" ………………… 091

6. 饮食对血脂的影响 …………………………………… 092

7. 降脂药的服用时间 …………………………………… 092

8. 降脂药的服用时长 …………………………………… 093

9. 降脂药也可以引起肝损伤 …………………………… 093

10. 吃上降脂药要注意肌肉酸疼 ……………………… 094

11. 防治高血脂小妙招 ………………………………… 094

十 糖尿病与高尿酸

1. 喝羊肉汤引发的"惨案" …………………………… 096

2. 糖尿病对尿酸代谢的影响 ………………………… 097

3. 痛风犹如夜间的"刺客" ………………………………………… 097

4. 喝酒会加剧痛风 ……………………………………………… 098

5. 降糖同时要降酸 ……………………………………………… 098

6. 痛风的危害 …………………………………………………… 098

7. 痛风发作一般会越来越频繁 ………………………………… 100

8. 痛风与糖尿病足 ……………………………………………… 100

9. 保健品——降尿酸茶和降尿酸贴 …………………………… 101

10. 降尿酸药物的服用时长 ……………………………………… 101

11. 降尿酸也不能过度 …………………………………………… 102

12. 痛风的糖尿病患者运动时的注意事项 …………………… 103

十一 高血糖与高血压

1. 高血压的分级及心血管危险分层标准 …………………… 105

2. 测量血压的正确步骤 ………………………………………… 106

3. 导致血压测量不准确的因素 ………………………………… 106

4. 动态血压监测 ………………………………………………… 107

5. "血压升高是人体自身调节的反应,不需要降血压",这个想法
   是错误的 ……………………………………………………… 107

6. 糖尿病患者血压控制标准 …………………………………… 108

7. 好多糖尿病患者合并高血压的原因 ………………………… 109

8. 高血压的危害 ………………………………………………… 109

9. 糖尿病患者合并高血压日常注意事项 ……………………… 110

10. 糖尿病合并高血压的降压宝典 ……………………………… 111

11. 常被延误诊断的继发性高血压 ……………………………… 112

12. "生命在于运动"有时也是不对的 ………………………… 112

十二 糖尿病与感染

1. 糖尿病患者提高免疫力的注意事项 …………………… 115

2. 古代谈之色变的"搭背疮" 116

3. 尿路感染 117

4. 一起吃的大排档，就糖尿病患者出现了拉肚子 118

5. 糖尿病患者反复出现的上呼吸道感染 119

6. 一起玩耍的老朋友得了肺结核 120

7. 糖尿病患者与"蛇缠腰" 121

8. 无诱因出现水疱 122

9. 含饴弄孙，糖与虫牙 123

十三 高血糖与肿瘤

1. 肿瘤类型及症状 125

2. 肿瘤标志物高也不一定是肿瘤 125

3. 糖尿病患者易患的肿瘤 126

4. 肿瘤治疗对糖尿病的影响 126

5. 糖尿病合并肿瘤患者化疗过程中血糖控制要点 126

6. 肿瘤患者合并高血糖应合理饮食 127

十四 卧床患者的护理小技巧

1. 摔不起，真的摔不起 128

2. 卧床的影响 129

3. 长期卧床的并发症 130

4. 当糖尿病遇上压疮 131

悄声无息的并发症

1.糖尿病并发症的种类

糖尿病是一种常见的慢性疾病,它对身体的损害是渐进式的,就像"温水煮青蛙",当发现自己得了糖尿病并发症,已经深陷沼泽,出不来了。那么糖尿病常见的并发症有哪些呢?

(1)大血管病变:由于长期高血糖,血管内皮细胞受到损害,导致血管狭窄、硬化、血栓形成,进而引发冠心病、心肌梗死、脑卒中等心脑血管疾病,甚至有些糖尿病患者心肌梗死时都感觉不到疼痛。

(2)糖尿病肾病:糖尿病肾病的发展是一个缓慢的过程,早期患者可能没有任何症状。但随着病情的进展,肾微血管逐渐硬化,尿液里开始出现蛋白质,这是糖尿病肾病的一个重要标志。

(3)糖尿病视网膜病变:一般病史超过 10 年,早期可以没有任何症状,长期高血糖可以导致视网膜毛细血管扩张、出血、渗出,进而视网膜神经上皮层和色素上皮层出现代谢障碍,最终视网膜脱落甚至失明。

(4)糖尿病神经病变:糖尿病神经病变是糖尿病患者神经系统的一种并发症。由于长期高血糖,神经细胞受到损害,导致神经纤维的传导速度减慢,从而出现各种神经系统症状,如四肢疼痛、麻木、感觉异常,视物重影等。

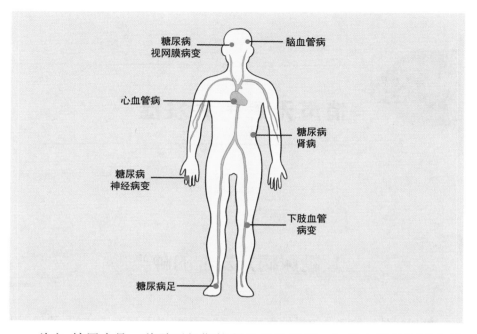

总之,糖尿病是一种需要长期控制的慢性疾病。如果血糖得不到有效的控制,就会出现一系列的并发症。因此,糖尿病患者需要积极控制血糖、保持健康的生活方式,并在出现症状时及时就医。

2. 糖尿病并发症出现的时间

美国糖尿病学会(ADA)统计数据显示,3 年以上的糖尿病患者出现并发症的概率在 46% 以上;5 年以上出现并发症的概率在 61% 以上;10 年以上出现并发症的概率达 98% 。尤其是长期高血糖或者血糖不稳定的糖尿病患者,很可能提前爆发更多的并发症。

3. 高血糖不可怕,就怕并发症

糖尿病可以说是"甜蜜的杀手",那么糖尿病并发症就是这个杀手最具杀伤力的武器。一旦出现并发症,糖尿病患者生活质量就大大下降,严重的甚至会危及生命。

那么糖尿病患者该如何预防并发症的发生呢?

(1)改变生活方式:糖尿病患者饮食须保持营养均衡,进餐定时定量。适量吃新鲜蔬菜和水果,少吃油腻及升糖快的食物,多喝水、少吃盐,每日食盐摄入量应小于6克;经常锻炼,以有氧运动最佳;戒烟、限酒,体重保持在一定范围。

(2)减肥:肥胖是导致胰岛素抵抗最主要的原因,尤其是中心性肥胖。那什么是胰岛素抵抗呢?胰岛素抵抗是指各种原因导致胰岛素不能发挥作用,葡萄糖摄取和利用的效率下降,机体代偿性地分泌过多胰岛素产生高胰岛素血症,以维持血糖的稳定。是不是太专业了?用一句简单的话解释就是,胰岛素虽然分泌得很多,但是"有人使绊子"让胰岛素工作效率下降。减重后可以增加胰岛素敏感性,提升胰岛素的工作效率。

(3)生命在于运动:关于运动,可以选择你喜欢的、适合的方式,如散步、慢跑、跳舞、骑自行车、游泳等。每天坚持,尤其是饭后运动,有利于餐后血糖的控制,有助于减少糖尿病药物的使用。运动要达成的目标是燃烧大于摄入的热量。

(4)监测血糖:实际上,血糖达标是糖尿病患者预防并发症的关键。根据糖尿病患者的不同情况,医生会帮助设定目标血糖范围。离目标越近,感觉越好。另外,测血糖也可以帮助糖尿病患者了解食物和活动对血糖的影响,以及治疗计划是否有效。

(5)避免受伤:糖尿病会增加感染风险,尤其是减缓伤口愈合,所以即使是简单的伤口也不能忽视。如果几天内没有好转,一定要去看医生,特别是脚上的伤口,每天检查双足有无水疱、溃疡、红肿,还有就是注意保湿防止干裂。

建议糖尿病患者不要频繁更换医生。每年就诊2～4次,出现低血糖、血糖波动大的情况时及时去医院就诊。不一定是大型三甲医院,社区医院也可,重要的是要多与内分泌医生沟通。

4.糖蒜与"糖人":同样都是高血糖，并发症的种类和轻重却不同

患糖尿病时间长了,如果控制不好会罹患并发症。医生在临床上经常看到,同样的性别、年龄,同样时长的糖尿病病史,患者罹患的并发症类别和程度却千差万别,这是为什么呢?

在回答这个问题之前,我们先来看一个生活当中的小例子:腌糖蒜。糖蒜的制作主要有三种料:盐、糖、醋,且糖是必须的。经过腌制的蒜,不但失去了生命力(不能再生根发芽),也失去了蒜的原味(没有了辣的味道),那是因为糖、醋、盐破坏了它的细胞和胚芽,改变了大蒜中大蒜素的化学结构。

糖尿病慢性并发症发生的道理也大体如此。人体细胞中的成分会长期地被高血糖侵蚀,人并不比蒜更坚强,蒜会变成糖蒜,人就会变成"糖人"。记得糖化血红蛋白(HbA1c)吗? 它是代表红细胞中蛋白质被糖化程度的一个指标。

红细胞中的血红蛋白会被糖化而失去携带运输氧气的能力,其他细胞中的蛋白质也不能幸免。由此就不难理解为什么糖尿病对患者的影响是全身性、系统性的。

应该承认,到目前为止,医生们还不知道除高血糖以外,糖尿病慢性并发症发生的主要原因。但是,也确定它与下列原因有关:遗传易感性和个体间差异、胰岛素抵抗、高血糖和血糖波动、低度炎症状态、血管内皮损伤和功能紊乱、凝血功能和黏滞度异常等。有证据显示,体内确实存在糖基化终末产物增多、多元醇途径激活、氧化应激增强、蛋白激酶C途径激活和己糖胺通路激活等异常的代谢过程。

这么多的因素作用在不同个体的身上,就存在多少和强弱的差异,最后也导致并发症发生和表现存在个体间差异。但还无法确定,哪种因素在哪个人身上起主要作用? 作用强度是多少? 因此,也给并发症预防增添了不

少的变数。但是,无论如何,控制高血糖这个策略是不会错的。另外,血压、血脂等也需要达标,也就是说医生不会犯战略性的错误,战术上也在逐渐成熟中。

知识拓展

二 糖尿病心脑血管并发症

1. 糖尿病是冠心病的等危症

（1）等危症：等危症从字面意思来说，就是相等危险的病症。例如 A 病看起来很温和，B 病很凶险，但得 A 病后会出现与 B 病相同的后果，A 病就是 B 病的等危症。

（2）糖尿病与冠心病是等危症：糖尿病和冠心病是两种密切相关的疾病，它们有着类似的病理基础、血管损伤、代谢紊乱和炎症反应等。这两种疾病得心肌梗死的概率是一样的，因此糖尿病是冠心病的等危症。

2. 冠心病临床症状

根据症状冠心病分为以下 6 种类型：隐匿型冠心病或无症状型冠心病、心绞痛、心肌梗死、缺血性心肌病、猝死型冠心病，另外还有一种是无痛性心肌梗死。冠心病发病时常见的症状有气短疲劳、恶心等。

冠心病

别名：缺血性心脏病、冠状动脉性心脏病或心绞痛

发病症状：

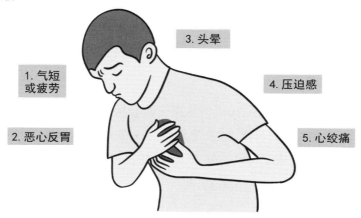

1. 气短或疲劳
2. 恶心反胃
3. 头晕
4. 压迫感
5. 心绞痛

3. 无痛性心肌梗死

糖尿病患者心肌梗死时可以不疼的原因可能是与其痛觉传导的异常有关，导致痛觉耐受性增高。据报道，有40%的糖尿病患者发生心肌梗死时没有胸痛的症状。

糖尿病合并无痛性心肌梗死的患者在出现心肌梗死之前，往往已经有较为严重的糖尿病性自主神经病变，其交感神经受到损伤，对疼痛的敏感性降低，使得在发生心肌梗死时，患者并不能感觉到明显的胸痛。

这种无痛性心肌梗死其实更可怕，因为疼痛对我们来说其实是身体发出的求救信号，它在提醒我们："哎呀，好痛啊，我是不是生病了呀"，严重的时候我们无法正常生活，就会迫使我们放下手中的事情，去休息或者去医院就诊。而无痛性心肌梗死是悄悄发生的，如果是小面积心肌梗死不会危及生命，如果是大面积心肌梗死，本来需要卧床休息静养，不知道情况的患者工作、情绪激动或者进行高强度的体育锻炼，这时候就会很危险。所谓"无疾而终"，其实有一部分可能就是无痛性心肌梗死。

所以说如果糖尿病患者出现了一些与冠心病相关的症状,如心悸、胸闷、胸痛等,千万不要忽视它,应该及时就医,在医生指导下进一步确定是否存在冠心病。

4. 冠心病糖尿病患者的注意事项

如果确诊为冠心病,患者应该积极配合医生的治疗建议,控制血糖和血压,调整饮食和运动习惯,以及使用抗血小板药物、他汀类药物等治疗冠心病药物。同时应该做到以下几点:①保持良好的心态,不要情绪激动,保持轻松愉悦的心情。②注意休息,每天保证足够的睡眠时间。③调整饮食结构,适量摄入蛋白质、蔬菜和水果。④适当进行有氧运动,如散步、打太极拳等。⑤定期监测血糖、血压和血脂水平。⑥定期到医院复诊,看药物是否需要调整。

5. 糖尿病患者疑似发生心肌梗死,在家急救的措施

糖尿病患者疑似突发心肌梗死,可以在家采取以下急救措施。

(1)拨打120:患者怀疑自己心肌梗死发作,应及时拨打120,打开家门,停止一切活动,躺下休息,等待救援。

(2)吸氧:有条件的话,可以吸氧。

(3)服用药物:可以服用速效救心丸、硝酸甘油和阿司匹林。

(4)人工心肺复苏:若出现心跳或呼吸停止,家人可以给患者做心肺复苏,在胸骨的中下1/3处进行按压,直到"120"到来。

6.心肌梗死后放支架不是必须的

心肌梗死是否需要放支架,取决于冠状动脉的狭窄程度、具体的病情,以及患者的症状、心电图结果、冠状动脉造影结果等。

需要注意的是,放支架只是治疗心肌梗死的一种手段,并不能完全预防血栓形成。在支架放置后,患者通常会接受抗血小板药物和抗凝药物的治疗,以预防血小板聚集和血栓形成。同时,患者还需要积极改变生活方式,控制高血糖、高血压、高血脂等危险因素,以减少再次发生心肌梗死的风险。

7.放心脏支架后需要长期服用的药物

放心脏支架后需要长期服用的药物:降脂稳定斑块药物、扩张血管药物、控制心率药物、抗血小板聚集药物等。

(1)降脂稳定斑块药物:如阿托伐他汀钙片、瑞舒伐他汀片等,可以降低血脂水平,减少动脉粥样硬化的发生。

(2)扩张血管药物:如硝酸异山梨酯片,可以扩张血管,减轻心脏负担,缓解心绞痛。

(3)控制心率药物:如美托洛尔,可以降低心率,减少心肌耗氧量,缓解心绞痛。

(4)抗血小板聚集药物:如阿司匹林,可以避免血小板聚集,预防再次堵塞。

8.糖尿病患者心脏支架手术后日常生活的注意事项

(1)按照医生的嘱咐服用药物:心脏支架手术后,患者需要长期服用降压药、降脂药、降糖药等。

（2）定期检查：患者要定期检查血糖、血脂、肝肾功能等。

（3）适当运动：患者可以适当地运动，保持稳定乐观的心态，但运动时要按照医嘱循序渐进地进行。

（4）合理饮食：患者可以多吃富含纤维素的食物，如各种蔬菜、水果、糙米、全谷物、豆类等，有助于排便，防止便秘，稳定血糖，降低血胆固醇。

（5）避免情绪波动过大：患者要注重自我调节，避免情绪波动过于剧烈，以免影响身体的健康。

（6）预防感冒：患者要及时地增减衣物，避免感冒的发生，以免加重病情。

9. 糖尿病引起老年痴呆的原因

糖尿病引起老年痴呆的原因，有以下几点：①长期高血糖状态会导致血管损伤和神经元死亡，进而影响大脑的正常功能。②糖尿病还可能影响大脑的认知功能。研究表明，糖尿病患者可能会出现认知障碍，包括记忆力减退、注意力不集中和反应速度减慢等问题。这些认知问题可能与糖尿病对大脑海马体等区域的损害有关。③糖尿病患者可能更容易出现抑郁和焦虑等心理问题。这些心理问题会进一步影响大脑的功能，增加患老年痴呆的风险。

为了降低患老年痴呆的风险，糖尿病患者要积极控制血糖，避免神经病变和其他并发症的发生。此外，还要注意健康的生活方式，如保持良好的饮食、适度的运动、戒烟限酒等。

10. 消失的脑血管

一位急性脑梗死入院的老先生，查头磁共振发现部分脑血管不显影，那么他的脑血管去哪里了呢？这种情况糖尿病患者也很常见。血糖对心脑血管的影响是一个复杂而深入的过程。它可以直接增加糖尿病患者心血管疾病的发生风险。

首先,高血糖对血管壁产生损伤。长时间的高血糖会导致血管壁的硬化和炎症反应,这进一步促进动脉粥样硬化的形成。动脉粥样硬化是一种非炎症性的血管疾病,其特征是血液中的胆固醇和其他有害物质在血管壁上沉积,形成斑块。这些斑块会导致血管狭窄,影响血液流动,特别是在心脑血管中。

其次,高血糖也会影响血液的黏稠度。高血糖水平会促进血液中的红细胞聚集,使血液变得更加黏稠。这不仅增加了血液流动的阻力,而且增加了血栓形成的风险。血栓可能导致血管堵塞,导致心肌梗死或脑卒中等严重的心脑血管事件。

最后,高血糖还与炎症反应有关。研究表明,高血糖水平与炎症标志物的增加有关,这进一步加剧了血管损伤和动脉粥样硬化的过程。

因此,糖尿病患者应积极配合治疗,通过药物和健康的生活方式来控制血糖水平,降低心脑血管疾病的风险及发生率。同时,对于已经有心脑血管疾病的患者,应更加密切地监测和控制血糖水平。

11. 脑血管病变与介入治疗

介入治疗是治疗脑动脉狭窄的一种有效方法,适合于脑血管重度狭窄的患者,如大脑前动脉、中动脉、后动脉狭窄超过75%等。

介入治疗脑动脉狭窄,首先需要进行脑血管造影或者是脑血管成像,以了解主动脉弓颈内动脉系统以及椎基底动脉系统血管状况,判断是否存在脑血管病变及是否适合进行血管内介入治疗。

脑动脉狭窄的介入治疗包括球囊扩张术和支架植入术两种方式,可以有效改善患者的症状,减少脑梗死的发生率,同时配合药物治疗,效果更佳。

12. 糖尿病患者突然嘴歪、眼斜的原因

糖尿病患者突然出现嘴歪、眼斜,可能是中枢性面瘫或周围性面瘫造成的。

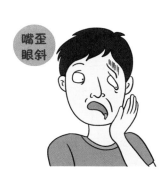

嘴歪眼斜

(1)中枢性面瘫:脑梗死、脑出血等脑血管疾病可能会引起中枢性面瘫,出现嘴歪、眼斜的症状,同时患者还可能伴有语言功能障碍,一侧肢体麻木无力、活动受限等症状。出现这种情况,患者应及时就医,在医生的指导下进行溶栓治疗、抗血小板治疗或手术治疗等。

(2)周围性面瘫:突然嘴歪和眼斜也可能由周围性面瘫引起,如面神经麻痹。患者应在医生的指导下服用糖皮质激素类药物、抗病毒药物或采取针灸理疗等方法,以缓解症状、治疗疾病。

13. 糖尿病患者更易并发脑梗死的原因

目前,糖尿病已被公认为急性脑血管病的独立危险因素之一,大多数文献报道,糖尿病并发脑梗死的概率比非糖尿病患者增加 2~4 倍,且急性期的死亡率可达 20%~30%;脑梗死后发生痴呆的危险增加 3 倍以上。糖尿病患者容易得脑梗死的原因有以下几点:①糖尿病患者的血糖水平较高,容易引起血管病变,导致血管狭窄或闭塞,进而诱发脑梗死。②糖尿病患者通常伴有高血压、高血脂等慢性疾病,这些疾病也是脑梗死的高危因素。③糖尿病患者的血液黏稠度较高,容易形成血栓,进而导致脑梗死。④糖尿病患者通常存在代谢紊乱,导致血脂、血糖等物质在血管内沉积,形成斑块,阻塞血管,诱发脑梗死。

因此,糖尿病患者应该积极控制血糖、血压、血脂等指标,定期进行相关

检查,及早发现并治疗血管病变,以降低脑梗死的发生风险。同时,糖尿病患者应该注意调整饮食和生活方式,保持良好的生活习惯和心态,有助于预防脑梗死的发生。如出现脑梗死症状,应及时就医治疗。

14. 糖尿病患者预防脑梗死发生的方法

脑梗死是一种常见的脑血管疾病,对人们的健康和生活质量造成严重威胁。对于糖尿病患者来说,由于存在多种高危因素,更容易发生脑梗死。因此,糖尿病患者应该采取一系列措施来预防脑梗死的发生。

(1)控制血糖:糖尿病患者的血糖水平较高,容易引起血管病变,进而诱发脑梗死。因此,糖尿病患者应该积极控制血糖,定期监测血糖水平,遵循医生的建议进行治疗,保持血糖在正常范围内。

(2)健康饮食:糖尿病患者的饮食应该以低糖、低脂、低盐、高纤维素为主,适当增加蛋白质的摄入。同时,应该避免食用过多的加工食品和高热量食品,以保持健康的饮食习惯。

(3)适量运动:适量运动有助于控制血糖、降低血脂、减轻体重,增强心肺功能和免疫力,对预防脑梗死的发生有积极的作用。糖尿病患者应该根据自己的身体状况选择适合自己的运动方式,如散步、慢跑、打太极拳等。

(4)控制体重:肥胖是糖尿病和脑梗死的危险因素之一。糖尿病患者应该控制体重在正常范围内,适当增加有氧运动和控制饮食来减轻体重。

(5)戒烟限酒:吸烟和饮酒都容易诱发脑梗死和其他心血管疾病。糖尿病患者应该戒烟限酒,以保持身体健康。

(6)定期检查:定期进行身体检查有助于及早发现和预防脑梗死的发生。糖尿病患者应该定期进行心电图、血压、血脂等相关检查,以便及时发现潜在的健康问题。

(7)情绪管理:情绪波动和精神压力容易诱发脑梗死和其他心血管疾病。糖尿病患者应该注意情绪管理,保持心情愉悦和稳定,避免过度紧张和焦虑。

(8)规律作息:规律的作息时间有助于调节身体各项生理功能,保持身体健康。糖尿病患者应该保持充足的睡眠时间,尽量避免熬夜和不良的生活习惯。

15. 糖尿病患者脑梗死过还会再次发生脑梗死

脑梗死是由于血管堵塞导致脑部血液供应不足,使脑组织发生缺血、缺氧,导致脑细胞死亡,复发率高。因此,脑梗死患者需要长期坚持健康的生活方式和药物治疗,同时注意心理调节,以降低再次发生脑梗死的风险。但是脑梗死的患者也不必过分担心,因为通过积极的治疗和预防措施,可以有效地降低再次发生的风险。

16. 糖尿病患者突发心肌梗死了,不能抽根烟冷静的原因

吸烟导致血栓,引发各种心脏病。吸入香烟中的一氧化碳会降低血液携带氧气的能力;尼古丁会导致心跳加快,血压升高,心脏的承受能力减弱,心脏局部缺血(或心绞痛)。看了香烟对心脏的危害,你还要抽烟冷静吗?

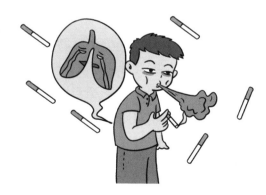

17. 糖尿病患者脑梗出院了，不能喝点酒压压惊的原因

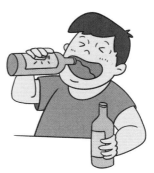

有些患者为了庆贺自己出院，会和自己的好朋友小酌一番，殊不知这样做的风险很大。正常情况下血管内膜光滑、流畅，但长期饮酒的患者会出现血管内皮细胞受损，逐渐形成动脉粥样硬化斑块，引起血管硬化、弹性下降、脆性加重，使血压升高的同时还会对心脑血管造成不同程度的负担。久而久之还会出现斑块破裂、出血，引发管腔狭窄、血流阻力增加，加重心脑血管的负荷。长期饮酒还会出现血液黏滞度增高、血脂增高，血流阻力增加，进一步加重心脑血管疾病。另外酒精入血还会导致交感神经的兴奋性增高，升高血压，增加急性心脑血管意外发生的可能性。

18. 年轻的糖尿病患者发生心肌梗死的风险增加的原因

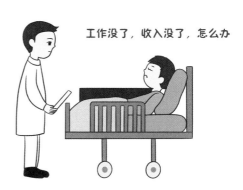

工作没了，收入没了，怎么办

在过去的观念中，心肌梗死主要是老年人的疾病，但现代社会中，越来越多的年轻人也开始受到心肌梗死的威胁，尤其是年轻的糖尿病患者，以下是几个不容忽视的原因。

（1）不良生活习惯：现代年轻人的生活节奏快，常常熬夜工作、娱乐，饮食不规律，缺乏运动，这些不良

生活习惯都会增加心血管疾病的风险。

（2）肥胖与代谢异常：年轻人肥胖率逐年上升，肥胖是心血管疾病的重要危险因素之一。此外，代谢异常如糖尿病、高血压等也会增加心肌梗死的风险。

（3）家族病史：家族病史也是心肌梗死的一个重要危险因素。如果家族中有心血管疾病史，年轻人患病的风险也会增加。

（4）心理压力：现代社会，年轻人面临的压力越来越大，如工作压力、学业压力等。长期的心理压力可能导致心脏血管收缩和血小板聚集，从而增加心肌梗死的风险。

（5）缺乏健康知识：相对于老年人，年轻人对自身健康状况不够重视，部分年轻糖尿病患者，患病后觉得自己可以通过饮食控制和锻炼控制血糖，但实际上做不到。另外，一部分患者血糖高并没有任何症状，不影响日常生活，而且觉得现在年轻，等年纪大了，身体不舒服了再治也不晚。这也是导致年轻人心肌梗死发病率较高的原因之一。

（6）延迟诊断和治疗：由于缺乏健康知识，年轻人往往在出现心脏病症状时未能及时就医，导致病情恶化甚至危及生命。

（7）经济负担重：对于年轻的上班族来说，一旦患上心血管疾病，将面临巨大的经济压力。由于治疗和康复需要投入大量的时间和金钱，很多年轻人因此放弃了治疗。

综上所述，年轻糖尿病患者更要关注自己的生活习惯和生活方式，尽量避免吸烟、饮酒、熬夜等不良习惯。同时，要注重饮食健康和适量运动，保持健康的体重和良好的心理状态。此外，严格控制血糖，了解家族病史并定期进行体检也是预防心肌梗死的重要措施。在出现胸闷、胸痛等疑似心脏病症状时，应尽早就医并进行针对性的治疗。这样才能有效降低心肌梗死的风险，保持身体健康。

19. 心电图正常也可能心肌梗死

在临床工作中,我们经常会遇到糖尿病患者家属来问我们:"我们心电图是正常范围心电图,怎么医生说已经发生心肌梗死了呢? 是不是搞错了呀?!"

其实,心电图异常要在心肌梗死发生 20～30 分钟,出现心肌细胞坏死之后,才能显现出来,在此之前,即使已经发生心肌梗死,心电图依然可能显示正常。据统计,大约 2.1% 的心肌梗死患者,心电图自始至终是完全正常的,因此,心肌梗死的诊断需要结合患者临床症状、心电图、实验室检查结果尤其是肌钙蛋白等心肌标志物的动态变化结果、冠脉造影等,才能综合评估判断。

糖尿病眼底病变

1. 戴上老花镜还是看不清

（1）糖尿病患者视物不清常见的原因：有以下几个。

1）屈光不正：当血糖升高的时候,血液的渗透压是升高的,进一步导致眼球中的房水渗透压也升高,而晶状体和玻璃体等结构中的渗透压并不会同步变化,因此会发生轻度脱水,导致结构变形,影响屈光度。高血糖加重近视的比例会更高一点,当然也会有一部分人的近视眼会有短时间的缓解,自我感觉是高血糖"治"好了近视。当糖尿病患者接受治疗后,在血糖下降的过程中,视力模糊的情况往往还会加重,可能给患者带来不适,有些患者可能误以为是医生的水平问题或者是药物的不良反应,其实,这些都是误解,原因和上述情况相同,都是渗透压没有同步变化导致的,视力模糊的情况在血糖稳定一两个月后会自然缓解。

2）糖尿病视网膜病变：糖尿病视网膜病变（DR）是糖尿病导致的视网膜微血管损害所引起的一系列典型病变,是一种影响视力甚至致盲的慢性进行性疾病,是糖尿病眼病中最常见的一种表现,且对视力的威胁最大。糖尿病视网膜病变早期可以没有任何症状,但此时检查眼底可能看到视网膜微血管瘤、出血、渗出等。以后随着糖尿病病程的延长,病变的加重,逐渐出现视力下降或视力骤降甚至失明。

3）糖尿病性白内障：又称代谢性白内障,长期高血糖会诱发白内障和加速白内障进展。

4）糖尿病性青光眼：多属新生血管性青光眼，常发生在糖尿病视网膜病变的中晚期，视网膜的缺血改变导致虹膜新生血管形成，继而引发新生血管性青光眼。

（2）出现突发视物不清的处理：糖尿病患者如果突发视物不清，要警惕眼底出血、牵拉性视网膜脱离等严重视网膜并发症，如果不及时进行合理干预，可能会面临严重的视物障碍甚至失明，所以糖尿病患者在视物模糊的时候一定要及时到医院进行检查，找到病因，及时治疗，保护好我们的"心灵之窗"。

2. 糖尿病患者视力正常≠眼底正常

（1）糖尿病视网膜病变分期：糖尿病视网膜病变的病理基础是微血管病变，这是一个逐步发展的过程，早期可以没有任何症状，但眼底检查已有病变，所以了解其分期，及早发现，及时治疗尤为重要。临床上以是否出现"视网膜新生血管"为标志将糖尿病视网膜病变分为2型、6期。

非增生型糖尿病视网膜病变。Ⅰ期：轻度非增生型视网膜病变，仅有视网膜微血管瘤，可合并小出血点。听到"瘤"很多人误以为是视网膜长了肿瘤，其实非然，这个"瘤"其实是充血的血管，血管在这个阶段并没有破裂出血，是糖尿病视网膜病变的早期改变。患者此时可能没有任

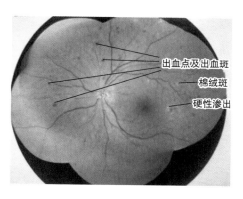

出血点及出血斑
棉绒斑
硬性渗出

何主观感觉，但眼底检查可看到大小不一的红色或暗红色圆形斑点，就像"瘤"一样。Ⅱ期：中度非增生型视网膜病变，视网膜有黄白色硬性渗出或合并出血斑。黄白色硬性渗出多由扩张的毛细血管和微血管瘤渗漏的脂质和蛋白质成分组成，一般沉积于外层视网膜和视网膜下。Ⅲ期：重度非增生型

视网膜病变,当硬性渗出持续时间较长,超过血管的吸收能力时,会形成棉絮斑。表现为以视盘为中心的 4 个象限中所有象限均有多于 20 处视网膜内出血,或者在 2 个以上象限中有静脉串珠样改变,或者 1 个以上象限有显著的视网膜内微血管异常。

增生型糖尿病视网膜病变。Ⅳ期:增生型视网膜病变的早期,视网膜会出现新生的血管和/或玻璃体出血。Ⅴ期:视网膜有新生血管和纤维增殖,可以伴视网膜前出血或者玻璃体出血。Ⅵ期:增生型视网膜病变的晚期,可见牵拉性视网膜脱离合并纤维膜。牵拉

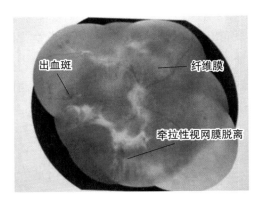

出血斑　纤维膜　牵拉性视网膜脱离

性视网膜脱离,多见于增生型糖尿病视网膜病变。

再提醒一下糖尿病患者,无论是在非增生型还是在增生型,都有可能出现另外一个现象,即由于出血、缺氧等原因导致囊样黄斑水肿,出现视力下降。

(2)糖尿病患者患视网膜病变而视力没有改变是否治疗:糖尿病视网膜病变早期对视力没有明显影响,患者也往往因为没有症状而不去眼科检查,但这并不代表一定没有视网膜病变,而等到视力出现问题前来就诊时病情往往已不是早期。还有些老年糖尿病患者,常常把糖尿病视网膜病变所致的视物模糊误认为是生理性的老花眼而不以为然,错失了治疗良机。因此,糖尿病友无论视力有无问题,都需要定期去医院检查眼底,千万不要等视力出现问题了才去眼科检查,这样往往会错过最佳治疗时机。

3. 糖尿病视网膜病变可以导致失明

(1)糖尿病视网膜病变的危害:糖尿病视网膜病变是常见的糖尿病慢性并发症,也是成人失明的主要原因,尤其是增生型糖尿病视网膜病变,其导致的失明属于"难治盲",即使再通过手术治疗预后视力也很差。

（2）糖尿病视网膜病变的治疗：对于糖尿病视网膜病变来说，有效控制血糖是首要原则，因为这既是该病出现的诱因，也是促进病情进展的内在动力，因此首先要重视糖尿病本身的有效治疗。但认为只要把血糖控制

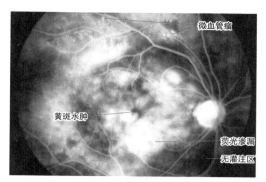

好，就不会发生糖尿病视网膜病变，这其实是不对的，糖尿病视网膜病变不仅与长期高血糖有关，与高血压、高血脂、肾病、吸烟等多种因素也有密切关系。

对于早期糖尿病视网膜病变者，可选择药物治疗方式，通过相关药物对血糖、血脂、血压等进行良好控制，优化生活方式、戒烟，从而改善眼底的微循环，改善其微血管功能；而如果糖尿病视网膜病变已经进入中期，除了药物治疗外，还可以选择激光治疗，或眼内局部注射药物；而对于比较严重的糖尿病视网膜病变者，尤其是出现视网膜脱离、出血等患者，已经严重影响视力，则需要采取手术治疗。

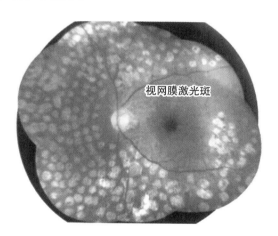

4. 糖尿病患者与白内障

糖尿病性白内障也是糖尿病患者常见的并发症，发生率仅次于糖尿病视网膜病变。如果把眼睛比作照相机，白内障的发病原理就是镜头透亮的

玻璃部分或全部变成了毛玻璃。晶状体正常情况下是透明的,光线能透过晶状体直到眼的后部,使人能看到清晰影像。假如晶状体变得部分混浊、不透明,光线将不能透过混浊。混浊常随时间而变大、增多。由于透过晶状体的光线减少,视觉将变得模糊或混浊。晶状体越混浊,视力受影响的程度越大。

白内障手术时机:目前没有发现有任何一种药物能够有效治疗或延缓白内障的进展。有医生形象地将发生白内障的晶状体比作煮熟的鸡蛋。就像我们无法把熟鸡蛋还原成生鸡蛋一样,至今也没有一种药物可以将混浊的晶体逆转为透明。当白内障影响工作和生活时,可以考虑手术治疗。手术摘除混浊晶状体是白内障的最佳治疗方式,也是根治白内障的唯一有效方法。

5. 突发的眼前红障

一位阿姨患糖尿病视网膜病变有好多年了,平时也不太注意,今天生气后感觉眼前有红色的屏障遮挡似的,视力下降明显。这就是典型的糖尿病视网膜病变引起的玻璃体积血。

糖尿病出现眼底微血管病变以后,眼底缺血和缺氧,视网膜会想办法自救,分泌一些激素来促进血管的新生,试图改变这种缺氧状态,但是好心办了坏事,血管新生了,供血供氧并没有改善,于是缺血缺氧更严重,新生血管越多,这就是个恶性循环。视网膜新生血管壁很薄、很脆弱,容易在各种因素作用下破裂出血,如果视网膜、葡萄膜血管或新生血管破裂,血液流出并聚集于玻璃体腔内就会形成玻璃体积血。如果缺血缺氧的状态不消除,新生血管会越来越多,眼底反复出血会造成瘢痕组织,瘢痕组织收缩会把视网膜从眼后壁上撕扯下来,产生视网膜裂孔及牵拉性视网膜脱离,会造成视力下降和失明。

6. 糖尿病患者需要去眼科就诊的情况

尽早发现,及时干预,跟踪病变进展,对防止严重并发症的发生,降低糖尿病视网膜病变的致盲率,提高糖尿病视网膜病变患者的生活质量及改善视力预后具有重要作用。如果存在以下初筛结果需及时至眼科就诊:①中度非增殖型视网膜病变;②非累及黄斑中心凹的糖尿病性黄斑水肿于 3 ～ 6 个月内至眼科诊查;③重度非增殖型视网膜病变、增殖型视网膜病变、累及黄斑中心凹的糖尿病性黄斑水肿须立即至眼科诊治。

如果发现以下情况需急诊至眼科就诊:①突然的视力丧失;②视网膜剥离;③视网膜前或玻璃体出血;④虹膜红变。

7. 失明了,透析了,可怜的糖尿病患者

糖尿病患者视网膜病变失明,情况已经很糟了,为什么又发现肾衰竭需要透析了呢? 其实糖尿病视网膜病变、糖尿病肾病都属于糖尿病微血管病变,比如体检发现糖尿病肾病,通常查个眼底发现也有问题;或者眼睛出血了,一查肾也有问题。

那微血管是什么呢,说通俗点就是毛细血管,微血管是连接在小动脉和小静脉之间的最细小的血管。有个数据,人体的动脉、静脉、微血管的总长度超过 100 000 千米,而其长度的 99% 是微血管,可想而知微血管有多重要了。糖尿病发生以后,持续的高血糖或其他因素,影响人体大血管的健康,进而影响微血管。因为人是一个整体,微血管和大血管也是一个整体,所以这里出问题了,其他地方也会出问题,这就很好解释为啥有视网膜病变了,同时出现糖尿病肾病。

8. 得了糖尿病视网膜病变运动时的注意事项

糖尿病视网膜病变患者的运动应适量,避免重体力劳动及剧烈运动,如跳水、踢足球、跳高、赛跑等;注意保暖,预防感冒咳嗽,若大力咳嗽或打喷嚏时,用舌头顶住上腭以减轻咳嗽引起的头部振动,防止视网膜修复后的再次

脱落。阳光强烈时外出最好打遮阳伞,戴太阳镜。太阳镜一定要选择有防紫外线功能的。60岁以上老年人戴黄褐色的太阳镜,有助于保护视力。

9. 糖尿病患者应正确使用电子产品

随着科学技术水平的提高,各种电子产品的增多,使得人们娱乐方式也不断增多。糖尿病患者需注意用眼卫生,科学用眼,不要过度使用眼睛,养成规律作息。睡眠方面要保证身心都能得到充分休息,不要熬夜看手机等电子产品。平日里看书应该在合适的光线下进行,不能在强光或者特别昏暗的环境里看书。连续看手机、电脑、电视等电子产品不要超过1小时。在比较暗的环境应该少看手机或者其他的电子设备。平日注意劳逸结合,尽量减少看手机、电脑等时间,用"20-20-20"护眼法减轻电子产品对眼睛的伤害,如看20分钟手机→眨眼20秒→看20英尺(约6米)以外的绿色植物或远方。

10. 规律复查眼底,防治糖尿病视网膜病变

(1)糖尿病患者眼底检查时间:虽然糖尿病视网膜病变的病因复杂、病情发展较难控制,但只要做到早期诊断、早期治疗,多数患者可保留有用的视力。《中国2型糖尿病防治指南(2020年版)》建议,2型糖尿病患者应在确诊伊始筛查眼底,每年随诊1次;青春期前或青春期诊断的1型糖尿病患者应在青春期开始(12岁后)筛查眼底;非儿童1型糖尿病患者在确诊5年内要做全面眼科检查,此后每年1次;计划妊娠或已妊娠的妇女应评估糖尿病视网膜病变发生和/或进展的风险。

如果检查出有糖尿病视网膜病变,轻度非增殖型视网膜病变患者每年1次,中度非增殖型视网膜病变患者每3~6个月1次,重度非增殖型视网膜病变患者每3个月1次;对于有临床意义的黄斑水肿应每3个月进行复查。

患有糖尿病的女性如果准备妊娠,应做详细的眼科检查,因为妊娠可增加糖尿病视网膜病变的发生和进展。怀孕的糖尿病患者应在妊娠前或第1次产检、妊娠后每3个月及产后1年内进行眼科检查。妊娠糖尿病和妊娠期显性糖尿病患者发生的糖尿病视网膜病变危险并不增高,随访次数可不遵循上述推荐。

(2)预防糖尿病视网膜病变的发生:糖尿病视网膜病变重在预防,提倡三早,即"早检查、早诊断、早治疗"。首先,要积极治疗原发病,严格而平稳地控制血糖;其次,要严格控制好血压、血脂;最后,还要戒烟酒。

良好地控制血糖、血压和血脂可预防或延缓糖尿病视网膜病变的进展。糖尿病患者及其家属需进行健康教育,能够掌握糖尿病视网膜病变危险因素相关知识,鼓励患者坚持健康的生活方式,遵循有效的随访计划,进而达到糖尿病视网膜病变的早防早治。

(3)糖尿病视网膜病变是否可以治愈:在视网膜病变的早期,也就是非增殖型糖尿病期,经过强化降糖、改善微循环等积极治疗措施,病变还是可以被阻止和部分逆转的。因此对于Ⅰ期病变的糖尿病患者来说,既是最容易控制和阻止的时期,也是逆转的最好时机。

四 糖尿病肾病

1. 糖尿病肾病

糖尿病肾病是慢性肾脏病的一种重要类型,是糖尿病患者终末期肾衰竭的主要原因,是1型糖尿病患者的主要死因。在2型糖尿病患者中,其严重性仅次于心脑血管疾病。常见于病程超过10年的患者。

糖尿病肾病是糖尿病全身微血管病变的一部分,主要引起肾小球硬化或渗出病变。早期糖尿病肾病无临床症状,只能通过糖尿病的早期筛查发现微量白蛋白尿。当疾病进展到中晚期时,患者可能会出现高血压、水肿、大量蛋白尿等,同时还可能出现贫血,这时通常合并其他糖尿病并发症,如糖尿病视网膜病变、周围血管病变、心脑血管病变。当疾病发展到终末期时,会导致水、电解质、酸碱平衡紊乱等,甚至危及生命。

2. 糖尿病肾病分期

糖尿病所致肾损害的发生、发展可分5期。

Ⅰ期:肾小球超滤过是此期最突出的特征,肾体积增大,肾小球入球小动脉扩张,肾血浆流量增加,肾小球内压增加,肾小球滤过率明显升高。

Ⅱ期:肾小球毛细血管基底膜增厚及系膜基质轻度增宽;尿白蛋白排泄

率多数正常,可间歇性增高(如运动后、应激状态等),肾小球滤过率轻度增高。

Ⅲ期:早期糖尿病肾病期,肾小球毛细血管基底膜增厚及系膜基质增宽明显,小动脉壁出现玻璃样变;出现持续微量白蛋白尿,尿白蛋白排泄率持续在20~200微克/分(正常<10微克/分),肾小球滤过率仍高于正常或正常。

Ⅳ期:肾小球病变更重,部分肾小球硬化,灶状肾小管萎缩及间质纤维化;尿蛋白逐渐增多,尿白蛋白排泄率>200微克/分,相当于尿蛋白总量>0.5克/24小时;肾小球滤过率下降;可伴有水肿和高血压,肾功能逐渐减退;部分患者可表现为肾病综合征。

Ⅴ期:尿毒症,多数肾单位闭锁;尿白蛋白排泄率降低,血肌酐升高,血压升高。

3. 尿白蛋白与尿肌酐的比值可以诊断早期糖尿病肾病

临床上糖尿病肾病的诊断是比较复杂的,美国糖尿病学会推荐筛查和诊断微量白蛋白尿采用测定即时尿标本的白蛋白与肌酐的比值,也就是尿白蛋白/尿肌酐。比值在30~299微克/毫克的是微量白蛋白尿,比值≥300微克/毫克是大量白蛋白尿。另外,病理检查在慢性肾损伤病因鉴别中也具有重要价值,临床鉴别困难时可行肾穿刺病理检查以协助诊断。

4. 糖尿病肾病饮食的注意事项

糖尿病肾病日常饮食应以低优质蛋白、低盐、低脂为基本原则。下面列举一下日常注意事项:①患者每日摄入的总热量,应能够使患者维持接近理想体重,肥胖者可适当减少热量摄入,消瘦者可适当增加热量摄入。②糖尿病肾病患者应避免高蛋白饮食,严格控制蛋白质每日摄入量。每日摄入的蛋白应选用优质蛋白,如鱼、瘦肉等。③患者在日常生活中注意限制食盐的摄入,伴有高血压、水肿的患者需尤为注意。④患者可在医生指导下适量增加膳食纤维的摄入,对于稳定血糖、改善血脂代谢有积极作用。还能增加肠蠕动,促进粪便的排泄。⑤患者在日常生活中应限制腌制食品的摄入,如咸蛋、酱菜等。⑥日常生活中根据自身实际情况调整钾的摄入,出现高血钾时注意避免摄入含钾高的食物。

5.尿蛋白阳性与肾功能的关系

随着蛋白尿的进展,对肾病的影响是不一样的。有研究表明,24 小时尿蛋白定量超过 0.3 克,随着蛋白尿的增加,肾功能的影响逐渐在增加。超过 8 克的大量蛋白尿,如果不经过积极的控制,可以在 18 个月达到肾衰竭的情况。

6.糖尿病肾病有时也需要肾穿刺来帮忙确诊

糖尿病肾病一般不需要肾穿刺活检,但是出现下列情况建议活检以明确诊断:①肾炎性尿沉渣,如畸形红细胞、多形性细胞管型等。②既往曾有非糖尿病的肾脏病史。③短期内尿蛋白明显增加。④24 小时尿蛋白定量大于 5 克。⑤有明确的尿蛋白,但无相应的糖尿病视网膜病变。

7.糖尿病肾病终末期肾脏连续性替代治疗 ——透析那些事儿

(1)透析的原因:糖尿病肾病患者进入尿毒症期的时候,患者的肾损伤已经超过了90%,这个时候如果一直拖延而不进行替代治疗,毒素就会潴留在患者体内,会给其他的脏器带来不可逆的损害,比如可能会损害心脏、胃肠道、骨骼等,甚至会危及生命。

(2)透析:透析就是肾脏替代治疗的一种方式,可以帮助清除患者体内每时每刻产生的尿毒症毒素,控制毒素在体内的过度蓄积,是避免或减轻肾以外重要脏器损害的最有效措施。透析包括腹膜透析和血液透析。

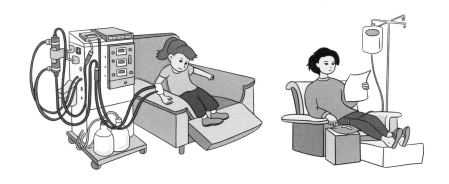

(3)血液透析频率:需要结合患者肾功能损害程度及临床症状来分析判断,一般情况下每周 3 次,每次 4~6 小时。血液透析的频次,可以根据患者肾功能损害程度及临床症状等综合考虑和调整。

(4)透析后尿液量:血液透析是通过透析机替代肾对小分子溶质和液体的清除功能,模拟肾排泄功能,临床上血液透析患者会出现无尿或少尿。

(5)透析后生存时长:得了尿毒症并不是绝症,截至目前世界上透析时间最长的患者是 48 年。中国透析时间为 20~30 年的患者很多,其实只要在透析方式、饮食、生活节奏上做下改善,还有提升空间,糖尿病肾病透析患者也可达到人均寿命。

8. 糖尿病肾病与“性福”

糖尿病肾病是会影响性功能的。因为糖尿病肾病这个阶段,尿中丢失蛋白,会造成血液的蛋白低下,身体的营养状态差,会影响性功能。另外糖尿病患者到了糖尿病肾病阶段,往往同时伴有糖尿病神经病变,包括周围神经病变、自主神经病变等全身的微血管的病变,尤其是自主神经病变造成勃起功能障碍,也是性功能低下的原因之一。

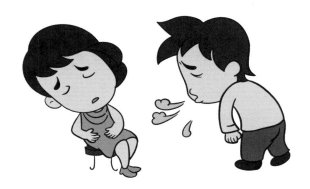

9. 糖尿病肾病的预防

(1)控制血糖:根据自己的身体状况,在医生的指导下将血糖控制在合适的目标范围内。

(2)定期筛查:在确诊糖尿病后,每年进行尿蛋白检测以筛查糖尿病肾病。

(3)戒烟:吸烟对各种糖尿病慢性并发症有较大影响。

(4)控制血压:通过药物、合理饮食和运动控制血压。

(5)控制血脂:需要低脂饮食,必要时采用降血脂药物治疗。

(6)控制体重:保持健康的体重有利于血糖、血压和血脂的控制,同时也能减缓糖尿病肾病等慢性并发症的发生和发展。

(7)限制饮酒:限制酒精摄入可降低血压并降低肝肾损伤的风险。

(8)遵医嘱服药:避免使用可能对肾有害的药物。

五 糖尿病神经病变

1. 糖尿病神经病变的临床症状

（1）周围神经病变：大概有50％以上糖尿病患者出现此并发症。甚至还有一些糖尿病患者，在确诊糖尿病的时候，就已经出现了周围神经病变。常见类型如下。

1）远端对称性多发性神经病变：是最常见的类型，以手足远端感觉运动神经受累最多见。通常为对称性，典型者呈手套或袜套式分布；下肢较上肢严重，先出现肢端感觉异常，可伴痛觉过敏、疼痛；后期感觉丧失，可伴运动神经受累，手足小肌群萎缩，出现感觉性共济失调及神经性关节病（沙尔科关节病）。腱反射早期亢进、后期减弱或消失，音叉振动感减弱或消失。电生理检查可早期发现感觉和运动神经传导速度减慢。

2）局灶性单神经病变：可累及任何脑神经或脊神经，但以动眼、正中及咽神经最常见，一般起病急，表现为病变神经分布区域疼痛，常是自限性。

3）非对称性的多发局灶性神经病变：指同时累及多个单神经的神经病变。

4）多发神经根病变（糖尿病性肌萎缩）：最常见为腰段多发神经根病变，典型表现为初起股、髋和臀部疼痛，后骨盆近端肌群软弱、萎缩。

（2）自主神经病变：一般认为有症状的自主神经病变预后不良。多影响胃肠、心血管、泌尿生殖系统等。临床表现为胃排空延迟（胃轻瘫）、腹泻（饭后或午夜)、便秘等;休息时心动过速、直立性低血压、寂静性心肌缺血、QT间期延长等,严重者可发生心源性猝死;残尿量增加、尿失禁、尿潴留等;其他还有阳痿、瞳孔改变(缩小且不规则、光反射消失、调节反射存在)、排汗异常(无汗、少汗或多汗)等。

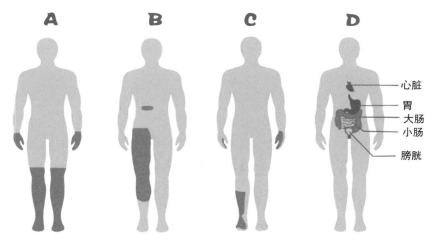

各种糖尿病神经病变

2. 用开水洗脚的人

有这样一个老先生,因为双脚烫伤来住院。原因是爱人给他打洗脚水,去接凉水的空档,他把双脚放进了开水里。有些人可能要问,难道他不知道烫,不知道疼吗? 他确实不知道。这样的悲剧临床上太多了。原因就是糖尿病患者因血糖控制不佳出现神经病变,使痛觉、温度感受器等出现障碍。因此糖尿病患者如果合并周围神经病变一定要保护好自己的双脚。

3. 糖尿病患者经常便秘的原因

便秘对于糖尿病患者来说是比较常见的临床症状,有些糖尿病患者还会腹泻便秘交替发生,太痛苦了。这种情况,通常是由于糖尿病胃肠自主神经病变引起的。

(1)自主神经:自主神经是指支配内脏和腺体并控制身体自主系统的调节和平衡的神经。这句话比较拗口,通俗讲这种神经自己不能主观控制,比如你不能控制自己的心脏跳动,也不能控制自己的胃肠蠕动。

(2)糖尿病引起便秘的原因

1)血糖波动:特别是高血糖会导致代谢紊乱,肠道水分不足,引起大便干结、排便困难。

2)糖尿病自主神经病变:可能会抑制胃肠蠕动,使得排空减慢,导致便秘。此外,糖尿病自主神经病变会使患者肛门括约肌功能出现障碍,直肠肛门蠕动减弱,导致大便不易排出。

3)糖尿病患者免疫力较低:常患有各种慢性炎症,普遍存在肠道菌群失调,容易出现便秘和腹泻交替的情况,病史较长者更易便秘。

4.反复恶心、呕吐的人——糖尿病胃轻瘫

一位1型糖尿病的患者入院的时候头都抬不起来,反复恶心、呕吐,家属陈述已经吐了3天,吃什么吐什么,喝口水都要吐出来。这就是典型的胃轻瘫。

糖尿病胃轻瘫是糖尿病患者常见的胃肠道并发症,其特点为在无胃机械性梗阻的情况下糖尿病患者出现胃排空延迟现象。约75%的糖尿病患者合并有胃轻瘫,多见于60岁以上的老年人。常见的表现为胃脘胀满、食后腹胀、上腹痛、厌食、嗳气、体重减轻等。

治疗上要严格控制血糖,避免波动幅度过大,加强胃排空。如患者进食流食、半流食食物,戒烟酒,应用促胃动力药物、三环类抗抑郁药物、促胃动素受体激动剂等。通过规范治疗大部分患者的症状可得到有效缓解,提高生活质量,延长寿命。若未及时治疗或未接受正规治疗,本病不仅可引起血糖控制不良,还可诱发营养不良及内环境紊乱,严重的可导致全身多器官功能衰竭。

5. 糖尿病患者起床引起的低血压

一位老年糖尿病患者,每天起床都会头晕、眼花,有时甚至会站不住而摔倒。这就是糖尿病患者另外一个常见的并发症——体位性低血压。

(1)体位性低血压:体位性低血压,也称为直立性低血压,是体位由卧位变换为直立后3分钟内,或长时间站立发生的低血压。

(2)体位性低血压症状

1)头晕:尤其是在站立时,感觉头部不适或晕眩。

2)乏力:全身乏力,尤其在站立时更为明显。

3)黑矇:眼前发黑,甚至失去知觉。

4)晕厥:血压过低导致脑部供血不足,引发晕厥。

(3)体位性低血压的预防:血糖控制达标,避免低血糖的发生。定期筛查并治疗糖尿病慢性并发症,监测血压变化。同时需要注意以下事项。①合理饮食,避免饮食过饱或饥饿,进餐后不宜立即起身和从事体力活动。②锻炼身体,增强体质。平时养成运动的习惯,保证足够的睡眠,规律正常的生活。③应缓慢地改变体位:在起立或起床时动作应缓慢,做些轻微的四肢准备活动,有助于促进静脉血向心脏回流。肢体屈伸动作不要过猛过快,如举起重物或排便后起立动作都要慢些。④洗澡水温度不过热、过冷,因为热可使血管扩张而降低血压,冷会刺激血管而升高血压。⑤穿弹力袜有助于改善下肢血液循环,预防体位性低血压的发生。⑥不要在闷热或缺氧的环境中站立过久,预防体位性低血压的发生。⑦注意药物使用:某些药物可能导致体位性低血压的发生,如降压药、利尿剂等。在使用这些药物时,应遵医嘱用药,并注意观察不良反应。

6. 不一样的"心动"

（1）心脏跳动控制：心脏中自律细胞组成的窦房结像脉冲发生器，不断地发出信号，通过一套精细的传导系统下传，从而指挥和控制着心脏有节律地、夜以继日地跳动。因此，心脏跳动是不受大脑控制的，也就是说个体不能控制自己的心跳。

（2）糖尿病患者心律失常：美国的一项最新研究显示，糖尿病患者也是心律失常的高风险人群。糖尿病患者随着患病时间的延长，发生心房颤动的风险也会随之增加。同时，如果血糖控制不佳，这种风险还会加剧。糖尿病患者心律失常的原因有很多，如自主神经病变、心肌细胞糖化、心肌纤维化、微血管病变等。所以糖尿病患者心律失常是很常见的。

7. 迈不过门槛的老先生

临床上遇到了一位老先生，他说现在非常不方便，在自己家里出门入门时能看到门槛，但就是不知道它离自己有多远，没有办法像平时一样一脚迈出去，需要停下来扶着门才可以。这就是位置觉障碍。

（1）位置觉障碍：正常的位置觉也就是正常人能说出自己肢体所放的位置或用对侧相应肢体模仿，举个例子来说就是，个体抬腿，腿抬多高，自己都知道。位置觉障碍是指机体感受系统对物体产生异常的位置感觉反应，也就是说自己不知道自己的肢体在什么位置，比如闭上眼睛别人抬自己的脚，自己不知道，抬多高也不知道，就像上面的老先生一样。

（2）糖尿病引起位置觉障碍是否常见：糖尿病引起位置觉障碍并不常见。如出现位置觉障碍，须尽快就医，并需要排除其他疾病引起的位置觉障碍。

8. 无数次起夜的老太太

这天门诊来的一位老太太频繁地上厕所,但是到了卫生间也只有几滴小便,查膀胱残余尿 698 毫升,这是典型的神经源性膀胱。

(1)正常人的膀胱残余尿量:一般来讲,正常人的膀胱容量 300～500 毫升,平均约 400 毫升。一般尿量约达容积一半时,即 200 毫升左右,会出现尿意。正常成人单次排尿 200 毫升以上。排尿后膀胱残余尿量通常不超过 50 毫升。

(2)糖尿病性神经源性膀胱:糖尿病神经源性膀胱属于糖尿病慢性并发症的一种。长期的高血糖损害了支配膀胱括约肌的自主神经(括约肌是负责调节排尿的肌肉),会导致反复膀胱过度充盈,最终膀胱括约肌松弛而引起排尿功能异常。临床上表现为尿无力伴尿速慢、尿等待,尿频而尿量少,严重者出现排尿困难,甚至尿不出。

(3)神经源性膀胱的治疗

1)控制血糖:目前证据表明严格控制血糖可延缓该并发症病情进展。

2)生活方式调整:减轻体重,限饮水、睡前排尿减少夜尿,养成定时排尿的习惯,无论有无尿意,每 2～3 小时排尿一次。

3)辅助排尿:①间歇性导尿,将导尿管经尿道插入膀胱内,使膀胱能够规律地排空尿液。目前临床上多采用间歇性清洁导尿。②手法辅助排尿,包括挤压法排尿、瓦尔萨尔瓦动作屏气法排尿,均通过外力挤压膀胱,促进膀胱排空。

4)药物治疗:根据不同情况选用抗胆碱能药、肾上腺素能药物、平滑肌松弛药和骨骼肌松弛药等。应用营养神经药物。

5)电刺激法:需经外科手术将电极植入体内,通过电极直接刺激逼尿肌,诱导逼尿肌收缩。

6)外科手术:经以上治疗无效者可考虑外科手术治疗,如耻骨上造瘘术、膀胱功能重建术、A 型肉毒素膀胱壁注射等。

9. 眼睑下垂伴复视——动眼神经麻痹

（1）糖尿病性动眼神经麻痹：糖尿病性动眼神经麻痹是一种由糖尿病引起的眼部神经病变，表现为动眼神经的部分或完全麻痹。动眼神经是负责控制眼球向上和向内运动的眼部神经，其麻痹可能导致上眼睑下垂、眼球运动受限以及复视等症状。

（2）糖尿病性动眼神经麻痹的临床症状：上眼睑下垂；眼球运动受限，影响向上和向内运动；复视，即看到单个物体时出现两个影像；视力模糊或丧失。

（3）糖尿病性动眼神经麻痹的治疗措施

1）控制血糖：通过药物或胰岛素治疗来控制血糖水平，以减缓病变的进展。

2）物理治疗：在动眼神经麻痹的早期阶段，物理治疗可能有助于恢复神经功能。

3）眼部保护：包括使用眼药水或眼药膏来保护眼睛，并建议在洗澡或睡觉时使用保护性眼罩。

4）手术治疗：在某些严重的情况下，手术用于矫正眼睑下垂或减轻复视症状。

10. 糖尿病可影响"性福"

有时候会遇到一部分男性糖尿病患者，就诊过程会面露难色、欲言又止，多半是有性功能障碍但又羞于开口。

（1）糖尿病引起阳痿的原因：糖尿病患者合并阳痿的原因有多种，包括血糖控制不当、神经病变、血管病变、心理因素等。糖尿病患者长期血糖升高会导致阴茎海绵体末梢神经的微循环受损，从而导致勃起功能障碍。同时,糖尿病还会导致动脉粥样硬化,使血管腔狭窄,阴茎海绵体中的毛细血管基底膜增厚,影响其血液供应,从而影响勃起功能。此外,自主神经病变也会导致勃起功能障碍。

(2)糖尿病会引起早泄:长期的高血糖会使糖尿病患者阴茎勃起组织中的血管调节失控,海绵体的充血受影响,导致早泄。同时,高血糖导致支配生殖器的有关神经纤维变性或神经传导功能发生障碍,感受的"信息"和行动的"指令"不能顺利上通下达,发生射精过早,即早泄。

还有情绪与心理障碍也是影响性功能的一大因素,糖尿病患者容易发生心情压抑、焦虑、抑郁等心理障碍,这些都会影响性功能。

11. 不能盖被子的怪病

一位老先生总觉得肚皮痛,尤其夜里没有办法盖被子,好不容易睡着了,一翻身,被子跟身体发生摩擦,会使肚皮剧痛,痛醒。这是一位出现糖尿病痛性周围神经病变的患者。

糖尿病痛性周围神经病变是糖尿病最常见的并发症之一,其患病率为20%~30%。

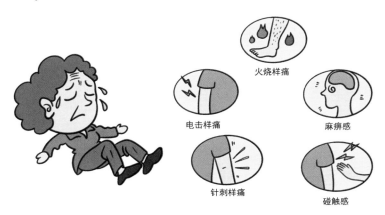

主要临床表现是双侧对称性肢体远端疼痛,下肢重于上肢,夜间为甚,早期以双足远端受累多见,随病情进展可累及小腿及手部,疼痛可表现

为刺痛、灼痛、撕裂痛、电击痛。疼痛症状严重影响患者生活质量,包括情绪、行动能力、社会关系、工作、睡眠、休闲活动等方面。

12. 查了心电图还查肌电图的原因

临床上,糖尿病入院进行相关并发症筛查时,经常会有糖尿病患者疑问:"不是查了心电图了吗? 怎么还有个肌电图? 是不是重复检查?"

其实,心电图和肌电图是完全不同的两种辅助检查。

心电图是指心脏电活动的图形记录,它反映了心脏的电生理活动。心电图可以帮助医生诊断心脏病和心脏问题,例如心律失常、心肌缺血和心肌梗死等。

肌电图是指肌肉电活动的图形记录,它反映了肌肉的电生理活动。肌电图可以帮助医生诊断肌肉疾病和神经系统问题,例如肌无力、肌肉萎缩和神经根病等。此外,肌电图还可以用于研究肌肉的功能和结构,例如研究肌肉的力量和疲劳等。

六 糖尿病足

1.糖尿病足知多少

（1）糖尿病足：糖尿病在我国已从少见病变成流行病，糖尿病足的患病率也明显增加，我国 50 岁以上的糖尿病患者，糖尿病足的发病率高达8.1%。据统计全球每20秒就有一例糖尿病患者截肢；糖尿病足溃疡患者年死亡率达11%，而截肢患者死亡率更高达22%；国内外研究表明，糖尿病足花费巨大，约占整个糖尿病医疗费用的1/3。因此，糖尿病足是糖尿病患者致残致死的主要原因之一，也是造成社会沉重负担的重大公共卫生问题。

糖尿病患者因为大多合并有糖尿病的周围神经病变、感觉异常。这种感觉的异常让糖尿病患者的双脚失去了保护，不能因为疼痛而躲避伤害，有些糖尿病患者用开水洗脚，脚被钉子扎透也不知道疼。因此糖尿病患者要保护好自己的双脚。什么是糖尿病足呢？糖尿病足是糖尿病患者踝关节以远的

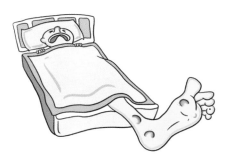

高血糖——糖尿病足

皮肤及其深层组织破坏，常合并感染和/或下肢不同程度的动脉闭塞症，严重者累及肌肉和骨组织。

（2）足部破溃须及时处理：糖尿病患者如果出现足部破溃，一定要引起

重视,有条件的话建议及时就医,以免延误病情。因为糖尿病患者最难处理的并发症即为糖尿病足。如果有糖尿病患者出现足部远端皮肤完整性破坏,除出血外更需要重视感染。高血糖状态有利于细菌滋生,另外,鞋子是一个温暖潮湿的环境,也极其利于细菌的滋生,故可较快进展为全身感染,甚至出现菌血症、脓毒血症等,严重者需要截肢,甚至可能会危及生命。病程较长的糖尿病患者,除血糖高外可合并下肢动脉粥样硬化,进而导致供血不足,出现干性坏疽。如果确实不方便就医,在家也可以进行清创包扎处理。将伤口表面皮肤组织用安尔碘和生理盐水消毒,消毒后用无菌纱布进行包扎,并定期更换纱布,可以有效避免出现伤口扩大的现象。如果出现感染加重,比如红肿的面积增大,局部流脓或者局部有干性的坏死(类似于木乃伊一样),就要及时找大夫处理。

2. 脚上流脓了,虽然不发热,但感染可能很重

　　在糖尿病足的患者当中经常会有一些脚上红肿、流脓、发臭的,但是没有发热,甚至有些患者血常规结果正常,感染的临床症状根本就不典型,但是到医院后,医生会说这个感染比较重,有可能需要截肢,甚至危及生命。为什么会出现这种情况呢? 这是由足部感染的特点决定的。糖尿病足的感染可出现发热、畏寒、寒战等典型的全身炎症反应,足部皮肤红、热、肿、变硬、疼痛或者触痛、创面出现脓性分泌物等感染的症状和体征。但是大约50%的糖尿病足感染患者临床症状根本不典型,这些患者大多存在严重的周围血管病变、周围神经病变以及长期的高血糖,尤其是严重缺血和长病程的老年患者。开始表现为表浅的感染,随着时间的推移,细菌可以蔓延至皮下组织,包括筋膜、肌肉、肌腱、关节和骨头。而脚从解剖上看存在多个纵行的间隙,有利于感染往上蔓延,有些患者每天可以往上蔓延2厘米,所以一旦发现感染要及时就诊。这种感染就是常说的湿性坏疽。

　　(1)湿性坏疽:湿性坏疽从字面意思看以“湿”为主,因此从创面可以看到坏死组织含水分较多,细菌感染严重,局部明显肿胀,呈暗黄色、绿色或乌

黑色。腐败菌分解蛋白质,产生吲哚、3-甲基吲哚等,造成恶臭。由于病变发展较快,炎症比较弥散,故坏死组织与健康组织间无明显分界线。

(2)湿性坏疽可能需要截肢:湿性坏疽是可能导致截肢的,具体是否截肢取决于患者就诊时间和感染的轻重和深度,前面讲了因为脚部的解剖结构,脚部感染每天可以往上蔓延2厘米,因此就诊时间非常重要。

(3)湿性坏疽可能致命:患湿性坏疽的时候,组织坏死腐败所产生的毒性产物及细菌毒素被吸收后,可引起全身中毒症状,甚至可发生中毒性休克而死亡。还有些患者因细菌会进入血液,形成脓毒血症,增加了死亡风险和治疗成本。患者预后取决于就医时间、医疗水平、患者免疫状态等。

3. 无痛的钉

一位中年女性,家境比较贫寒,长期受糖尿病的折磨,血糖控制很差。有一年收麦子的时候,一个钉子把脚扎穿了,因为不疼又是晚上所以没有在意,等到第二天发现的时候脚已经肿得像馒头一样了,并伴随着流脓和恶臭。钉子把脚扎透,糖尿病患者为什么不知道疼呢?

(1)糖尿病足与神经病变:感觉神经,它的一端由感觉纤维末梢分布于机体上,另一端与脑或脊髓联系。机体感受到内外的刺激后产生信号,然后把信号通过神经细胞传入中枢司令部,这样就产生了感觉。比如人能感知气味、光线、声波;亦能感知温度、疼痛、触摸;亦能感知振动与位置等。如果神经出现了严重的问题,就会失去对温度、疼痛、气味等的感知。

(2)发现双足感觉异常的处理:首先,要积极控制血糖。糖尿病患者确定自己得了周围神经病变之后,要积极控制血糖、血脂、血压等,尤其是降低血糖、减少血糖波动,是预防糖尿病周围神经病变非常重要的一个步骤。在医生的指导下合理规范服用降糖药物或进行胰岛素的注射,同时严格控制饮食,规律运动。

其次,要改善血液循环。糖尿病周围神经病变发生之后,应该注意改善血液循环,可以使用具有扩张血管、抑制血小板凝聚等作用的药物。同时还可以使用活血化瘀、改善血液循环的中药。

再次，要加强营养神经。营养神经的药物对于发生糖尿病周围神经病变的患者来讲，也非常的重要，目前用药的种类比较多，比如甲钴胺、依帕司他等能够达到修复损伤的神经，改善肢体疼痛、麻木等方面的作用。

最后，要加强日常护理。根据身体的状况进行适当的运动，合理科学的运动，对于平稳控制血糖会有一定的帮助，而且能提高身体抵抗力。因为感觉异常，要注意糖尿病足的发生，每天泡脚、检查脚和鞋袜的情况。

糖尿病周围神经病变出现之后，务必要加强多方面的调理，要遵照医生的指导和建议，合理规范服用相应的药物，才能将病情进行更彻底的控制。糖尿病周围神经病变要在早期阶段采取多方面的措施，进行积极有效的防控以防病情进一步发展。

4. 变形的脚

（1）糖尿病患者常见的足部畸形

1）脚趾：大多是糖尿病神经病变引起从上到下，依次是锤状趾、爪状趾、槌状趾（如图）。正是因为这样的畸形，造成足底或趾端受力不均，骨突处容易受到损伤。糖尿病足就悄然发生了。

2）扁平足：在非糖尿病人群当中也很常见。因此它不能算是个病。人正常的脚底是自然弓形，但是扁平足的患者脚底是平的，没有明显的足弓，站立时脚底内侧可以直接触地，也就是说足弓没有发育好或是其他疾病导致足弓塌陷。扁平足对生活影响不大，无明显症状，也不须特殊治疗。但有些人可表现为足中部内侧疼痛，向

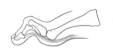

锤状趾

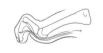

爪状趾

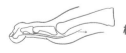

槌状趾

脚踝及小腿内侧延伸，抬起脚后跟、长时间站立或者步行时加重，休息时减轻。扁平足的一种简易疗法，就是穿特制的鞋子，或者做足底按摩，就是将适当大小的圆球（比如网球）或者瑜伽柱置于脚底来回滚动，可以有效改善足弓

的柔韧性,以缓解足底疼痛。对于糖尿病患者来说,当长时间走路的时候就要注意脚底破损的问题。

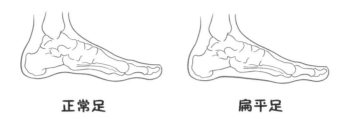

正常足　　　　　　　扁平足

3)夏科足(Charcot foot):是神经病变相关的骨和关节的非感染性破坏,在急性期与炎症征象相似。糖尿病患者得了这个病,要听医生的话,老老实实地在床上静养,余下的就让医生给你解决。夏科足急性期,不要急于处理,而是等到稳定期。多数足的外形像一叶扁舟,又称它为"舟状足"。

正常脚

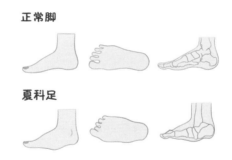

夏科足

4)胼胝:是个高雅的名字,说白了就是老茧,是皮肤长期受压和摩擦引起的角质层增厚,多发生在手掌、脚底,表现为蜡黄色或者黄色、局部增厚的斑块。对于糖尿病患者来说,因为足部畸形,脚的受力出现问题,在反复受力或摩擦的地方就容易出现老茧,甚至有些反复破溃,难以愈合。

5)拇外翻:是指构成第一跖趾关节的拇趾向外侧偏斜移位的一种骨骼畸形(如下图),也是比较常见的疾病。多由遗传、穿鞋不当或者风湿病引起,可以表现为拇趾外翻畸形和疼痛,中老年女性多见。糖尿病患者如果出现了拇外翻的畸形就要注意跖趾关节向外突出的部分容易出现磨破的情况。

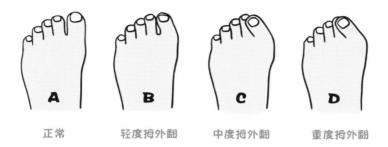

6）鸡眼：就像一个钉一样扎在糖尿病患者的脚上，会引起疼痛，严重的会导致损伤及感染。也需要由专业的糖尿病足医生进行手术，且术后时刻关注伤口的恢复情况，一旦有感染迹象需要及时处理。

7）嵌甲：无论是修剪趾甲、拔甲均需要由专业医护人员进行，不宜去公共浴室或修脚处修理嵌甲。

（2）足部畸形处理：足病圈里常说的一句话就是"无压力无溃疡"，就是说脚部的破溃和局部受到的压力有直接关系。而糖尿病患者一旦出现了足部畸形，必然伴随着足底压力的改变，因此就更容易出现破溃。

那么糖尿病患者出现足部畸形后该怎么办呢？可以选择下面三种方法：①穿矫正鞋，较为轻微的畸形脚可以通过穿矫正鞋达到治疗的目的。需要穿戴的矫正鞋根据不同的畸形也会有不同，建议在医生指导下使用。②理疗按摩，可以通过按摩理疗等方式矫正。③严重的需要通过手术进行外形、功能等的恢复。

5. 碳化的脚底板

一对相亲相爱的老两口，老太太患 2 型糖尿病几十年了，脚部的神经病变特别重，对温度、疼痛都不敏感。2017 年的冬天，老太太感觉双脚特别的凉，可能很多糖尿病患者都有类似的情况，别人摸着不凉，但是糖尿病患者的自我感觉就是凉，盖多少层被子都没用，甚至有些人夏天穿棉靴。老先生看老太太难受，二话不说去市场上买了一个烤灯。用着烤灯，老太太确实舒服了很多，老先生心情也好了。就这样老太太晚上睡觉的时候也开着烤灯,一夜过后老太太的脚被烤黑(碳化)了,老先生后悔不已。

(1)糖尿病患者脚凉如何处理:脚凉是糖尿病患者很常见的症状,和末梢循环障碍以及周围神经病变有关系。末梢循环障碍是感觉凉、摸着也凉,周围神经病变是感觉凉,但摸着不一定凉,而大多糖尿病患者两种原因或轻或重都存在,出现脚凉的时候应该先找专业的内分泌科大夫明确病因。

在家的时候一般可以通过控制血糖水平以及应用药物、理疗等方式进行改善。具体如下:①无论是循环障碍还是周围神经病变引起的脚凉,控制血糖都是最基本的。没有血糖的控制就不要谈糖尿病并发症的治疗。②针对糖尿病患者末梢循环障碍引起的脚凉症状,可以使用扩张血管、活血化瘀、抗血小板聚集、抗凝类的药物进行对症治疗,同时要多加运动,运动有助于双下肢新生血管的形成,利于改善血供,同时改善脚凉的症状。③对于糖尿病周围神经病变引起的脚凉,可以选择甲钴胺、硫辛酸、依帕司他等营养神经类药物进行治疗,恢复糖尿病患者的知觉从而改善脚凉的症状。④针对脚凉的情况,还可以选择中药泡脚、按摩、艾灸、熏蒸等理疗方法。

(2)正确使用烤灯:红外线烤灯是中医理疗和针灸等科室经常会用到的一种医疗器械,红外线烤灯通电以后会发出一定的热量和红外线光波,可以提高人体组织的温度,从而达到促进血液循环、缓解疼痛、消肿止痛等作用。

糖尿病患者能否使用烤灯呢? 答案是肯定的。但是要选择适当的距离和时间。正常情况下,烤灯的照射距离为 30~50 厘米,烤灯的照射时间为 20~30 分钟。另外可以让亲人帮忙试一试哪个距离温度合适或者自己用手肘的位置试一试,如果感觉温度过高,则须及时调整距离或温度的大小。不能过度照射,以免引起皮肤灼伤。在使用烤灯的过程中最好佩戴墨镜,以免发出的红外线照伤眼睛。烤灯过程中及烤灯结束后都需仔细观察局部有无出现皮肤发红、水疱等异常状况。

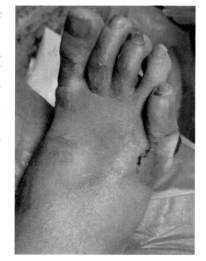

6. 像碳一样的脚趾头

干性坏疽常见为肢端组织缺血坏死,干枯变黑并向躯干发展,直到血液循环足以阻止坏死的地方停止。早期干性坏疽的症状为患处表面发白,感觉钝痛和冷。在这个阶段治疗有逆转的可能,后期一旦变黑就彻底没有了希望。发病时动脉闭塞而静脉回流通畅,故坏死组织的水分少,再加上体表水分易于蒸发,致使病变部位干瘪,呈黑褐色,类似于烧炭的碳化表现,与周围健康组织之间有明显的分界线。由于坏死组织比较干燥,因此细菌感染一般较轻或者没有。

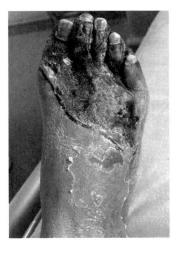

(1)干性坏疽治疗方法:包括药物治疗和手术治疗。药物治疗主要包括抗凝、抗血小板聚集、改善循环、活血化瘀等,有感染积极抗感染治疗。手术治疗指在有条件的情况下积极开通下肢血管是目前保肢的最佳途径。临床常用的方法就是介入和血管搭桥,还有一些新技术,比如脊髓电刺激和干细胞等。对于糖尿病足来说创面早期不能处理得太积极,在缺血没有改善的情况下,早期盲目切开会扩大坏死面积。除非感染危及糖尿病患者的生命,这个时候才能切开。等血供改善,就可以放心大胆地按照湿性坏疽的处理原则处理创面了。

(2)干性坏疽的危害:只是糖尿病足干性坏疽的话,感染一般是比较轻微的或者没有感染,和正常组织的界限是比较明确的,而且感染很少会扩散到全身,所以单纯的干性坏疽一般不至于死亡。但是糖尿病患者血管的病变不是单独一根血管出现问题,当下肢动脉一塌糊涂的时候心脑血管的病变也是一塌糊涂,所以很容易出现急性心肌梗死和脑梗死。

(3)干性坏疽的预防:①积极控制血糖,特别要关注脚部异常,确保鞋子大小合适。②规律运动,增强体质,如经常进行散步、慢跑、打球、游泳等,可使下肢保持良好的血液循环,从而预防干性坏疽。③戒烟限酒,保持体重。

7. 修脚修出来的糖尿病足

(1)糖尿病患者修脚须谨慎:现在许多人喜欢去足疗店修脚,但糖尿病患者修脚须谨慎行之。足疗店的修脚师或足部护理人员职业素养良莠不齐,大多数人没有基本的医学专业知识,没有或者很少经过医学专业培训,没有专门的行业标准和准入制度。而这些"小问题"对于糖尿病患者来说并不小,很可能成为一部分人特别是下肢缺血性疾病、糖尿病足病患者截肢的危险因素。在临床上,因修脚、挖鸡眼等导致足部伤口不愈甚至截肢的人不在少数。因此糖尿病患者可以修脚,但是必须找专业人员(足部治疗师)。

(2)修脚注意事项:因为大多糖尿病患者伴有不同程度的双下肢周围神经损伤,对温度觉和痛觉不敏感,所以糖尿病患者在修脚的时候应该注意以下几个方面。①水温:需要让别人来协助试下水温,或者使用带温度计的洗脚盆。②时间:泡脚时间

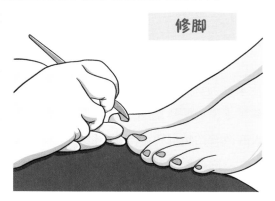

修脚

避免过长,以免造成低温烫伤。③选择合适的工具:使用专业的足部护理工具,并定期更换。避免使用不合适或低质量的工具,这可能会导致切割不干净或太深,甚至引起感染。④清洁双足:在进行修脚之前,必须彻底清洁双足。这可以避免将细菌和污垢带入伤口中。⑤注意卫生:确保技师使用的工具是干净的,并且经过消毒处理。⑥避免伤害:在修剪趾甲时,要避免将趾甲剪得太深,以免伤及皮肤。在按摩和刮磨脚部时,要控制力度,避免对皮肤造成过度刺激。⑦保持清醒:不要饮酒,以免影响自己的判断。

8.暖气片和暖水袋也能烫伤

暖宝宝贴片等取暖用品携带方便取暖效果好,可许多人也因使用不当造成烫伤。大家都知道开水、明火等高温会引起烫伤,怎么低温也能造成烫伤呢?低温烫伤在冬季高发,约占冬季烫伤的三分之一,糖尿病患者使用取暖用具也一定要当心。

(1)低温烫伤:是指皮肤长时间接触比体温高的低热物体而引起的烫伤。理论上,45 ℃以上的温度就可以对人体造成伤害,像暖宝宝、热水袋等虽然温度比较低,但当接触皮肤的热源长时间作用时就可能导致皮肤及软组织由浅及深的损伤。

那为什么会出现低温烫伤呢? 痛觉是人体的重要保护机制,当人体遇到开水、刀割、针扎等疼痛刺激时,皮肤的感觉神经末梢能迅速把这种"信号"传递到人脑,从而产生痛感,大脑会指导人体迅速躲开这种"刺激"。而当皮肤与暖水袋接触时,皮肤的感觉神经末梢并不会马上感受到"刺激",并且在长时间接触后适应了该温度,所以不会产生痛觉,从而不会引起大脑的察觉,相当于皮肤中了"糖衣炮弹"。当皮肤持续长时间接触低热能供热时,皮肤的表层组织会在热能的作用下逐渐脱水,而糖尿病患者大多微循环障碍,散热不畅,最终导致深层组织烫伤。被低温烫伤的人,一般是晚上睡觉不易觉醒和感觉迟钝的人,糖尿病患者属于后者。

(2)冬天应避免低温烫伤:正确使用取暖用品是预防低温烫伤的重中之重! 使用取暖用品一定要谨慎,身体不要直接接触,同一部位皮肤使用也最好不超30分钟。尤其糖尿病患者、瘫痪患者、老年人、婴幼儿以及远端肢体血运障碍者都不适宜长时间使用取暖用品。下面说几个冬天常用的取暖用品的使用注意事项。

1)暖宝宝:不能直接贴在皮肤上,而应隔着衣服贴,使用时间不宜过长,以免烫伤。还有热水袋和暖手宝,用之前套个保护套,每隔30分钟换个位置更安全。

2)电热毯:通电时间不要太长,上床入睡时应关掉电源,避免彻夜使用。最好选用调温电热毯,可在温度合适时调到保温档。

3)热水袋:不要灌水太满,装70%左右热水即可,水温不要太热。放在脚下取暖时,可以用毛巾把热水袋包上,不要使热力表面直接作用在皮肤上,同时,每隔30分钟换个位置。

4)暖手宝:通电时,不得将电暖手宝抱在怀中,不要直接接触皮肤,可以套上"保护套",同时注意温度不要太高;严禁摔打、坐压、锐器划刺暖手宝,以免造成漏液。

9. 持续流脓的洞

在临床上经常遇见一些糖尿病足的患者,因为延误治疗或者治疗不当,形成一个洞,持续流脓,治疗效果差,这大多是骨髓炎,那么什么是骨髓炎呢?

(1)骨髓炎:顾名思义就是骨头的炎症,是由细菌感染引起的骨质破坏。急性骨髓炎表现为高热、感染部位红肿、压痛;慢性骨髓炎则表现为反复破溃、洞流脓或者有碎骨头从洞内排出。按病因可以分为血源性骨髓炎和邻近播散性骨髓炎。血源性骨髓炎指细菌通过血液播散到骨髓;而邻近播散性骨髓炎是由邻近感染的病灶扩散导致的,比如糖尿病足骨髓炎。

(2)骨髓炎有截肢风险:糖尿病足骨髓炎是足部感染中特殊而有挑战性的一个重要问题,也是足部感染患者住院时间延长、截肢、致残的重要原因。糖尿病足骨髓炎在门诊轻、中度足感染的患者中占20%,住院的足部感染患者中占50%~70%。全身抗菌药物的使用是骨髓炎治疗的重点,一般来说首先是静脉使用,然后序贯口服。全身抗菌药物使用的疗程一般推荐至少使用6周。如果抗菌药物联合清创连续治疗3个月,仍然可以探到骨质,创面不愈合,应考虑切除该骨。

10.糖尿病患者出现间歇性跛行的应对方法

（1）间歇性跛行：指患者行走时下肢逐渐出现越来越明显的疼痛、麻木、沉重感（一般为数百米左右），以至跛行，但蹲下或坐下休息片刻后，症状可以很快缓解或消失，仍可继续行走，再走一段时间后，上述过程和状态再度出现。因跛行反复、间断出现，因此称作间歇性跛行。由腰椎压迫神经、下肢动脉闭塞还有极少见的脊髓疾病引起的。对于糖尿病患者来说大多是下肢动脉闭塞引起的，病程长、痛苦大。

（2）间歇性跛行的危害：如果间歇性跛行持续发展，可能变成持续性疼痛，即静息痛。也就是患者在平卧、静坐时，可能出现肢体严重的疼痛，甚至有些患者半夜被疼醒，这样就严重影响睡眠。随着时间的延长，患者还可能出现精神、神志方面的异常。

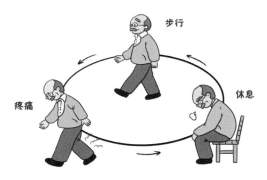

如果间歇性跛行长期存在，患者下肢缺血的情况可能也长期存在，此时患者可能有肌肉萎缩、皮肤变薄、趾甲增长缓慢、毛发脱落等表现，甚至会出现骨骼、肌腱、韧带等结构受损，严重时，患者足部可能发白或者发绀。如果病情进一步严重，患者皮肤局部还可能出现溃疡、缺血坏死，而深部的肌腱、骨骼，还可能出现坏疽，部分患者还需要截肢。

（3）间歇性跛行治疗方法

1）改变生活方式：戒烟、减肥、控制血压和血糖等生活方式改变，这是非常重要的一环。适当的锻炼也可以提高下肢肌肉的力量，改善血液循环。

2）药物治疗：常用的药物包括扩血管药、抗血小板药和镇痛药。扩血管药可以增加血管的直径，改善血液流动，缓解跛行症状；抗血小板药可以防止血栓形成，减少下肢血流不畅的风险；镇痛药可以缓解疼痛，提高活动能力。但是需要注意,药物治疗只是缓解症状,并不能治愈疾病。

3)手术治疗:主要是通过血管搭桥或者血管内支架、球囊扩张术来改善下肢血流。

需要注意的是,跛行症状严重时应及时就医,避免延误治疗。同时,药物治疗应在医生指导下进行,避免不良反应的发生。

(4)半夜三更疼痛加剧:半夜三更痛得无法入睡,许多糖尿病病足患者都经历过这样黑暗而又绝望的时刻,每天最害怕夜晚的到来。疼痛常常导致患者睡眠不足、情绪低落、消化功能减弱,妨碍创面的恢复和愈合。严重的疼痛不仅造成了患者精神上的痛苦,还会导致患者出现急性心肌梗死、脑梗死、心力衰竭等各种急症,这些疾病都是危险而且致命的。

在遇到疼痛患者时,首先要建立可靠有效的评估方法,对患者进行疼痛评估。这里推荐一种常见的疼痛评分方法。0～10数字疼痛法:此方法用0～10共11个数字表示从无痛到最痛,0分表示不痛,10分表示最

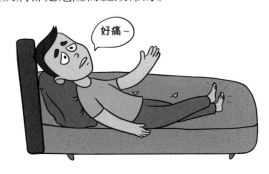

痛,请患者自行打分。这个方法个体差异性比较大,宜用于疼痛治疗前后效果测定对比。同时要制订个性化的镇痛方案。

●轻度疼痛的患者可采取非药物治疗,主要包括心理疏导和物理治疗。

1)心理疗法:转移注意力,可以随着音乐的节奏深呼吸、看电视、阅读书报等。

2)放松疗法:指导患者放松和沉思,可有效改变自主神经系统,从而减轻焦虑、紧张,起到止痛效果。指导臆想:用想象的方式,使思想集中于过去某一愉快的经历或事件中,以降低患者对疼痛感受的强度。

3)物理疗法:通过物理治疗,如冷敷、热敷、针灸、按摩或经皮电刺激治疗等方法缓解患者的疼痛。

●中、重度疼痛的患者可给予药物治疗。

药物治疗可采取三阶梯镇痛方案。第一阶梯,使用非阿片类镇痛药物;

第二阶梯,选用弱阿片类镇痛药物;第三阶梯,选用强阿片类镇痛药物。

疼痛长期得不到有效缓解,会影响患者的睡眠、食欲,降低抵抗力,从而使病情进一步加剧。及时给予有效的镇痛措施,必要时口服镇痛药,或使用静脉镇痛泵,缓解症状,有益于糖尿病足的治疗与恢复,提高患者生命质量。

(5)间歇性跛行的糖尿病患者锻炼方式:间歇性跛行的患者可以通过循序渐进的行走锻炼促进恢复,不能急于求成。早期锻炼:患者可根据出现疼痛时的行走距离,减去 100 米作为锻炼目标。比如行走 600 米后出现疼痛的患者,可以设定 500 米为锻炼目标,在成功完成行走 500 米的目标后,要及时休息,以保证在供血不足症状出现前恢复供血,避免出现疼痛症状。进阶锻炼:患者按最初的目标锻炼 1 ~ 2 个月后,如果身体情况尚可,症状有所改善,则可以在原有目标的基础上逐渐增加距离,比如每个月增加 50 ~ 100 米,以此达到逐渐增加行走距离、满足日常生活需要的目的。下面推荐几个常见的运动方式。

1)步行:步行是日常生活中比较常见的一种锻炼方式,患者通过步行的方式可以促进下肢的血液循环,还可以增强下肢的肌肉力量,从而有效改善间歇性跛行的症状。但是患者要注意避免过度锻炼,以免导致病情加重。

2)慢跑:慢跑属于一种中等强度的有氧运动,属于进阶锻炼。患者在适应了步行的锻炼强度后,可尝试以较慢或中等的节奏来跑完一段相对较长的距离,能够加快体内微循环,同时锻炼肌肉张力,有助于缓解症状。

3)骑自行车:骑自行车属于一种有氧运动,在骑行的过程中,可以调整下肢的血液循环,促进下肢的肌肉收缩,可以有效改善间歇性跛行的情况。但是在骑行时要注意避免过度劳累,以免导致病情加重。

4)游泳:游泳属于一种有氧运动,在游泳的过程中,可以促进全身的血液循环,同时还可以增强下肢的肌肉力量,在一定程度上可以改善间歇性跛行的情况。但是在游泳时要注意避免水温过凉,以免导致血管收缩,加重病情。

需要注意的是,体育锻炼只是起到辅助治疗的作用,如果患者通过上述方法,病情无法得到改善,建议及时就医,以免延误病情。

11.特制鞋垫可保护糖尿病患者的双脚

有些糖尿病足患者快出院的时候,大夫会推荐患者去定制特制鞋垫,因费用昂贵,有些患者会有疑惑:"该出院了,说明治疗得差不多了,还有必要定制吗?"要解释这个疑惑就要先明白什么是足底压力。

(1)足底压力:人行走时足底承受的压力包括垂直地面的压力和平行于地面的左右及前后方向的剪切力。在运动过程中异常压力与剪切力长期反复作用足底皮肤及皮下组织,容易造成足底皮肤损伤,出现溃疡甚至感染。

(2)糖尿病患者筛查足底压力的原因:检测糖尿病患者足底压力可筛查发现高危人群、早期诊断糖尿病足、判断糖尿病足的病因及其严重程度,为早期干预和治疗提供依据。建议新确诊的糖尿病患者以及病程超过 5 年的糖尿病患者都应常规进行足底压力检测。

(3)穿专用的鞋垫可以降低糖尿病足的发生率:糖尿病足专用鞋垫是根据不同的患者特别定制的,方法是先用足底压检测仪对患者站立、走路时的足底受压情况进行检测,根据检测结果制作出个性化的鞋垫。定制的鞋垫可以平衡足底压力,减少重压对足底造成的损伤,保证末梢微循环畅通,避免糖尿病足的发生。

由于鞋垫是专门定制的,因此与患者的足弓紧密贴合,可以让患者的行走更加轻松,而且鞋垫的材质软硬适中,可以减少老茧、鸡眼的发生。

12. 上次脚烂自己好的,这次也没问题

糖尿病足能自愈,但概率很小。初发糖尿病足患者,溃疡表浅,无感染,血供好,破溃伤口有自愈可能。如果损伤到肌肉或者伴感染,这种情况几乎不能自愈。如果治疗不及时,病情进一步加重,会让糖尿病患者面临截肢风险,甚至会导致多脏器衰竭,危及生命,因此糖尿病患者千万不要在家

考虑是否可以自愈,拖延就诊时间。

13. 糖尿病患者小腿上的黑斑

糖尿病患者小腿有黑色斑,一般是糖尿病下肢胫前色素斑,此病主要是因为患者血管内皮细胞缺血缺氧,而导致微循环障碍;另外糖尿病患者合并有低蛋白血症,引起周围神经功能紊乱和营养缺乏,也会导致胫前色素斑的形成。

那么该如何治疗呢?首先明确诊断,在医生指导下调整降糖药物恢复理想血糖水平,并定期监测血糖。尝试使用甲钴胺、维生素 B_{12}、前列地尔、活血化瘀的中药等改善局部微循环障碍,并营养神经治疗。另外,要注意下肢的保暖和运动,防止皮肤破溃。

14. 糖尿病与"老烂腿"

这是一个被疾病折磨了近20年的老先生,他的左脚和小腿下三分之一都是黑紫色,并且脚踝还缠着纱布,考虑可能是下肢静脉淤积性溃疡,俗称"老烂腿",这个在糖尿病患者当中也相当常见,只是大多数人没有这么严重。那么什么是"老烂腿"呢?

(1)"老烂腿":在医学上称为下肢静脉淤积性溃疡,是下肢静脉的常见病。"老烂腿"主要是小腿中下段的慢性皮肤溃疡。起病初,可能只是炎症渗出,继而发生溃疡,一直不见好,越烂越大,越烂越深,最终皮肤全层坏死。溃疡周围皮肤受影响,发生萎缩,颜色发黑,引起湿疹,不时脱屑,感到瘙痒。有的患者几年、十几年久治不愈。

(2)"老烂腿"发生的原因:下肢静脉性溃疡是静脉功能不全的最终结局。其原因是静脉血液淤积而非静脉曲张本身。静脉淤滞导致静脉内压力增高,毛细血管损伤,组织内压力增高、水肿,进行性纤维化,小动脉及淋巴管阻塞,以及皮肤氧合作用降低,加之外伤和感染,促进溃疡的形成;同时静

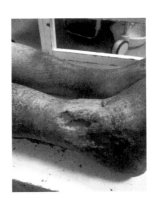

脉淤滞可使小腿皮肤毛细血管渗透性增加,红细胞外溢,以致皮下组织内血铁质沉积,刺激皮下组织形成致密的瘢痕组织;其上面的皮肤则萎缩,变的薄而脆,失去正常抵抗力,最后形成溃疡。

(3)糖尿病患者得了"老烂腿"的注意事项:①注意卧床休息,减少活动量,卧床休息时可将患肢抬高,促进静脉回流。②穿静脉曲张弹力袜,静脉曲张弹力袜要每天更换、洗涤。③避免久站久坐,久站久坐会使静脉内的血液异常反流并逐渐加重。加重下肢静脉溃疡的程度。④加强小腿肌肉锻炼。小腿肌泵功能与下肢静脉溃疡的发病有重要关系。小腿腓肠肌肌泵功能受小腿肌肉收缩力、前负荷及后负荷影响。当存在反流时前负荷增加,当存在近端静脉阻塞时后负荷增加。当各种原因引起的腓肠肌肌泵功能不全时,下肢静脉压升高,可导致静脉性溃疡形成及延缓溃疡的愈合。小腿肌肉锻炼可增强小腿肌肉力量,改善腓肠肌泵功能,改善下肢血流动力学环境,达到促进溃疡愈合的目的。⑤要注意伤口和皮肤的护理,保持肢体的清洁、卫生,避免外伤等,伤口出现感染的话,一定不要自行处理,要及时就医。⑥戒烟、戒酒,不吃辛辣刺激的食物,饮食以清淡为主。

15. 负压封闭引流术治疗糖尿病足

糖尿病患者住院期间可能会发现一个奇怪的现象,有些糖尿病足的患者会在脚上连接一根管子,一直处于负压抽吸的状态。这个技术早在20世纪70年代就已经用于临床了。

(1)负压封闭引流术:是指伤口内留置负压引流装置,使伤口处于一个密封负压的状态。在这种状态下的伤口,由于负压的持续吸引,可以及时排出坏死的组织和一些创面的积液,防止外部细菌感染伤口,有利于促进伤口生长,改善创面的局部微循环情况,加快愈合的速度。

（2）负压封闭引流时患者的感觉：有些比较敏感的患者会有疼痛的感觉，但是大多数是不疼的。

16. 神奇的脊髓电刺激疗法

66岁的老先生患有糖尿病20年余，最近出现了足部溃疡、疼痛等症状。经过常规治疗后，患者的症状并没有得到缓解，反而愈加的严重，出现了脚趾发紫、发黑，伴随着剧烈疼痛，痛得难以入睡，介入打不通血管。需要高位截肢的噩耗摆在老先生面前，但是他并没有放弃希望，几经辗转来到医院。医生根据他的症状做了一系列评估，认为目前最适合他的疗法是脊髓电刺激疗法。老先生做完手术后便感到自己的腿部酥酥麻麻，并且有了温度。术后一个月复查情况良好，足部发紫、发黑现象明显改善，出现了红润的颜色，红外热成像也展现出了惊人的改变。半年后再次来医院把原来彻底坏死的部分做了清创，脚保住了，这使老先生的生活发生了巨大的改变。

（1）脊髓电刺激疗法：是将电极植入椎管硬膜外腔，通过刺激器发出电脉冲信号通过电极传至脊髓，阻断疼痛信号经脊髓向大脑传递，从而达到缓解疼痛的效果，因现在发现它有新的功能，可以改善下肢微循环供血。

（2）手术风险：脊髓电刺激疗法属于微创手术，安全性较高。手术操作主要是在脊柱的第9~11胸椎正中切5厘米左右的创口，将电极植入脊髓硬膜外腔，然后连接植入相应位置皮下的脉冲发生器，手术的风险是比较低的。另外就是糖尿病的血管病变都是平行的，双下肢血管闭塞严重，那么患者的心血管和脑血管同样存在严重闭塞，所以对于一些老年人来说，存在术后心肌梗死和脑梗死的风险。

（3）做完手术感觉腿上像过电一样的原因：这个是常见现象，脊髓电刺激疗法本身就是刺激器发出电脉冲信号通过电极传至脊髓，即弱电一直在刺激神经，所以可以感觉到腿上像过电一样。

（4）脊髓电刺激疗法的适应证：①严重肢体缺血患者保守治疗无效，无法行外科或介入手术。②下肢疼痛难以忍受，药物保守治疗效果不好的。

（5）脊髓电刺激疗法后,脚未好转的原因:冰冻三尺,非一日之寒,糖尿病足下肢缺血的问题是长久积累的,脊髓电刺激改善下肢微循环、舒张血管需要时间,每个患者的疾病情况不一样,不能一概而论。

17. 以己之血,疗足之伤

患者 67 岁,患糖尿病 10 年余,1 个月前不小心导致左足破溃,迁延不愈,给予清创、抗感染后创面肉芽新鲜,但是生长缓慢,为了让患者尽快痊愈,施行了"自体富血小板凝胶术",以己之血,疗足之伤,效果满意,患者也直呼神奇,没想到自己的血还有这妙用。那么什么是自体富血小板凝胶术呢? 它是怎么治疗糖尿病足的呢?

（1）自体富血小板凝胶术:自体富血小板凝胶技术是将患者自身的外周静脉血进行离心、分离、浓缩后,制成富含血小板的血浆,经过处理后形成凝胶,再打入伤口之内"填满"整个伤口,无论什么样形状的伤口都可以填实。

（2）自体富血小板凝胶适应证:糖尿病足溃疡最多见的是窦道,不易清创,不易愈合,血小板凝胶解决了该难题,它能使 83.3% 的窦道愈合。糖尿病足溃疡中,足跟的溃疡、跟腱部位的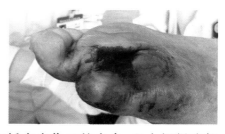溃疡、关节处的溃疡等是难以愈合的,包括表皮伤口的愈合,血小板凝胶都可以帮助解决。但是有些溃疡是不能用的,比如肿瘤性溃疡（皮肤癌等）、缺血特别严重的溃疡等。另外,还有一些效果不好的,比如溃疡表面为大肠埃希菌和绿脓杆菌、粪肠球菌感染的,痛风石引起的溃疡,血小板计数低于 100×10^9/升,骶髂关节处关节囊外漏的溃疡等。

（3）血小板凝胶治疗创面的原因:①所含的血小板活化后脱颗粒释放多种生长因子;②含有大量纤维蛋白,形成网状结构,可作为生物支架,诱导创面修复过程快速而有效进行;③可封闭保护创面避免外界污染;④在创面表面形成潮湿低氧的环境,有利于创面的愈合;⑤血小板可抑制创面局部细菌生长,发挥抗菌作用。

18. 糖尿病足小帮手——轮椅使用二三事

　　糖尿病足导致的足部或下肢溃烂使得患者无法负重及正常行走,这个时候,轮椅就成了糖尿病足患者生活中必不可少的小帮手了。

　　首先要了解清楚轮椅的构造,一般轮椅的组成有把手、靠背、扶手、坐垫、脚托、脚踏板、前轮、后轮、手轮圈,还有刹车。

　　在使用轮椅时,第一步,从床上挪到轮椅上,简简单单一句话,说起来很容易,可是对于行动不便、需要使用轮椅的人来说却是相当耗时耗力且容易摔伤的一个步骤。

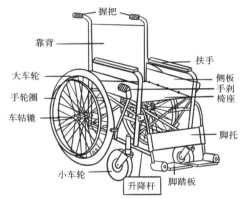

　　轮椅应面向床头,椅背与床尾平齐或与床头成 45 度角。翻起脚踏板,拉起车闸,固定车轮,确定轮椅无法活动。患者坐于床沿,双手环绕照护者肩颈;照护者右腿伸到患者两腿之间,抵住患者膝部;双手扶住患者肋下或腰部,协助患者站起、转身;起身转向后患者用手扶住轮椅扶手,坐于轮椅正中。

　　这里要重点提醒一下,禁止踩脚踏板上下轮椅! 有些人觉得好像踩着脚踏板上下轮椅更容易一些,这种想法是非常错误的,在上下轮椅时,一定要将脚踏板翻起,让患者脚踩地,脚踏实地,才能避免因失去平衡而摔伤。

　　推轮椅进出电梯的原则是:背向前进方向。意思就是得倒着走。进电梯时,照护者先进入,再拉着轮椅进入,在电梯里转个圈,出电梯时,照护者先出去,再拉着轮椅出电梯。这样保证轮椅在进出时是被拉着走,而不是被推着走,以免车轮卡到电梯空隙处,患者因惯性跌出轮椅。

　　平地易行,遇到上坡下坡要注意! 上坡时,患者千万不能随着坡度的抬升放任自己的身体靠向椅背，重心过于靠后，非常容易导致后翻。因此轮椅在上坡时，患者身体一定要前倾。下坡时，照护者不能为了省力，顺着坡度下降让轮椅因惯性下滑，非常容易刹不住车，且患者因重心过于靠前易从轮椅上跌落。因此在轮椅下坡时，应倒转轮椅，使轮椅缓慢下行。

　　遇到上下台阶，那就太考验照护者了。上台阶时，先单脚踩住轮椅后面的倾斜踏板，同时双手握住轮椅把手向下轻压，使前轮翘起来，前轮越过台阶之后，继续向前推，直到后轮触碰到台阶，双手向上使力，并向前推，让后轮沿着台阶高低差向前转动。下台阶时，应向后倒退走，照护者先下台阶，握好把手，让后轮沿着台阶转动而下，后轮转过台阶之后，照护者单脚踩住倾斜踏板，让前轮翘起，向后倒退跨越台阶以后，放下前轮。

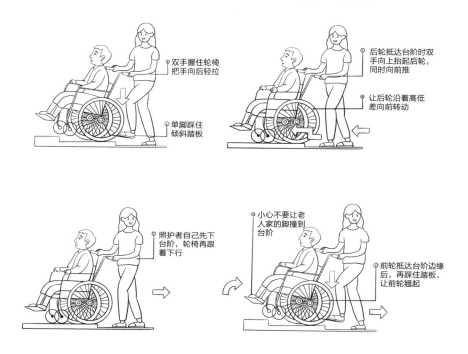

除此之外，还需要提醒的是使用轮椅时，照护者要注意保护自己的脚不被碾伤；严禁在斜坡处停下进行休息；推轮椅速度要慢，保持平稳，以免发生意外。

19.六旬老人差点截肢,竟是洗脚惹的祸

　　糖尿病足患者的皮肤比较脆弱,脚部神经末梢感觉异常,对温度不敏感,痛觉及感知力下降,正常人感觉很烫的水温,他们却感觉不到,所以很容易被烫伤。一旦烫伤,由于下肢血管及神经病变,很难恢复,导致糖尿病足溃疡。即使是一个很小的水疱,若不及时就医,都有可能导致足部感染、溃烂,严重的甚至会造成截肢。

　　有些糖尿病患者会问,不用太热、太烫的水,每次测好温度,只用温水泡脚行不行? 人的脚上有许多重要的经络、穴位,中医认为,泡脚可以祛除寒气、温经通络、活血化瘀,好处多多。糖尿病足患者能否泡脚,与其病变的严重程度密切相关。当患者出现糖尿病足合并周围血管病变,足部出血时,是不能泡脚的,在这种情况下,泡脚不仅无法改善下肢血液循环,还会加重足趾末端缺血,加速组织坏死,同时使疼痛加重。这种情况的患者平时可用温水清洗足部,注意保持足部卫生即可。

　　那么对于其他的糖尿病患者来说,该怎样泡脚呢?

　　首先,准备专用的泡脚盆,不要和家人混合使用,每天泡脚前先把泡脚盆清洗干净,减少足部感染的发生。

　　其次,泡脚时,水温不宜过高,建议把水温控制在 37 摄氏度左右。因为水温过高,容易破坏皮肤表面的皮脂膜,使角质层干燥甚至皲裂。不要直接用脚去试水温,尤其是老年人和末梢神经病变的糖尿病患者,这类糖尿病患者足部知觉减弱或失去感觉,对冷热、疼痛不敏感,所以要先用手去试水温,感觉水温合适再放脚。不要盲目追赶潮流或听信偏方用水蒸气熏脚,水蒸气在遇冷凝结时会释放出大量热量,更容易造成烫伤。

　　再次,泡脚时间不宜过长,时间控制在 10 ~ 15 分钟即可。长时间的浸泡会使皮肤大量吸水软化,失去弹性,轻轻一擦都可能导致皮肤出现破损,进而引发感染、破溃。长时间的泡脚也容易把脚趾缝皮肤泡软,导致损伤。

　　最后,泡脚结束后及时擦干,选用柔软干净的毛巾擦干。有些节俭的老

年人常常会将淘汰下来的洗脸毛巾或者价钱便宜的毛巾用来擦脚,用久的毛巾或质地差的毛巾硬且粗糙,可能会在不知不觉间擦伤皮肤,因此应选择柔软、吸水性强的毛巾,擦拭时动作轻柔,避免擦伤,尤其要将脚趾缝的水分吸干,脚趾缝中皱褶多,再加上潮湿,立即变成各种真菌和细菌的乐园,因此要避免水分残留滋生细菌或引发溃烂。擦脚毛巾应保持清洁,每天清洗晾晒,避免细菌滋生。

泡完后可以涂一些油脂类的润肤霜,尤其是皮肤干燥处、足跟部容易出现裂痕的糖尿病患者。

20. 糖尿病足常见的危险因素

早期识别和及时有效地干预糖尿病足的危险因素对糖尿病足的防治非常重要。常见的危险因素有:①糖尿病病程长;②血糖控制差;③糖尿病周围神经病变;④动脉粥样硬化;⑤糖尿病视网膜病变;⑥糖尿病的肾损伤;⑦足部的骨骼畸形;⑧既往有足部溃疡者;⑨高脂血症、低蛋白血症、高尿酸血症等代谢异常;⑩吸烟。

总的来说,糖尿病并发症与发生糖尿病足的关系非常密切,合并症越多,足部溃疡截肢率就越高。糖尿病患者不妨对号入座,自我筛查一遍,是否存在危险因素,存在多少危险因素。对于有风险因素的糖尿病患者,需要及时到医院进一步检查,及早发现并采取干预措施。

21. 剪趾甲、穿鞋袜,小小细节防糖尿病足

(1)糖尿病患者剪趾甲的小细节:剪趾甲可是生活中不可或缺的一个环节。看似是一件小事情,可是对于糖尿病患者来说却不能掉以轻心。留得过短,周围皮肤会将趾甲末端覆盖,随着皮肤和趾甲的代谢生长,趾甲逐渐嵌进肉中,引起甲沟炎或感染。留得过长,往往容易在不知不觉中被损

伤,造成趾甲和甲床受伤或分离。足部缝隙褶皱多,且长期处于闷热潮湿状态,是各种真菌、细菌的温床,一旦形成伤口,很容易引起感染。剪得过圆,看起来很美,可是人体压力作用于脚趾上时,会把脚趾的肉向上顶,肉嵌进趾甲两侧,容易造成甲沟炎。那应该修剪成什么样呢?

　　标准来了,趾甲剪成一条直线,边缘大约与趾尖平齐,白色部分留下1~2毫米即可,边角如果太锐利,可用锉刀打磨光滑。

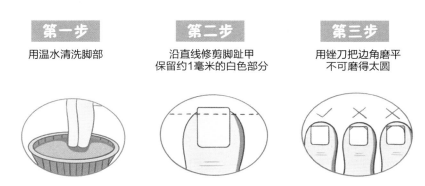

第一步　用温水清洗脚部

第二步　沿直线修剪脚趾甲　保留约1毫米的白色部分

第三步　用锉刀把边角磨平　不可磨得太圆

　　(2)糖尿病患者买鞋小技巧:什么样的鞋子才是适合糖尿病患者的好鞋子呢? 合脚、舒适、柔软就可以了吗? 不,事情没有那么简单。

　　先需要确认鞋子有足够的长度,鞋子的内部长度应比足跟到最长脚趾测量出的长度长1~2厘米。宽度应等于脚的所有部分的宽度。深度应该适应脚趾自由移动,而不会在内侧、外侧或背侧造成压力。鞋子的外底最好是橡胶底,柔软且有弹性。鞋跟高度1.5~2.0厘米,不应超过3.0厘米。松紧度要适宜,既能保持走路时脚不会向前滑动,又要避免过紧压迫双脚。鞋面选择透气性好的材料,不容易滋生细菌。款式方面尽量选择圆头鞋,避免露趾、高跟或尖头的鞋子。买鞋时机也很重要,下午时脚稍微大一点,建议下午买鞋。试鞋时需要穿着袜子,双脚同时试穿,来回走动检查有无不适。

　　(3)袜子购买有讲究:袜口不可过紧亦不可过松。过紧的袜口会影响足部血液循环,严重时导致足趾缺血肿胀。过松的袜口容易造成袜子在足底聚集,压迫足底引起损伤。最好选择天然材料,如棉质、羊毛,但是羊毛袜不适合容易出汗的糖尿病患者,这样可能导致脚部水疱。袜子颜色最好为浅色,每日换洗,便于观察足部有无溃疡或破损。选择无缝或者接缝在外侧的袜子,避免袜子接缝处对脚部产生摩擦导致损伤。不穿补丁袜,每天更换袜子。

22. 糖尿病足与"吃啥补啥"

看了那么长时间的书,估计糖尿病患者也累了,讲个真实的笑话娱乐一下吧。张三和李四因糖尿病足同时在一个病房住院,一个烂左脚,一个烂右脚,俩人想"老祖宗说吃啥补啥,咱们两个一个烂左脚、一个烂右脚,咱们去买猪蹄吧,你吃左边的猪蹄,我吃右边的"。笑话讲完了,那么老祖宗说的"吃啥补啥"对吗?

(1)"吃啥补啥"的说法在民间广为流传:这个说法一直让人们深信不疑,也就导致了很多人总是想着通过吃动物的一些部位来养身体,比如说吃腰子补肾,喝骨头汤补钙等,然而这样科学吗?

唐代医药学家孙思邈发现动物内脏和人类内脏无论在组织、形态上还是功能上都十分相似,并在长期的临床实践中,提出了"以脏治脏"和"以脏补脏"的观点。从临床上看,"以形补形"在一些病症的治疗上是可以得到较好效果的。但是专家也指出,中医讲究的是"气",注重的是身体功能性的东西,同时,中医注重虚实辨证,虚证要补,实证则不能补,因此,不能简单地用"以形补形"作为治疗的手段。此外,中医所说的脏器跟解剖学意义上的脏器也有一定的差别,如果不顾症状的不同而一律"以形补形",不仅得不到"补"的效果,还会加重病症,影响健康。

(2)糖尿病足患者补充营养的方法:生活方式干预作为糖尿病及其足病治疗的主要手段之一,在血糖控制的过程中,应作为口服药物治疗、胰岛素注射治疗及减重手术治疗的基础;包括对患者一般营养情况进行科学评估,根据评估结果制订相应营养治疗计划,对患者实施情况进行监督及指导。

对于糖尿病足患者而言,这种特殊的营养需求主要集中在创面合并严重感染时,补充机体代谢消耗,增加机体抵御风险能力;在感染控制、创面恢复期,提供所需能量;在创面愈合后,实现能量平衡/负平衡,达到/维持理想体重,维持血糖平稳,控制糖化血红蛋白达标。

碳水化合物的摄入量及其引起的胰岛素分泌反应是引起血糖变化的关键因素,对摄入的碳水化合物精确/经验计量,是控制血糖达标的重要手段。

推荐糖尿病足患者,尤其伴持续不愈合足部溃疡患者,在不减少蛋白质摄入的基础上,调整蛋白质供应比例,充分重视优质蛋白质供应,并特异性补充于创面愈合有益的谷氨酰胺及精氨酸。

长链饱和脂肪酸、单不饱和脂肪酸及多不饱和脂肪酸摄入比例以1∶1∶1为宜;无额外添加中链脂肪酸的必要性;提示对糖尿病足患者可以考虑短期内特异性补充 ω−3 脂肪酸,有助于创面愈合及感染控制。避免摄入反式脂肪酸。

推荐糖尿病患者各种微量营养素摄入量与健康群体保持一致。但针对糖尿病足患者,有较多临床研究提示特异性补充微量营养素,可显著促进足部创面愈合。

23. 患糖尿病足时运动也不能丢

糖尿病患者足部出现溃疡时,常常会选择卧床休息,无必要不下床,如果需要出行,轮椅便成为双足的替代。但是糖尿病患者足部溃疡的治疗和愈合往往需要漫长的时间,长期卧床会增加压疮、坠积性肺炎、肌肉萎缩等疾病的风险,还有可能出现关节僵硬、深静脉血栓等一系列危及生命的并发症。

那么问题来了,足部伤口导致无法下地承担身体重量,糖尿病足患者该如何运动呢?

研究表明,非负重运动既可达到运动降低血糖的目的,又不会挤压和摩擦伤口,避免了负重时足部压力增加带来的不利影响,因此推荐糖尿病足患者卧床进行非负重运动。这样不仅有利于足部溃疡的愈合,减少压疮、坠积性肺炎等并发症的发生,还有助于控制血糖,促进血液循环,促进大脑分泌多巴胺,提高幸福感,改善糖尿病足患者的焦虑、抑郁等不良情绪,顺利回归社会生活。

24. 中医治疗糖尿病足的方法

(1)糖尿病足中药外治疗法:外敷法、熏洗疗法与溻渍法、箍围疗法及去腐生肌法。

1)外敷法:常用膏药外敷于患处。局部红肿热痛可用金黄膏或青黛膏外敷,局部皮肤破溃可涂抹溃疡油;腐烂坏死组织可用红油膏、九一丹;创面破溃,色暗腐肉多,可用蚯黄散。

2)熏洗疗法与溻渍法:即用中药煎汤浸泡或局部泡洗,糖尿病足未溃者常用温经活血方,已溃者适用于解毒洗药。

3)箍围疗法:适用于糖尿病足感染分泌物较多时,用药以大黄、黄连、芒硝等清热凉血解毒药居多。

4)去腐生肌法:主要适用于创面腐肉难脱者。疮内可予九一丹薄撒创面,外盖红油膏纱布;腐脱新生时,生肌散薄撒创面,外盖白玉膏、复黄生肌愈创油膏收口。

(2)糖尿病足中医手术方法:糖尿病足的外治手术疗法包括切开法、清创术、砭镰法、挂线法及拖线法。

1)切开法:适用于糖尿病足脓成,不局限于阴证及阳证。

2)清创术:包括鲸吞清创术和蚕食清创术。鲸吞清创术适用于干性坏疽,坏死界限清楚,肢体血供良好,已确认坏死、感染加重。蚕食清创术适用于湿性坏疽,应注意局部的血液供应情况。

3)砭镰法:适用于糖尿病足急性阳证阶段,多用三棱针或刀锋在溃疡患处的皮肤或黏膜上浅刺,以使内蕴热毒随血外泄。

4)挂线法及拖线法:适用于糖尿病足存在窦道或瘘管时。

七 低血糖

1. 糖尿病患者心慌、手抖的原因

　　（1）低血糖：对非糖尿病患者血糖<2.8毫摩尔/升，而对于糖尿病患者只要血糖<3.9毫摩尔/升就属于低血糖。判断是否发生低血糖，可以根据出现的临床症状，立即测定血糖值即可确诊，如果无法测定血糖，补充糖水后症状很快好转可以基本判断为低血糖。

轻度症状

心慌　　焦虑　　冷汗　　发抖　　饥饿　　情绪不稳定　　头痛

严重症状

  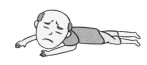

抽搐　　嗜睡　　意识丧失，昏迷乃至死亡

低血糖在临床上的表现多种多样,症状的轻重不仅与血糖下降程度有关,而且与血糖下降速度、低血糖持续时间及个体反应性有很大关系。早期症状多因交感神经系统兴奋和肾上腺素分泌增加,表现为饥饿感、乏力、焦虑、出汗、心慌心悸、手抖、视物模糊、面色苍白、恶心呕吐等。严重低血糖时由于大脑血糖供应不足,会造成脑组织功能障碍,出现中枢神经症状,如头晕头痛、定向力下降、反应迟钝、淡漠嗜睡、吐字不清、精神失常、意识模糊、肢体瘫痪、大小便失禁、昏迷等;也可能表现为口唇麻木、夜间多梦、情绪烦躁、注意力不集中、行为异常等不典型症状。虽然不同患者低血糖表现不同,但对同一患者来说每次发作症状多为同一类型,因此糖尿病患者及家人应识别以往发生低血糖的症状。

(2)低血糖的危害:低血糖的危害远大于高血糖,高血糖风险以年计,但低血糖风险以秒计,一次严重的低血糖诱发的心脑血管事件可能会抵消一生维持血糖正常所带来的益处。①低血糖会刺激人体升糖激素的分泌,导致血糖反跳性升高。②长期反复发作低血糖可导致性格改变、精神失常、痴呆等。③诱发心律失常、心绞痛、心肌梗死、脑梗死等。④加重视网膜缺血,出现眼内压力突然下降,引起眼底动脉破裂出血。⑤降低肾血流量加剧肾损伤。⑥留下心理阴影产生焦虑、恐惧,甚至对控制血糖产生抵触情绪,影响血糖的有效控制。

(3)低血糖可危及生命:低血糖昏迷未被及时发现可造成死亡。脑是人体的司令部,而葡萄糖是脑能利用的唯一能源。脑组织储存的糖原很少,仅能维持5~10分钟的脑细胞功能,所以它对缺糖极为敏感。发生低血糖时脑组织供应的葡萄糖减少,脑细胞因急性能源缺乏可导致代谢性脑病,如果低血糖昏迷持续6小时以上,会造成不可逆的脑功能损伤甚至死亡;低血糖同样也会影响心脏功能,可能因为夜间发生严重低血糖和心脏传导系统病变引起致死性心律失常导致猝死,特别是老年、合并心脑血管狭窄、肾功能减退的糖尿病患者。

(4)低血糖的预防:糖尿病患者降糖药物若应用不当,很容易发生低血糖,常见原因如下。①胰岛素剂型及种类选择错误导致胰岛素使用剂量增多,比如诺和锐、诺和锐30经常弄错。②注射胰岛素后没有按时吃饭或饮食量减少。③运动量过大未及时调整胰岛素用量,尤其当胰岛素注射在运动相关的肌肉附近部位时会明显促进胰岛素吸收,导致运动后低血糖。④胰岛素注射部位环境发生变化,比如刚注射完胰岛素泡热水澡会加速胰岛素吸收。⑤使用格列××类或××列奈类促进胰岛素分泌的药物,特别是格列本脲在体内作用时间较长,容易引起低血糖。⑥肝、肾功能不全容易食欲差,并且糖异生的能力以及对胰岛素灭活清除的能力降低,因此合并肝、肾功能不全的糖尿病患者易发生低血糖。⑦酒精可抑制肝储存糖原分解为葡萄糖,过量饮酒尤其是空腹饮酒,低血糖发生率增加。

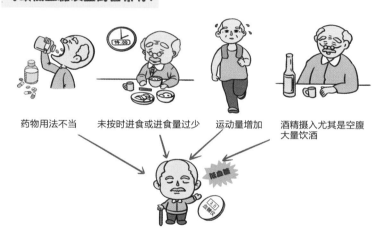

导致低血糖发生的因素有:

药物用法不当　　未按时进食或进食量过少　　运动量增加　　酒精摄入尤其是空腹大量饮酒

　　应对低血糖关键在于预防,提高自身的糖尿病知识水平,纠正导致低血糖的各种潜在原因。定时、定量进餐,特别是米、面等主食量固定,如果吃饭量减少降糖药剂量也要相应减少;有可能误餐时应提前做好准备;运动要根据身体素质和病情选择适合自己的运动方式,运动前可额外增加碳水化合物如饼干等摄入,预防低血糖发生。戒酒限酒,合理用药,定期监测血糖,特别是老年患者或合并肝、肾功能不全者,应有专科医生根据病情及时调整药物,不能自己随意变动;掌握使用胰岛素的特点及正确注射方法,轮流更换注射部位。对于影响血糖的非降糖药应慎用,如需使用应在医生指导下合理使用。

2. 反复发生低血糖，却被医生诊断糖尿病

　　患者体形胖，平时不觉得身体有什么异常，但最近感觉很容易饿，他以为是太累的缘故，直到有一天差点晕倒，到医院才知道自己是因为早期糖尿病导致了餐前低血糖。他很疑惑，自己明明是低血糖，怎么还被诊断了糖尿病呢？

　　糖尿病是血糖持续升高的疾病，但一些糖尿病患者的早期症状并不是典型的"三多一少"，而是餐前容易饥饿难耐，甚至出现心慌、手抖、出汗等低血糖反应。引起这种反应的主要原因是 2 型糖尿病早期胰岛素分泌高峰延迟。健康人群中口服葡萄糖后多在 30～60 分钟胰岛素分泌达到高峰，胰岛素水平的升高可以使餐后血糖水平维持在正常范围内，在进餐后数小时，胰岛素和葡萄糖水平逐渐恢复到空腹水平。但早期 2 型糖尿病患者因为胰岛素抵抗等多种因素使胰岛素的降糖作用减弱，需要代偿分泌大量胰岛素来维持血糖正常，久而久之就使分泌胰岛素的胰岛 β 细胞受损，出现胰岛素分泌速度减慢、高峰延迟，餐后胰岛素分泌高峰多延迟到 2～3 小时出现，因此当餐后没有足够的胰岛素控制血糖上升，而接近下次餐前血糖降低时胰岛素水平仍较高，胰岛素分泌与血糖变化不同步造成了餐前低血糖，即反应性低血糖，多发生于进餐后 3～5 小时，尤其是单纯吃粮食时容易出现。

　　反应性低血糖在糖尿病没有正确诊断前，往往会靠多吃食物来缓解低血糖症状，特别是糖果、巧克力、甜品等高糖、高热量食物可以迅速缓解不适，但这样会加重餐后高血糖，刺激胰腺分泌胰岛素，形成恶性循环加重病情。因此，早期正确识别反应性低血糖对于糖尿病早期防治有指导意义，我们可以通过改变生活方式延缓糖尿病的发生发展，通过正确饮食（吃混合餐：在适量粮食的基础上+高纤维素食物+蛋、奶等蛋白制品）、适当运动、控制体重改善胰岛素抵抗。如果仍有低血糖症状，可以采取分餐的方法，在食物总量不变的情况下，把主餐的部分粮食放在两餐之间吃减少低血糖发生，还可以在医生指导下使用药物，比如随餐嚼服阿卡波糖延缓碳水化合物吸收，缓解餐前低血糖。

3. 低血糖时不一定有心慌、手抖

　　一位病史20多年的老糖尿病患者，晚上像往常一样吃过饭出去散步，散步过程中也没有不舒服，谁知回家没多久就突然倒地，不省人事，家人急忙拨打"120"，医生到达后测血糖才2.1毫摩尔/升，赶紧注射了葡萄糖溶液患者才好转。这位患者低血糖时并没有心慌、手抖等症状，而是直接出现昏迷，这种发生低血糖时无明显临床症状的情况，称为无症状性低血糖，可在无先兆症状的情况下突然昏迷，这种不能被及时察觉的低血糖危害极大，很容易漏诊、误诊而引起严重后果，所以有人称其是糖尿病患者的"隐形杀手"。

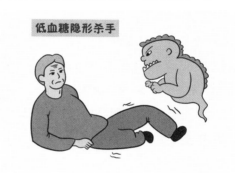

　　无症状性低血糖容易发生在老年、糖尿病病程较长合并自主神经病变及长期频发低血糖的患者，他们对低血糖的反应性和敏感性下降。一般情况发生低血糖时，会引起肾上腺素、胰高血糖素、生长激素与皮质醇的大量释放，从而产生交感神经功能亢进的症状，但是部分糖尿病患者可能由于长期高血糖引起的代谢紊乱导致交感神经纤维水肿或肿胀，使机体对低血糖的反应降低甚至丧失，抵御低血糖的胰高血糖素与肾上腺素反应出现障碍，导致即使发生严重低血糖机体仍不报警。同时慢性低血糖会使血脑屏障的葡萄糖转运系统下调阈值以适应反复发作的低血糖，从而对低血糖的耐受性变强，不再发出预警信号。另外，长病程糖尿病患者多并发自主神经病变，自主神经功能障碍会影响机体对低血糖的反馈调节能力，使肾上腺素对低血糖刺激的反应缺陷，低血糖阈值下调，同时低血糖也会诱发或加重患者自主神经功能障碍，形成"恶性循环"。

　　对于易发生无症状性低血糖的糖尿病患者，应按时进食，主食选择干性食物如米饭、馒头,因为稀饭、糊糊等流质食物吸收较快,易造成下一餐前低血糖,而干性食物餐后血糖升高慢、维持时间长。也可适当分餐,根据身高、体重、年龄、运动强度计算出每日所需的食物总量,可分出约 1/4 作为睡前餐,防止夜间低血糖发生,同时可适当放宽血糖控制目标。

4.测血糖7.0毫摩尔/升仍可出现低血糖症状

1 周前患者被确诊为糖尿病开始降糖治疗,但近来患者经常出现心慌、手抖,怀疑低血糖赶紧自测血糖,血糖值为 7.0 毫摩尔/升并没有达到低血糖的标准,那为什么血糖不低却出现了与低血糖一样的症状?出现这种情况要怎么办呢?

低血糖反应与低血糖并不是一个概念。低血糖反应多见于治疗过程中的糖尿病患者,多与短时间内血糖快速下降有关。跟体温调节一样,体内也有类似低血糖症状的调定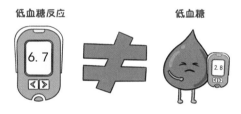

点,长期高血糖会使人体这个调定点升高,这时即便血糖正常也会出现低血糖症状,即低血糖反应,上述患者出现的就是这种问题,随着血糖得到良好控制,低血糖症状调定点也会随之下调。

一旦出现低血糖反应,原则上应按低血糖对待,特别是老年人、合并心脑血管疾病人群更应注意,如果出现明显心慌、出汗、手抖等类似低血糖的症状,一定要及时测血糖,并适量补充甜食、糖水等迅速缓解低血糖症状,防止诱发心脑血管意外。

那糖尿病患者怎么预防低血糖反应呢?在医生指导下正确使用降糖药,从小剂量开始、逐渐增加,不要为了快速降血糖而盲目增加剂量,降糖速度不宜过快、幅度不宜过大。饮食要均衡,每餐均为混合餐,控制饮食应循序渐进,不要"矫枉过正",可在两餐之间及睡前少量加餐。同时还要严格控制蔗糖、果糖制品等摄入,这会使血糖迅速升高导致血糖波动大。另外,还应规律自我监测血糖,当血糖波动较大或出现低血糖症状时应及时咨询医生,调整治疗方案。

5.胰岛素越用越多,空腹血糖却越来越高

患者糖尿病10年余,最近改用重组人胰岛素30R降糖治疗,监测空腹血糖11毫摩尔/升,患者将胰岛素加量后监测空腹非但没降反而更高了,患者对此很疑惑,那么糖尿病患者空腹血糖高是怎么回事呢? 首先来了解下什么是空腹血糖,空腹血糖是指隔夜至少8~10小时未摄入任何食物(饮水除外)后早上空腹所检测的血糖值,检测前不用降糖药、不运动、不吃早餐,最好在清晨6~8时,如果检测时间太晚,由于机体的调节可能使结果偏高或偏低,很难反映出糖尿病患者的真实情况。

像上述患者一样,大家首先想到的应该是降糖药物不够导致空腹血糖高,但一定要先排除非药物剂量不足的原因;引起空腹血糖升高有以下几方面因素。①晚餐后血糖高或睡前加餐影响空腹血糖,由于晚餐前所使用降糖药物剂量不足或晚餐进食过多导致晚餐后血糖高,睡前高血糖平移到空腹血糖,这种情况控制好晚餐后血糖即可。②晚餐饮食结构搭配不合理——肉多粮少,吃太多以蛋白和脂肪为主的食物如烤肉,晚餐后血糖并不高,但空腹血糖反而高了,这是由于蛋白和脂肪吸收缓慢,需要4~6小时,导致血糖高峰延迟。③机体处于应激状态,如睡眠差、情绪激动、运动量过大等情况,会刺激应激激素如肾上腺素、皮质醇等分泌增加,使空腹血糖升高。④黎明现象。经常有糖尿病患者疑惑:睡前血糖很好,一夜啥也没吃反而空腹血糖高了呢? 这种睡前和夜间血糖控制良好,也无低血糖发生,仅于清晨一段时间内血糖升高,称为"黎明现象",主要由于黎明时生长激素、皮质醇等升糖激素分泌增多所致。其实黎明现象是人类长期进化的结果,古代人类没有多余食物,过着饥一顿饱一顿的生活,为了保证空腹时能量供应,肝成为储糖和升糖的仓库,抵抗胰岛素作用的激素负责开门,而胰岛素负责关门,任何人都存在这个现象。正常情况下升糖激素和降糖激素相互制约使

肝糖原释放处于平衡,维持血糖正常,而糖尿病由于胰岛素抵抗和胰岛素分泌不足,不能制衡升糖激素作用使空腹血糖升高。黎明现象导致的空腹高血糖,可以调整药物用法或剂量使其能持续作用到黎明前后,也可以用一些胰岛素增敏剂,比如在睡前加用二甲双胍或补充中长效胰岛素。⑤苏木杰现象,则可以认为是一种"假性"高血糖,由于糖尿病患者夜间出现低血糖,低血糖时机体有反馈调节的保护机制,胰高血糖素、肾上腺素、糖皮质激素等升糖激素大量分泌,使空腹血糖反跳性升高的现象叫作"苏木杰现象"。这种情况应减少降糖药物的剂量,并酌情在睡前加餐。

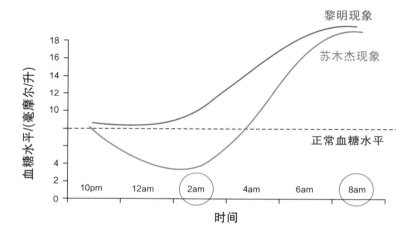

黎明现象或苏木杰现象

因此出现空腹高血糖,切勿看到血糖高就增加药物剂量,一定要注意区分各种原因,只有找对原因才能正确解决这个问题。像前面提到的患者应该就是"苏木杰现象",虽然增加了胰岛素剂量,空腹血糖反而更高,睡眠状态下机体对低血糖感知能力下降,夜间低血糖较难被发现,因此应让患者监测凌晨 2~3 点的血糖或者佩戴动态血糖仪,也可以通过诊断性治疗进行推测,减少夜间降糖药物后,如果空腹血糖反而下降了,也间接反映了夜间可能发生了不被察觉的低血糖。

6.吃保健品也会出现低血糖

　　患者糖尿病史 10 年余,最近血糖控制不佳,医生建议改用胰岛素,但患者害怕打针,刚好有人推销保健品,说能根治糖尿病。几天后患者出现严重低血糖,到医院查血糖 2.3 毫摩尔/升。有些糖尿病患者总觉得口服降糖药副作用大,注射胰岛素会依赖,到处打听不打针、无毒副作用、无痛苦、不控制饮食的降糖治疗。因此一些推销员会投其所好,把自己的保健品吹得天花乱坠,糖尿病患者很容易受骗。

　　(1)非法降糖的保健品成分:由于目前医学还无法根治糖尿病,而有些保健品夸大宣传,说保健品是祖传秘方、纯中药,无副作用,能根治糖尿病并且可以不用控制饮食,糖尿病患者就把希望寄托到了保健品上。但目前已知的纯天然的保健品并无直接降糖作用,所以有些不法商贩向保健品非法添加化学药品,而添加降糖的西药后疗效迅速,最常加用的是甲苯磺丁脲、优降糖(格列本脲)、格列齐特、二甲双胍、苯乙双胍、罗格列酮等。添加到保健品后改头换面被称为"新药""特药",价格也会翻上十几倍甚至上百倍。

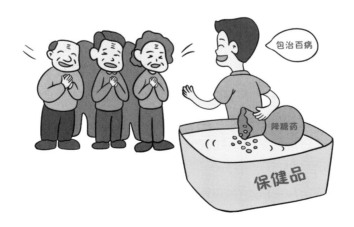

　　(2)非法降糖药的危害:非法降糖药中添加的西药其实都是用于治疗糖尿病的药物,但随着科学发展、临床工作的不断验证,像苯乙双胍、甲苯磺丁脲、罗格列酮等药物已基本淘汰,而格列本脲降糖作用较强,容易在体内蓄

积,引起难治性低血糖,所以不当使用这些药物除了会引起严重低血糖,也可能会引起肝肾功能损伤、乳酸中毒等不良反应。

在此提醒广大糖尿病患者千万不要轻信保健品所宣传的神奇疗效,要到正规医院看病,买药时不要只看药名,还要注意批准文号,不要把"健字号"标志的保健品当作药品盲目服用,特别要警惕私自配制的丸剂、散剂、胶囊等所谓纯中药制剂,若怀疑有非法添加西药可向当地药监部门举报。如有需要购买保健品一定要通过正规渠道购买,购买时要认准"蓝帽子"标志,必须认真阅读产品的包装、说明书、成分等标识内容,选购合适的保健产品。

7. 低血糖不同水平的急救

低血糖严重程度可以根据血糖和患者的临床表现分为 3 级。①1 级低血糖:血糖<3.9 毫摩尔/升且≥3.0 毫摩尔/升。②2 级低血糖:血糖<3.0 毫摩尔/升。③3 级低血糖:没有特定血糖界限,伴有意识和/或躯体改变的严重事件,需要他人帮助的低血糖。

低血糖须早发现、早纠正,出现前面讲到的可疑低血糖症状时应及时监测血糖明确,如果没有条件测血糖先按低血糖处理。对于 1、2 级低血糖,患者可自行处理。不同食物升高血糖的快慢不同,由快到慢依次为:葡萄糖>蜂蜜>白糖水>可乐>果汁>牛奶>冰激凌>巧克力。当发生低血糖时,首选能快速升高血糖的食物,如葡萄糖、糖水、糖块等都是单糖,吃下后可很快被吸收入血,能迅速纠正低血糖;其次选择饼干、馒头等粮食,这些属于多糖,在体内需经过逐级代谢分解才能变成单糖被吸收,纠正低血糖速度相对较慢。3 级低血糖多需要他人帮助,所以糖尿病患者应告诉自己的家属、朋友,需熟悉低血糖的表现和急救知识,紧急拨打 120 送医,及时给予葡萄糖静脉注射或静脉滴注。

另外,介绍一种常用的低血糖处理方法:发生低血糖时立即食用 15 克含糖食品(以葡萄糖为佳),或喝一杯糖开水,也可进食适量的糖果、巧克力、甜饮料、糖水罐头等。15分钟后复测血糖,若已缓解,但在午夜或离下一餐至少还有1小时,建议吃一些零食。血糖≤3.9毫摩尔/升或症状未解除,再次服用含糖食品,仍无效者应迅速至医院就诊。

8. 糖尿病患者外出要常备葡萄糖块

经常有糖尿病患者疑惑,糖尿病血糖高为什么还要随身带糖块呢?这跟前面讲到的低血糖密不可分,低血糖也是进行糖尿病治疗时最常见的急性并发症。葡萄糖块不仅便于携带,而且为单糖,在进入肠道后能快速被吸收入血,在5~10分钟内纠正低血糖症状,所以建议随身携带,当出现无法准时进餐、活动量过大等突发情况可及时预防或纠正低血糖,避免导致严重后果。

9. 血糖高还越吃越饿

(1)人体饥饿的原因:前面讲了低血糖时会出现饥饿,但很多人不知道,有时候饥饿也有可能是高血糖的信号。高血糖引起饥饿是由于胰岛素缺乏或胰岛素抵抗、胰岛素作用障碍等,血液中葡萄糖浓度很高,但葡萄糖进入细胞的大门不能被打开,因此就不能进入细胞内提供能量,细胞内的能量是不足的;另外,血糖升高时由于尿中葡萄糖增多,尿渗透压增高产生渗透性利尿,大量葡萄糖随尿丢失,也会导致细胞能量不足,细胞缺糖的信号不断传入大脑,从而使大脑不断发出需要糖的指令,产生饥饿信号,由此产生了饥饿感。

(2)血糖高但消瘦的原因:吃糖多会胖,这是常识。但是血糖高,就意味着血液中葡萄糖多,反而很容易瘦,这是为什么呢?糖是人体内最重要能源,就像汽车的汽油一样。食物中的淀粉类、糖类在消化道分解后,变成葡萄糖被吸收。在体内,血液中的糖类主要来源于食物的直接补充,还有一部分来自脂肪和蛋白质类食物在体内的转换,医学上称之为糖异生。糖在人体内经过一系列的化学反应会生成能量,从而"驱动"人体运转,包括细胞的新陈代谢、心脏跳动、肌肉收缩等,其中胰岛素也发挥着重要的作用。

糖尿病患者体内的胰岛素量少和/或作用效果下降,葡萄糖的利用就成了问题,于是糖堆积在血液里,血糖就高了起来。类似的道理,葡萄糖虽然多,却不能够合成糖原和脂肪等,体重就很难长上去。再加上人体需要能量供应,而葡萄糖不听话,就只好让脂肪和肌肉分解来顶替它的岗位,所以,体重也会减少。最后,大家都知道,糖尿病患者不仅血糖高,而且尿糖也多,也就是葡萄糖随着尿液白白地流失而浪费掉了,体内总能量就减少,当然也会引起体重减少。

以上几个主要原因,可以单独或以不同组合的形式出现在糖尿病患者的身上,所以,他们体重减少的程度会因人而异也就不奇怪了。

(3)避免越吃越饿:如果患者一饿就吃,机体就会进入一个恶性循环。血糖越无法进入细胞,人就越饿,越饿越吃,血糖就越高,对人体的危害就越大。所以遇见这种情况时一定要检测血糖明确病因,到医院找专科医生给出合理的治疗方案,及时打破恶性循环。如果存在胰岛素缺乏如1型糖尿病,应补充胰岛素降糖并促进葡萄糖利用;有胰岛素抵抗可以通过改善生活方式、运动、减重、使用胰岛素增敏剂等改善,当血糖控制平稳后这种情况也会得到缓解。

10. 糖尿病患者吃阿卡波糖出现低血糖时用馒头纠正效果差

单用阿卡波糖很少发生低血糖,由于阿卡波糖对 α 葡糖苷酶的抑制作用是可逆的,与 α 葡糖苷酶结合数小时后又自行解离,所以碳水化合物向葡萄糖的转化仅仅是推迟而不是阻断,因此还能降低餐前反应性低血糖的风险。但阿卡波糖与胰岛素促泌剂或胰岛素联合使用时,可以诱发低血糖,一旦发生低血糖,应立即喝葡萄糖水、吃葡萄糖片或静脉输注葡萄糖溶液,纠正低血糖,而吃饼干、馒头、蛋糕等碳水化合物纠正低血糖的效果不好,这是因为阿卡波糖可延缓这些碳水化合物分解为葡萄糖或果糖,使它们不能快速升高血糖。

11. 需要去医院处理的低血糖

如果比较频繁地出现低血糖,不明原因地反复发作,不要在家自行诊治,一定要及时与医生联系查明病因。使用长效胰岛素或磺脲类药物所致的低血糖不易纠正,建议在自救后及时就医。对于重度低血糖伴有意识障碍的患者要迅速拨打120,及时送往医院进行救治。在等待急救人员到达前,对意识丧失者,切忌强行喂食、喂水,以免发生窒息。

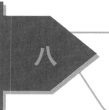

八 糖尿病酮症酸中毒

1. 糖尿病患者腹痛也可能是糖尿病酮症酸中毒

患者 32 岁,既往体健,前一天饮酒后突然出现腹痛、恶性、呕吐,到医院后进一步检测发现血糖 32 毫摩尔/升,尿酮体(+++),血 pH 值 7.1,才知道是糖尿病酮症酸中毒。糖尿病酮症酸中毒是临床常见的糖尿病急性并发症,早期症状无特异性,可表现为腹痛酷似急腹症,并可能以此为首发症状。

腹痛可能与以下因素有关:①血酮体及酸性代谢产物积聚刺激胃肠平滑肌痉挛;②细胞内酸中毒,电解质紊乱,细胞缺钾引起胃肠道扩张和麻痹性肠梗阻;③严重失水、腹腔脏器微血管病变导致微循环障碍和弥散性血管内凝血,腹膜点状出血亦可能是腹痛发生的原因。

2. 糖尿病患者常见的口腔异味

(1)糖尿病患者口腔有异味的原因:糖尿病患者口腔异味可能是口腔局部疾病,也可能是严重系统疾病的口腔表现,下面聊聊糖尿病患者出现口腔异味的常见原因。

1)糖尿病因胰岛素分泌或作用缺陷使代谢紊乱,不能有效利用碳水化合物供能,引起脂肪分解代谢活跃,从而产生较多酮体通过肺部由口和鼻腔排出,其中的α-酮戊二酸会发出一种酸酸的烂苹果味道,能闻到这种气味时体内酮体已经非常高了,需要及时就医,否则会有生命危险。

2)糖尿病容易引起周围神经病变,末梢神经损伤容易引起牙周炎、牙龈炎、口腔溃疡等口腔疾病,这些疾病易引起口臭。

3)高血糖也容易引起微循环障碍,导致口腔组织供氧不足,导致易引发口臭的厌氧菌大量繁殖。

4)糖尿病会造成食管下括约肌压力下降、食管蠕动障碍等引起胃食管反流导致病理性口臭,黏附在口腔、咽喉部位的呕吐物不停释放"酸气";糖尿病并发胃轻瘫时食物在胃内留置时间过长,会产生酸臭腐败的气味,通过口腔散发出来。

5)糖尿病肾病肾功能不全时,由于体内毒素(如尿素氮)等不能正常排出,在体内蓄积,经肠道细菌的尿素酶将尿素氮分解为氨,刺激胃肠道黏膜会从口腔散发出一种异臭味,俗称尿臊味,并随着肾功能不断恶化和体内毒素增多,口腔内的异味也会不断加重。

建议糖尿病患者积极控制血糖,保持口腔卫生,早晚刷牙、饭后漱口,如果口腔异味持续不缓解,建议找医生进行专业评估。

(2)糖尿病酮症酸中毒:是糖尿病最常见的急性并发症,1 型糖尿病有发生糖尿病酮症酸中毒倾向,2 型糖尿病有诱因时亦可发生糖尿病酮症酸中毒。临床以发病急、病情重、变化快为特点,由于胰岛素不足和升糖激素不适当升高引起糖、脂肪和蛋白质代谢严重紊乱,以高血糖、高血酮和代谢性酸中毒为主要特征的临床综合征。任何加重胰岛素绝对或相对不足的因素都可成为糖尿病酮症酸中毒的诱因,许多患者的诱因并不单一,但也有10%～30%的患者可无明确诱因而突然发病,常见的诱因有急性感染、胰岛素不适当减量或突然中断治疗或胰岛素失效、饮食不当如过节时进食过多高糖高脂食物或饮酒等、胃肠疾病、脑卒中、心肌梗死、创伤、手术、妊娠、分娩、精神刺激、过度激动等。

糖尿病酮症酸中毒常呈急性起病,在起病前数天可有多尿、烦渴多饮和乏力症状的加重,失代偿阶段出现食欲减退、恶心、呕吐、腹痛、腹肌紧张及压痛,似急腹症,甚至有淀粉酶升高,可能由于胰腺血管循环障碍所致,常伴头痛、烦躁、嗜睡等症状,由于酸中毒会刺激呼吸中枢的化学感受器,反射性引起肺过度换气致呼吸深快,呼气中有烂苹果味是糖尿病酮症酸中毒最特有的表现;病情进一步发展,出现严重脱水现象,尿量减少、皮肤黏膜干燥、眼球下陷,脉快而弱,血压下降、四肢厥冷;到晚期,各种反射迟钝甚至消失,终至昏迷。

3. 烦躁的高血糖

　　患者 70 岁,2 型糖尿病史 10 年余了,突然出现烦躁不安,家人连忙给患者测指尖血糖,血糖仪显示 HI,已经高到家用血糖仪检测不出来的程度,赶紧送到医院急查血糖 36.5 毫摩尔/升,血钠 145.2 毫摩尔/升,尿酮体阴性,诊断为高血糖高渗状态(HHS)。高血糖高渗状态也是糖尿病的严重急性并发症之一,以严重高血糖而无明显酮症酸中毒、血浆渗透压显著升高、脱水和意识障碍为临床特征。老年糖尿病患者是 HHS 的最主要人群,好发年龄 50～70 岁,并且起病隐匿,一般从开始发病到出现意识障碍需要 1～2 周,偶尔急性起病,30%～40% 无糖尿病病史或仅有轻度症状。常先出现口渴、多尿和乏力等糖尿病症状,或原有症状进一步加重,多食不明显,有时甚至表现为厌食。病情逐渐加重出现典型症状,主要表现为脱水和神经系统两组症状和体征,由于患者年老,脑血管功能差,极度高血糖,失水严重,血液浓缩,继发醛固酮分泌增多出现高钠血症,使血浆渗透压增高,脑细胞脱水,从而导致神经精神症状,然而老年人皮肤弹性本身较差,识别脱水表现较困难。感染是高血糖高渗状态的主要诱因,其次是胰岛素等降糖药物的不恰当停用,或患者存在心肌梗死、脑血管事件和创伤等其他伴随疾病。所以当糖尿病患者特别烦躁时除了要注意脑血管疾病外,还要警惕高血糖高渗状态以免误诊、漏诊。

4.血糖正常,尿酮体也会呈现阳性

(1)酮体产生的原因:酮体是脂肪酸在肝内氧化分解产生的正常中间代谢产物,它包括乙酰乙酸、β-羟丁酸及丙酮三种有机物质,其中β-羟丁酸含量较多,丙酮含量极微。正常情况下,血中酮体含量很少,每100毫升血中酮体含量低于3毫克,也就是0.3毫摩尔/升。

很多糖尿病患者认为少吃就能更有效地控制血糖,但是忽视了一个非常重要的问题:长期处于饥饿状态,极有可能发生饥饿性酮症。饥饿状态,容易使肝内糖原逐渐降低而枯竭,这样一方面缺乏食物中碳水化合物补充,另一方面自身贮存于肝的葡萄糖耗竭,机体所需的能源就要另辟"途径",即由体内储存的脂肪取代之。但脂肪分解代谢增强时往往伴随氧化不全,就会产生过多酮体,超过肝外组织利用酮体的能力,引起血中酮体升高,当高于肾回收能力时会从尿中排出酮体,出现尿酮体阳性,所以酮症并不是糖尿病患者的"专利",正常人长时间处于饥饿状态,也会发生饥饿性酮症。

(2)尿酮体阳性的注意事项:尿酮体阳性是糖尿病酮症酸中毒的一个重要生化指标,尿酮体一般在++以上,伴血糖增高(血糖一般要大于13.9毫摩尔/升,有的糖尿病患者血糖仪爆表),一旦发现糖尿病酮症酸中毒,在身体许可情况下应大量饮水并立即前往医院治疗。饥饿性酮症轻度患者仅血中酮体轻度增高,尿中酮体阳性,临床上可无明显症状;中重度患者则由于血中酮体积聚过多,因酮体中乙酰乙酸及β-羟丁酸都是相对强的有机酸而发生代谢性酸中毒,早期出现四肢无力、食欲缺乏、恶心呕吐等症状,随着病情发展,患者出现头痛、深大呼吸、呼气有烂苹果味,逐渐陷入嗜睡、意识模糊及昏迷。

糖尿病酮症和饥饿性酮症虽然都是酮症,但是饥饿性酮症特点为血糖正常或偏低,有酮症但多无严重酸中毒,饭后1小时尿中酮体可基本消失。但在中重度患者的临床表现上两者多有相似,危害也是很大的,所以糖尿病患者如果出现尿酮体阳性一定不可轻视,一定要分清楚究竟是哪种情况后"对症下药"。

5.血糖正常,尿糖也可以阴性

(1)肾糖阈:经常有患者因为尿常规检查尿糖阳性而认为自己得了糖尿病,那么尿糖高一定是有糖尿病吗? 非也! 血液中的葡萄糖是人体最重要的能源形式之一,其水平通常在3.9~7.8毫摩尔/升波动,为了充分利用好这珍贵的"资源",从原尿中漏出去的葡萄糖也会被重吸收回来。正常情况下,血液当中被肾小球滤过的葡萄糖,几乎全部在近端肾小管被重新吸收入血,因此最终的尿液含糖量甚微,用一般的方法检查不出来,故尿糖为阴性。但当血糖浓度超过一定水平时,经肾小球滤出的葡萄糖超过了肾小管重吸收的能力,尿中即可出现葡萄糖,即尿糖阳性。而肾糖阈就像是在肾小管上画一条线,用来表示机体血糖吸收和排出的界限,其定义是指尿中开始出现葡萄糖时血糖的最低浓度,通常为8.9~10.0毫摩尔/升。

(2)在血糖正常时出现尿糖高的情况:空腹血糖及口服葡萄糖耐量试验均正常,但无论空腹或饭后任何一次尿液标本均含有尿糖,其病因与肾小管缺陷,导致近端肾小管对葡萄糖的重吸收功能降低即肾糖阈下降有关,也称肾性糖尿。临床主要分为以下三类。①原发性肾性糖尿与先天遗传有关,主要包括两种疾病,良性家族性肾性糖尿及范科尼综合征。②继发性肾性糖尿包括:肾病性肾性糖尿、多发性骨髓瘤以及某些重金属(汞、镉、铅等)中毒等。③生理性

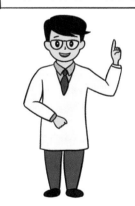

血糖正常尿糖也会高吗?

肾性糖尿也称"妊娠期肾性糖尿"。10%~15%孕妇在妊娠中晚期,可因暂时性肾糖阈降低而出现糖尿,分娩后可恢复正常。

(3)尿糖阴性不能代表血糖治疗达标:因为当血糖<10毫摩尔/升,尿糖都可能是阴性,而空腹血糖的达标水平一般在5~7毫摩尔/升。另外血糖和尿糖检测不在一个时间段也可以出现这种情况。总之,尿糖高只是糖尿病

的表现之一,尿糖与血糖高低并非必然一致。临床上还是应该以检测血糖为准。

(4)引起尿糖高的药物:排糖类降糖药物达格列净、恩格列净、坎格列净等可以抑制2型钠-葡萄糖耦联转运体(SGLT2)的活性,可抑制肾对葡萄糖的重吸收,降低肾糖阈,主动促进葡萄糖从尿中排泄,从而减少血液中葡萄糖的总量。使用这类降糖药物,尿糖不但不会减少还会增加,尿糖阳性反而是药物有效的标志,糖尿病患者不用担心。

6.同样三天没用药,1型糖尿病和2型糖尿病结局是不一样的

A先生和B先生都患有糖尿病,相约出去旅游,因路上不方便两人默契地都把降糖药停了,结果没几天A先生因糖尿病酮症酸中毒被送到医院急救,A先生很纳闷为啥都是糖尿病没用药,自己怎么就出现糖尿病酮症酸中毒了呢? 后来问医生才知道自己是1型糖尿病,而B先生则是2型糖尿病。

(1)1型糖尿病:1型糖尿病主要由于胰岛β细胞破坏而导致内生胰岛素绝对缺乏,具有以下特点:发病年龄通常小于30岁;"三多一少"症状明显;常以酮症或酮症酸中毒起病;非肥胖体型;空腹或餐后的血清C肽浓度明显降低;出现胰岛自身免疫标志物,如谷氨酸脱羧酶抗体(GADA)、胰岛细胞抗体(ICA)等。在1型糖尿病患者中还有一种缓慢进展的亚型,即成人晚发自身免疫性糖尿病(LADA),在病程早期与2型糖尿病的临床表现类似,需要依靠GADA等胰岛自身抗体的检测或随访才能明确诊断。

(2)2型糖尿病:2型糖尿病主要为胰岛素调控葡萄糖代谢能力的下降(胰岛素抵抗)伴胰岛β细胞功能缺陷所导致的胰岛素分泌减少(相对减少),在糖尿病人群中占90%以上。典型病例常见于40岁以上肥胖的中老年人,但随着儿童、青少年超重和肥胖率增加,发病年龄逐渐年轻化;起病较慢;血浆中胰岛素含量绝对值并不降低,但在糖刺激后呈延迟释放;胰岛自身免疫标志物呈阴性;有明显的家族遗传性,父母一方有糖尿病,子代终身

有相关的危险性约40%,如果双方均为糖尿病,风险升高至50%以上,但其遗传基因是模糊的,考虑是多基因遗传,且遗传易感性主要与胰岛 β 细胞功能减退有关;发生糖尿病酮症酸中毒的比例比 1 型糖尿病低;初诊断时常发现已合并血管并发症,表明可能已有 5～10 年病程;初发患者单用口服降糖药一般可以控制血糖。

7. 糖尿病患者住院期间输液也常用葡萄糖注射液配伍

很多糖尿病患者估计都有这个疑问,糖尿病患者住院期间输液时居然与葡萄糖溶液配伍,是这个医院的医生、护士不专业吗？ 当然不是,下面就告诉大家为什么。

(1)糖尿病患者输注葡萄糖的原因:糖尿病患者胰岛功能差,血糖高,为了避免对患者血糖产生影响,一般情况下应避免使用葡萄糖。但是输注葡萄糖并不是糖尿病患者的绝对禁忌,出现以下情况,糖尿病患者仍然需要输注葡萄糖注射液。

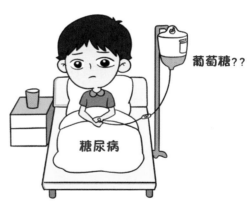

1)配伍需要,有些药物在配制时必须加入葡萄糖注射液中,否则会引起药物性状、作用改变,甚至会引起严重的不良反应。

2)心功能不全的患者,输入过多的盐水会加重心脏负担,诱发心力衰竭。

3)高血压患者,需要限制钠的摄入,不宜输入盐水,否则会血压升高。

4)肾功能不全的患者,大量输注盐水可引起高氯性代谢性酸中毒,输注盐水会加重肾负担,有可能会引起肺水肿。

5)有些患者进食受限,需要输注葡萄糖补充能量。

6)治疗需要,葡萄糖、胰岛素、氯化钾组成的合剂有稳定细胞膜的作用,临床称作极化液,可纠正细胞内缺钾,并提供能量。

（2）糖尿病酮症酸中毒需要输注葡萄糖注射液：在治疗的过程中,当血糖降至 13.9 毫摩尔/升时,改用葡萄糖注射液并按比例加入胰岛素,使血糖维持在 8.3～11.1 毫摩尔/升,直至糖尿病酮症酸中毒缓解。如果没有足够的糖分摄入,那么人体依旧会消耗脂肪来作为能量来源,身体会源源不断的产生酮体。

九 糖尿病与高血脂

1. 血脂的成员及作用

（1）血脂：是血液中总胆固醇（TC）、甘油三酯（TG）和类脂的总称。血脂虽仅占全身脂类的极小部分，但其与动脉粥样硬化的发生、发展有密切关系。总胆固醇（TC）分为高密度脂蛋白胆固醇（HDL-C）和低密度脂蛋白胆固醇（LDL-C），其中 LDL-C 与冠心病、心肌梗死等动脉粥样硬化性心血管疾病（ASCVD）关系最密切。

（2）血脂在人体内的作用：血脂在人体内的作用广泛。在体内参与磷脂合成，并以磷脂的形式成为线粒体和细胞膜的重要组成成分，对膜结构特别重要；胆固醇与脂肪酸结合后，才能在体内运转，进行正常代谢；作为前列腺素在体内合成的原料；促进脂溶性维生素的吸收有利于获得充足脂溶性维生素。

（3）须重视的"血脂异常"：无论是胆固醇还是甘油三酯，都是健康人体内所存在的成分，对于维持正常生命活动必不可少。但如果总胆固醇、低密度脂蛋白胆固醇、甘油三酯过高或高密度脂蛋白胆固醇过低，则可对人体健康产生不利影响，称之为"血脂异常"，即人们常称的"高脂血症"。

上述指标，最需重视的是低密度脂蛋白胆固醇，该指标越高，发生心脑血管疾病的危险越大。此外，甘油三酯严重增高（≥5.6毫摩尔/升）时会增加急性胰腺炎的风险。

2. 血脂的来源与去路

甘油三酯是由甘油和脂肪酸合成。肝脂肪酸的来源有 3 个：食物的摄取、脂肪组织的分解和肝自身的合成。脂肪酸的去路主要包括在线粒体内进行氧化以及合成甘油三酯转运出肝。当脂肪酸的来源和去路不能维持动态平衡时，脂质就会在肝内堆积，造成脂肪肝。

3. 糖尿病患者血脂正常，也要吃降脂药

2 型糖尿病患者的血脂异常主要表现为空腹和餐后甘油三酯水平升高，即使在空腹血糖和甘油三酯水平控制正常后往往还存在餐后高甘油三酯血症；高密度脂蛋白胆固醇水平降低，总胆固醇水平和低密度脂蛋白胆固醇水平轻度升高，且低密度脂蛋白胆固醇发生质变，小而致密的低密度脂蛋白胆固醇水平升高。这些血脂异常是引起糖尿病血管病变的重要危险因素。降低总胆固醇和低密度脂蛋白胆固醇水平可显著降低糖尿病患者大血管病变和死亡风险，是糖尿病调脂治疗的主要目标，非高密度脂蛋白胆固醇是次要干预靶点。

动脉粥样硬化性心血管疾病的危险分层包括：①高危，无 ASCVD 的糖尿病患者。②极高危，有明确 ASCVD 病史的糖尿病患者。ASCVD 病史包括既往心肌梗死、不稳定型心绞痛、稳定型心绞痛、冠状动脉血运重建术后、脑卒中和短暂性脑缺血发作以及外周动脉疾病。③超高危：发生过≥2 次严重 ASCVD 事件或发生过 1 次严重 ASCVD 事件且合并≥2 个高危因素。

中国 2 型糖尿病的综合控制目标

检测指标	目标值/(毫摩尔/升)
毛细血管血糖/(毫摩尔/升)	
空腹	4.4~7.0
非空腹	<10.0
糖化血红蛋白/%	<7.0
血压/毫米汞柱	<130/80
总胆固醇/(毫摩尔/升)	<4.5
高密度脂蛋白胆固醇/(毫摩尔/升)	
男性	>1.0
女性	>1.3
甘油三酯/(毫摩尔/升)	<1.7
低密度脂蛋白胆固醇/(毫摩尔/升)	
未合并动脉粥样硬化性心血管疾病	<2.6
合并动脉粥样硬化性心血管疾病	<1.8
体重指数/(千克/平方米)	<24.0

注:1 毫米汞柱=0.133 千帕。

不同 ASCVD 风险等级糖尿病患者的 LDL-C 和非 HDL-C 治疗目标

ASCVD 风险等级	LDL-C/(毫摩尔/升)	非 HDL-C/(毫摩尔/升)
极高危	<1.8	<2.2
高危	<2.6	<2.6

4.血脂升高的常见原因

　　人体内血脂有两个来源,分别是内源性和外源性。内源性血脂是体内脂肪和肝等组织细胞中合成的血脂成分,外源性血脂是从食物中摄取的血脂成分,正常情况下内源性血脂和外源性血脂是相互制约、此消彼长的,共同维持体内血脂代谢平衡,但若长期受到不良饮食影响(如高脂肪、高热量饮食等),就会导致血脂升高,从而诱发疾病。

　　引起血脂异常的原因很多,可分为原发性和继发性。继发性主要由一些疾病或药物引起,如甲状腺功能减退、糖尿病、肾病综合征、利尿剂、口服避孕药、类固醇激素等。排除继发性可称为原发性,血脂异常危险因素常见高脂肪、高热量的饮食习惯,不运动,肥胖及家族遗传因素等。

5.糖尿病患者眼睑周围黄色的"瘤"

　　老年人尤其是糖尿病患者眼睑周围莫名其妙地出现黄色的"瘤",到底是怎么回事的? 这种名曰"瘤"实际上是一种橙黄色的皮疹,常发生在眼睑内眦旁皮肤

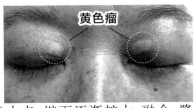
黄色瘤

上。开始可以是一个或数个淡黄色米粒状小点,继而逐渐扩大、融合、隆起,形成柔软的浅黄色斑块;其表面光滑,边缘不规则,犹如一小片黄油贴在皮肤表面。皮疹进展缓慢,很少自愈。皮疹有时波及下眼睑,融合后形成黄色圈,不痛也不痒。有少数患者还同时伴有手掌、指缝、臀沟、肘部和腘窝部的黄色瘤出现。眼睑黄色瘤多见于中老年妇女,尤其好发于平时活动少、营养过剩的肥胖女性。这些人往往长期进食过多的高脂肪食物,又不爱活动,结果造成体内血脂代谢紊乱,较多的胆固醇等脂类物质就会在身体某个部位沉积下来。这些脂类物质被细胞吞噬后,便形成各种形状的片状物,眼

睑黄色瘤就是常见的一种,它的出现也是体内血脂高的信号。

6. 饮食对血脂的影响

有这样一个年轻的糖尿病患者,晚上喝了 3 碗羊肉汤,还吃了大量的羊肉,喝了啤酒,夜间突发腹部疼痛。在血抽出来以后,仅仅几分钟,他的血液就和油脂分了层,也就是说"一管血半管油",查甘油三酯高达 39.8 毫摩尔/升,是正常值的 20 多倍。最后确诊为"胰腺炎",住院半个月才好。

(1)饮食对血脂的影响:研究表明,通过强化饮食干预,增加蔬菜、豆类、粗粮等食物的摄入量,减少高饱和脂肪酸和高胆固醇食物的摄入量,可以有效降低患者的血清 TC、TG 和 LDL-C 浓度,而提高 HDL-C 水平。因此,饮食对血脂是有很大影响的。

(2)常见对血脂影响比较大的食物:包含以下几种。①富含动物性油脂的食物:猪油、牛油、羊油等。②动物的脂肪部分:肥肉、奶油、皮脂等。③油炸、油煎食物:炸薯条、炸糕等。④椰子油、棕榈油、氢化奶油制作的食物:油炸薯片、方便面、奶油蛋糕等。⑤胆固醇过高的食物:动物内脏(脑、肝、腰子、心等)、蟹黄、鱼卵、虾卵等。

(3)检测血脂的注意事项:血脂异常被称为"温柔的杀手",很多患者没有明显的不适,但血管已经慢慢被"侵蚀"。血脂检查成为普遍的项目,但不少人对于血脂检查的注意事项不太了解。那么,怎么才能保证血脂检查结果更准确呢?①检查前 2 周保持平常的生活习惯和饮食习惯。②检查前 3 天避免高脂饮食。③抽血前 3 天避免大量饮酒,24 小时内禁止饮酒。④检查前 1 天避免剧烈运动。⑤血脂检查前空腹 10~12 小时。

7. 降脂药的服用时间

目前降脂药物主要有他汀类药物、胆固醇吸收抑制剂、贝特类药物等。

根据人类血脂代谢的情况及每类药物作用机制,选择的时间也不一样。

他汀类药物包括洛伐他汀、辛伐他汀、普伐他汀、氟伐他汀(普通制剂、缓释制剂)、阿托伐他汀、瑞舒伐他汀、匹伐他汀等。夜间是胆固醇合成高峰,因此他汀类药物一般是晚上吃,以在夜间达到最高血药浓度。

胆固醇吸收抑制剂如依折麦布,可有效抑制肠道内胆固醇的吸收。与他汀类药物联用可产生良好的协同作用。可在一天的任意时间服用,空腹或与食物同时服用。

贝特类药物如非诺贝特,早上或晚上服用均可,但需要在同一时间服用,为减少胃部不适,可与饮食同服。

他汀类药物联合贝特类药物:因人体内源性胆固醇主要在夜间合成,而他汀类药物可阻断胆固醇的自身合成,所以可早上服用贝特类药物,睡前服用他汀类药物,这样可避免两类药血药浓度高峰重叠,减少药物不良反应的发生。

8. 降脂药的服用时长

调脂治疗一般是长期的,甚至是终身的。首次服用调脂药物者,应于用药 6 周内复查血脂、转氨酶和肌酸激酶。如血脂达标且无不良反应,逐步减为每 6~12 个月复查 1 次。如血脂未达标且无不良反应,每 3 个月复查 1 次。如治疗 3~6 个月血脂仍未达标,应调整药物剂量或种类,或联合应用不同作用机制的调脂药物。每次调整药物种类或剂量均需在 6 周内复查血脂、转氨酶和肌酸激酶。

9. 降脂药也可以引起肝损伤

他汀类药物是目前使用最广泛,全球用量最大的一类调脂药物,长期使用安全性较高,但用药过程中也可导致剂量依赖性、无症状的血清转氨酶升高。他汀类药物引起转氨酶大于3倍正常值上限的概率为0.5%～2.0%,减量常可使转氨酶降低,再次加量或换用另一种药物时,转氨酶往往不再升高,进展至严重肝损伤或肝衰竭者罕见。基础肝病(包括脂肪肝)患者服用他汀类药物后,转氨酶升高小于2倍正常值上限者,一般不影响治疗。明显升高者应减量或停药。转氨酶持续性升高的概率不超过1.2%,导致停药的概率约为0.7%,停药后转氨酶通常在2～3个月恢复正常。转氨酶增高通常发生在用药16周内,因此在治疗前、治疗4周及12周或增加药物剂量后应进行肝功能检测。

10. 吃上降脂药要注意肌肉酸疼

他汀类降脂药能改变肌细胞中的甲羟戊酸代谢,阻碍体内合成辅酶Q10,导致无法维持肌肉细胞膜完整。这会引起肌肉无力等肌肉问题或肌病,常见的症状是肌肉疼痛、疲劳、肌肉无力。确诊肌病的患者要停用他汀类及其他易发生肌病的药物。同时要定期监测肌酸激酶。

11. 防治高血脂小妙招

保持健康的生活方式,合理膳食,规律锻炼,防止肥胖,使血脂保持在适当水平。

(1)合理膳食:减少饱和脂肪酸(动物油、人造黄油等)和胆固醇(动物内脏、蛋黄等)的摄入,增加粗粮、蔬菜、水果等的摄入。

(2)规律锻炼:每周至少5次,每次30分钟中等强度的有氧运动,以运动后微出汗,但不感觉心悸气短和过度疲劳,以第2天不感觉疲乏、无力为准,并保持体重不要波动太大。专家建议如果能做到每天快步走10 000步效果更好。

(3)减轻体重:我国人群正常体重指数(BMI)为18.5～23.9千克/平方

米,BMI>24 千克/平方米即超重。腰围女性控制在 88.6 厘米左右,男性控制在 93.2 厘米左右。

(4)戒烟限酒:吸烟者患肺癌的危险增加 40 倍,患冠心病的危险增加 4 倍,患糖尿病的风险增加 1.5 倍,患脑卒中危险增加 50%,因此应戒烟。酒对人的健康是双刃剑,过量会危害健康,因此应限制酒量。

糖尿病与高尿酸

1. 喝羊肉汤引发的"惨案"

患者甲经常被人说是"吃货",几乎每顿饭都离不开酒、肉,吃得也很胖,晚上跟同事美美地喝了一顿羊肉汤,本来心情很好,结果夜里右脚大踇趾像刀割一样剧痛,他赶紧到医院一查尿酸652微摩尔/升,医生告诉他是高尿酸血症引起的痛风。

(1)痛风疼痛程度:痛风号称"疼痛之王",很多患者提到痛风都有不可磨灭的阴影,半夜三更脚趾剧痛惊醒,不能盖被子、稍有触碰或脚趾活动,立马会有钻心一样的疼,有的人比喻说像有把刀在割肉,还要人说像锤子在不停敲打脚趾,曾有文学家比喻其为白虎蚀骨。

(2)高尿酸血症与糖尿病密切相关:多项研究发现高尿酸水平与发展为2型糖尿病的风险增加相关,其相关性在男性和女性中都存在,且独立于已知的2型糖尿病相关危险因素,如年龄、体重指数、饮酒、吸烟、胆固醇水平、高血压等。高尿酸血症与糖耐量异常的关系可能有多种机制,有研究表明,高尿酸血症与胰岛 β 细胞功能障碍及胰岛素抵抗互为因果关系。高尿酸血症导致胰岛 β 细胞功能障碍、胰岛素抵抗的大致机制包括:①可能通过诱导活性氧产生增加,导致胰岛 β 细胞损伤,胰岛素合成减少及胰岛素抵抗加重,受体敏感性降低。②促进胰岛细胞的炎症反应、氧化应激等因素调节胰岛 β 细胞增殖与凋亡。③由于胰岛素需要一氧化氮来激活葡萄糖摄取,而高尿酸可降低一氧化氮的生物利用率,抑制内皮细胞增殖和迁移,抑制一氧化氮分泌,导致内皮细胞失效和胰岛素抵抗,诱导血管炎症,增加糖尿病等代谢性疾病的发病风险。④高尿酸可直接沉淀于胰岛组织或血管壁,引起氧化应激而间接导致胰岛细胞损伤。

而高胰岛素血症和/或胰岛素抵抗同样会导致高尿酸血症,其机制主要包括:①肾胰岛素抵抗会使尿酸的重吸收增加及尿酸排泄减少导致血尿酸增加。②胰岛素会下调 3-磷酸甘油醛脱氢酶活性,导致尿酸合成增多。③通过增加肝脂肪合成而引起嘌呤代谢紊乱。④肾素-血管紧张素-醛固酮系统的激活造成高血压,因长期的肾缺血缺氧导致尿酸排泄减少。

2. 糖尿病对尿酸代谢的影响

正常人的体内每天产生尿酸约 750 毫克,生理状态下体内尿酸池1 200 毫克,排出 800~1 000 毫克。尿酸有 30% 从肠道和胆道排泄,70% 经肾排泄。人体每天尿酸的产生和排泄基本上保持动态平衡。

凡是影响血清尿酸生成和排泄的因素均可导致血清尿酸水平增高,对糖尿病患者来说,糖尿病本身会加速嘌呤代谢,增加体内尿酸生成,且糖尿病大多存在胰岛素抵抗,会促进尿酸的重吸收,而糖尿病也会加重肾损伤,导致尿酸排泄减少,所以发现高尿酸血症时医生会让糖尿病患者测 24 小时尿尿酸,就是为了判断是尿酸生成过多还是排泄减少。

3. 痛风犹如夜间的"刺客"

四大名著之一《三国演义》中讲到,"关羽梦中忽见一猪,其大如牛,浑身黑色,奔入帐中,径来咬足,惊醒后便觉左足隐隐疼痛"。从现代医学看来,这位中国战神应该是夜间发作了典型的痛风疼痛。为什么痛风喜欢在夜间发作呢?

可能有这两个原因：一是夜间睡眠,长时间不进食、不喝水,体内水分减少,尿酸浓度增高;二是人体肾上腺产生的皮质激素可抑制痛风炎症,而夜间激素分泌减少,给痛风发作造成可乘之机。

4. 喝酒会加剧痛风

饮酒不但增加了人体内尿酸产量,而且不利于尿酸在体内的溶解。酒精代谢为乙酸,乙酸进一步分解为水和二氧化碳。少量饮酒,代谢正常的人是没有关系的。如果短时间大量饮酒或者长期处于宿醉状态,乙酸、酮体、乳酸等酸性代谢产物剩余增多,不但不利于尿酸排泄,而且局部酸性环境还会导致尿酸盐更容易沉积。"万事俱备",当然会导致痛风发作了! 所以,喝酒会加剧痛风,无论喝的是什么酒,多了都不行!

5. 降糖同时要降酸

研究表明,高尿酸血症是动脉粥样硬化及心脑血管疾病的独立危险因素,并能加重糖尿病慢性并发症的发生、发展,而胰岛素抵抗是其中重要的机制。糖尿病患者的高尿酸血症会导致胰岛素抵抗的情况更加严重,造成代谢紊乱不断加重。降尿酸治疗可以改善糖尿病患者肾功能、改善胰岛素抵抗、减少 2 型糖尿病患者蛋白尿、改善糖尿病患者内皮功能,因此对于糖尿病患者的治疗,也要重视血尿酸水平的有效控制。

6. 痛风的危害

痛风是一种单钠尿酸盐沉积在关节所致的晶体相关性关节病,高尿酸血症是痛风的根本原因,体内血液尿酸浓度过高,尿酸会以钠盐结晶析出,首次发作多为单关节受累,50%以上发生于第一跖趾关节。痛风好发于下肢,如足背、足跟、踝、膝关节,指、肘、腕关节也可受累。随着病程进展,反复发作的患者受累关节逐渐增多,甚至会影响髋部、肩关节或脊柱关节,也可累及关节周围滑囊、肌

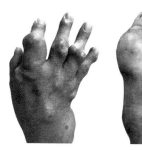

腱、腱鞘等部位,且发作的症状和体征渐趋不典型,部分严重的患者发作时可伴有全身症状,如发热、寒战、乏力、心悸等。长期血尿酸显著升高未受控制会导致皮下痛风石和慢性痛风石关节炎。皮下痛风石常见的发生部位为耳郭、反复发作关节的周围以及鹰嘴、跟腱、髌骨滑囊等处,外观为皮下隆起的大小不一的黄白色赘生物,破溃后排出白色粉状或糊状物,不易愈合。慢性痛风石关节炎为关节内沉积大量尿酸钠晶体导致痛风石形成,表现为持续关节肿痛、压痛、畸形和功能障碍,其可造成关节骨质的破坏、关节周围组织纤维化、继发退行性变等,后期可能会导致肢体瘫痪。

然而痛风并非只是引起关节损害,在痛风的发病过程中,尿酸盐也会沉积在泌尿系统,导致急性或慢性尿酸盐肾病、尿酸性尿路结石,血尿酸每升高 60 微摩尔/升,急性肾衰竭的风险就增加 74%,且我国肾结石中约一半的患者为尿酸性肾结石。痛风患者往往伴有体内代谢异常,易并发肥胖症、高血压、高脂血症、2 型糖尿病等代谢综合征的表现,而且血尿酸会刺激血管壁,引起动脉粥样硬化诱发心脑血管疾病,血尿酸水平每升高 60 微摩尔/升,女性心血管疾病病死率和缺血性心脏病病死率分别增加 26% 和 30%,男性分别增加 9% 和 17%。同时血尿酸水平和神经系统疾病关系复杂,高尿酸血症促进了缺血性脑卒中的发生,并与预后不良相关;但生理浓度的血尿酸水平对神经系统同时有一定的保护作用,血尿酸水平过低则有可能增加神经退行性疾病发生的风险。

7. 痛风发作一般会越来越频繁

痛风急性发作时疼痛很剧烈,尤其是最初发作,一般于 24 小时内达到高峰,受累程度可以从轻微跛行到完全不敢活动。痛风急性发作多有自限性,轻微发作可能数小时到数日缓解,严重者可持续 7 ~ 14 天甚至更长时间,所以很多患者觉得疼几天就好了,但其实并非如此。疾病进入发作间歇期,二次发作的间隔时间无定论,多数患者在初次发作后 1 ~ 2 年内复发,由于急性关节炎发作缓解后一般无明显后遗症状,患者可能会忽略了治疗、也没严格控制饮食和日常生活,而随着病情的进展,发作频率逐渐增加,发作持续时间延长,无症状的间隙期缩短,甚至部分患者发作后症状不能完全缓解,关节肿痛持续存在。也有很多痛风患者存在治疗误区,急性发作期疼痛难受才赶紧治疗,但发作间歇期其实是痛风治疗的重点,只要在这一时期控制好尿酸,调整好肾功能,才能彻底阻断疾病的发展。如果急性发作时盲目单一加大降尿酸药物剂量以期终止发作,由于体内尿酸池的动员,可以引起转移性痛风发作,进而加重病情。此外痛风患者开始服用降尿酸药物后,由于血尿酸水平的波动可引起关节内外的痛风石或尿酸盐结晶溶解,导致痛风反跳性急性发作。另外,不听从医嘱,不按时、按疗程服药,也会导致痛风反复发作。

8. 痛风与糖尿病足

痛风性关节炎好发于下肢,急性发作时表现为受累关节的红、肿、热、痛、活动受限,长期高尿酸血症会导致骨质破坏、关节畸形,并可触及痛风石形成,一般痛风石破溃后创面呈酸性环境使感染概率降低,但患者如果同时合并糖尿病,由于血糖控制不佳导致机体感染风险增加,糖尿病患者机体抵抗力较正常人降低,尤其是年老体弱的患者,可能因感染症状不典型而忽略糖尿病足。并且有研究表明 2 型糖尿病患者合并高尿酸血症,其发生糖尿病周围神经病变、下肢血管病变的风险要高于对照组,而痛风性关节炎引起的关节畸形也会改变正常足底压力,使患者罹患糖尿病足风险增高。因此临床上对于糖尿病合并慢性痛风性关节炎的患者应警惕痛风合并糖尿病足感染,以免误诊、漏诊。

9. 保健品——降尿酸茶和降尿酸贴

根据前面所讲尿酸升高的原因,不用药物降尿酸有两个途径:尿酸的增高,主要是内源性的,这主要跟基因有关,这点无法更改。外源性的尿酸增高,也就是饮食,虽不是主要,但必须控制。这是降尿酸的第一个途径。第二个途径就是排出,经过肾把尿酸排出体外。茶并不能把尿酸排出体外,但是尿量增加本身会增加尿酸的排泄。平常见到的降尿酸茶、降尿酸贴多为保健品,可能因为用药需多饮水以及碱化尿液或改善局部 pH 值等促进了尿酸的部分溶解、排泄。它们能降低尿酸值并不是把排泄或者代谢异常治好了。既然搞明白了,那就很好理解,降尿酸茶和降尿酸贴可能有一定作用但疗效有限,饮食仍需要做好忌口,并需要找专科医生评估病情并且根据病因给出合理治疗方案。

10. 降尿酸药物的服用时长

目前国内降尿酸药物主要包括抑制尿酸生成类药物(包括别嘌醇和非布司他)以及促进尿酸排泄药物(包括苯溴马隆)。降尿酸药物的选择应个体化。痛风患者降尿酸治疗目标为血尿酸<360 微摩尔/升,并长期维持;若患者已出现痛风石、慢性痛风性关节炎或痛风性关节炎频繁发作,降尿酸治疗目标为血尿酸<300 微摩尔/升,直至痛风石完全溶解且关节炎频繁发作症状改善,可将治疗目标改为血尿酸<360 微摩尔/升,并长期维持。

大约 90% 的痛风患者是因为肾对尿酸的排泄减少导致的,只有不到 10% 的患者是由于尿酸合成的增加引起的。因此许多痛风患者停用降尿酸药物后,如果仅仅依靠饮食控制,血尿酸水平又会逐渐升高,甚至再次发生痛风。痛风也是一种终身性疾病,但尽早诊断并进行规范治疗,大多数患者可正常工作,并且慢性期病变有一定的可逆性,长期规范达标治疗能使痛风石缩小或消失,关节症状和功能改善,因此对痛风治疗的关键是尿酸需长期达标,虽然没有规定具体的用药疗程,但可能就像降压药、降糖药一样,绝大多数痛风患者是需要终身服用的,一旦停药血尿酸就会高起来。

痛风用药最合理的方式是控制血尿酸达标后,在医生指导下调整药量,从而能用最小的药量使血尿酸水平达标,然后坚持长期服药。在实际生活中,不仅仅是患者不希望长期吃药,医生也希望能尽量减少患者负担,因此医生会试着帮助患者减量或停药!那么,什么时候可以开始考虑减药或停药呢?至少应在尿酸持续达标 6 个月后才可以试着减药停药,并且需要定期复查血尿酸水平。

11. 降尿酸也不能过度

人体中正常范围的尿酸有其重要的生理功能,嘌呤最终分解成尿酸后,并不是完全没用的废物,它们一部分被排出体外,一部分则留在体内发挥着"抗氧化应激"的作用。这个名词无须探究太多,可以理解为由于尿酸的存在,体内的炎症会减轻,保护细胞免受炎症刺激,减少细胞凋亡的概率,像钢铁防腐技术的使用可以延长桥梁的寿命一样,尿酸才是那个一心保你平安的"那个人"!当血尿酸过低可能增加阿尔茨海默病、帕金森病等神经退行性疾病的风险,因此建议,降尿酸治疗时血尿酸不低于 180 微摩尔/升。

12. 痛风的糖尿病患者运动时的注意事项

糖尿病患者都知道运动有助于消耗葡萄糖、增加胰岛素敏感性,而科学的运动也能够预防痛风的发作。但痛风性关节炎急性发作期是不适宜进行运动的,需休息至关节疼痛缓解后 2 天才能逐渐恢复运动,并逐渐增加运动量,即便已有痛风石,只要皮肤表面没有破溃,肾功能良好,没有明显的心血管并发症,关节功能正常,都可进行身体锻炼。

糖尿病患者合并痛风不宜在清晨运动,且不宜过急、过度、过猛,应从少量运动开始,逐渐增加运动量及运动时间,可选择餐后 30 分钟后运动,以有氧运动为主,每日运动 1～2 次,每次 15～30 分钟,少量出汗为宜。

运动建议选择中等或中低强度的比较舒缓或延展性比较强的全身性运动,推荐游泳及水中运动,游泳能利用全身大部分肌肉,而且在水中有浮力,下肢的负担就会变小,是非常有益的有氧运动;也可以选太极拳、八段锦、步行、骑自行车(平地)、舞蹈、体操等运动形式。不建议剧烈运动,如攀岩、长跑、足球、跳跃等,尤其是长跑、爬山等。下肢的运动,对膝关节、踝关节和足部的负荷比较大,如果已经有尿酸结晶形成的患者,这种运动容易诱发疼痛发作。并且运动量大、时间长会使人排汗增多,如果不及时补水,血液浓缩后血尿酸含量就会相对增高,并且剧烈运动后血乳酸增加,也会抑制身体尿酸的排泄,对痛风患者来说这些因素都是不利的。

每次运动前必须要做准备运动,可先慢跑 2～4 分钟,再做 5 分钟活动关节、肌群的运动以热身,切忌一到运动场地就开始运动,热身运动能够活动到关节囊、韧带等软组织,让关节比较灵活,这样在接下来的训练运动中就不易受伤。运动强度要适当,以心率控制在最大心率的 75% 左右,对中老年人来说 110～120 次/分即可,采取循序渐进的方式,刚开始运动时间不宜过长,适应了之后可以适当延长,以运动后微微出汗为宜,切不可过度,过度的体力消耗会使体内乳酸产生增加,抑制尿酸排泄。运动频率可一周坚持 4～5 次。运动过程中发现异常要立即停止运动。

　　另外运动中及运动后都要适当补水,如果水分补充不及时,可能会引起血液浓缩,反而会升高血尿酸的浓度。并且痛风患者的运动锻炼必须和饮食相结合,才能降低血尿酸、预防痛风的发作。良好的自我护理和生活管理,遵循"三多四少"原则(多运动、多喝水、多吃粗粮蔬果,少吃海鲜、少吃红肉、少喝高汤、少喝酒),增加对疾病的认识,才是做到科学保健的基础。

十一 高血糖与高血压

糖尿病患者合并高血压的发病率更高,但是知晓率、治疗率、控制率都不高。下面就高血压的一些常见问题给广大糖尿病患者做个简单的说明。

1.高血压的分级及心血管危险分层标准

因为高血压和高血糖是很亲密的姊妹关系,所以很多糖尿病患者合并有高血压。因此经常有糖尿病患者疑惑"我的高血压严重不严重",下面简单说一下高血压的分级。

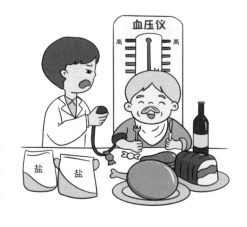

高血压的分级具体如下。①1级高血压:即轻度高血压,主要是指收缩压140~159毫米汞柱,和/或舒张压90~99毫米汞柱。②2级高血压:即中度高血压,主要指收缩压160~179毫米汞柱,和/或舒张压100~109毫米汞柱。③3级高血压:即重度高血压,主要是收缩压≥180毫米汞柱和/或舒张压≥110毫米汞柱。④单纯收缩期高血压:指收缩压在140毫米汞柱以上,而舒张压正常,主要见于老年人和妇女。

2. 测量血压的正确步骤

测量血压是糖尿病患者常规操作,但是很多人仍然不会,下面就科普一下如何测量血压。目前市场上测量血压的仪器主要有两种:水银血压计和电子血压计。若使用电子血压计,在被测量者准备工作做好后绑好袖带,进行血压值记录即可。比较简单,易于操作。下面主要讲一下水银血压计的用法。

测量血压时,被测量者应有所准备,在测量前应休息 5 ~ 10 分钟,防止被测量者因紧张或疲劳,影响血压测量数值。测量血压时应处在安静、明亮的环境中,被测量者取坐位或平卧位,被测量手臂与心脏处于同一水平线,暴露上肢肘窝肱动脉处进行测量。测量血压的正确方法主要包括测量前准备、检查血压计、袖套的放置、血压值读数四个方面。

(1)测量前准备:测量前嘱患者适当休息,保持情绪稳定、呼吸平稳的状态下进行测量,可以让患者取坐位。

(2)检查血压计:检测前需要检查血压计,使水银柱处于归零的状态。

(3)袖套的放置:将测量血压用的袖带缠绕在患者被检测手臂的肘关节上面 2 ~ 3 厘米处与心脏持平的位置,松紧度以能放入一指为准。

(4)血压值读数:将听诊器听头放于肘关节肱动脉搏动处,然后开始充气,当听到脉搏跳动声音消失以后,再继续充气 20 毫米汞柱以上停止充气,缓慢放气,听到第一次脉搏跳动的声音对应的读数为收缩压,听到脉搏声音消失对应的读数为舒张压。

3. 导致血压测量不准确的因素

首先,生理因素如运动、情绪激动、饮酒以及使用某些药物都能使血压变化,导致血压结果不准确。其次,部分被检查者偶尔可出现听诊间隙(在收缩压与舒张压之间出现的无声间隔),可能因未能识别而导致收缩压被低估,主要见于重度高血压或主动脉瓣狭窄等。最后,手臂过于粗大或测大腿血压时,则测量值会过高;反之,手臂太细或儿童测压时用标准袖带则结果会偏低。

因此在测量血压时,被检查者需半小时内禁烟、禁咖啡、排空膀胱,安静环境下在有靠背的椅子安静休息 3 ~ 5 分钟。对于电子血压计,须定期与标准袖带血压计对比校准。电子血压计如不按时校准,可能由于机器本身产生较大误差。

4. 动态血压监测

有些糖尿病患者说自己在家查的血压都正常,但是到了医院血压就高,那么可能是白大衣高血压,这个可能和患者紧张有关系。糖尿病患者是否真的患有高血压呢? 佩戴动态血压可以明确诊断。

动态血压监测是一种连续 24 小时监测血压而不影响患者日常活动的技术,可获得 24 小时内多次血压数值。一般 15 ~ 30 分钟测定 1 次,取 24 小时血压平均值、白天血压平均值、夜间血压平均值。该监测可获得诸多的血压数据,反映血压在全天内的变化规律。

通过所得到的数值可以识别和诊断高血压,判断血压变化的昼夜节律。另外,还可以诊断白大衣高血压、隐蔽性高血压、单纯夜间高血压、清晨高血压等特殊类型的高血压,最后可用于降压治疗效果的评估,以便制订更合理有效的降压方案。

5. "血压升高是人体自身调节的反应,不需要降血压",这个想法是错误的

这个问题不能一概而论,高血压有很多种病因,大多数是需要干预的,否则所说的自身调节的反应可能会"矫枉过正",高血压本身又成为诱

因,进入恶性循环。

举个例子,我们都知道,长期精神紧张损害健康。精神紧张是引起血压升高的常见诱因,按照刚才的说法,血压是为了适应精神紧张才升高的,不需要降压,这样的话,损害健康的就成了两个因素:精神紧张和高血压。这两个都需要处理,平衡心态和降压。如果患者平衡心态后血压能降下来,就不需要吃药了,但是,往往做不到完全的心态改变,另外,血压一旦升高,即便把心态改变了,病因去除了,血压也不会很快自己恢复正常。

有个典故:城门失火,殃及池鱼。鱼的死是因为救火而取走了池塘里的水。也可以说是一种"调节",谁让它们住的离城门那么近呢?但是,如果有一种救火而不死鱼的方法,就是有机会用别的地方的水,或者有时间给池塘及时补充被取走的水,为什么非要让鱼为了救火而牺牲呢?

比如肾出了问题,血压为了"适应"而升高,肾是能够像没病的时候一样得到同样的血液供应,但是,心脏和大脑并没有问题,它们不需要这样高的血压,升高的血压会殃及全身的其他脏器,这时候可能需要丢车保帅吧!当然,更全面的办法是一边治疗肾病,消除高血压的原因,同时适当降低血压以便保护全身的血管和其他脏器。现代医学已经有足够的证据证明血压控制的好处,不但能减少靶器官损害,比如减少心、脑、肾、眼等发生功能衰竭的概率,而且可以提高生活质量,降低死亡率,证据确凿,没理由不相信。所谓的"血压高是人体的自身调节的反应,不需要降压"的论断,只不过是猜测和假设而已,没有证据,怎能轻信?分清层次、辨明原因的降压才是明智之举。

6. 糖尿病患者血压控制标准

目前国内正在进行的中国成人 2 型糖尿病降压治疗目标研究将为确立中国成人 2 型糖尿病患者血压控制目标提供循证医学证据。

共识认为,在研究结果问世之前,将中国成人糖尿病患者血压控制目标定为<130/80 毫米汞柱是合理的,兼顾了降压治疗的获益、风险和费效比。

当然,血压控制目标应个体化。老年患者或血压不易控制的患者,可将控制目标放宽到<140/90 毫米汞柱。

7. 好多糖尿病患者合并高血压的原因

这就是高血压与糖尿病的纠缠,让人痛苦又无奈。在临床上有超过 2/3 的 2 型糖尿病患者会合并有高血压,这较其他非糖尿病人群明显升高。糖尿病患者容易出现高血压可能有以下几个原因:①胰岛素调节交感神经活性,在 2 型糖尿病和肥胖患者中,常伴有高胰岛素血症和胰岛素抵抗,这两者增加了交感神经系统的活性,导致了血压的升高。②胰岛素抵抗抑制内皮细胞内一氧化氮信号通路,促进血管平滑肌增殖和水钠潴留。③高血糖对于肾素-血管紧张素-醛固酮系统的过度激活。④糖尿病患者因肾功能受损,导致水钠潴留的发生。

8. 高血压的危害

(1)损伤神经系统:高血压没有得到有效控制,可能会引起脑卒中,包括短暂性脑缺血发作、脑梗死、脑出血等,还会导致头痛、头晕、失眠等问题。

(2)损害心脏:高血压对心脏有较大影响,部分高血压患者伴有左心室肥厚、心肌梗死等情况。

(3)损害肾:高血压长期存在没有得到好的控制,会增高肾小球内压力,进而损害肾小球功能,形成动脉硬化。

(4)损害眼睛健康:高血压会影响眼睛的血液供应,导致视网膜出血、视力模糊等问题。

(5)代谢疾病:高血压会导致代谢紊乱,增加患糖尿病、高血脂等疾病的风险。

9.糖尿病患者合并高血压日常注意事项

（1）生活方式干预：不仅有降压的作用，还能改善血糖、体重和血脂等，并降低心血管事件的发生风险。

（2）合理膳食：在控制总热量的基础上，建议适当增加水果、蔬菜、低脂奶制品、全谷类、植物来源蛋白质的摄入，减少饱和脂肪酸和胆固醇摄入，条件许可的情况下可采用阻止高血压膳食模式，此种膳食模式富含新鲜水果蔬菜、低脂或脱脂乳制品，包含适量的全谷类、鱼肉、禽肉、豆制品和坚果，少糖、少盐、少饱和脂肪、少红肉，其饱和脂肪酸、胆固醇和糖的含量低，但富含优质蛋白质、纤维素和钾、镁、钙等微量元素。健康膳食可使收缩压降低约11毫米汞柱。

（3）控制钠的摄入：限钠可降低血压，每日钠摄入量减少1.0克可使血压下降6毫米汞柱。建议患者食盐摄入量应<6.0克/天（或每日钠摄入量≤2.4克）。主要措施：在烹制食物时尽可能使用定量盐勺，少用高钠调味品（如味精、酱油等），少食高钠加工食品（如咸菜、腌制品等）。

（4）增加钾、钙、镁的摄入：每日钾摄入量达到3 700毫克可使血压下降3～13毫米汞柱。因此，鼓励患者多食富钾食物，如新鲜蔬菜、水果和豆类，肾功能良好者可以低钠富钾食盐代替普通食盐。肾功能不全者不宜使用低钠富钾食盐，以免诱发高钾血症。

（5）建议有条件的患者可适当补充钙和镁：每日补钙0.1～1.5克可使血压下降3.0毫米汞柱；每日补镁240～1 000毫克可使血压下降1.0～5.0毫米汞柱。

（6）增加膳食纤维的摄入：WHO建议成人每日摄入膳食纤维25～35克，但目前我国成人的每日摄入量仅为13克左右。研究结果显示，补充膳食纤维有助于降低血压，降低心血管疾病发生风险。

（7）控制体重：建议所有超重和肥胖的患者减重，措施包括控制能量摄入、优化膳食结构（少食高脂、高糖食物或饮料）、增加体力活动、减少静坐时间、优先使用有减重作用的降糖药物,体重难以控制的重度肥胖患者可考虑接受代谢手术。

（8）增加运动:运动不仅有一定的降压作用,还有助于控制血糖、减肥,并降低心血管疾病发生风险。建议患者除日常生活的活动外,每周参加5次以上中等强度运动,每次时间不短于30分钟。每周150分钟的有氧运动可使血压降低8毫米汞柱。运动时要注意防范运动损伤和低血糖。

（9）戒烟、限酒:吸烟是心血管病和癌症的重要危险因素,合并高血压的糖尿病患者如果吸烟则应戒烟,并避免被动吸烟。限酒有助于控制血压。糖尿病患者轻度饮酒与高血压无相关性,但中度和重度饮酒与高血压相关。建议患者戒酒,如不能戒酒则应控制饮酒量并选择低度酒。

（10）保持心理平衡:避免精神紧张、焦虑。精神紧张可通过激活交感神经系统而升高血压。精神紧张的主要原因包括生活、学习和工作压力。病态心理(如抑郁、焦虑等)亦可引起精神紧张。就诊时与临床医师充分交流,必要时到心理门诊进行心理治疗。

10. 糖尿病合并高血压的降压宝典

糖尿病患者的血压≥140/90毫米汞柱,且<160/100毫米汞柱时可单药起始治疗;如果血压≥160/100毫米汞柱可二联起始治疗。血管紧张素转化酶抑制剂(ACEI)、血管紧张素Ⅱ受体阻滞剂(ARB)、二氢吡啶类钙通道阻滞剂(CCB)和噻嗪类利尿剂为糖尿病患者的一线抗高血压药;伴白蛋白尿者的降压治疗应选择ACEI或ARB,有ACEI或ARB禁忌证,或不能耐受ACEI或ARB者可选择二氢吡啶类钙通道阻滞剂或噻嗪类利尿剂;不伴白蛋白尿者降压治疗首选ACEI或ARB,次选二氢吡啶类钙通道阻滞剂和噻嗪类利尿剂。单药治疗不达标的患者应及时启动联合治疗。

合并高血压的糖尿病患者应管理好高血糖、高血脂等心血管疾病危险因素。良好的血糖控制有益于血压的管理,应优化降糖治疗方案,在无禁忌证的情况下降糖方案中宜包含SGLT2抑制剂,不能使用SGLT2抑制剂者在有适应证的情况下可考虑使用 GLP-1RA。

11.常被延误诊断的继发性高血压

通常所说的高血压是原发性高血压。原发性高血压是一种由遗传和环境因素综合造成的心血管综合征,临床上无法找到确切的病因,因此无法完全治愈。另外还有一种继发性高血压,继发性高血压是病因明确的高血压,在高血压患者中占5%~10%,通常由肾脏疾病、内分泌疾病、心血管疾病等或药物引起,当病因被有效去除或控制后,作为继发症状的高血压可被治愈或明显缓解。继发性高血压患者发生心血管疾病、脑卒中、肾功能不全的危险性更高,而病因常被忽略以致延误诊断,因此提高对继发性高血压的认识,及时明确病因并积极针对病因治疗将会大大降低因高血压及并发症造成的高致死及致残率。

12."生命在于运动"有时也是不对的

一位倔强的老先生,今年70多岁,因为糖尿病住院治疗。有一天下午,高压升到200毫米汞柱,值班大夫让他吃了一片硝苯地平片,并且嘱咐他卧床休息,半小时后再量血压看看。半小时后,当值班大夫再去看他的时候,发现老先生在走廊里面运动。还美其名曰"生命在于运动"。这样做正确吗?肯定是不正确。

一般高血压尤其是血压3级以上,比如180/110毫米汞柱以上,不建议剧烈运动。剧烈运动可能会增加高血压的并发症,比如急性的脑卒中、脑出血,通俗地讲就是脑血管会爆的。

当血压不是特别高的时候可以做一些不太剧烈的运动,比如散步等。确定运动强度的最简单方法是用靶心率表示,靶心率=170-年龄(岁)。170适用于年龄偏大或有心脏病史、体质弱,其余则用180。也可以首先确定最高心率,最高心率为220-年龄,而后计算有氧运动最佳心率范围,即最大心率×(60%~80%)。对 1 级高血压患者来说,运动时的心率控制在 102 ~ 125 次/分,而 2 级、3 级高血压患者运动后心率不应超过运动前的30%。

但是,如果出现以下症状,请立刻停止运动,及时就医:①突然一只眼或双眼短暂发黑或视物模糊。②突然看东西有双影或伴有眩晕。③突然一侧手、脚或面部发麻或伴有肢体无力。④突然说话舌头发笨,说话不清。⑤突然眩晕,或伴有恶心、呕吐,甚至伴有心慌等。⑥没有任何预感突然跌倒,或伴有短时神志不清。

十二 糖尿病与感染

糖尿病患者易发生感染,其发生率为 35%~90%,糖尿病合并感染多较严重,不易控制,而且感染往往加剧糖尿病的糖、脂肪、蛋白质等的代谢紊乱,诱发高血糖危象(如糖尿病酮症酸中毒和糖高渗性昏迷),严重降低糖尿病患者的生存期和生活质量。

高浓度血糖有利于链球菌、大肠埃希菌和肺炎球菌的生长,且可抑制白细胞的功能。高血糖状态使血浆渗透压升高,抑制白细胞的趋化活性、黏附能力和吞噬能力以及细胞内杀伤作用,抗体生成减少。糖尿病易并发大、中血管病变,血流缓慢、血液供应减少时,不仅妨碍白细胞的动员和移

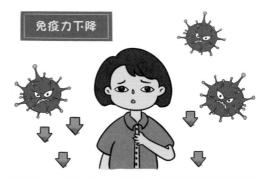

免疫力下降

动,也可使抗体分泌减少。由于血流下降,组织缺血、缺氧,有利于厌氧菌的生长。糖尿病伴营养不良与低蛋白血症时,免疫球蛋白、抗体生成明显减少。另一方面,自主神经病变致膀胱肌无力、尿潴留,血糖、尿糖增高,有利于泌尿道的细菌繁殖。糖尿病患者常伴有失水,失水有利于细菌的生长繁殖。还有学者用糖尿病老鼠做实验,发现 T 淋巴细胞数量减少,巨噬细胞吞噬功能减弱,提示糖尿病患者的细胞免疫功能低下。中性粒细胞趋化功能、黏附功能、吞噬功能和杀菌功能均降低。也就是说糖尿病会影响守卫身体的卫兵。

1.糖尿病患者提高免疫力的注意事项

（1）控制血糖水平：高血糖会导致免疫力下降，从而影响身体对疾病和感染的抵抗力。因此糖尿病患者需要密切监测血糖水平，并采取措施控制血糖。

（2）合理饮食：控制饮食并不意味着节食，在这件事上需要各位糖尿病患者认识清楚。虽然糖尿病患者有些食物不可以多吃，但还是有很多可以选择的食物，在制订食谱的时候可以多考虑一些其他的食物，增加饮食的多样化。千万不要让自己处于营养不良的状态，不然抵抗力下降，就容易生病。要注意摄入足够的营养物质，特别是维生素 C、维生素 E 和锌等营养素，这些可以提高免疫力。同时建议食用富含这些营养素的食物，如蔬菜、水果、全谷类食品、坚果、瘦肉等。

（3）健康的生活方式：糖尿病患者应该保持健康的生活方式，包括保持正常的体重，尤其是增加肌肉、戒烟限酒、规律运动等。这些措施可以帮助增强免疫力。尤其是运动，糖尿病患者在身体健康状况允许的条件下，规律的运动是很有必要的。运动本身就是提高人体免疫力的最好的方法，更别说它还能够控制血糖了。糖尿病患者在运动的时候要注意坚持，不能中途放弃，不能三天打鱼两天晒网，不能急于求成，要循序渐进，慢慢地提高运动量，直到达到最适合自己的程度。

（4）规律生活：保持规律的生活习惯，如规律作息、饮食、运动等，有助于增强免疫力。此外，充足的睡眠和良好的心理状态也有助于提高免疫力，睡眠出现问题，免疫力就会下降。

因此，糖尿病患者一定要重视免疫力低下的问题，毕竟身体才是革命的本钱。

2. 古代谈之色变的"搭背疮"

中国古代有一种病症令各路英雄望而生畏，就是"搭背疮"。阅览古书史籍，并不难看到，常常有古人因"搭背疮"而身亡的记述，如和张良齐名的军师范增、三国时期刘表、明代开国大将徐达及清太祖努尔哈赤等。《水浒传》里的宋江也得过"搭背疮"，《水浒传》是这样描述的，"肌肤憔悴、终夜叫唤、疼痛不止、性命早晚难保"。

（1）"搭背疮"："搭背疮"其实就是长在背部的疖子或者痈（痈是累及毛囊及其周围组织的细菌感染性皮肤病，由多个疖子组成，可深达皮下组织，特点是有多个脓头，有脓性和血性分泌物），由细菌感染引起，比如常见的金黄色葡萄球菌。因生在背部肌肉及脊椎神经较密集的地方，所以破坏性较大，初起会出现红肿热痛，后逐渐化脓突起直至溃破，有些人不能躺着休息，只能整夜趴着睡觉。严重可以发生菌血症和败血症，出现休克和死亡的情况。

（2）糖尿病患者"搭背疮"的治疗

1）控制血糖、加强营养。

2）保持皮肤清洁：当出现"搭背疮"时，首先要保持患处的皮肤清洁，使用温和的皂液清洗，然后用干净柔软的毛巾轻轻擦干。这种治疗方式适用于早期"搭背疮"。

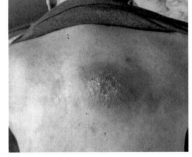

3）药物治疗：如果症状不严重，只是引起皮肤表面不适，一般可以在医生指导下局部涂抹抗菌药物治疗，比如莫匹罗星软膏、氧氟沙星凝胶、夫西地酸乳膏等，可以起到消炎杀菌作用，同时还应该口服一些抗生素。

4）手术治疗：如果痈疮症状比较严重，引起全身不适表现，而且皮肤表面有破溃、糜烂。通常需要住院切开引流，同时静脉应用敏感的抗生素等。

3. 尿路感染

老太太今年73岁,血糖控制不太好,反复出现尿路感染,苦恼不已,其实临床上像老太太的情况并不少见。女性尿路感染是男性的8倍,而糖尿病妇女又比非糖尿病妇女高2～3倍。

(1)糖尿病与尿路感染的关系:首先要知道什么是尿路感染?尿路感染又称泌尿道感染,是病原体在尿路中生长、繁殖而引起的感染性疾病。病原体可包括细菌、真菌、支原体、衣原体等。通常老百姓所说的尿路感染多指细菌引起的。尿路感染是仅次于呼吸道感染的第二大感染性疾病,尿路感染致休克而死亡者在所有感染致死中居第三位。

那么糖尿病患者,像老太太那样,为什么反复出现尿路感染呢? ①糖尿病患者免疫力低下。②自主神经病变致膀胱肌无力、尿潴留,血糖、尿糖增高,有利于泌尿系统的细菌繁殖。③不注意卫生,可能会导致尿道周围细菌过多繁殖,从而导致糖尿病患者反复出现尿路感染。④有些降糖药物的影响,比如达格列净、恩格列净、卡格列净等一类的药,它的降糖的机制就是把糖从尿里排出,所以服用这一类药的患者尿糖都是高的,容易感染细菌。⑤女性的尿道是粗短的,并且距离肛门近,更容易被感染,更年期及更年期以后的女性因雌激素水平下降,也容易导致尿路感染。所以尿路感染的细菌大多是大肠埃希菌。⑥男性前列腺增生和前列腺炎导致尿路梗阻,排尿不畅,淋漓不尽,也易导致细菌滋生。

那么该怎么预防呢? ①积极治疗糖尿病,保持血糖接近正常水平,尿糖转为阴性或微量,使尿路变为不利于细菌生长的环境,这是预防尿路感染的主要手段。②糖尿病患者要特别注意外阴局部卫生,每天清洗会阴部,尤其是大便后。③适当增加饮水量以冲洗尿路。有尿时及时排空,不给细菌入侵、寄生、繁殖提供可乘之机。④当出现神经源性膀胱导致尿潴留的时候,要及时治疗。

(2)尿路感染与生活不检点是两回事:有些糖尿病患者得了尿路感

染,感觉很不好意思,就好像自己生活不检点一样。这种心理是要不得的,首先尿路感染和所谓的生活不检点是两回事,其次这种心理会延误就诊、耽误病情。

(3)没有症状,也可能合并尿路感染:这个就是无症状性细菌尿。当糖尿病患者尿细菌培养阳性,而无临床症状时,即可诊断为无症状性细菌尿,这是最常见的糖尿病尿路感染。所以尿路感染的时候是可以无症状的。无症状不代表不需要治疗。

(4)体检尿常规里面有细菌的原因:首先,外部细菌污染可能导致尿里有细菌。在做尿常规检查时,如果尿液被污染,可能会导致尿液中出现细菌。正常情况下,人体会阴部因为距离肛门比较近,所以会存在很多细菌,尤其是女性。另外,标本盒长期放置也可以被污染。其次,无症状性细菌尿,在前面已经讲过。最后,典型的尿路感染。这种情况下,患者可能会出现尿频、尿急、尿痛等临床表现。当发现尿液中有细菌感染时,建议及时就医,在医生的指导下进行相应的治疗。

(5)尿路感染不一定要住院输液:如果尿路感染症状较轻,患者可以在家服用口服药物进行治疗,如果尿路感染症状较重,出现寒战、高热、脓尿合并血压下降、意识障碍等症状,患者需要住院进行输液治疗。

对于反复发作的尿路感染,患者需要住院接受更全面的检查,以确定是否存在其他疾病,如糖尿病、反复慢性感染、局部尿路梗阻、结石等。

4. 一起吃的大排档,就糖尿病患者出现了拉肚子

由于糟糕的免疫力,糖尿病患者和朋友聚餐,饭菜不干净时首先拉肚子的就是糖尿病患者。那么糖尿病患者为什么总是躺枪呢? 首先看一下糖尿病患者腹泻的常见的原因有哪些?

(1)糖尿病患者腹泻的常见原因:糖尿病胃肠道自主神经病变。长期血糖控制不良的糖尿病患者,容易产生胃肠道自主神经病变,导致胃肠功能紊

乱,产生腹泻,或者腹泻与便秘相交替的症状。①感染性腹泻:糖尿病患者由于抵抗力相对较差,所以易出现急、慢性肠炎等感染性腹泻。②溃疡性结肠炎、肠结核等。③肠易激综合征:糖尿病患者也可以发生肠易激综合征,导致腹痛、腹泻等。④药物性腹泻:有些降糖药比如阿卡波糖、二甲双胍、利拉鲁肽等可引起腹泻。

(2)糖尿病患者预防感染腹泻小妙招:为了尽量减少感染性腹泻给糖尿病患者几点建议。①注意个人卫生,饭前便后要洗手。②家庭成员患病时其呕吐物和饮食用具要严格消毒。③不吃生的食物,不饮生水,不吃放置时间过久或变质过期的食品。④煮熟的食物趁热吃,隔夜食物吃之前要彻底加热。⑤生熟食品应分开存放,已消毒餐具和未消毒餐具分开存放,避免交叉感染。⑥夏秋季节为本病的高发期,尽量不到人群聚集场所。

5. 糖尿病患者反复出现的上呼吸道感染

感冒属于上呼吸道感染,冬季是上呼吸道感染的好发季节,因为冬天天气寒冷,空气比较干燥,可对呼吸道造成局部损伤,所以局部免疫功能会下降,这时就容易反复出现呼吸道感染。另外,冬季病原微生物比较容易存活,有很多种病毒往往都是在冬季流行,所以冬天容易出现上呼吸道感染。对于糖尿病患者来说,因为免疫力低下,所以更容易被病毒入侵,出现上呼吸道感染,甚至肺炎。

(1)打流感疫苗:因为流感疫苗是一种减毒或者是无毒的生物制剂。可以刺激机体产生相应的免疫力,对于体质比较弱的或者有基础疾病的老年人,可以帮助预防流感病毒,减少患者感染流感的机会,或者减轻感染流感后产生的症状。即如果患者接种疫苗后感染流感病毒,可能只会出现轻微发热、干咳等症状,通常不会出现高烧不退、四肢酸痛等严重的全身症状,且在经过抗病毒治疗后很快就能够得到缓解。流感好发于秋冬季节,流感疫苗适用于绝大多数可能感染流感病毒的健康人,建议患者每年在流感季节前接种一次流感疫苗。

（2）预防感冒的生活小常识：①血糖的控制是基础，良好的血糖控制有利于提高免疫力。②注意冷暖。当人体受凉时，呼吸道血管收缩，血液供应减少，局部的抗体随之减少，致病性微生物就会乘虚而入，老百姓常说的"受凉"就是这样来的。所以，应根据气温的变化随时增减衣服。③避免劳累。过度劳累会使免疫功能降低，抵抗力下降，良好的睡眠可以增强免疫力。④天气寒冷的时候出门要戴上口罩，防止干冷空气直接刺激呼吸道。⑤减少公共场合的逗留时间。一般公共场所人员都比较复杂，也是流感传播的温床，再加上空气流通不畅，很容易就会被别人传染。⑥保持情绪稳定，避免精神紧张与忧愁。研究发现，精神紧张或多愁善感会导致免疫力降低。⑦加强锻炼。锻炼可加速血液循环，改善体质，提高免疫功能。⑧室内环境要多通风。多呼吸新鲜空气，户外清洁的流动空气对提高人体免疫功能、增强体质十分有利。⑨勤洗手。许多人认为，感冒是由于吸入空气或飞沫中的病毒而传播的。实际上，接触传播也是感冒的主要传播途径。因为感冒患者的手上也沾染了病毒，这些病毒就会被带到患者所接触的地方，如门把手、电话、桌椅及汽车扶手等，健康人的手一旦接触这些被污染的物体，手上就会沾染病毒，如果不常洗手就易患上感冒。

糖尿病患者在确定自己感冒后，一旦发生急性高热、寒战、头痛乏力等，或出现体温超过 38 摄氏度等感冒症状，一定要及时就医。

6.一起玩耍的老朋友得了肺结核

（1）肺结核：肺结核也称"肺痨"，是一种由结核分枝杆菌感染引起的呼吸系统传染病，病灶主要发生于肺组织、气管、支气管和胸膜部位。在我国，肺结核属乙类法定报告传染病，所以是可以传染的。

（2）糖尿病患者容易患肺结核的原因：①糖尿病患者常有糖、蛋白质、脂肪代谢紊乱，造成营养不良，易感染结核病，使病情恶化；②当血糖升高及组织内糖含量增高时，形成的酸性环境减弱了组织抵抗力，使抗体形成减少，免疫功能下降，均有利于细菌繁殖生长；③糖尿病患者维生素 A 缺乏，使呼吸道黏膜上皮对外界感染抵抗力下降,易致结核分枝杆菌感染。

(3)肺结核传播途径:肺结核的主要传播途径为经呼吸道飞沫传播。当肺结核患者咳嗽、打喷嚏、大笑、谈话和唱歌时,可把含有结核分枝杆菌的微粒从呼吸道播散至空气中,并可停留数小时,若被他人吸入则可引起感染。其他途径,如饮用带菌牛奶经消化道感染、患病孕妇经胎盘引起母婴间传播、经皮肤伤口感染和上呼吸道直接接种传播等,现均罕见。

(4)肺结核患者日常生活管理的注意事项:①潜伏感染者没有传染性,所有日常生活无特殊注意事项。②对于活动性肺结核患者,需要避免与他人密切接触。而当其治疗后不再具有传染性时,可以恢复常规生活。③传染期居家的时候,应尽量与他人分室居住,保持居室通风,佩戴口罩,避免家人被感染。吃饭碗筷要单独使用,单独洗刷。换洗衣服也要单独洗。床单被子经常晾晒。④咳嗽、打喷嚏时,应避让他人、遮掩口鼻。⑤不随地吐痰,要将痰液吐在有消毒液的带盖痰盂里。吐痰不方便时,可将痰吐在消毒湿纸巾或密封痰袋里。⑥尽量不去人群密集的公共场所,如必须去,应当佩戴口罩。

(5)肺结核的预后:肺结核患者遵循医嘱、合理规范用药治疗后,一般预后良好,大多数可治愈。症状通常在治疗2~3周后开始消退。若未经合理治疗,感染可能会恶化,并从肺部扩散到身体其他部位,并演变成播散性疾病,甚至危及生命。

7. 糖尿病患者与"蛇缠腰"

有些糖尿病患者会突然出现腰背部皮肤疼痛,火烧火燎的,被子不能盖、衣服不能穿、摸一下都疼得受不了,皮肤上面还有水疱,有经验的病友会考虑是不是得了"蛇缠腰"。

(1)蛇缠腰:"蛇缠腰"是一种民间说法,其实就是带状疱疹,因多发于腰部老百姓称它为"蛇缠腰",也有些地方称为"缠腰火丹""缠腰火龙""缠腰龙""蛇盘疮""蜘蛛疮"等。带状疱疹是一种影响神经和皮肤的感染性疾病,由水痘-带状疱疹病毒引起,由于皮疹呈带状分布,所以叫作带状疱疹。

这类疾病具有一定传染性。带状疱疹的皮疹通常发生在身体的一侧,表现为疼痛、沿着周围神经走向成群分布的水疱,不跨过身体的中线(人体是对称的),可发生于头面部、颈、胸、腹部及四肢,胸腰部最多见。

(2)带状疱疹的疼痛程度:带状疱疹疼痛是因人而异,有人可能得疱疹不怎么疼,甚至也有人完全不疼。但也有人疼得特别厉害,完全控制不住。可能表现为夜里睡不好觉,甚至整宿睡不着或疼醒。所以带状疱疹的疼痛和个人感知有关,不能一概而论。

(3)糖尿病患者容易得带状疱疹的原因:带状疱疹是由水痘-带状疱疹病毒引起的。水痘大家都知道,很多人小时候都得过。无论是儿童还是成人初次感染这个病毒时,大多会出现水痘,也有些人免疫力强表现为隐匿感染,没有明显症状。病毒潜伏在体内,当人体抵抗力下降可发生再次感染,因此更多带状疱疹不是直接传染而来。

水痘-带状疱疹病毒传播主要通过接触水疱里面的液体,因为水疱里面的液体有大量病毒颗粒。出现水疱之前,往往没有传染性,水疱结痂之后,也不再有传染性,一旦破溃,水疱中的液体传染性较高。

(4)疫苗是可以预防带状疱疹的:目前可以对抗水痘-带状疱疹病毒疫苗的,主要有水痘疫苗和重组带状疱疹疫苗。对于未患有过水痘的人群接种水痘疫苗,既可以预防水痘-带状疱疹病毒感染,还可以预防带状疱疹。对于患过水痘的人群,在疾病恢复后,还是有可能会发生带状疱疹,可以在医生指导下打重组带状疱疹疫苗进行预防。

8. 无诱因出现水疱

有这样一位老爷子,脚上莫名其妙地出现水疱,过几天能自己消失,反复出现。老先生很苦恼就来医院就诊,经诊断是糖尿病性大疱病。

(1)糖尿病性大疱病:是以糖尿病伴发灼伤样水疱或大疱为特征的一种特异性皮肤病变。糖尿病性大疱病多发生于四肢,可单个或多个部位出现,大小不等,疱壁薄而透明,内含清亮浆液,若反复发作,容易导致局部溃疡。临床研究认为该病属自限性疾病,通常在 2～6 周内可自发消退。一般多出现在病程较长的患者身上,特别是神经病变、肾病变、视网膜病变者,少数也可成为糖尿病发生的前兆。

(2)出现水疱居家处理措施:控制血糖是必须的。其次糖尿病性大疱病,一般可以自行愈合,故一般不做特殊处理,可用高渗盐水浸泡或湿敷,使其自然消失,尽量不抽吸或切开引流,以防破溃后不愈或引发感染,甚至成为糖尿病足的诱发因素。如果水疱较大,或者考虑合并感染,建议大家还是要到专业治疗糖尿病足等的科室就诊,规避水疱破溃带来的风险。

9. 含饴弄孙,糖与虫牙

(1)牙齿的硬度:人体最硬的组织是什么?骨头吗?不,是牙齿,更具体地说是牙釉质。牙釉质硬度的"洛氏指数"是 340,相当于牙本质硬度的5 倍!

按照另外一种硬度评价方法,把世界上最坚硬的金刚石的硬度定为10,则牙齿(牙釉质)的硬度为 6～7,与黄玉及水晶的硬度相差无几,甚至超过钢铁的硬度!这是因为牙釉质本质上是由钙、磷等矿物质组成的半透明状态的羟基磷灰石矿化组织。

(2)牙齿这么硬还怕糖的原因:这么"硬气"的牙齿,是不是什么都不怕?不对,牙齿是"欺硬怕软"的典型,它怕糖。碳水化合物(以淀粉为代表,俗称糖类)广泛存在于谷物、蔬菜、水果等植物性食物中。在进食咀嚼的过程中,一些碳水化合物的食物残渣必然会残留在牙齿表面或齿缝里。它们在细菌的作用下发酵成为酸性物质,这些酸性物质会对牙齿产生腐蚀,水滴石穿,时间长了,光滑的牙釉质表面就会逐渐因脱钙而出现凹坑,进而形成龋齿。

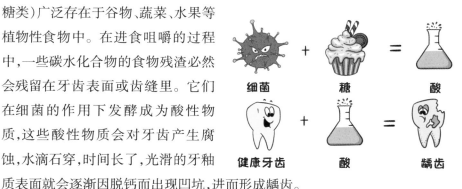

（3）糖尿病患者预防龋齿的方法：如果不能改变别人加工食物的方式，只能改变自己进食的习惯。少吃含糖的精加工食品，不喝或少喝含糖、含碳酸饮料；早晚刷好牙，但不要太用力，坚持用牙线清理牙缝；凡进食，必漱口；不要用牙齿当成开瓶器，不咬硬物；定期看牙医。

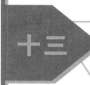

十三 高血糖与肿瘤

1. 肿瘤类型及症状

肿瘤是指机体在各种致瘤因子作用下，局部组织细胞异常增生而形成的新生物。肿瘤的主要类型包括良性肿瘤和恶性肿瘤两大类。

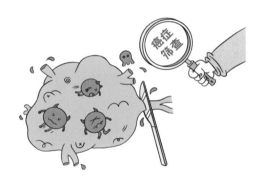

肿瘤的症状多种多样，常见的肿瘤症状包括局部压迫、疼痛、出血、发热、体重减轻、乏力等。良性肿瘤的症状通常较轻，而恶性肿瘤的症状通常较为严重，且可能扩散到全身甚至危及生命。

2. 肿瘤标志物高也不一定是肿瘤

检测肿瘤标志物诊断肿瘤，必须非常慎重，连续复查且数值越来越高，也只能讲肿瘤的可能性越大。不能凭一两次检测结果来诊断肿瘤，需结合患者症状、体征以及其他辅助检查综合判断。

3.糖尿病患者易患的肿瘤

发表在 *Journal of Didbetes* 上的一项研究数据提示,2 型糖尿病与男性 11 种癌症和女性 13 种癌症的风险升高有关。对于男性患者中,前列腺癌的风险最高;此外,糖尿病也与白血病、皮肤癌、甲状腺癌、淋巴瘤、肾癌、肝癌、胰腺癌、肺癌、结直肠癌和胃癌的高风险有关。对于女性患者,患鼻咽癌的风险最高;此外,糖尿病也与肝癌、食管癌、甲状腺癌、肺癌、胰腺癌、淋巴瘤、子宫癌、结直肠癌、白血病、乳腺癌、宫颈癌和胃癌的高风险有关。

4.肿瘤治疗对糖尿病的影响

(1)糖代谢紊乱:加重、加快糖尿病并发症。

(2)化学药物治疗(简称化疗)引起糖代谢异常:原因有以下几个。①某些化疗药物对胰岛 β 细胞有毒性,抑制胰岛素的合成与分泌,影响血糖代谢;②化疗药物引起肝细胞损伤,影响葡萄糖的摄取及生成肝糖原,使血糖升高;③损害肾功能,导致胰岛素灭活减弱;④化疗药物抑制葡萄糖酵解,使葡萄糖消耗减少;⑤化疗过程中常伴电解质紊乱,加重葡萄糖耐量异常,导致高血糖。

(3)肿瘤:肿瘤本身导致血糖升高或波动,一部分肿瘤患者也可能由于进食比平时偏少,导致低血糖的风险比平时增加。

5.糖尿病合并肿瘤患者化疗过程中血糖控制要点

化疗前患者应将自己的病史、既往史以及用药情况详细告知医生,警惕低血糖。同时将空腹血糖控制在 6~8 毫摩尔/升,餐后 2 小时血糖 8~10 毫摩尔/升。对于使用胰岛素治疗的患者,要根据血糖情况调整胰岛素的用量,防止糖尿病急症的发生。

化疗期间如患者胃肠道反应剧烈,出现恶心、呕吐不能正常进食者,要适当减少降糖药物的剂量。密切观察血糖变化,并根据血糖变化及时遵医嘱调整降糖药物。一旦发现低血糖反应,应立即平卧,口服葡萄糖水或进食含碳水化合物的食物。

6. 肿瘤患者合并高血糖应合理饮食

(1)营养补充不可少:即使血糖高,也要进行营养补充、能量补充,无论是口服、静脉注射或者肠内营养都可以。少用精白米面,多选择一些含膳食纤维多的杂粮,粗细搭配。同时要供给充足的食物纤维和含维生素 A、维生素 C 丰富的食物,如小麦皮、玉米、糙米、豆类(豌豆、扁豆、黄豆)等,多吃绿色蔬菜和水果,对于水果要掌握好食用量。尽量多吃低糖食材,如黑木耳、洋葱、苦瓜等。

(2)少食多餐:这样可以控制血糖的峰值,肿瘤合并糖尿病之后,血糖控制水平较一般人要放宽。

(3)不吃盐腌及烟熏的食物:因为盐腌食物含有亚硝酸盐较高,众所周知,亚硝酸盐是致癌物质的一种。另外,不吃烤煳焦化的食物,如烧烤类,所含致癌物质是非烧烤类的 1 000 倍以上。

(4)相信科学:有些肿瘤患者常出现一些不正确的想法和做法,如担心吃过多的营养物质为肿瘤的生长提供更多的养分。另外,有些患者偏相信民间的偏方,毫无科学根据地拒绝使用一些富含营养的食物。

卧床患者的护理·小·技巧

1. 摔不起，真的摔不起

希腊神话中有一个斯芬克斯之谜，"什么东西早晨用四条腿走路，中午用两条腿走路，晚上用三条腿走路？"俄狄浦斯猜中了谜底，是人。晚上三条腿走路就是指老年人拄着拐杖走路。

行动不便，步履不稳，容易跌倒是老年人无法避免的难题。对于老年糖尿病患者来说更需要提高警惕。

（1）老年糖尿病患者容易发生跌倒的原因：①合并视力和听力障碍，行走时辨别障碍物的能力和方向感受损。②合并高血压和心脑血管病变，包括多发性腔隙脑梗死、短暂性脑缺血发作、平衡能力差。③合并周围神经病变，尤其是体位性低血压和无感觉的低血糖。④运动能力及活动耐力下降。⑤药物因素，有些药物会引起平衡能力下降。⑥环境因素，灯光昏暗，路面湿滑或不平坦，障碍物多，家具摆放设置不合理，台阶、卫生间没有扶手都可能增加跌倒的风险。

糖尿病患者特别需要预防跌倒受伤，因为受伤后往往创口难以愈合，容易导致感染。长期处于高血糖状态，大量含糖尿液排出体外会导致钙、磷随之流失。再加上胰岛素不足，成骨作用减弱，骨胶原蛋白合成不足，影响了骨骼中钙的沉积，加重了骨质疏松，跌倒后更容易发生骨折。

随着年龄的增长和糖尿病病程的延长，跌倒的风险性越来越高，且后果更为严重。所以对于老年糖尿病患者来说,预防并发症及骨质疏松,规避跌倒风险不容忽视。

（2）老年糖尿病患者预防跌倒发生的措施

糖尿病患者易跌倒受伤

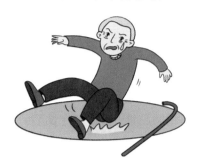

1）思想上重视:老年人应增强防跌倒的意识,调整生活方式,以慢为主,避免走过陡的台阶或楼梯,上下楼梯或如厕时尽可能使用扶手,转身、转头时动作一定要慢,避免去人多拥挤及潮湿的地方,避免睡前饮水过多增加夜间起床次数。

2）均衡饮食,加强营养:食物种类应丰富多样,可以多吃含钙高的食物,如豆制品、奶制品、紫菜、海带、虾皮等。摄入富含蛋白质的食物也很重要,因为蛋白质是骨骼中胶原蛋白的重要来源。优质蛋白主要包括瘦肉、鸡蛋、牛奶、鱼。

3）保证充足的户外活动:老年人可选择平地快走,以身体微出汗的运动强度为宜。不宜活动量过大,更不宜活动方式过猛。坚持运动能增强肌肉耐力,增强身体协调性、平衡能力,从而减少跌倒的发生。

4）平稳控制血糖:研究发现较差的血糖控制会增加糖尿病患者骨折的风险。平稳控制血糖包括降低血糖,避免血糖波动过大,避免出现低血糖。

5）注意用药安全:避免使用可能影响骨代谢的药物。不能自行随意增减降压、降糖药物,服用镇静安眠类药物应在医师严格指导下服用,不能随意加量。

2. 卧床的影响

卧床可导致坠积性肺炎、尿路感染、便秘及腹胀、压疮、体位性低血压、下肢静脉血栓、废用综合征等问题。对正常健康年轻人长时间卧床的研究显示几乎所有器官功能都会受到损伤,由于老年人各项身体功能减退,即使短暂卧床也可能对身体产生严重的不良影响。

3.长期卧床的并发症

　　长期卧床的患者,生活上需要细心周到的照顾,同时还要注意预防各种各样的并发症,这些并发症会加重患者的病情,影响患者的康复,严重降低患者的生活质量。做好并发症的预防,对于促进疾病康复、缩短卧床时间、延长寿命、提高生活质量都非常有意义。下面谈一谈常见的并发症。

　　(1)废用综合征:长期卧床活动缺乏造成肌肉实质减少,肌肉纤维和长度缩短,张力降低,对活动的耐受性减少,机体软弱无力,下肢比上肢更严重。长期卧床于室内,紫外线照射减少影响了维生素 D 的合成,钙吸收降低影响了细胞再生,可引发骨质疏松,造成肌肉萎缩,肌张力降低,关节活动范围减小,动作协调能力降低,关节挛缩。

　　(2)呼吸系统感染:卧床患者呼吸肌功能减退,最大吸气量变小,肺活量减少,活动受限妨碍有效通气,呼吸道上皮纤毛运动减弱影响呼吸道分泌物的排出,肺部分泌物不易排出,分泌物由于重力作用瘀滞在肺底,成为细菌的温床,于是形成了坠积性肺炎。

　　(3)泌尿系统感染:长期卧床使膀胱排空不易,易引起尿路感染。日常的不良习惯,不注意肛门及尿道口周围的卫生,容易出现细菌的滋生,引起尿路感染。预防尿路感染最重要的就是注意个人卫生,其次要多喝水。

　　(4)体位性低血压:卧床患者肌张力弱,神经血管反应性降低,肌肉通过收缩压迫静脉以促进血液回流至心脏的功能降低,致使血液易滞留在四肢部位,使得循环血量减少。患者忽然起立,血管无法适应血管神经反射,造成头部供血不足,出现低血压。对于此类患者应减少平卧时间,增加半卧位或坐位时间,患者起床时应缓慢改变体位,床头抬高应该缓慢从小角度到大角度变换,增加身体的适应时间。

　　(5)压疮:长期卧床、久坐或保持一个体位会导致皮肤薄弱的部位长期受压,受压部位初期可能会出现"红、肿、热、痛",如果我们忽视它、轻视它,任其悄悄发展,它将会是卧床患者灾难的开始。在医院里,压疮是一个常见的、花费巨大的病症,持续影响着患者的健康状况、心理状况和生活质量。

(6)下肢深静脉血栓形成:深静脉血栓形成是指血液在深静脉管腔内不正常的凝结,使血管完全或不完全阻塞,属于静脉回流障碍性疾病,全身静脉均可发病,长期卧床患者多发生于下肢。

(7)便秘:研究表明,卧床患者便秘的发生率高达80%～90%。卧床患者的便秘大多属于功能性便秘,引起便秘的原因很多,由于长期卧床,活动减少,导致患者对热量的需求减少,出现食欲减低,营养吸收减慢,胃肠蠕动减缓。长期卧床导致的不良情绪也会抑制胃肠运动,造成食物在肠道中停留时间延长,从而出现便秘。此外,生活规律改变、饮食因素、排便习惯不良等因素也会引起便秘。药物因素也不可忽视,卧床患者多合并其他基础疾病,如糖尿病、低钾血症、电解质紊乱、全身衰竭等,服用的药物种类繁多,有可能导致结肠平滑肌功能失调,减慢肠蠕动引起便秘。长期滥用通便药物亦可增加便秘的发生。

(8)尿结石、高钙血症、关节僵硬:长期卧床易导致盐类晶体沉积,钙盐久滞于肾及尿道易形成结石。可以协助患者多饮水,有利于沉积晶体排出。少吃含草酸多的食物,如菠菜、毛豆等,少吃动物内脏。长期卧床还会引起骨钙吸收增加,一方面加速骨质疏松,另一方面导致血钙水平上升,引起高钙血症,钙在关节腔中沉淀,导致关节疼痛。需加强肢体活动,增强肌肉及骨骼的锻炼。

4. 当糖尿病遇上压疮

糖尿病是降低老年人群生活质量的一大杀手,压疮是长期卧床患者永远的噩梦。那长期卧床的糖尿病患者该如何应对,当压疮与高血糖相遇该何去何从?

(1)糖尿病患者压疮的特别之处:压疮

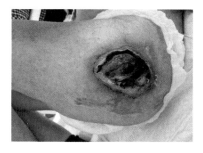

又称压力性损伤,是因局部组织长时间受压,血液循环障碍,局部持续缺血、缺氧、营养不良导致的软组织溃烂与坏死。通常好发于长期受压部位,如骶尾部、脚后跟、背部、肩部等。

糖尿病患者常合并糖脂代谢紊乱,会造成身体多组织脏器的微循环障碍,导致组织缺血、缺氧、血管收缩、管腔狭窄、血液黏度增高等。此外,糖尿病患者常合并周围神经病变,导致感觉功能异常,因此,较普通人更易形成压疮。

糖尿病患者形成压疮后,由于患者长期处于高糖环境,微血管基底膜增厚,炎性细胞大量黏附于血管壁,减弱了局部组织的抗感染能力;局部血液供应减少及静脉血管回流功能下降,导致局部组织缺血、缺氧,引起创面的低氧分压。

各种因素综合作用,导致糖尿病患者压疮发生率高,创面迁延不愈,增加了患者的身体和精神负担。

(2)糖尿病发生压疮的处理:血糖的监测与控制必不可少,糖尿病患者一切伤口的愈合都是以血糖控制良好为基础,任何抛开血糖谈伤口的行为都是耍流氓,只有将血糖控制在理想范围内,伤口的愈合才能正常进行。在控制好血糖的前提下,加强营养,促进伤口恢复。给予高维生素及高蛋白饮食。不能盲目自行处理伤口,或者听信偏方,以免加重感染。糖尿病患者出现包括压疮在内的任何伤口,都应及时去正规医院由专业的医生进行正规的处理。医生会根据压疮分期,伤口溃烂的程度,选择相应的处理措施,必要时可以进行负压封闭引流术。必要的话可取创口分泌物进行细菌培养,进行药物敏感试验,选择合适的抗生素抗感染治疗。在进行各种治疗的过程中,皮肤护理必须一以贯之。

(3)压疮的预防:重中之重,控制血糖。其次,间歇性解除压力是预防压疮的关键,最直接简单的方式就是定时翻身、改变体位、改变受力部位,防止局部皮肤长时间受压。骨隆突处放置软物支撑,有条件的可使用气垫床;对于长期坐轮椅的患者而言,坐骨结节、小腿后侧等与轮椅直接接触的部位都是压疮的好发部位,应经常协助患者调节体位。

除此之外,要加强皮肤护理,勤翻身,2 小时给予翻身一次,对于骨隆突处可以垫软枕,贴压疮贴,减轻局部皮肤受到的压力。对于大小便失禁的糖尿病患者,应勤擦洗,保持皮肤清洁干燥,减少尿液、汗液对皮肤的刺激。配合按摩促进局部血液循环,按摩受压部位、骨隆突处,或协助患者做关节活动。

糖尿病伴有压疮的恢复是一个漫长的过程,给个人及家庭都造成了极大的经济压力和心理压力,所以对于长期卧床的糖尿病患者,家庭支持非常重要,一定要随时检查皮肤状况,如有发生,一定要立即接受正规治疗,避免压疮进一步扩大。